MARK VERSTEGEN
und PETE WILLIAMS

JEDER TAG ZÄHLT

MARK VERSTEGEN
und PETE WILLIAMS

JEDER TAG ZÄHLT

EINSTELLUNG • ERNÄHRUNG • BEWEGUNG • ERHOLUNG

riva

Bibliografische Information der Deutschen Nationalbibliothek:
Die Deutsche Nationalbibliothek verzeichnet diese Publikation in der Deutschen Nationalbibliografie; detaillierte bibliografische Daten sind im Internet über http://d-nb.de abrufbar.

Für Fragen und Anregungen:
verstegen@rivaverlag.de

1. Auflage 2014

Nymphenburger Straße 86
D-80636 München
Tel.: 089 651285-0
Fax: 089 652096

Die englische Originalausgabe erschien 2014 bei Avery, a division of Penguin Group (USA) LLC, A Penguin Random House Company unter dem Titel *Every Day is Game Day.*

Wichtiger Hinweis
Sämtliche Inhalte dieses Buches wurden – auf Basis von Quellen, die die Autoren und der Verlag für vertrauenswürdig erachten – nach bestem Wissen und Gewissen recherchiert und sorgfältig geprüft. Trotzdem stellt dieses Buch keinen Ersatz für eine individuelle medizinische Beratung dar. Wenn Sie medizinischen Rat einholen wollen, konsultieren Sie bitte einen qualifizierten Arzt. Der Verlag und die Autoren haften für keine nachteiligen Auswirkungen, die in einem direkten oder indirekten Zusammenhang mit den Informationen stehen, die in diesem Buch enthalten sind.

Fachliche Prüfung: Yann-Benjamin Kugel
Übersetzung: Kimiko Leibnitz
Lektorat: Silke Panten
Umschlaggestaltung & Umschlagabbildung: Sarah Romeo
Satz: Daniel Förster, Belgern
Druck: Florjancic Tisk d.o.o., Slowenien
Printed in the EU

ISBN Print: 978-3-86883-398-0
ISBN E-Book (PDF): 978-3-86413-533-0
ISBN E-Book (EPUB, Mobi) 978-3-86413-534-7

Weitere Informationen zum Verlag finden Sie unter
www.rivaverlag.de
Beachten Sie auch unsere weiteren Verlage unter
www.muenchner-verlagsgruppe.de

Gewidmet allen meinen Sportlern, Mitarbeitern, Kollegen und Vorgängern, und speziell meiner erweiterten Familie bei Athletes' Performance. Wir sind EIN Team, das gemeinsam das Ziel verfolgt, jede Herausforderung zu meistern, jede Mission zu erfüllen, jede Erwartung zu übertreffen und sowohl uns selbst als auch künftigen Generationen zu immer größeren Erfolgen zu verhelfen. Rund um die Uhr. Tag für Tag.

INHALT

EINLEITUNG: IHR PERFORMANCE DAY 9

1 | SICH VORBEREITEN 19

EINSTELLUNG 21

2 | SICH VERPFLEGEN 41

ATHLETES' PERFORMANCE UND ERNÄHRUNG 43

3 | TRAINIEREN 67

ATHLETES' PERFORMANCE UND BEWEGUNG 69

4 | SICH AUSRUHEN 121

ATHLETES' PERFORMANCE UND ERHOLUNG 123

ATHLETES' PERFORMANCE ÜBUNGSVERZEICHNIS ... 143
PILLAR PREP ... 146
PLYOMETRIE ... 182
MOVEMENT SKILLS ... 196
MEDIZINBALL ... 206
KRAFT – GANZER KÖRPER ... 220
SCHNELLKRAFT: DRUCKBEWEGUNGEN FÜR DEN OBERKÖRPER ... 244
SCHNELLKRAFT: ZUGBEWEGUNGEN FÜR DEN OBERKÖRPER ... 252
SCHNELLKRAFT: DRUCKBEWEGUNGEN FÜR DEN UNTERKÖRPER ... 259
SCHNELLKRAFT: ZUGBEWEGUNGEN FÜR DEN UNTERKÖRPER ... 269
ENERGIESYSTEM-ENTWICKLUNG (ESE) ... 277
REGENERATION ... 280

NACHWORT ... 299
DANKSAGUNG ... 301
BIBLIOGRAFIE ... 303
DIE AUTOREN ... 305
REGISTER ... 307

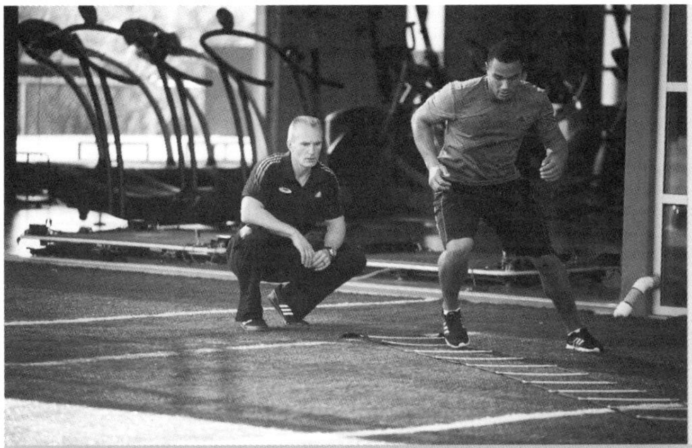

EINLEITUNG: IHR PERFORMANCE DAY

Ihr Bestes ist nicht gut genug.

Das klingt vielleicht hart, ist aber genau so gemeint. Im Laufe der letzten zwei Jahrzehnte habe ich mit den Besten der Besten gearbeitet und dabei habe ich gelernt, aus welchem Holz man geschnitzt sein muss, um zu diesem kleinen, erlesenen Kreis zu gehören.

Jeder kann mit ausreichender Mühe eine Spitzenleistung erzielen, die er einen Tag lang, vielleicht sogar eine Woche oder einen Monat lang aufrechterhalten kann. Das ist leicht. Aber ein High Performer ist jemand, der in der Lage ist, sich über viele Jahre hinweg auf einem solch hohen Niveau zu bewegen, bis er eines Tages schließlich auf eine erfolgreiche Karriere zurückblickt.

Selbst wenn Sie über eine gehörige Portion Talent verfügen, hart arbeiten und alles richtig machen – es kann trotzdem gut sein, dass das alles nicht genügt. Nicht mehr. Heute wird Leistung daran gemessen, welche Ergebnisse sie hervorbringt. Es geht nicht nur darum, jeden Tag pünktlich zu erscheinen, hart zu arbeiten und gewissenhaft alles zu tun, was notwendig ist. Das ist zwar alles schön und recht, aber lediglich das Minimum dessen, was heutzutage erwartet wird. Inzwischen geht es um nichts weniger als darum, jeden Tag pünktlich zu erscheinen und jederzeit 110 Prozent Performance abrufen zu können, ganz gleich unter welchen Bedingungen.

Das ist Leistung.

Leistung ist eine Frage der Effizienz. Wenn Sie dieses Buch lesen, sind Sie entweder schon ein High Performer, der sich noch weiter verbessern will, oder Sie streben danach, ein solcher zu werden. Zu welcher Kategorie Sie auch gehören mögen, Sie müssen in jedem Lebensbereich effizienter werden, um Ihre Leistungsfähigkeit zu erhalten und die Messlatte jeden Tag ein klein wenig höher legen zu können.

Deswegen ist Ihr Bestes nicht gut genug, und zwar ganz unabhängig davon, wie gut Sie bereits sind. Auch mein Bestes ist nicht gut genug. Es ist nicht gut genug für meine Familie, meine Kollegen oder mein Land. Vielleicht war mein Bestes gestern noch gut genug oder letztes Jahr, aber morgen oder nächstes Jahr wird es schon nicht mehr gut genug sein. Echte High Performer können wir nur dann werden, wenn wir jeden Tag beharrlich daran arbeiten, unser Leben zu optimieren, und uns stetig bemühen, klüger und effizienter zu werden.

Tag für Tag.

In diesem Buch geht es nicht nur darum, täglich ein einstündiges Workout abzuspulen. Das ist noch der leichte Teil, obwohl Sie vielleicht anderer Meinung sein werden, während Sie den Trainingsteil unseres Programms absolvieren. Die eigentliche Herausforderung ist es, auch in den übrigen 23 Stunden ein High Performer zu sein. Schaffen Sie es auch außerhalb des Kraftraums, Ihr Bestes zu geben oder gar zu übertreffen? Genau das müssen Sie nämlich, wenn Sie zur Elite gehören wollen.

Dazu müssen Sie es allerdings schaffen, die in diesem Buch vorgestellten Methoden so konsequent anzuwenden, dass sie zu einem Teil von Ihnen werden, zu Ihrem neuen Standard. High Performer legen ihre Messlatte ständig ein wenig höher, Woche für Woche, Jahr für Jahr.

Aus diesem Grund ist dies kein herkömmliches Trainings- oder Fitnessbuch – obwohl Sie selbstverständlich auch wissenschaftlich fundierte, bewährte Strategien zur Optimierung Ihrer Leistung kennenlernen werden, die vor allem eins sind: effizient. Sie sparen damit nicht nur Zeit, sondern verringern überdies auch Ihr Verletzungsrisiko.

Diese Vorteile lassen sich teilweise schon mit nur einer Stunde Zeitaufwand pro Tag erreichen. Wenn Sie wollen, ist aber noch viel mehr drin. Für uns ist Training nicht nur das, was sich im Kraftraum abspielt. Was ist mit den anderen 23 Stunden, die Ihnen täglich zur Verfügung stehen? Was ist mit all den kleinen Gelegenheiten, die sich Ihnen tagtäglich bieten? Jede von ihnen währt vielleicht nur einige Minuten oder Sekunden, aber mit der Zeit summieren sie sich und werden zu einem Faktor, der Ihnen dabei helfen kann, das Niveau eines High Performers zu erreichen.

Fassen Sie Ihr Training also nicht als rein körperliche Aktivität auf, sondern vielmehr als *Prozess* bzw. Gelegenheit, sich zu entwickeln, jeden Tag aufs Neue Ihr Bestes zum Vorschein zu bringen und letztlich Ihre Ziele zu verwirklichen – wie auch immer diese aussehen mögen. Wir sind nicht auf dieser Welt, um uns durch besondere sportliche Leistungen hervorzutun – obwohl das vielleicht Ihr erklärtes Ziel ist –, sondern vielmehr, um unser Potenzial in jeder Hinsicht auszuschöpfen.

Wir bei Athletes' Performance arbeiten mit Menschen, die weltweit zu den Besten ihres Fachs gehören – ob nun im Profisport, beim Militär oder in anderen Spezialeinheiten. Diese hochspezialisierten Kräfte sind es natürlich gewohnt hart zu arbeiten und alles richtig zu machen. Aber oft ist das nicht genug. Das gilt sogar dann, wenn man zu den Talentiertesten in seinem Beruf oder seiner Sportart gehört. Es geht immer noch ein Stückchen höher, besser und weiter.

Allerdings nur, wenn Sie bereit sind, sämtliche Schwachstellen in Ihrem Leben zu identifizieren und diese Stück für Stück zu eliminieren. Das Streben nach größtmöglicher Effizienz sollte nämlich in der Tat Ihr gesamtes Leben umfassen, und nicht nur das eigentliche Training.

Die Quintessenz ist, dass jeder Tag zählt und wir ihn entsprechend gestalten müssen, um immer besser zu werden. Wenn wir es schaffen, dieses ganzheitliche und zugleich zielgerichtete Konzept in die Praxis umzusetzen, mit dem erklärten Ziel, dauerhaft hohe Leistungen einzufahren, sind wir auf dem besten Weg zum ultimativen Performance Day.

Voller Einsatz, rund um die Uhr.

Tag für Tag.

UNSERE ENTSTEHUNGSGESCHICHTE

Athlet (Substantiv, maskulin). 1. Wettkämpfer. 2. Jemand, der Sport treibt oder eine Tätigkeit ausübt, die ein hohes Maß an Körperkraft, strategischem Denken, Beweglichkeit und/oder Ausdauer erfordert.

Athletes' Performance, die Firma, die meine Frau Amy und ich 1999 gegründet hatten, ist eines der weltweit führenden Unternehmen im Bereich menschlicher Leistungsoptimierung, und das meinen wir keinesfalls großspurig – im Gegenteil, uns ist unsere Verantwortung durchaus bewusst. Meine Kollegen und ich fühlen uns sehr geehrt, die Weltelite unterstützen zu dürfen, und ergreifen alle (ethisch vertretbaren) Maßnahmen, um ihr dabei zu helfen, ihren Erfolg zu maximieren.

Das sind nicht nur schöne Worte, ich kann auch Fakten vorweisen, die diese Behauptung untermauern. Unsere Trainingszentren in den Vereinigten Staaten sowie unsere international tätigen Mitarbeiter haben bereits in einer Vielzahl von Sportarten einen prägenden Eindruck hinterlassen. Obwohl wir vermutlich vor allem für unsere Arbeit im Fußball, American Football und Baseball bekannt sind, haben sich die von uns trainierten Athleten auch in anderen Disziplinen höchste sportliche Meriten erworben.

Unser System zur Leistungsoptimierung lässt sich aber nicht nur auf den Bereich Sport anwenden. So haben wir bereits ebenfalls mit Spezialeinheiten der US-Streitkräfte zusammengearbeitet, die zu den besten Elite-Einheiten der Welt zählen. Dabei galt es, die Einsatzkräfte für die hohen Anforderungen, sowohl zuhause wie auch im Auslandseinsatz, fit zu machen, damit sie ungeachtet der äußeren Umstände jederzeit optimale Resultate erzielen können. Darüber hinaus haben wir auch schon mit anderen Einsatzkräften bzw. taktischen Athleten zusammengearbeitet, beispielsweise mit Polizisten, Feuerwehrleuten und Sanitätern, um ihnen zu helfen, im Dienst voll belastbar und auf höchstem Niveau leistungsfähig zu sein.

Ob Profisportler, militärische oder zivile Einsatzkräfte – wir haben ihnen allen gezeigt, wie sie ihre Arbeit auf Weltklasseniveau verrichten können, und zwar Tag für Tag. Denselben Ansatz verwenden wir bei weltweit führenden Unternehmen, die wir ebenfalls zu unseren Kunden zählen dürfen. Ihnen liegt vor allem das Wohlbefinden ihres Personals am Herzen, weshalb wir sie dabei unterstützen, ein Arbeitsklima zu schaffen, in dem ihre Mitarbeiter effizienter agieren und sich dabei gleichzeitig einer höheren Lebensqualität erfreuen.

Im Rahmen dieser Tätigkeit haben wir bereits mit Intel, Walgreens, Sheraton Hotels and Resorts, LinkedIn und anderen namhaften Unternehmen zusammengearbeitet und gemeinsam mit ihnen neue Standards für die Gesundheit und Produktivität ihrer Mitarbeiter gesetzt.

Wenn Sie unsere früheren Bücher oder die Programme auf unserer Website CorePerformance.com kennen, wird Ihnen ein Teil des in diesem Buch vorgestellten Materials bekannt vorkommen. Unsere Einteilung in die vier Schlüsselbereiche Einstellung, Ernährung, Bewegung und Erholung werden Sie auch hier wiederfinden.

Doch seither hat sich einiges verändert. Inzwischen haben wir Athletes' Performance und Core Performance zu einer einheitlichen Marke zusammengefasst: EXOS. Gleichzeitig mit der Drucklegung dieses Buchs haben wir angefangen, diesen neuen Namen einzuführen, deshalb werden Sie auf den folgenden Seiten immer wieder Verweise sowohl auf EXOS als auch auf Athletes' Performance und Core Performance finden.

EXOS möchte grundsätzlich jeden ansprechen, der bereit ist, sich der Herausforderung zu stellen und seine Leistung auf das höchste Niveau zu bringen. Dementsprechend richtet sich dieses Buch an eine ganz spezielle Zielgruppe: an High Performer und alle jene, die es noch werden wollen – wie etwa die Männer und Frauen, die uns in unseren Trainingszentren besuchen.

Dieses Programm ist für Elitesportler ebenso gedacht wie für Soldaten, Feuerwehrleute, Polizisten und Sanitäter, die beruflich bedingt körperliche Spitzenleistungen erzielen müssen. Es richtet sich an alle Performer, die ihre Sache ernst nehmen und die möglicherweise sogar für das Leben anderer verantwortlich sind. Auch im Bereich der Ersthilfe durften wir bereits einige Organisationen beraten und deshalb ist uns bewusst, dass viele Organisationen nur über beschränkte finanzielle Mittel verfügen und ihre Arbeit oft nicht ausreichend gewürdigt wird. Daher hoffen wir umso mehr, dass ihnen dieses Buch gute Dienste leisten wird.

Wenn Sie das Core-Performance-System bereits kennen und Ihre sportlichen Leistungen weiterhin verbessern wollen, fühlen wir uns geehrt, dass Sie sich wieder an uns wenden. Sie werden schon bald feststellen, dass das in diesem Buch dargestellte Konzept wesentlich anspruchsvoller ist als frühere Ansätze, Sie dafür aber auch wesentlich weiter bringen wird.

Das liegt vor allem daran, dass wir uns seit unserer Gründung im Jahr 1999 kontinuierlich weiterentwickelt haben. Spätestens seit sich Topteams, Sportverbände und das US-Verteidigungsministerium vertrauensvoll an uns wenden, um das Potenzial ihrer Mitarbeiter auszuschöpfen, wissen wir, dass wir täglich unser Bestes geben müssen. Diese Einstellung bildet das Fundament der Unternehmenskultur, die wir bei EXOS pflegen.

Aber wir repräsentieren diese Kultur nicht nur nach außen hin, wir leben sie auch.

Die Grundsätze, die wir anwenden, um unsere EXOS-Familie erfolgreich zu führen, haben wir unter Berücksichtigung der neuesten wissenschaftlichen Erkenntnisse und Kundenmeinungen stetig weiterentwickelt. Wir sind ständig bemüht, neue Ideen aufzugreifen und diese in die Praxis umzusetzen, um unser System zum Wohl unserer Klienten – ob nun Einzelpersonen oder Organisationen – dauerhaft zu verbessern.

Wenn wir über Elite-Performer sprechen, meinen wir damit nicht nur Profisportler. Es geht auch um Manager und Entscheidungsträger, die ebenso jeden Tag ihr Bestes geben müssen. An ihnen liegt es beispielsweise, darüber zu entscheiden, wie sie das ihnen zur Verfügung stehende Personal optimal einsetzen, um in ihrem jeweiligen Feld zu bestehen und vorgegebene Ziele zu erreichen – sei es im Kampfeinsatz, bei Geschäftsverhandlungen oder auf dem Spielfeld.

Das US-Verteidigungsministerium und Topsportteams investieren Millionen in ihre Mitarbeiter. Deshalb kann ein Mitglied eines Sondereinsatzkommandos nicht ohne weiteres ersetzt werden. Ebenso wenig wie ein Spitzenspieler der National Football League oder der Major League Baseball. Dazu kommt noch ein weiterer Aspekt: Sportler, Militärangehörige und Rettungskräfte ziehen sich Verletzungen oft nicht im Einsatz zu, sondern durch suboptimales Training und unkluge Entscheidungen, die sie im Alltag treffen. Fallen in einer Organisation verletzungsbedingt zu viele High Performer gleichzeitig aus, können die Folgen verheerend sein – ob nun im Militärwesen, in der Geschäftswelt oder im Sport.

Tatsächlich ist der Wert der Personen, die diese Spitzenleistungen erbringen, so hoch, dass es extrem wichtig ist, sie über einen möglichst langen Zeitraum hinweg auf möglichst hohem Niveau einsatzfähig bzw. spielbereit zu halten.

Das ist unsere Aufgabe, unser Anspruch bei EXOS.

Und das ist auch unser Versprechen an Sie, sofern Sie sich auf unser Programm einlassen. In diesem Buch geht es also nicht ausschließlich darum, sein Training oder seine Fitness zu verbessern. Es geht darum, sein Potenzial in allen Lebensbereichen zu maximieren.

Ganz gleich, welchen Beruf Sie ausüben, welche Ziele oder Interessen Sie verfolgen: Auch Sie haben das Zeug dazu, ein Elite-Performer zu werden.

Dabei ist es unser Auftrag, ebenso wie in allen unseren EXOS-Einrichtungen weltweit, Ihnen dabei zu helfen, dieses Niveau zu erreichen.

HOCHLEISTUNGS-DNS

Wer wir sind, unsere gesamte Persönlichkeit, wird bestimmt durch die Summe unserer Verhaltensweisen. Interessant dabei ist, dass neunzig Prozent unseres Verhaltensrepertoires von Gewohnheiten gesteuert werden, die sich entweder positiv oder negativ auf unser Leben auswirken. Unser körperlicher, emotionaler, intellektueller, beruflicher und finanzieller Zustand ist demnach ein Spiegel unserer Verhaltensweisen sowie der Entscheidungen, die wir bis dato getroffen haben.

Wenn Sie in einem dieser Bereiche Probleme hatten oder haben – und wer von uns hätte die nicht? –, dann liegt das vermutlich daran, dass Sie Ihre »Hochleistungs-DNS« noch nicht aktiviert haben. Diese ist jedoch erforderlich, wenn Sie ein High Performer werden möchten. Sie werden Ihr Erbgut zwar nicht im eigentlichen Sinn verändern, aber es könnte beinahe so wirken, weil Sie sowohl Ihren Körper als auch Ihre Leistungsfähigkeit auf ungeahnte Weise gestalten können, wenn Sie nur bereit sind, etwas dafür zu tun bzw. Ihren Alltag konstruktiv umzugestalten.

Wie wir bereits erwähnt haben, genügt es nicht, sein vermeintlich Bestes zu geben. Sie müssen dauerhaft danach streben, immer noch ein wenig besser zu werden, als Sie bereits sind.

Eines der Hauptziele dieses Konzeptes ist eine längere und produktivere Karriere. Wir arbeiten mit Sportlern zusammen, die in der National Football League spielen, in der eine Karriere im Durchschnitt 3,7 Jahre dauert. Das Problem ist, dass es oft drei Saisons dauert, bis ein Spieler die komplexen Details und technischen Feinheiten der Profiliga verinnerlicht hat. Bedauerlicherweise setzt der körperliche Tribut den Karrieren vieler junger Sportler aber ein vorzeitiges Ende.

Nur diejenigen, die es schaffen, ihre Leistungsfähigkeit auf ein neues Niveau zu heben und einen neuen persönlichen Standard zu erreichen, sind in der Lage über acht bis zehn Saisons – manchmal sogar auch länger – in der NFL zu bleiben und die besten Jahre ihrer Laufbahn voll auszukosten. Indem sie ihre Leistung verbessern und das Verletzungsrisiko minimieren, machen sie den Zeitaufwand mehr als wett, den sie in das Erlernen und Anwenden dieses Systems investiert haben.

Dasselbe gilt für Spezialeinheiten. Nachdem sie unserem Land gedient haben, zeigt sich bei vielen taktischen Athleten ein starker körperlicher Verschleiß, obwohl sie nach wie vor die technischen Fähigkeiten, Termini und Handgriffe beherrschen, die nötig sind, um am Leben zu bleiben und militärische Operationen erfolgreich durchzuführen. Dennoch müssen sie aus dem aktiven Dienst ausscheiden, weil sie sich im Einsatz oder im Training Verletzungen zugezogen haben. Mit unserem Konzept könnten sie weiterhin ihren lebenswichtigen Beitrag leisten und unserem Land dienen, auch jenseits der Altersgrenze von vierzig Jahren.

Ganz gleich auf welchem Gebiet Sie tätig sind, Ihr Ziel sollte es stets sein, diese äußerst wertvolle Phase möglichst lange auszudehnen, in der Ihr Wissen und Ihre Erfahrung am besten zum Tragen kommen. Leider versäumen es die Menschen allgemein und unabhängig von ihrem Berufszweig, die Dauer zu maximieren, in der sie zu Höchstleistungen fähig sind und entsprechend viel Geld verdienen können, weil ihnen eben das erforderliche Konzept fehlt, mit dem sie ihr Verletzungsrisiko und den allgemeinen körperlichen Abbau minimieren können.

Das ist keineswegs Luxus oder ein Extrabonus – für viele ist diese Art von Leistungsbereitschaft lebensnotwendig. Wenn Sie als Soldat über keine Hochleistungs-DNS verfügen, werden Sie ums Leben kommen und vielleicht noch Kameraden oder Zivilisten mit in den Tod reißen. Als Sportler laufen Sie Gefahr, verletzt zu werden, schlechte Leistungen abzuliefern und letztlich Ihre Arbeit zu verlieren. In der Geschäftswelt gehen Sie möglicherweise bankrott und geraten in eine finanzielle Notlage.

High Performer sehen die Welt mit anderen Augen. Sie wissen, dass ihre Zeit kostbar ist, sind aber durchaus bereit, ein gewisses Quantum auf zielgerichtete, disziplinierte Weise zu investieren, um das Risiko von Verletzungen zu minimieren und dadurch ihren potenziellen Gewinn zu maximieren. So gesehen ist das genau wie bei einer finanziellen Investition.

Ein Beispiel: Ein korrektes, zehnminütiges Warm-up, das einer Trainingseinheit vorangestellt wird, summiert sich auf etwa 48 Stunden Training pro Jahr (bei fünf oder sechs Tagen pro Woche). Aber dieser Zeitaufwand macht sich mehr als bezahlt. Diese zehn Minuten, die in unserem Programm unter anderem aus Übungen bestehen, die wir als »Pillar Prep« und »Movement Prep« bezeichnen, machen Ihre Workouts wirkungsvoller und minimieren das Verletzungsrisiko, sowohl unmittelbar im Training als auch langfristig.

Ihr Schlafritual – ein Thema, auf das wir noch später eingehen werden – kostet Sie weitere zehn Minuten täglich, die sich aber wirklich lohnen. Denn kleine Anpassungen des Schlafrituals bewirken im Laufe von nur einem Jahr eine günstige Veränderung des Hormonprofils, die sich positiv auf die allgemeine Leistungsfähigkeit auswirkt.

High Performer nutzen im Laufe des Tages viele solcher kleinen Gelegenheiten. Nehmen wir einmal an, Sie stehen im Stau, besuchen einen Vortrag oder nehmen an einer Besprechung teil. Dann können Sie diese Gelegenheit beispielsweise nutzen, um Ihre Körperhaltung zu korrigieren, oder mit speziellen Atemtechniken neue Energie zu tanken, falls Sie sich müde oder erschöpft fühlen.

High Performer wissen, dass das, was im Kraftraum oder auf dem Spielfeld stattfindet, nur ein kleiner Teil ihres Trainings ist. Langfristig können wir unsere Leistung immer wieder auch durch kleine, kurze Maßnahmen verbessern, die sich den gesamten Tag über einbauen lassen, wodurch man seine Gewohnheiten nachhaltig verändert und automatisiert.

Um eine hohe Leistungsfähigkeit zu erzielen, müssen wir effektiv trainieren und über eine solide Basis verfügen.

Diese Basis beruht auf vier Säulen: Einstellung, Ernährung, Bewegung und Erholung. Daher müssen Sie jeden Tag Folgendes tun:

Sich vorbereiten. (Einstellung)
Sich verpflegen. (Ernährung)
Trainieren. (Bewegung)
Sich ausruhen. (Erholung)

Einstellung: High Performer zeichnen sich durch eine hohe Konzentrationsfähigkeit aus und schaffen es, Ablenkungen auf ein Minimum zu reduzieren. Im heutigen digitalen Zeitalter ist das nicht immer leicht. Sie wissen ganz genau, wonach sie streben – was es ist, das sie antreibt (und das im nachfolgenden Kapitel näher definiert wird). In letzter Instanz geht es vor allem darum, in allem, was sie tun, bessere Entscheidungen zu treffen und effizienter zu handeln. Ohne eine positive Einstellung, die Sie rund rum die Uhr pflegen, ist eine dauerhaft hohe Leistung nicht möglich.

Ernährung: Nahrung ist der Treibstoff, der Leib und Seele zusammenhält. Es geht nicht ums Diäthalten oder darum, Kohlenhydrate, Protein und Fette genau zu dosieren. Es geht darum, die neuesten Marketingkampagnen für bestimmte Lebensmittel und all den anderen Unfug zu ignorieren und nur das zu sich zu nehmen, was man tatsächlich braucht. Punktum. Die richtigen Ess- und Trinkstrategien verbessern Denkfähigkeit, Energie und Ausdauer. Wenn es um die optimale körperliche Verpflegung geht, denken High Performer voraus, um sich stets das zuzuführen, was Sie benötigen, um ihr Ziel – ihr ES – zu erreichen.

Bewegung: High Performer bewegen sich effektiv und effizient auf ihrem beruflichen Parkett, wie auch im wahrsten Sinne des Wortes in allen drei Körperebenen. Sie verfügen über die physische Beweglichkeit, Stabilität und Explosivität, mit der wir Menschen von Natur aus ausgestattet sind. Sie arbeiten den Auswirkungen des heutigen westlichen Lebensstils entgegen, der größtenteils daraus besteht, den Tag in schlechter Sitzhaltung am Schreibtisch oder im Straßenverkehr zu verbringen, und entwickeln schlanke, muskulöse Körper, die ihnen beruflich wie privat gute Dienste leisten.

Erholung: Wachstum vollzieht sich in den Ruhephasen. Dann reparieren sich Körper und Geist, wobei sie neue Energie tanken und stärker werden. Daher müssen auch Erholungsstrategien berücksichtigt werden – und zwar dauerhaft. Dennoch werden sie in unserer schnelllebigen Zeit oft vernachlässigt, in der die weitverbreitete Annahme herrscht, jedes Problem lasse sich mit immer noch mehr Arbeitseifer schon irgendwann überwinden. High Performer hingegen wissen, dass es darum geht, effizienter zu sein, sich ausreichend zu erholen und die körpereigenen Regenerationsprozesse zu nutzen, um den Grundstein für weitere Erfolge zu legen.

Wenn Sie das Core-Performance-Programm kennen, wird Ihnen das viergliedrige Konzept aus Einstellung – Ernährung – Bewegung – Erholung bereits bekannt sein. Aber täuschen Sie sich nicht: EXOS ist ein umfassendes System für Spitzenleistungen, das nicht nur Ihre sportlichen Aktivitäten, sondern jeden Aspekt Ihres Lebens durchdringen wird.

Das zeigt sich nicht zuletzt daran, dass die vier Komponenten des Systems ineinandergreifen: Konsequente Erholung ist eine Frage der Einstellung. Bewegung wird durch Ernährung unterstützt und umgekehrt. Ernährung und Bewegung tragen zur Erholung bei. Und eine Einstellung, die Spitzenleistungen zum Ziel hat, ist der rote Faden, der sich durch das gesamte Programm zieht. Die vier Säulen – Einstellung, Ernährung, Bewegung und Erholung – stehen also nicht für sich, sondern ergeben vielmehr ein dichtes Geflecht, welches das Wesen eines High Performers ausmacht.

Uns allen stehen täglich 24 Stunden zur Verfügung. Wie wir dieses Programm in die Praxis umsetzen, entscheidet darüber, ob wir High Performer sind oder nicht.

Wenn uns das gelingt, können wir ihn erleben – den Performance Day.

DER PERFORMANCE DAY

Es gibt unzählige Fitness- und Ernährungsratgeber. Fünf solcher Bücher, die in Fachkreisen durchaus positiven Anklang fanden, haben wir sogar selbst geschrieben.

Der Haken an diesen Büchern, unsere eigenen eingeschlossen, ist, dass sie als Zielgruppe alle jene Leser im Blick haben, die beruflich und privat auch einmal »fünfe gerade sein lassen« können. Sie müssen nicht den ganzen Tag vollen Einsatz zeigen. Der Erfolg oder Misserfolg all dieser Konzepte hängt fast komplett davon ab, ob man sich an das Workout- und/oder Ernährungsprogramm hält oder nicht. Die meisten Menschen erreichen damit schon enorm viel, was natürlich eine prima Sache ist.

Dem Elite-Performer reicht das aber nicht aus.

Deshalb haben wir für unsere Klienten das Konzept des Performance Day eingeführt, das in diesem Buch im Mittelpunkt steht. Bei EXOS wird er oft als »perfekter Tag« bezeichnet. Leider stellen sich viele unter einem perfekten Tag einen Ausflug an den Strand mit dem oder der Liebsten vor, wobei man Cocktails schlürfend dem Meeresrauschen lauscht.

Am Performance Day dagegen werden Sieger gemacht. Er dauert 24 Stunden und wir gehen dabei rund um die Uhr die Verpflichtung ein, High Performer zu sein, die von morgens bis abends auf ihre Einstellung achten, sich ausgewogen ernähren, sich ausreichend bewegen und sich außerdem auch gut erholen – inklusive korrekter Schlafrituale.

Mit diesem Programm wird es Ihnen möglich sein, sich *Ihren* eigenen Performance Day zu gestalten – vom Aufstehen bis zum Zubettgehen. Aber eines ist klar: Da 90 Prozent unserer Handlungen unbewusst ablaufen, müssen wir uns anfangs besonders anstrengen, unsere täglichen Rituale zu unserem Vorteil zu verändern.

Der Performance Day ist ein probates Mittel zur Leistungssteuerung. Sie werden das entwickeln, was wir als die Einstellung eines Champions bezeichnen – die Einstellung all jener, die jeden Tag ein bisschen besser sein wollen als noch am Tag zuvor.

Und genau aus diesem Grund werden wir uns jeden Tag einer kritischen Eigenbewertung unterziehen. Viele denken, dass Profisportler nur am Spieltag anhand ihrer Leistungen bewertet werden. Tatsächlich werden sie aber jeden Tag bewertet, also auch im Training. Ob sie überhaupt eine Gelegenheit bekommen, in einem Spiel eingesetzt zu werden, hängt davon ab, wie sie sich in dieser Vorbereitungsphase machen.

Für die meisten von uns gibt es nicht einmal den kleinen, aber feinen Unterschied zwischen Training und Spieltag. Jeder Tag zählt. Es gibt keine Generalprobe. Ganz egal, in welchem Bereich Sie arbeiten – Sie müssen alle Ziele und Erwartungen erfüllen, Tag für Tag.

In diesem Programm bewerten wir unser Training (sprich den Schlüsselbereich Bewegung) und unsere Ernährung. Aber nicht nur ... wir bewerten auch unsere Morgen- und Abendrituale, einschließlich unserer Verbesserungsvorschläge für den nächsten Tag. Wenn wir das über 24 Stunden hinweg schaffen, können wir auf einen gelungenen Performance Day zurückblicken.

Wir erwarten von Ihnen keine Perfektion, auch wenn es vielleicht auf Anhieb so klingt. Das Ziel ist es vielmehr, in jeder Situation die besten Entscheidungen zu treffen. Wenn Sie im Alltag immer wieder auf Ihre Einstellung, Ernährung, Bewegung und Erholung achten, werden Sie langfristig in der Lage sein, besser und effektiver zu agieren. Und zwar in allen Lebensbereichen.

Denken Sie immer daran: Sie sind das Produkt Ihrer Verhaltensweisen, die sich durch Ihre Entscheidungen bilden. Natürlich ist uns bewusst, dass nur Computer in der Lage sind, zu 100 Prozent korrekte Entscheidungen zu treffen – für uns Menschen sind 80 Prozent daher ein guter Richtwert. Wenn also 80 Prozent aller Entscheidungen, die Sie im Laufe eines Tages treffen, konstruktiv sind und Sie Ihrem Ziel näher bringen, dann ist das schon sehr effektiv.

Wenn Ihnen das gelingt, können wir getrost von einem gelungenen Performance Day sprechen. Und Sie sind ein Stück weiter auf Ihrem Weg zum Elite-Performer.

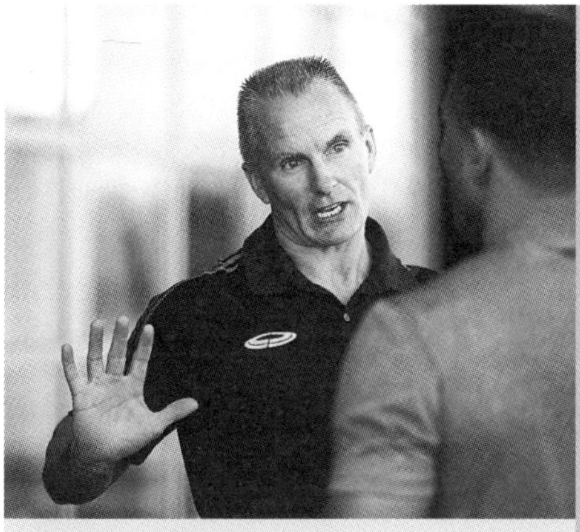

1 SICH VORBEREITEN

EINSTELLUNG

Was ist die eine Sache in Ihrem Leben, die Sie antreibt? Wir alle haben etwas, das uns motiviert, morgens aufzustehen. Vielleicht gibt es sogar mehrere Dinge, die auf den ersten Blick völlig unterschiedlich wirken, sich bei näherer Betrachtung jedoch auf einen gemeinsamen Nenner zurückführen lassen – der in Ihnen den Wunsch weckt, ein Elite-Performer zu sein.

Was ist es also? Was ist Ihr »ES«?

Wir bei EXOS betrachten dieses ES als unsere Kraftquelle. Diesen ureigenen Antrieb zu definieren, dieses eine ES, ist daher besonders wichtig und bestimmt Ihr gesamtes weiteres Vorgehen.

Erst wenn wir wissen, was ES ist, können wir weitere Schritte unternehmen und uns entsprechend konsequent vorbereiten, ernähren, trainieren und erholen. Wichtig ist, dass Sie dieses ES nicht als Ziel- oder Schlusspunkt betrachten, sondern vielmehr als eine Art Mantra, das zusammenfasst, wer Sie sind, was Sie wollen und wie Sie dieses Ziel zu erreichen gedenken.

Dieser prägnante Leitspruch – fünf Wörter reichen aus – wird dann zum Fundament für jede Entscheidung und Handlung im Lauf Ihres Performance Day. Er bildet den Rahmen für alles, was Sie tun – oder auch nicht.

Weiter unten stellen wir Ihnen eine Übung vor, mit der Sie Ihre ES-Aussage formulieren können. Wichtig dabei ist: Sie sollten sie alleine ausarbeiten. Bitten Sie niemanden um Hilfe, auch keine Familienangehörigen, von denen Sie annehmen, dass sie Sie vielleicht besser kennen als Sie sich selbst. Verlassen Sie sich lieber auf Ihr eigenes Urteilsvermögen. Denn nur *Sie* wissen selbst am besten, ob und warum Ihnen etwas gelungen ist bzw. wann oder wieso Sie gescheitert sind. Das Ausformulieren eines Lebensmottos wird Ihnen dabei helfen, sich leichter für die richtigen Maßnahmen zu entscheiden, die nötig sind, um

Ihre Werte und Ziele zu erreichen. Sie werden im Laufe dieses Programms daher mehrmals täglich zu diesem Satz zurückkehren, denn er bietet Ihnen eine wichtige Orientierungshilfe auf dem Weg zu Ihrem neuen Selbst.

Diese ES-Aussage wird Ihnen als Katalysator für sämtliche Entscheidungen und Gewohnheiten dienen und bezieht sich auf alle vier Bereiche des Athletes'-Performance-Systems – Einstellung, Ernährung, Bewegung und Erholung –, die nahtlos ineinandergreifen: Ohne eine ausgewogene Ernährung verfügt Ihr Gehirn nicht über ausreichend Energie oder Nährstoffe, um optimal zu funktionieren. Ohne Erholung kommt man nicht auf frische Ideen. Ohne zunehmend anspruchsvollere Bewegungen können diejenigen Gehirnbahnen nicht aktiviert werden, die neue Denkweisen fördern. Und ohne eine positive, offene Einstellung bleiben die alten Denkmuster bestehen, so dass keine neuen entstehen können.

Das heißt: Nur wenn Sie alle vier Teilaspekte unseres Ansatzes verinnerlichen und in Ihr Leben integrieren, stellen Sie die mentalen Weichen dafür, tatsächlich ein High Performer zu werden. Pure Willenskraft reicht nicht aus, auch die äußeren Rahmenbedingungen müssen stimmen.

Die nachfolgende Übung, der sogenannte ES-Bilder, hilft Ihnen dabei, sich Ihrer Prioritäten bewusst zu werden, damit Sie Ihr Handeln gezielt danach ausrichten können. Nehmen Sie sich also ein wenig Zeit, um herauszufinden, was Ihnen wirklich wichtig ist. Und formulieren Sie dann aus diesen Prioritäten Ihr persönliches Mantra, das Ihnen immer wieder dabei helfen wird, motiviert und auf Kurs zu bleiben. Dieser Prozess schafft also einen Kontext für Ihre täglichen Entscheidungen, damit Ihre Handlungen auch langfristig in die Richtung führen, die Sie einschlagen möchten.

Ihre ES-Aussage könnte sich beispielsweise auf Ihre Familie, Karriere oder Gesundheit beziehen. Forschen Sie so lange weiter, bis Sie auf den eigentlichen Kern stoßen – auf das, was Ihnen wirklich am Herzen liegt. Wenn es Ihnen wie einigen unserer Klienten geht, die täglich Entscheidungen über Leben und Tod treffen müssen, benötigen Sie vielleicht sogar zwei ES-Aussagen: eine private und eine berufliche.

Sobald Sie Ihre ES-Aussage formuliert haben, wiederholen Sie sie mehrmals täglich. Dies wird ein fester Bestandteil Ihres Morgen- und Abendrituals werden. Sie könnten sie beispielsweise ausdrucken und an Ihren Nachttisch, Badspiegel, Kühlschrank oder Schreibtisch heften. Sie könnten auch Ihr Lieblingsfoto nehmen und mit der ES-Aussage versehen. Lesen Sie sie aber nicht einfach nur durch. Stellen Sie sich vor, wie Ihr Leben wohl aussähe, wenn dieses Ideal Wirklichkeit wäre. Wenn Sie sich vor einem wichtigen Ereignis oder Wettkampf nur ein Wort aus diesem Satz auf Ihr Handgelenk schreiben, kann Ihnen das schon enorm dabei helfen, sich zu vergegenwärtigen, warum Sie überhaupt an der Veranstaltung teilnehmen; das gilt vor allem für Schlüsselmomente.

Warum ist diese ES-Aussage so wichtig? Das menschliche Gehirn verfügt über drei Arbeitsmodi: Es ist zu bewussten, unbewussten und kreativ-nichtbewussten Prozessen fähig. Auf diese Weise erschaffen und erhalten wir unser Selbstbild, das unsere »Realität« positiv oder negativ prägt. Wenn wir uns selbst in einem schlechten Licht betrachten, wird unser Unterbewusstsein dafür sorgen, dass unser Verhalten diesem negativen Selbstbild entspricht. Dies schlägt sich in schlechten Leistungen nieder. Umgekehrt wird eine positivere Sichtweise auch positive Resultate nach sich ziehen.

Da Athletes' Performance ein ganzheitliches System ist, bringt es nicht viel, uns im Hinblick auf Bewegung, Ernährung und Erholung günstige Gewohnheiten anzueignen, wenn wir nicht parallel dazu auch unsere Einstellung verbessern. Solange uns der innere Antrieb fehlt, der sich in der ES-Aussage widerspiegelt und unsere Handlungen maßgeblich steuert, sind Veränderungen praktisch unmöglich.

Wir haben unsere Einstellung selbst in der Hand und somit die Gelegenheit, uns 24 Stunden täglich auf die eine oder andere Weise zu beeinflussen. Unsere gegenwärtige Realität kann unsere Zukunft nur dann bestimmen, wenn wir das zulassen. Spitzenathleten werden ihr hohes Niveau nur dann halten können, wenn sie entsprechende Gewohnheiten pflegen. Genauso wird jemand, der in einem bestimmten Lebensbereich Probleme hat, aufgrund seiner Gewohnheiten, die aus vielen einzeln getroffenen Entscheidungen resultieren, weiterhin Probleme haben.

Entscheidungen sind das Ergebnis wiederholter positiver oder negativer Gedanken und Handlungen. Durch die Ausformulierung unserer ES-Aussage definieren wir, was uns am wichtigsten ist, und verstärken die Wirkung dieses Leitsatzes, indem wir uns vor Augen führen, welche Vorteile es mit sich bringt, auf diese Weise zu leben (bzw. welche Nachteile es bringt, wenn wir es nicht tun).

Das ist für Leistungsträger besonders wichtig, weil sie in sich eine Kraftquelle mobilisieren müssen, die sich durch das Lesen von Ernährungs- und Fitnessbüchern allein nicht aktivieren lässt. Ob Ihnen das nun bewusst ist oder nicht: Ihre Motivation geht weit darüber hinaus, fünf Kilogramm Muskelmasse zuzulegen oder zehn Kilogramm Körperfett zu verlieren. Das ist der große Aha-Moment. Erst wenn Sie sich ein positives Motto als Orientierung vorgeben, werden Sie in der Lage sein, genügend Motivation aus sich selbst heraus zu schöpfen und Ihre alltäglichen Handlungen und Entscheidungen so zu treffen, dass sie diese ES-Aussage unterstützen. Und nur dann werden Sie es schaffen, zu den Besten Ihres Fachs zu gehören.

Ihre persönliche ES-Aussage können Sie sich mit der folgenden Übung erarbeiten. Auf Seite XY finden Sie eine Tabelle mit Schlagwörtern. Wählen Sie daraus die zehn Begriffe aus, die Ihnen in Ihrer aktuellen Lebenssituation besonders wichtig erscheinen und Ihnen daher sofort ins Auge springen. Sie müssen nicht aus jeder Kategorie ein Wort wählen; Sie können auch mehrere aus einer Kategorie wählen und andere weglassen. Falls Sie in einer Kategorie einen Begriff ergänzen möchten, der besser zu Ihrer Lebenssituation passt, dann können Sie das selbstverständlich ebenfalls tun.

ES-Bilder

Tragen Sie nachfolgend die zehn Wörter ein, die Sie spontan am meisten ansprechen. Kreisen Sie die drei Begriffe ein, die Ihnen in Ihrer jetzigen Lebenssituation besonders wichtig erscheinen.

1.
2.
3.
4.
5.
6.
7.
8.
9.
10.

Fassen Sie kurz zusammen, wie Sie sich Ihr Leben idealerweise vorstellen.

Tragen Sie hier Ihre ES-Aussage ein.

Körperliche Leistungsfähigkeit	Wohlbefinden	Erscheinungsbild
Ausdauer	Linderung	Schlank
Fitness	Keine Schmerzen	Positive Ausstrahlung
Kraft	Wohlergehen	Sich in seiner Haut wohlfühlen
Explosivität	Aktivität	Selbstbewusst
Schnelligkeit	Bewegung	Attraktiv
Widerstandsfähig/Belastbarkeit	Funktion	Jugendlich
Persönlicher Rekord	Prävention	Durchtrainiert

Gesundheit	Beziehungen	Energie
Vitalität	Familie	Energie
Langes Leben	Engagement	Initiative
Gesundheit	Verantwortung	Erholung
Lebensqualität	Geben	Konzentration
Sich lebendig fühlen	Zusammenhalt	Aufmerksamkeit
Älterwerden	Unterstützung	Vitalität
Spiritualität	Für andere da sein	Enthusiasmus
Psyche	**Beruf**	**Herausforderungen**
Balance	Konzentration	Sich weiterentwickeln
Präsenz	Effizienz	Ausprobieren
Motivation	Produktivität	Offen sein
Innere Ruhe	Kommunikation	Spannend
Freude	Kreativität	Dinge erreichen
Zufriedenheit	Erfolg	Herausforderungen wagen
Optimismus	Ordnung	Ziel

Dies ist natürlich ein höchst individueller Prozess, aber vielleicht hilft es Ihnen, wenn wir ihn durch ein Beispiel veranschaulichen. Nehmen wir an, wir haben es mit einem 39-jährigen, verheirateten Mann zu tun, der Vater zweier Kinder ist. Er ist beruflich erfolgreich, eine Führungspersönlichkeit und darüber hinaus ein ehrgeiziger Freizeitsportler. Nennen wir ihn John.

John hat aus allen neun Kategorien jeweils einen Begriff gewählt: Kraft (Körperliche Leistungsfähigkeit), Wohlergehen (Wohlbefinden), schlank (Erscheinungsbild), Lebensqualität (Gesundheit), Familie (Beziehungen), Konzentration (Energie), Optimismus (Psyche), Erfolg (Beruf), Sich weiterentwickeln (Herausforderung). John fügte noch ein weiteres Wort hinzu – konstruktiv – um seine zehn Begriffe zu komplettieren.

Von den zehn Begriffen, die Sie gewählt haben, kreisen Sie nun die drei Wörter ein, die für Sie einen besonders hohen Stellenwert haben. Sie sollten das widerspiegeln, was Ihnen im Leben am wichtigsten ist.

John entschied sich für Konzentration, Familie und Wohlergehen. Er begründete seine Auswahl damit, dass seine Familie das Wichtigste in seinem Leben sei; die Konzentration verlieh ihm Energie (da der Begriff auch in der Kategorie Beruf angeführt war, hatte er für ihn eine doppelte Bedeutung); körperliches Wohlergehen war ihm ebenfalls wichtig. John verstand unter Wohlergehen aber auch die Fähigkeit, seiner Familie und sich selbst möglichst viele Gelegenheiten zu eröffnen, um all die schönen, anregenden Erfahrungen zu machen, die das Leben zu bieten hat.

Versuchen Sie nun mit diesen drei Wörtern eine kurze Zusammenfassung zu formulieren, die beschreibt, wie Sie sich Ihr Leben idealerweise vorstellen. Versuchen Sie zu skizzieren, wie Ihr Leben in diesem Fall aussehen würde – gehen Sie aber (noch) nicht auf die Schritte ein, die Sie unternehmen müssen, um dieses Ziel zu erreichen.

John schaffte mit seiner Zusammenfassung beides. Er schrieb: *Ich sorge für das Wohlergehen meiner Familie, um mit ihr schöne Dinge zu erleben, indem ich mich konzentriere und die sich mir bietenden Gelegenheiten so gut wie möglich nutze.* Dabei argumentierte er, dass, wenn er sich nur genug darauf *konzentrierte*, seiner *Familie* ein großes Maß an *Wohlergehen* zu ermöglichen, seine täglichen Handlungen automatisch von dem Streben gesteuert werden würden, seiner Familie und sich selbst viele spannende Möglichkeiten zu eröffnen.

Auf Seite 27 finden Sie ein Schaubild mit vier Kästen. Kehren wir zum Bild Ihres idealen Lebens zurück, das Sie mit der Auswahl dieser drei Begriffe gezeichnet haben. Führen Sie sich vor Augen, welche negativen Konsequenzen es mit sich brächte, wenn Sie das in den vorigen Schritten erarbeitete Idealbild Ihres Lebens niemals erreichen würden, und halten Sie diese in dem Kasten links oben fest.

John fiel dieser Teil relativ leicht, obwohl er die Vorstellungen, die ihn dabei überkamen, ein wenig beängstigend fand. Wenn er im Beruf und Privatleben nicht konzentriert bei der Sache war, würde er nicht in der Lage sein, sich selbst und seiner Familie das Maß an Freiheit und all die Lebenserfahrungen zu bieten, die er sich wünschte. Er überlegte, welche Auswirkungen dies auf seine Kinder und seine Ehe haben könnte. Ihm fiel auf, dass er seine Fitness in letzter Zeit hatte schleifen lassen, dass er sich ungesund ernährte, zu selten trainierte, und er befürchtete, dass sich diese beiden Faktoren langfristig auf seine Lebensqualität – und vielleicht sogar auf seine Lebenserwartung – auswirken könnten. Diese Gedanken beunruhigten ihn.

Überlegen Sie sich nun, welche Vorteile es mit sich bringt, wenn alles beim Alten bleibt und Sie Ihr Idealleben *nicht* realisieren, und tragen Sie diese in den Kasten oben rechts ein.

Hierbei tat sich John zunächst schwer. Er grübelte und kam zu dem Schluss, dass es für ihn bequem war, nichts am Ist-Zustand zu ändern. Seine Familie schien im Augenblick relativ zufrieden zu sein und auch beruflich lief alles in geregelten Bahnen, obwohl er hin und wieder Betriebsamkeit mit Produktivität verwechselte. Er wusste, dass dieser Zustand ausbaufähig war und sich etwas ändern musste. Er konnte sein Arbeitspensum zwar erhöhen, doch würde nicht nur seine Effizienz darunter leiden, sondern auch sein Familienleben. Langfristig wäre er völlig überfordert, was sich negativ auf seine Karriere auswirken würde. Keine rosigen Aussichten.

Nach zehn Minuten war der Kasten mit den Vorteilen immer noch so gut wie leer. Es war klar, dass es kaum Vorteile mit sich brachte, weiter im alten Trott zu bleiben und *nicht* so zu leben, wie er es sich idealerweise vorstellte.

Überlegen Sie sich nun, welche Nachteile es mit sich bringt, wenn Sie Ihr Idealleben realisieren, und tragen Sie sie in den Kasten links unten ein.

John fiel auch hierzu relativ wenig ein. Er kam zu dem Schluss, dass die Umsetzung und Gewöhnung an das Athletes'-Performance-

ES-Bilder

ZUSTANDSANALYSE:

	NACHTEILE	VORTEILE
WENN ALLES BEIM ALTEN BLEIBT		
WENN SICH ETWAS VERÄNDERT		

Programm eine unangenehme Übergangsphase darstellte, die ihn einiges an Selbstüberwindung kosten würde. Er würde seine Ernährung umstellen, regelmäßig trainieren sowie über Wochen, Monate und Jahre hinweg beständig auf seine Erholungsrituale achten müssen. Aber das war ein Preis, den er bereit war zu bezahlen.

Überlegen Sie sich nun, welche Vorteile es mit sich bringt, wenn Sie Ihr Idealleben realisieren, und tragen Sie sie in den Kasten rechts unten ein.

Hierzu fiel John eine Menge ein. Er dachte an eine Zukunft, in der sich seine Kinder frei entfalten konnten und er mit seiner Frau all die Dinge unternahm, über die sie schon seit Jahren redeten. Er dachte an die Zeit zurück, als seine Karriere und seine sportliche Leistung auf dem Höhepunkt waren, und erkannte, dass es durchaus möglich war, an seine alten Erfolge anzuknüpfen. Er musste sich nicht mit dem Ist-Zustand abfinden und konnte aus diesem gegenwärtigen Teufelskreis ausbrechen, der ihn langsam seines wertvollsten Gutes beraubte: seiner Zeit.

Ich sorge für das Wohlergehen meiner Familie, um mit ihr schöne Dinge zu erleben, indem ich mich konzentriere und die sich mir bietenden Gelegenheiten so gut wie möglich nutze.

Betrachten Sie den Kasten links oben bzw. rechts unten. Wenn Ihr gegenwärtiges Leben dem Idealbild, das Sie gerade unter Verwendung der drei Schlagwörter niedergeschrieben haben, nicht entspricht, könnte der Kontrast zwischen Ist- und Soll-Zustand gewaltig sein. Aber schon mit einigen kleinen Änderungen können Sie die Weichen dafür stellen, dass die Beschreibung rechts unten Realität wird.

Werfen Sie nun einen Blick auf die Kästen oben rechts und unten links. Diese beiden Felder stellen die Hindernisse dar, die Sie davon abhalten, Ihr ideales Leben zu führen: schlechte Gewohnheiten oben rechts und automatisch ablaufende, unbewusste Ausreden und negative Ansichten unten links.

Betrachten Sie nun alles, was Sie bisher niedergeschrieben haben. Gehen Sie Ihre Notizen noch einmal durch und lassen Sie alles einen Augenblick lang auf sich wirken. Verwenden Sie nun maximal fünf Wörter und formulieren Sie Ihre ES-Aussage. Die Idee dabei ist, dass Sie die Stimmungen, Absichten, Zielsetzungen – und somit die Kraft – von allem zuvor Geschriebenen in einem einzigen kurzen Satz kondensieren.

Konzentration war für John ein zentrales Schlüsselwort. Er verband damit die Vorstellung, optimal für das Wohl seiner Familie zu sorgen und ihr spannende, interessante Erfahrungen zu ermöglichen. Aber es gab auch eine wesentlich konkretere Bedeutung. Wir leben im digitalen Zeitalter, und so verspürte auch John den Drang, ständig seine verschiedenen Geräte auf Neuigkeiten zu überprüfen und sofort auf jede Anfrage und Nachricht zu reagieren. Soziale Netzwerke, SMS und Chat-Nachrichten kosteten ihn wertvolle Zeit und Aufmerksamkeit. Infolgedessen fühlte er sich oft abgehetzt, obwohl er eigentlich gar nicht viel erledigt hatte. Zunehmend überkam ihn das Gefühl, mit seiner Arbeit nicht nachzukommen. Sein Zeitmanagement, das früher seine große Stärke gewesen war, war jetzt seine Schwäche. Seine Ernährung und Fitness ließen ebenfalls zu wünschen übrig.

John kam zu dem Schluss, dass er seine Vorstellung von einem idealen Leben nur dann in die Tat würde umsetzen können, wenn es ihm gelang, sich auf das Wohlergehen seiner Familie als großes, übergeordnetes Ziel zu konzentrieren.

Nachdem John noch einmal lange darüber nachgedacht hatte, was er sich aus welchen Gründen notiert hatte, formulierte er seine ES-Aussage, die aus fünf Wörtern bestand: *Konzentriere dich Für das Familienwohl.*

Das Schlüsselwort in Johns ES-Aussage war *für*. Hätte er »Konzentriere dich *auf* das Familienwohl« geschrieben, wäre seine Aussage flach und unprägnant geblieben. Erst durch das Wort *für* wurde daraus sowohl ein Zukunftsausblick wie auch eine Handlungsaufforderung. Er versah das Wörtchen »Für« sogar mit einem Großbuchstaben, um seine Bedeutung hervorzuheben.

Ihre eigene Vision, Ihre ES-Aussage, wird sich vermutlich deutlich von Johns Version unterscheiden. Immerhin ist das Formulieren dieses Satzes ein sehr persönlicher Prozess. Es ist entscheidend, dass man sich seine eigenen Gedanken darüber macht, weshalb man sich überhaupt verändern will, denn nur so kann man die nötige Motivation entwickeln. Wir glauben in der Regel unseren eigenen Worten eher als sämtlichen wohlmeinenden Experten, weil uns unsere eigenen Argumente am besten vor Augen führen, wie wichtig uns unsere Ziele sind.

Leistungsträgern ist durchaus bewusst, dass Veränderung die einzige Konstante im Leben ist, und deshalb haben sie grundsätzlich auch nichts gegen Veränderungen einzuwenden. Aber sie mögen es in der Regel nicht, wenn man ihnen Vorschriften macht. Die meisten Menschen haben gerne Wahlmöglichkeiten und daher verfolgen wir mit dieser Übung das Ziel, eine Reihe von Begriffen vorzuschlagen, aus denen Sie diejenigen auswählen, die Ihnen persönlich wichtig sind, und mit diesen dann Ihre eigene ES-Aussage zu bilden.

Wenn man in seinem Leben an Punkt A ist und nicht das Bedürfnis hat, Punkt B zu erreichen, bleibt man, wo man ist. Befindet man sich in seinem Leben an Punkt A und sieht einen Punkt B, den man für erstrebenswerter hält, ändert man sich. Wenn man in seinem Leben an Punkt A ist und einen Punkt B sieht, den man zwar für reizvoll, aber schwer umsetzbar hält, verliert man leicht die Motivation sich zu ändern und tritt in einen Zustand der Ambivalenz (*Ich will zwar, aber ich schaffe es nicht!* Oder: *Wie soll das gehen?*).

Beschreibt Ihre ES-Aussage die Motivation, die Sie in Ihrer jetzigen Lebenssituation antreibt? Wenn nicht, sollten Sie sie überarbeiten und umschreiben. Sie absolvieren hier nicht einfach ein zwölfwöchiges Fitnessprogramm. Sie lernen sich selbst besser kennen und erschaffen ein System nachhaltiger Leistungsfähigkeit, das Sie für den Rest Ihres Lebens begleiten wird.

Johns ES-Bilder

Tragen Sie nachfolgend die zehn Wörter ein, die Sie spontan am meisten ansprechen. Kreisen Sie die drei Begriffe ein, die Ihnen in Ihrer jetzigen Lebenssituation besonders wichtig erscheinen.

1. Kraft
2. Wohlergehen
3. Schlank
4. Lebensqualität
5. Familie
6. Konzentration
7. Optimismus
8. Erfolg
9. Sich weiterentwickeln
10. Konstruktiv

Fassen Sie kurz zusammen, wie Sie sich Ihr Leben idealerweise vorstellen.

Ich sorge für das Wohlergehen meiner Familie, um mit ihr schöne Dinge zu erleben, indem ich mich konzentriere und die sich mir bietenden Gelegenheiten so gut wie möglich nutze.

Tragen Sie hier Ihre ES-Aussage ein.

Konzentriere dich für das Familienwohl.

Körperliche Leistungsfähigkeit	Wohlbefinden	Erscheinungsbild
Ausdauer	Linderung	Schlank
Fitness	Keine Schmerzen	Positive Ausstrahlung
Kraft	Wohlergehen	Sich in seiner Haut wohlfühlen
Explosivität	Aktivität	Selbstbewusst
Schnelligkeit	Bewegung	Attraktiv
Widerstandsfähig/Belastbarkeit	Funktion	Jugendlich
Persönlicher Rekord	Prävention	Durchtrainiert

Gesundheit	Beziehungen	Energie
Vitalität	Familie	Energie
Langes Leben	Engagement	Initiative
Gesundheit	Verantwortung	Erholung
Lebensqualität	Geben	Konzentration
Sich lebendig fühlen	Zusammenhalt	Aufmerksamkeit
Älterwerden	Unterstützung	Vitalität
Spiritualität	Für andere da sein	Enthusiasmus
Psyche	**Beruf**	**Herausforderungen**
Balance	Konzentration	Sich weiterentwickeln
Präsenz	Effizienz	Ausprobieren
Motivation	Produktivität	Offen sein
Innere Ruhe	Kommunikation	Spannend
Freude	Kreativität	Dinge erreichen
Zufriedenheit	Erfolg	Herausforderungen wagen
Optimismus	Ordnung	Ziel

IHR PERFORMANCE DAY

Ein kurzer Überblick

Nachdem Sie Ihre ES-Aussage definiert haben, die Ihre Motivation auf den Punkt bringt, ist es nun an der Zeit, eine Strategie zu entwickeln; und anfangen werden wir mit dem Performance Day. Auf die Punkte Ernährung, Bewegung und Erholung werden wir später noch ausführlich eingehen, vorerst genügt ein kurzer Abriss.

Der Erfolg von morgen beginnt heute. Da der Tag im wahrsten Sinne des Wortes um Mitternacht beginnt, gilt Schlaf als wichtiger Teil des Performance Day und ist deshalb auch unser Ausgangspunkt. Wir verzichten dabei bewusst auf konkrete Vorschläge oder Idealszenarien. Sie erfahren vielmehr, was Sie jeden Tag tun müssen, um sich die innere Einstellung eines echten High Performers anzueignen.

MORGENRITUAL

Um diese Uhrzeit sind Sie in Ihrer Tagesgestaltung noch sehr flexibel. Jetzt werden die Weichen für Ihren Erfolg gestellt. Betrachten Sie Ihre Morgen- und Abendrituale als Nischen oder Eckpunkte, über die Sie die volle Kontrolle haben. Wie Sie in diesem Programm noch sehen werden, können Sie den Großteil Ihres Tages besser kontrollieren, als Sie denken, vor allem sobald diese beiden Eckpunkte gesetzt sind. Dazwischen liegt freilich eine Menge Chaos. Ihr Ziel sollte es daher sein, in diesen Phasen die besten Entscheidungen zu treffen.

Einstellung: Unmittelbar nach dem Aufwachen sollten Sie sich eine Minute Zeit nehmen, um sich gedanklich für Ihre Familie, Freunde, Arbeit und alles das zu bedanken, was in Ihrem Leben gut läuft. Stellen Sie sich vor, wie Sie mit Ihrem Tun anderen helfen können. Visualisieren Sie den noch jungen Performance Day, die bevorstehenden Aufgaben und Tagesziele, und wie Sie sie erreichen werden. Führen Sie sich vor Augen, dass Sie gerade dabei sind, die Person zu werden, die Sie sein möchten, und überlegen Sie sich, wie Sie den Tag vor diesem Hintergrund optimal gestalten. Stellen Sie sich bildhaft vor, welche Vorteile es hätte, wenn Ihr Leben voll und ganz Ihrer ES-Aussage entsprechen würde. Sie könnten auch einen Ausdruck dieses Satzes auf Ihrem Nachttisch aufbewahren, doch vermutlich können Sie ihn schon auswendig. Unser Freund John wiederholt sein Mantra »Konzentriere dich Für das Familienwohl« jeden Morgen aufs Neue. Wiederholen auch Sie Ihre ES-Aussage regelmäßig im Rahmen des Morgenrituals und stellen Sie sich vor, wie Ihr Leben aussehen würde, wenn diese Aussage Realität wäre.

Bewegung: Ihr Körper ist ausgeruht, und das ist auch gut so, aber wir müssen Ihre Faszien aktivieren. Faszien sind eine Form von Bindegewebe, das vom Scheitel bis zur Sohle verläuft sowie in jede Zelle Ihres Körpers; Faszien fassen Ihre Muskeln zu kraftvollen Bündeln zusammen. Ihre Aktivierung erreichen wir durch die sogenannte Movement Prep (siehe Seiten 76–78). Außerdem widmen wir uns Verspannungen, die wir mit einer Hartschaumrolle (siehe Seiten 283–288) oder einem Massage-Stick behandeln (siehe Seiten 289–291).

Ernährung: Obwohl Sie vielleicht noch keinen Durst haben, sind Sie nach dem Schlaf dehydriert. Trinken Sie daher unmittelbar nach dem Aufstehen ca. 450 ml Wasser. Sie sollten ein großes Glas Wasser auf Ihren Nachttisch oder ins Bad stellen, bevor Sie zu Bett gehen (und nachts davon trinken, falls Sie wach werden).

Was das Frühstück angeht, stimmt das alte Klischee: Es ist wirklich die wichtigste Mahlzeit des Tages. Allerdings ist das, was Sie nach dem Workout zu sich nehmen, fast noch wichtiger – mehr dazu in Kürze –, aber das Frühstück folgt gleich auf dem Fuß. Es gibt keine Ausreden dafür, das Frühstück ausfallen zu lassen, und es ist wichtig, dass Sie das Fasten brechen, das gleich nach dem Abendessen bzw. der Spätmahlzeit anfing, indem Sie spätestens 30 Minuten nach dem Aufstehen etwas zu sich nehmen.

Das Frühstück regt den Stoffwechsel an, versorgt Ihr Gehirn mit Nährstoffen und liefert Ihnen dringend benötigte Energie. Sie können es in Form eines nährstoffreichen Smoothies zu sich nehmen oder aber Sie essen eine kleine Mahlzeit, wie beispielsweise einen Vollkorntoast mit naturbelassener Erdnussbutter, Naturjoghurt und eine Banane. Oder vielleicht haben Sie mehr Lust auf Haferflocken mit Beerenobst, Mandelstückchen und einem hartgekochten Ei. Eine andere gute Alternative ist Rührei mit Avocado, einem Muffin und reinem Fruchtsaft. Wofür Sie sich auch entscheiden, Ihr Frühstück sollte ballaststoffreiche Kohlenhydrate, fettarmes Protein, gesunde Fette und frisches, farbenfrohes Obst und Gemüse enthalten.

Für viele Berufstätige ist es am besten, gleich morgens zu trainieren. Sie haben dann schon Ihr sportliches Pensum erfüllt, während die meisten noch schlafen, und Sie haben gleichzeitig dafür gesorgt, dass Sie später keine Ausreden dafür haben, warum Sie das Training ausfallen lassen müssen. Vor und nach dem Workout gilt es, sich mit ausreichend Nährstoffen zu versorgen, doch dazu später mehr.

Der Morgen ist auch die ideale Zeit, um ein Multivitamin- und Fischöl-Präparat einzunehmen. Multivitamine decken mögliche Nährstoffmängel ab. Fischöl liefert Omega-3-Fettsäuren, die entzündungshemmend wirken, den Blutzucker senken, für ein gesundes Herzkreislaufsystem sorgen sowie die geistige Leistungsfähigkeit fördern.

Erholung: Obwohl Sie gerade erst aufgestanden sind, müssen Sie sich nach wie vor erholen. Nehmen Sie sich die Zeit und konzentrieren Sie sich auf Ihre Atmung. Atmen Sie durch die Nase ein, zählen Sie dabei bis sechs und halten Sie die Luft an. Zählen Sie bis vier, dann atmen Sie durch den Mund aus und zählen Sie dabei bis zehn. Diese längere Ausatmungsphase verlangsamt Ihre Atmung und baut dadurch Stress ab und entspannt. Wiederholen Sie dieses Schema zehn Mal, um Ihr Nervensystem zu beruhigen und die Ausschüttung des Stresshormons Cortisol zu senken. Diese Atemtechnik kann während des Morgenrituals im Rahmen der Teilbereiche Einstellung oder Bewegung ausgeführt werden.

ZUSAMMENFASSUNG MORGENRITUAL

EINSTELLUNG
Visualisierung des Performance Day
Wiederholung und Visualisierung der ES-Aussage

ERNÄHRUNG
450 ml Wasser trinken
Frühstück oder Preworkout-Shake
Multivitamin-/Fischöl-Präparat

BEWEGUNG
Movement Prep
Massage

ERHOLUNG
Atemtechnik

VORMITTAGSRITUAL

Viele betrachten die Zeit zwischen dem Frühstück und dem Mittagessen als Phase, in der man die Zähne zusammenbeißt und ausschließlich seine auferlegten Aufgaben erledigt, ganz gleich welchen Beruf oder Sport man ausübt. Als High Performer muss man aber auch am Vormittag auf seine Einstellung, Ernährung, Bewegung und Erholung achten.

Und so geht's:

Einstellung: Wenn Sie das Haus verlassen – aber auch falls Sie zuhause bleiben –, stellen Sie sich vor, was für ein Mensch Sie gerne wären. Überlegen Sie sich, wie Sie die nächsten Stunden gestalten, um sich Ihrem Idealbild anzunähern. Wiederholen Sie ihre ES-Aussage mehrmals und visualisieren Sie die Vorteile, die es Ihnen bringen wird, diese in die Tat umzusetzen.

Ernährung: Zwischen Frühstück und Mittagessen vergehen voraussichtlich fünf bis sieben Stunden. Wenn man öfter kleinere Mahlzeiten zu sich nimmt, hält man seinen Appetit im Zaum und reguliert den Blutzucker. Das verbessert die Konzentration, reduziert Stimmungsschwankungen, Heißhungeranfälle und fördert den Erhalt von Muskelmasse. Nehmen Sie am Vormittag also eine Zwischenmahlzeit zu sich, die aus einer Mischung aus ballaststoffreichen Kohlenhydraten, Protein und Fett besteht.

Hierfür eignen sich Obst, Gemüse, Nüsse, Sonnenblumenkerne oder Trockenfleisch. Falls Ihnen ein Mixer oder Shaker zur Verfügung steht, könnten Sie Ihre Zwischenmahlzeit auch in flüssiger Form zu sich nehmen, beispielsweise als Shake oder Smoothie mit Obst und Whey-Protein. Ihnen ist sicher aufgefallen, dass wir in diesem Zusammenhang das Wort Snack nicht verwenden, weil damit allzu oft ungesunde Knabbereien oder Fastfood in Verbindung gebracht werden. Um Erfolg zu haben, müssen Sie Körper und Geist mit ausreichend Energie versorgen, die Sie nur über echte Nahrungsmittel erhalten.

Durch die Zwischenmahlzeit am Vormittag werden Sie feststellen, dass Sie beim Mittagessen nicht so viel Hunger haben, es sollte aber trotzdem ballaststoffreiches, frisches Obst und Gemüse, fettarmes Protein und gesunde Fette enthalten.

BEISPIELMAHLZEITEN FÜR IHREN PERFORMANCE DAY

Zeit	Mahlzeit
7:00	Haferflocken, Beerenobst, 2 Eier, 2 EL Leinsamen
9:15	Preworkout-Shooter
11:15	Postworkout-Shake
12:15	Sandwich mit Putenfleisch: Vollkornbrot, 170 g Putenfleisch, Avocado und Gemüse, dazu ein Spinatsalat mit Vinaigrette
15:00	Apfel mit ¼ Tasse Nüssen
18:00	140 g gegrillter Lachs, ½ Tasse Vollkorn-Couscous und gedämpfter Spargel, nach dem Kochen mit etwas Olivenöl und Zitrone abgeschmeckt
21:30	1 Tasse fettarmer Hüttenkäse und ½ Tasse Beerenobst

Wohin es Sie am Morgen auch verschlägt – bzw. auch wenn Sie zuhause bleiben –, trinken Sie stets ausreichend Wasser. Jede noch so kleine Dehydrierung beeinträchtigt Ihr Konzentrations-, Koordinations- und Reaktionsvermögen. Trinken Sie täglich 30 bis 40 ml Wasser pro Kilogramm Körpergewicht, um ausreichend mit Flüssigkeit versorgt zu sein.

Bewegung/Erholung: Es kann durchaus eine Herausforderung sein, auf eine gute Körperhaltung zu achten, wenn man den Großteil des Tages im Sitzen verbringt, ob man nun Auto fährt, an Besprechungen bzw. Tagungen teilnimmt oder am Computer arbeitet. Deswegen ist es wichtig, jeden Morgen mehrmals seine Körperhaltung zu überprüfen. Sind die Schulterblätter nach hinten und unten gezogen? Ist der Brustkorb aufrecht? Sitzen Sie gerade?

Auch wenn Sie berufsbedingt viel sitzen müssen, können Sie in dieser Zeit etwas für Ihren Performance Day tun. Machen Sie regelmäßig zehn tiefe Atemzüge, atmen Sie sechs Sekunden ein, halten Sie die Luft vier Sekunden an und atmen Sie über einen Zeitraum von acht bis zehn Sekunden wieder aus.

Die meisten von uns haben es sich angewöhnt, auf langen Flügen ihren Sitzplatz zu verlassen und sich die Beine zu vertreten. Warum stehen wir also im Berufsalltag nur auf, wenn wir austreten müssen? Machen Sie regelmäßig fünf Minuten Pause, in denen Sie einige einfache Movement-Prep-Übungen durchgehen (siehe Seiten 76–78). Diese Bewegungen wirken der Tendenz entgegen, die Schultern nach vorne zu ziehen, die Hüften gebeugt zu halten und den Core nicht ausreichend anzuspannen.

Bewahren Sie einen Tennisball unter Ihrem Schreibtisch auf. Wenn Sie stehen oder sitzen, können Sie öfter einmal einen Schuh ausziehen und den Fuß abrollen, wobei Sie leichten Druck auf das Fußgewölbe ausüben. Diese Triggerpunkt-Therapie wird Ihnen dabei helfen, chronische Fußbeschwerden zu lindern und verklebte Faszien zu lösen. In der fernöstlichen Heilkunde geht man sogar davon aus, dass diese Methode zum allgemeinen Wohlbefinden beiträgt.

ZUSAMMENFASSUNG VORMITTAGSRITUAL

EINSTELLUNG
Visualisierung des Performance Day
Wiederholung und Visualisierung der ES-Aussage

BEWEGUNG
Kurze, aktiv gestaltete Pause
Überprüfung der Körperhaltung

ERNÄHRUNG
Zwischenmahlzeit am Vormittag und Mittagessen
Hydrierung (täglich 30 bis 40 ml pro Kilogramm Körpergewicht)

ERHOLUNG
Triggerpunkt-Therapie

NACHMITTAGSRITUAL

Der Vormittag gilt in der Regel als produktivste Zeit des Tages. Aber der Nachmittag ist der Schlüssel zu Ihrem Performance Day. Viele Schüler und Studenten haben am Nachmittag ihren Sportunterricht. Das liegt nicht nur an ihrem Stundenplan; Studien belegen, dass man in dieser Zeit am effizientesten trainiert. Selbst wenn Sie aufgrund eines übervollen Terminkalenders in dieser Zeit nicht trainieren können, gibt es immer noch einige Dinge, die Sie tun müssen, um auf Kurs zu bleiben und Ihren Performance Day Realität werden zu lassen.

Einstellung: Nach dem Mittagessen sollten Sie Zwischenbilanz ziehen. Verläuft alles so weit nach Plan, haben Sie Ihre Vorgaben bis jetzt erfüllt? Sind Sie auf Kurs und verfolgen Sie weiterhin die Tagesziele, die Sie sich am Morgen gesetzt haben? Wiederholen Sie Ihre ES-Aussage und stellen Sie sich vor, wie es wäre, wenn dieses Idealbild Realität wäre. Haben Ihre Handlungen dazu beigetragen, diese Aussage Wirklichkeit werden zu lassen? Erwecken Ihre Entscheidungen ES zum Leben?

Ernährung: Gesetzt den Fall, Sie essen zwischen 12 und 13 Uhr zu Mittag und zwischen 18 und 19 Uhr zu Abend, dann ist die Phase zwischen 15 und 16 Uhr die perfekte Zeit für eine kleine Zwischenmahlzeit, die Ihren Stoffwechsel anregt und Sie auch geistig rege hält. Nüsse, Trockenfleisch, Mahlzeitenersatz-Riegel und Äpfel, die Sie in Ihrer Schreibtischschublade aufbewahren können, sind hierfür besonders geeignet. Wie immer sollten Sie auf eine ausgewogene Mischung aus frischem Obst und/oder Gemüse, fettarmem Protein und gesunden Fetten achten.

Vernachlässigen Sie Ihre Hydrierung nicht. Sie sollten inzwischen die zweite Flasche Wasser angebrochen haben – die Gläser nicht mitgerechnet, die Sie zu den Mahlzeiten getrunken haben.

Bewegung: In Besprechungen oder Konferenzen, die den ganzen Tag dauern, gibt es in regelmäßigen Abständen Pausen von zehn Minuten (den gelegentlichen Gang zur Toilette nicht mitgerechnet). Warum sollten Sie es im beruflichen Alltag nicht genauso machen? Gönnen Sie sich hin und wieder einige Minuten Pause, um sich die Beine zu vertreten, Ihr Movement Prep durchzugehen und Ihre Körperhaltung zu korrigieren, damit Sie nicht ständig eine vorgebeugte Sitzhaltung einnehmen. Falls Sie beispielsweise ein Teamleiter sind, können Sie auch selbst ein entsprechend aktives Umfeld schaffen und Ihre Mitarbeiter dazu ermuntern, regelmäßig aufzustehen und sich zu bewegen.

Erholung: Einige der am meisten beschäftigten, einflussreichsten Persönlichkeiten der Weltgeschichte hatten die Angewohnheit, nachmittags für 15 bis 20 Minuten zu schlafen. Es gibt also keinen Grund zu behaupten, Sie hätten keine Zeit dafür. Indem Sie sich eine solche Auszeit nehmen, können Sie Ihre Kreativität in der zweiten Tageshälfte enorm steigern. Falls Sie nicht einschlafen können, ist das nicht weiter problematisch; es reicht schon völlig aus, die Augen zu schließen und sich zu entspannen. Ziehen Sie sich an einen dunklen, ruhigen Ort zurück und schließen Sie die Tür. Stellen Sie einen Wecker, damit Sie auch garantiert nicht verschlafen.

ZUSAMMENFASSUNG NACHMITTAGSRITUAL

EINSTELLUNG

Zwischenbilanz ziehen: Teilziele so weit erfüllt?
Wiederholung und Visualisierung der ES-Aussage

ERNÄHRUNG

Zwischenmahlzeit am Nachmittag
Ausreichend trinken

BEWEGUNG

Kurze, aktiv gestaltete Pause
Körperhaltung überprüfen

ERHOLUNG

Mittagsschlaf

VOR UND NACH DEM WORKOUT

Sie sollten immer ausreichend mit Nährstoffen versorgt sein, vor allem wenn Sie trainieren. Essen Sie vor dem Training eine Kleinigkeit, selbst wenn es nur ein halber Apfel und eine Handvoll Nüsse ist, eine Scheibe Vollkorntoast mit naturbelassener Erdnussbutter, Joghurt oder ein sogenannter Preworkout-Shooter bestehend aus einem Glas Orangensaftschorle mit einem gehäuften Esslöffel Whey-Protein.
Sie **müssen** innerhalb von 30 Minuten nach dem Training etwas zu sich nehmen, besser noch innerhalb von zehn Minuten. Verschwenden Sie Ihr Workout nicht. Wenn Sie mit dem Training fertig sind, ist das anabole Fenster weit geöffnet und Ihre Zellen sind besonders empfänglich für Nährstoffe. Die schnellste und einfachste Methode, sie mit dem zu versorgen, was sie brauchen, ist ein Postworkout-Shake, der ein Proteinpulver (oder ein vergleichbares Ergänzungsmittel) enthält. Ein Shake unmittelbar nach dem Workout beugt der vermehrten Ausschüttung des Stresshormons Cortisol vor und regt andere Hormone und Nährstoffe dazu an, den Regenerationsprozess und das Muskelwachstum zu beschleunigen. Wenn Sie sich schon die Mühe machen und Ihren Körper trainieren, dann aber keine Maßnahmen ergreifen, um ihn anschließend zu reparieren, schöpfen Sie das Potenzial Ihres Workouts nicht voll aus. Wer sich am schnellsten und besten regeneriert, hat eindeutig einen Wettbewerbsvorteil.

ABENDRITUAL

Der Abend ist nicht die Zeit, um die Zügel schleifen zu lassen. Im Gegenteil, gerade jetzt sind Regenerationsstrategien besonders wichtig, vor allem kurz vor dem Schlafengehen.

Einstellung: Wenn Sie von der Arbeit und/oder dem Training nach Hause kommen, sollten Sie nicht sofort aus dem Auto steigen. Halten Sie kurz inne und lassen Sie die Arbeit im übertragenen Sinn dort liegen. Denken Sie an Ihr ES und seine vielen Vorteile. Sobald Sie zuhause sind, begrüßen Sie Ihre Lieben wie gewohnt und reden nicht mehr über die Arbeit. Ziehen Sie sich etwas Bequemes an. Das fördert nicht nur die Erholung, Sie schalten dadurch auch geistig leichter in den Freizeitmodus um.

Ernährung: Trinken Sie auf dem Nachhauseweg weiterhin Wasser. Es ist nicht unwahrscheinlich, dass Sie im Laufe des Tages trotz aller guten Vorsätze zu wenig getrunken haben. Sofern Sie ausreichend hydriert sind, essen Sie beim Abendessen voraussichtlich auch weniger. Hören Sie etwa eine halbe Stunde vor dem Essen auf, Wasser zu trinken.

Auch das Abendessen sollte aus fettarmem Protein, frischem Obst und Gemüse, ballaststoffreichen Kohlenhydraten und gesunden Fetten bestehen. Da Sie über den Tag verteilt häufiger Mahlzeiten zu sich nehmen, wird Ihr Abendessen voraussichtlich kleiner ausfallen. Es muss auch nicht bis zum Frühstück vorhalten. Sie können 15 bis 30 Minuten vor dem Zubettgehen noch eine Kleinigkeit essen, beispielsweise eine Tasse fettarmen Hüttenkäse mit einer halben Tasse Beerenobst.

Bewegung/Erholung: Ganz gleich, ob Sie im Laufe des Tages oder erst am Abend trainiert haben, entspannen Sie sich mit Foam Rolling (siehe Seiten 283–288), Active Isolated Stretching (AIS) oder statischem Dehnen. Legen Sie die Füße hoch, falls möglich über Herzhöhe.

ZUSAMMENFASSUNG ABENDRITUAL

EINSTELLUNG

Gedanklicher Übergang zwischen Arbeit und Freizeit

Wiederholung und Visualisierung der ES-Aussage

ERNÄHRUNG

Abendessen und Zwischenmahlzeit am späten Abend

Ausreichend trinken

BEWEGUNG/ERHOLUNG

Foam Rolling und AIS oder statisches Dehnen

Beine hochlegen

SCHLAFRITUAL

Nur wenige machen sich Gedanken über ihr Schlafritual und die Wirkung, die es nicht nur auf die Regeneration hat, sondern auch auf die Leistung, zu der man dann am nächsten Tag fähig ist. Wir werden im Abschnitt Erholung (Seiten 126–132) noch ausführlicher auf den Aspekt Schlaf eingehen und darauf hinweisen, wie wichtig es ist, acht Stunden pro Nacht zu schlafen, aber für den Augenblick reicht es zu wissen, dass man sein Schlafritual einhalten sollte, um den Körper auf die Nacht einzustimmen und eine entspannte Atmosphäre zu schaffen, die die Erholung optimal fördert.

Wenn Sie es geschafft haben, alle diese Ziele 24 Stunden konsequent umzusetzen, haben Sie Ihren Performance Day erreicht.

Schlafen Sie – falls möglich – durch.

Einen Tag haben Sie erfolgreich hinter sich gebracht, es folgen 364 weitere.

IHRE CHECKLISTE FÜR DEN PERFORMANCE DAY

- Acht Stunden Schlaf
- Morgenritual
- Frühstück
- Zwischenmahlzeit am Vormittag
- Am Vormittag Haltungskontrolle, fünf Minuten Bewegung, Atemtechnik
- Mittagessen
- Zwischenmahlzeit am Nachmittag
- Am Nachmittag Haltungskontrolle, fünf Minuten Bewegung, Atemtechnik
- 20 Minuten Mittagsschlaf bzw. ausruhen und Füße hochlegen
- Abendessen
- Zwischenmahlzeit am späten Abend
- Schlafritual
- Training planmäßig absolviert
- Preworkout-Shake oder kleine Zwischenmahlzeit (siehe Seite 53f.)
- Während des Trainings ausreichend getrunken (siehe Seite 55f.)
- Postworkout-Shake oder kleine Zwischenmahlzeit innerhalb von 10 Minuten bzw. möglichst bald
- Über 24 Stunden hinweg ausreichend getrunken (siehe Seite 54ff.)

MAHLZEITEN

- Essen Sie fettarmes Protein, frisches, farbenfrohes Obst und Gemüse, ballaststoffreiche Kohlenhydrate und gesunde Fette
- Frühstück: Vollkornbrot, Haferflocken, Obst, Eier, Mandeln, Avocado
- Zwischenmahlzeiten (am Vormittag, Nachmittag und späten Abend): Mahlzeitenersatz-Riegel oder Shake, Sandwich, Obst, Nüsse, Trockenfleisch
- Mittag-/Abendessen: fettarmes Fleisch, Fisch, Gemüse, Obst, Vollkornbrot, Vollkornnudeln, brauner Reis

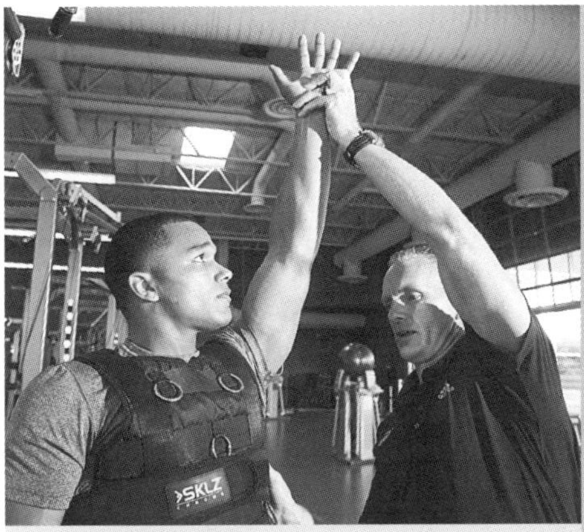

2

SICH VERPFLEGEN

ATHLETES' PERFORMANCE UND ERNÄHRUNG

Ernährung muss nicht kompliziert sein. Vergessen wir das Wort am besten und verwenden wir stattdessen Verpflegung. Denn schließlich müssen wir unseren Körper entsprechend (ver-)pflegen, damit er zu Höchstleistungen fähig ist. Dadurch stellen wir sicher, dass wir fit bleiben, uns schnell erholen – und wir stellen die Weichen auf Sieg.

Unsere Ansichten über Ernährung sind oft geprägt von den neuesten Diäten, Wundernahrungsmitteln oder vermeintlich »brandheißen« Trends, die uns die Medien aufzutischen versuchen. Bei unserer alltäglichen Verpflegung als künftige High Performer bleiben wir aber weitgehend uns selbst überlassen und müssen uns durch zahlreiche Bücher und Webseiten kämpfen. Schon die bloße Fülle an verfügbaren Informationen wirkt erdrückend und erschwert es, die vielen, teils auch widersprüchlichen Ratschläge zu verstehen und umzusetzen.

Selbstverständlich wollen wir in jeder Situation unser Bestes geben. Wir wollen die nötige Energie haben, um aufmerksam und stark zu bleiben. Wir wollen unser Immunsystem stärken und uns möglichst schnell erholen. Tatsächlich spielt die Ernährung für unsere körperliche und geistige Leistungsfähigkeit eine entscheidende Rolle, aber die meisten von uns achten nur dann auf ihre Ernährung, wenn sie abnehmen oder Muskelmasse aufbauen wollen. Unterschätzen Sie aber nicht die Rolle der Verpflegung auf Ihre Gedanken und Ihre Wahrnehmung. Was Sie essen, wirkt sich unmittelbar auf die Funktionsfähigkeit Ihres Gehirns aus, und diese bestimmt maßgeblich unsere geistige und mentale Leistungsfähigkeit.

Wenn wir bei EXOS unseren Klienten, die zu den besten Sportlern und taktischen Athleten der Welt zählen, die Grundlagen einer ausgewogenen Ernährung präsentieren, fühlen sich zu Beginn des Vortrags viele von ihnen ertappt und lachen verlegen, weil sie am Vorabend eine Pizza gegessen haben oder gerade an einer Cola nippen. Nach dem Vortrag erkennen sie, dass eine leistungsorientierte Ernährungsweise nicht heißt, dass man ständig Karotten und Selleriestangen knabbern muss. Was man seinem Körper zuführt, schlägt sich allerdings direkt auf die Leistung nieder. Punktum.

Sie merken es vielleicht nicht, weil Sie gar nicht wissen, wie wunderbar erfrischt Sie sich fühlen könnten. Aber je länger Sie energie- und nährstoffarme Lebensmittel konsumieren, umso mehr verursachen Sie Entzündungen und schaffen ein Energiedefizit. Vielleicht leiden Sie bereits an einem solchen Defizit und Sie benötigen eine gehörige Portion an Zucker und Koffein, um den Tag zu überstehen, so dass Sie schon gar nicht mehr wissen, wie gestärkt man sich fühlen kann – wenn man sich mit den richtigen Nährstoffen versorgt und ideal verpflegt ist.

Diese Nährstoffe erscheinen jedoch nicht aus dem Nichts, wir müssen sie uns durch die Nahrung zuführen. Sehen Sie sich Ihr Leben, Ihren Tagesablauf und Ihre Mahlzeiten an und fragen Sie sich: »Esse und trinke ich die richtigen Sachen?«

Unsere Gesellschaft konsumiert viel zu viele Lebensmittelprodukte und ist dennoch unterernährt. Dabei bietet Ihnen jede Mahlzeit erneut die Gelegenheit, sich Nährstoffe zuzuführen, die Sie konstant mit Energie versorgen, das Immunsystem stärken, körpereigene Reparaturmechanismen fördern, die Zellregeneration unterstützen und Entzündungsprozesse hemmen.

Vernachlässigen Sie Ihre Ernährung? Betrachten Sie Ihr Essen bzw. Ihren Speiseplan ab sofort nicht nur als Mittel zum Zweck, um schlanker zu werden oder mehr Muskelmasse aufzubauen. Betrachten Sie es vielmehr als einen dauerhaften Prozess, der darauf ausgelegt ist, sich optimal zu verpflegen – so dass Sie über die nötige Energie verfügen, um Ihren Performance Day, und damit auch Ihr ES, zu erreichen.

WIE MAN ESSEN SOLLTE

Sie haben sich möglicherweise noch nie besonders viele Gedanken darüber gemacht, wie man eine Mahlzeit zusammenstellt. Hungergefühle und persönliche Vorlieben spielen gewiss eine große Rolle, aber Sie sollten sich nicht ausschließlich davon leiten lassen. Damit der Körper leistungsfähig sein kann, muss er über die Ernährung nachhaltig mit Energie und ausreichend Nährstoffen versorgt werden. Doch wie erreichen wir das? Bevor wir uns einer konkreten To-do-Liste widmen, sollten wir uns einmal ansehen, was unserer Meinung nach im Rahmen einer leistungsorientierten Ernährung wichtig ist.

Dazu haben wir ein Modell entwickelt, das aufzeigt, wie man seine Leistungsfähigkeit durch eine optimale Verpflegung steigern kann. Allenthalben wird darüber diskutiert, in welchem Verhältnis man sich Proteine, Kohlenhydrate und Fette zuführen sollte. Wir bei EXOS finden jedoch, dass der Schwerpunkt vielmehr darauf liegen sollte, dass jede zugeführte Nahrung die folgenden fünf Kriterien erfüllt: Energiezufuhr, Aufbau, Schutz, Vorbeugung und Hydrierung.

Stellen Sie sich Ihre Mahlzeiten also unter diesen Gesichtspunkten zusammen.

BRINGEN SIE FARBE AUF IHREN TELLER

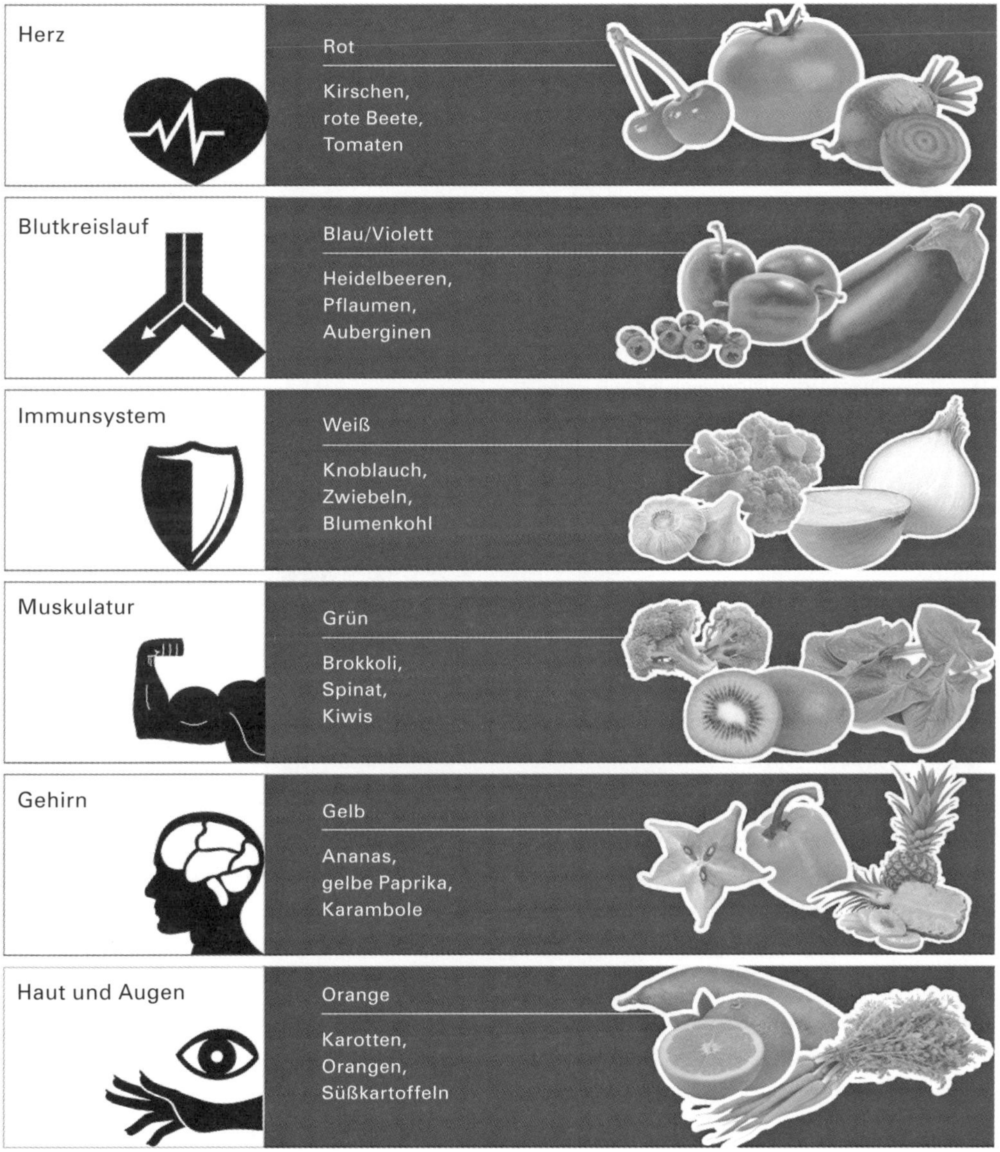

Energiezufuhr: möglichst unverarbeitete, ballaststoffreiche Kohlenhydrate, die nachhaltige Energie liefern

Aufbau: fettarmes Protein, das dem Körper die für Reparatur und Regeneration nötigen Bausteine liefert

Schutz: gesunde Fette, die entzündungshemmend wirken und das Gehirn nähren

Vorbeugung: farbenfrohes Obst und Gemüse, das die Ballaststoffe, Vitamine, Mineralstoffe und Antioxidantien liefert, die für Reparaturprozesse und ein gesundes Immunsystem erforderlich sind

Hydrierung: 30 bis 40 ml Wasser pro Kilogramm Körpergewicht täglich

So geht's: drei Anhaltspunkte

Am Ende dieses Kapitels werden Sie alles wissen, was nötig ist, um Ihre Ernährung zu optimieren und in dieser Hinsicht alles richtig zu machen. Sie werden sie schon bald verinnerlicht haben.

Anhaltspunkt Nr. 1: Verpflegung. Diese Checkliste können Sie verwenden, wenn Sie Mahlzeiten vorbereiten und bewerten, was Sie essen.

- Energiezufuhr
- Aufbau
- Schutz
- Vorbeugung
- Hydrierung

Hat Ihre (Zwischen-)Mahlzeit alle fünf Kriterien erfüllt? Haben Sie alle Punkte abgedeckt? Um Ihren Performance Day zu erzielen, müssen Sie alles berücksichtigen – und eine Trefferquote von mindestens 80 Prozent erreichen, besser noch 100 Prozent.

Anhaltspunkt Nr. 2: Verpflegungsstrategien. Es gibt fünfzehn Regeln, die wir in Kürze noch genauer erklären werden. Sie sind der Schlüssel für eine erfolgreiche, gesunde Ernährung. Je konsequenter Sie diese Strategien umsetzen, umso besser werden Sie sich fühlen, sich umso schneller regenerieren – und Sie werden überdies die Gewissheit haben, dass Sie in Sachen Ernährung alles richtig machen.

Dies sind die Strategien:

- Betrachten Sie Nahrung als Verpflegung
- Halten Sie sich an die 80/20-Regel
- Konsumieren Sie minimal verarbeitete Kohlenhydrate
- Stärken Sie sich mit fettarmem Protein
- Essen Sie gesunde Fette
- Essen Sie frisches, farbenfrohes Obst und Gemüse
- Frühstücken Sie täglich
- Essen Sie im Drei-Stunden-Rhythmus
- Decken Sie Ihren täglichen Flüssigkeitsbedarf ab
- Trinken Sie auch während des Trainings
- Stärken Sie sich vor dem Workout
- Stärken Sie sich während des Workouts
- Stärken Sie sich nach dem Workout
- Nehmen Sie bei Bedarf ein Basispräparat zu sich
- Ergänzen Sie Ihr Training falls nötig durch weitere Präparate

Anhaltspunkt Nr. 3: Die schnelle Bestandsaufnahme. Sobald Sie die fünf Grundsätze der Ernährung einigermaßen verinnerlicht haben, fällt es Ihnen sicher leicht, die nachfolgende Bestandsaufnahme vorzunehmen. Am Ende eines jeden Tages bewerten Sie auf einer Skala von 1 bis 5, wie gewissenhaft Sie sie befolgt haben. Sie sollten versuchen, in jeder Kategorie eine 4 oder 5 zu erzielen.

Einstellung	1	2	3	4	5
Nährwert	1	2	3	4	5
Häufigkeit	1	2	3	4	5
Hydrierung	1	2	3	4	5
Erholung	1	2	3	4	5

- Einstellung: Haben Sie heute in Sachen Ernährung einen proaktiven Ansatz verfolgt?
- Nährwert: Haben Sie überwiegend naturbelassene, nährstoffreiche Lebensmittel konsumiert?
- Häufigkeit: Haben Sie spätestens 30 Minuten nach dem Aufstehen gefrühstückt und danach im Drei-Stunden-Rhythmus etwas gegessen?
- Hydrierung: Haben Sie genügend Wasser getrunken? Haben Sie bis zu zwei Prozent Ihres Körpergewichts in Form von Schweiß verloren?
- Erholung: Haben Sie sich vor, während und nach der Aktivität mit ausreichend Nährstoffen versorgt? Haben Sie ein Multivitaminpräparat, Fischöl und andere Ergänzungsmittel eingenommen (Supplemente)?

Fazit: bevor Sie etwas essen, sollten Sie sich fragen, ob das, was Sie sich zuführen, auch wirklich die Anforderungen in den Kriterien Energiezufuhr, Aufbau, Schutz und Vorbeugung erfüllt.

Die Ernährung, die wir bei Athletes' Performance empfehlen, ist keine Diät im klassischen Sinn. Mit dem Begriff *Diät* wurde ursprünglich eine »wiederkehrend bereitgestellte und zugeführte Kost« bzw. »regelmäßig verzehrte Nahrung« bezeichnet. Regelmäßig verzehrte Nahrung – eigentlich keine schlechte Formulierung. Auf jeden Fall besser als der mittlerweile inflationär gebrauchte Begriff *Diät*, mit dem eine kurzfristige, nicht nachhaltig umsetzbare Kalorien- und Nährstoff-Unterversorgung beschrieben wird.

Wir wollen *regelmäßig* Lebensmittel konsumieren, die den Körper *nähren*, um uns zu *verpflegen*, damit wir die Herausforderungen des Alltags meistern und auf hohem Niveau leistungsfähig sind.

Somit schlägt man zwei Fliegen mit einer Klappe: Man erreicht nicht nur mehr, sondern man fühlt sich auch besser und gesünder. Wenn man erst einmal verstanden hat, wie bestimmte Nahrungsmittel sich auf den Körper und die Vitalität auswirken, greift man von selbst zu gesünderen Optionen – man pflegt bzw. verpflegt sich, statt sich wahllos Essbares einzuverleiben.

Sie verpflegen sich also, um mehr Erfolg und eine hohe Leistungsfähigkeit zu genießen, aber auch um der Realisierung Ihrer ES-Aussage näher zu kommen, die Sie im vorigen Kapitel formuliert haben. Wenn Sie wollen, können Sie sogar während der Mahlzeiten an Ihre ES-Aussage denken; nicht nur, um sich in Ihrem Streben zu bestärken, Ihr ideales

Selbstbild zu erreichen, sondern auch um zu gewährleisten, dass Sie sich die richtigen Speisen mit einem guten Gefühl zuführen.

Erinnern Sie sich an unseren Freund John? Während er sein Essen vorbereitet, wiederholt er seine ES-Aussage und malt sich aus, wie es wäre, wenn seine Vorstellung Wirklichkeit wäre: *Konzentriere dich Für das Familienwohl.* Er weiß, dass er mit jeder gesunden Mahlzeit einen Beitrag dazu leistet, dieser Vision näher zu kommen. Auch wenn er sich einmal nicht so verpflegen kann, wie er es gerne möchte – zum Beispiel wenn er auf Reisen ist, mit Freunden ein Restaurant besucht usw. –, besinnt er sich auf diese eine Aussage, um trotzdem die in der gegenwärtigen Situation bestmögliche Entscheidung zu treffen.

Leider besteht noch immer der weitverbreitete Irrglaube, eine gesunde, ausgewogene Verpflegung sei gleichzusetzen mit fader, langweiliger Kost. Bei EXOS haben wir ein hervorragendes Team von ausgezeichneten Köchen, die gesunde Mahlzeiten zubereiten, die überdies sehr schmackhaft sind. Deshalb kommen unsere Sportler gerne in unser Café und nicht wenige nehmen dort sogar alle ihre Mahlzeiten ein.

Sie ersparen sich eine Menge Zeit und Arbeit, wenn Sie die Einkäufe für die gesamte Woche am Wochenende erledigen. Dies hilft Ihnen vor allem dabei, die Mahlzeiten für die bevorstehende Woche besser zu planen. Dadurch haben Sie die besten Voraussetzungen, Ihren Speiseplan proaktiv zu gestalten. Mit ein wenig Planung, Vorbereitung und Organisationstalent lässt sich viel bewirken.

Letzten Endes ist es so: Wenn Sie Ihrem Körper nicht die Verpflegung geben, die er braucht, wird er katabol und greift zur Deckung seines Energiebedarfs auf Ihre Muskelmasse zurück – also genau das, was Sie sich so mühsam aufgebaut haben. Gerade diese Muskelmasse ist es aber, die auch dann Kalorien verbrennt, auch wenn Sie gerade keinen Sport treiben. Leider greift Ihr Körper als erstes auf diese Reserve zu, sobald er sich in einem katabolen Zustand befindet.

Ist Ihr Körper nicht ausreichend mit Nährstoffen versorgt, kann er nicht korrekt funktionieren und sich somit auch nicht ausreichend erholen, wodurch seine Fähigkeit, den Belastungen des Alltags und des Trainings standzuhalten, erheblich beeinträchtigt wird. Somit kann er sich nicht vollständig regenerieren und Sie werden anfälliger für Krankheiten, Erschöpfungszustände, depressive Verstimmungen, Entzündungen, Verletzungen und Motivationsverlust.

Auch wenn Sie vielleicht der Meinung sind, dass Sie in Sachen Ernährung bereits alles richtig machen, garantiere ich Ihnen, dass auf den folgenden Seiten auch für Sie einige wertvolle Tipps dabei sein werden, mittels derer Sie sich besser verpflegen und Ihre Leistung steigern können. Sie sollten Ihre Ernährung konstruktiv nutzen, damit Sie fit, gesund und leistungsfähig bleiben.

So schaffen Sie beste Voraussetzungen dafür, Ihr ES zu erreichen.

Ohne dieses übergeordnete Ziel je aus den Augen zu verlieren, lernen Sie nachfolgend einige einfache, aber wirksame Strategien kennen, mit denen Sie Ihre Leistungsfähigkeit optimal fördern:

Athletes' Performance und Ernährung

1. Einstellung
2. Nährwert
3. Häufigkeit
4. Hydrierung
5. Erholung

1. EINSTELLUNG

Beim Essen geht es vor allem darum, sich mit Energie zu versorgen, um Topleistungen zu vollbringen – kulinarische Genüsse spielen in diesem Zusammenhang eine eher untergeordnete Rolle. Hin und wieder über die Stränge zu schlagen, ist natürlich völlig in Ordnung, aber betrachten Sie diese Mahlzeiten als Ausnahme von der Regel. Ihr täglicher Speiseplan sollte auf die tatsächlichen Bedürfnisse Ihres Körpers ausgerichtet sein und Sie Ihren Zielen näher bringen. Sehen wir uns die bereits erwähnten 15 Schlüsselstrategien nachfolgend etwas genauer an:

1. NAHRUNG = VERPFLEGUNG

Und noch einmal: Überdenken Sie Ihre Einstellung zum Essen. Betrachten Sie es in erster Linie als Verpflegung, die Ihnen Kraft gibt und Sie nährt.

2. HALTEN SIE SICH AN DIE 80/20-REGEL

Hintergrund: Jede (Zwischen-)Mahlzeit ist eine Gelegenheit, Ihrem Körper neue, frische Energie zuzuführen. Ihr Speiseplan sollte zu 80 Prozent aus Speisen bestehen, die gut für Sie sind. Die restlichen 20 Prozent können sich aus Lebensmitteln zusammensetzen, die vielleicht nicht gerade ideal sind, die Sie aber besonders gerne mögen und die Sie bei Laune halten.

Sie ernähren sich also zu 80 Prozent gesund und ausgewogen. Zerbrechen Sie sich wegen der verbleibenden 20 Prozent nicht den Kopf – diese entsprechen im Wesentlichen dem einen »Mogeltag« pro Woche, der auch in anderen Ernährungsprogrammen erlaubt ist und an dem Sie praktisch alles essen können, was Sie wollen. Wenn Sie sich also an sechs von sieben Tagen an unsere Ernährungsregeln halten, entspricht dies einer Einhaltung von 85,7 Prozent. Damit haben Sie das Minimalziel von 80 Prozent also mehr als erreicht.

So geht's: Damit keine Missverständnisse aufkommen – wir senken unsere Ansprüche damit keineswegs. In Sachen Ernährung haben wir strikte Vorgaben, an die wir uns auch halten. Allerdings geht es in unserem Programm um *achtsames* Essen, das einen Gegenpol zum *wahl- und gedankenlosen* Konsum darstellt, der heutzutage um sich greift.

Merke: 80 Prozent erreichen, und das zu 100 Prozent = Performance Day.

2. NÄHRWERT

Es ist natürlich wichtig, Lebensmittel vor dem Verzehr gründlich zu waschen und vorzubereiten, damit sich ihre gesundheitlichen Vorteile entfalten können. Doch abgesehen davon geht es hauptsächlich darum, eine gesunde Auswahl zu treffen, um einen bekömmlichen, ausgewogenen Speiseplan zusammenzustellen.

Vollwertige, natürliche Lebensmittel eignen sich am besten, weil sie – wenn überhaupt – nur minimal verarbeitet bzw. mit chemischen Zusätzen versehen sind, wenn sie auf den Teller kommen. Sie zeichnen sich dadurch aus, dass ihnen während der Herstellung kein zusätzliches Salz, Zucker oder Fett zugefügt wurde.

Solche Lebensmittel finden Sie in der Regel in den äußeren Gängen des Supermarkts. Dort befinden sich Obst, Gemüse, Fleisch und Fisch, Milchprodukte, Tiefkühlware und andere naturbelassene Lebensmittel. Diese Bereiche sind gekühlt, und das aus gutem Grund. Je weniger verarbeitet Lebensmittel sind, desto kürzer ist ihre Haltbarkeit.

Die mittleren Gänge stellen im Supermarkt die Gefahrenzone dar. Hier finden Sie Snacks, Gebäck, Frühstücksflocken, Limonade, Saucen und andere Würzmittel. Viele dieser verarbeiteten Produkte können (und werden) monatelang gelagert. Als Faustregel gilt daher: Halten Sie sich lieber in den äußeren Gängen auf.

Auf den Nährwert zu achten bedeutet auch, dass man Kohlenhydrate, Proteine und Fette in einem ausgewogenen Verhältnis zu sich nehmen sollte. Alle Nahrungsmittel lassen sich diesen drei Gruppen zuordnen, und wenn man eine vernachlässigt, verwehrt man seinem Körper wichtige Nährstoffe, die er jedoch benötigt, um Bestleistungen vollbringen zu können.

3. VERWENDEN SIE MINIMAL VERARBEITETE KOHLENHYDRATE

Hintergrund: Kohlenhydrate sind vor gut einem Jahrzehnt in Verruf geraten und entfachen auch heute noch hitzige Debatten. Es sollte aber für aktive Sportler, die ihre Konzentration und körperliche Leistungsfähigkeit optimieren wollen, außer Frage stehen, dass sie ihren Energiebedarf nur mit den richtigen Kohlenhydraten befriedigen können.

Kohlenhydrate sind im Rahmen einer ausgewogenen, leistungsorientierten Ernährung unabdingbar. Sie versorgen nicht nur die Muskeln mit Energie, sondern auch und vor allem das Gehirn. Ohne sie brennt der Körper quasi auf Sparflamme. Kohlenhydrate sind der Treibstoff, der Ihren Körper am Laufen hält – wenn Sie nicht genug davon essen, geht Ihnen schlichtweg die Energie aus, Sie verlieren an Vitalität und auch Ihre Konzentration lässt nach, was Stimmungsschwankungen zur Folge haben kann.

Wenn im Rahmen der Verdauung Kohlenhydrate aufgespaltet werden, wird Glukose (der Hauptenergielieferant für Körper und Gehirn) freigesetzt. Je stärker die Kohlenhydrate verarbeitet sind, umso schneller steigt und fällt der Blutzuckerspiegel. Weniger verarbeitete Lebensmittel sorgen hingegen für eine geringere, aber konstante Ausschüttung von Blutzucker und Insulin. Starke Blutzuckerschwankungen wurden bereits mit einem erhöhten Risiko von Entzündungen, kardiovaskulären Krankheiten, Diabetes und Beeinträchtigungen der Gehirnfunktionen in Verbindung gebracht.

So geht's: Es gibt deutliche Qualitätsunterschiede. Vermeiden Sie verarbeitete Kohlenhydrate wie Weißbrot, Nudeln und süßes Gebäck. Diese weisen auf dem glykämischen Index einen hohen Wert auf, das heißt, sie werden schnell verdaut, aufgespaltet und ins Blut freigesetzt. Das Problem ist, dass der Blutzuckerspiegel dann nach einiger Zeit schnell abfällt und man sich träge fühlt.

Greifen Sie also lieber zu möglichst unverarbeiteten Kohlenhydraten. Bei Nahrungsmitteln mit einem niedrigen oder moderaten glykämischen Wert muss sich der Körper mehr anstrengen, um die enthaltenen Nährstoffe aufzuspalten, und diese langsamere Freisetzung trägt dazu bei, den Blutzucker zu regulieren. Halten Sie sich an »braune und bodennah wachsende« Erzeugnisse, ein Hinweis sowohl auf die Farbe der Kohlenhydrate als auch darauf, wo sie in der Natur zu finden sind. Verzehren Sie Kohlenhydrate und Getreidesorten, die mindestens drei Gramm Ballaststoffe enthalten, weil diese Ihren Körper am ehesten konstant mit Energie versorgen, nachhaltig sättigen und dabei helfen, Ihr Herz zu schützen. Am besten eignen sich Haferflocken, Quinoa, Khorasan-Weizen, Linsen, Weizenvollkornbrot und Süßkartoffeln. Greifen Sie außerdem zu ausreichend Obst, Gemüse, Bohnen und weiteren Vollkornprodukten.

Ihre Mahlzeiten sollten sich aus nährstoffreichen, farbenfrohen Lebensmitteln zusammensetzen, und das schließt auch die Kohlenhydratlieferanten ein. Je unbehandelter und naturbelassener, umso besser. Wenn Sie ohne Nudeln oder Couscous nicht leben können, sollten Sie sich jeweils für Vollkornvarianten entscheiden. Dementsprechend sollte Ihre Wahl auch auf braunen oder wilden Reis fallen.

4. STÄRKEN SIE SICH MIT FETTARMEM PROTEIN

Hintergrund: Fettarmes Protein spielt eine entscheidende Rolle dabei, unseren Energiehaushalt stabil zu halten, außerdem spendet es Nährstoffe, die den Körper regenerieren und reparieren und das Immunsystem stärken. Es hat sich gezeigt, dass Menschen, die sich über den Tag verteilt mit genügend Protein versorgen, ihre Muskelmasse besser erhalten und schlanker sind als jene, die das nicht tun. Sportler brauchen etwa zwei Gramm Protein pro Kilogramm Körpergewicht täglich.

Das klingt nach einer Menge – und das ist es auch – aber bedenken Sie nur, wie viel Protein schon alleine in den nachfolgenden Lebensmitteln enthalten ist:

- Huhn (115 Gramm, ohne Haut, etwa die Größe eines Spielkartensatzes): 35 Gramm
- Kabeljau oder Lachs (170 Gramm): 40 Gramm
- Thunfisch (170 Gramm, in Lake): 40 Gramm
- Fettarmes Schweinefleisch (115 Gramm): 35 Gramm
- Fettarmes Rindfleisch (115 Gramm): 35 Gramm
- Tofu (170 Gramm): 30 Gramm
- Hüttenkäse (1 Tasse, 1 oder 2 Prozent Fett): 28 Gramm
- 1 Ei: 6 Gramm
- 1 Eiweiß: 3 Gramm

So geht's: Die Proteinzufuhr sollte gleichmäßig über den Tag verteilt mit jeder (Zwischen-)Mahlzeit erfolgen, um insgesamt etwa 1,5 bis 2 Gramm pro Kilogramm Körpergewicht zu sich zu nehmen. Wenn Sie also 75 kg wiegen, benötigen Sie ungefähr 150 Gramm Protein täglich. Verteilt man diese Menge auf sechs Mahlzeiten, kommt man jeweils auf ungefähr 25 Gramm. Protein versorgt Sie mit Energie, fördert das Sättigungsgefühl und regt den Stoffwechsel an, weil Ihr Körper sich anstrengen muss, um Protein zu verdauen. Indem Sie sich bei allen Mahlzeiten sowie dem Postworkout-Shake Protein zuführen, können

Sie Ihren Tagesbedarf problemlos und nachhaltig decken.

Empfehlenswerte Proteinquellen sind Fisch, Huhn, Eier, fettarme Milchprodukte, Naturjoghurt, Bohnen und andere Hülsenfrüchte.

Merken Sie sich in diesem Zusammenhang folgende Faustregel: je weniger Beine, umso besser. Je weniger Beine das Tier hat, von dem das Protein stammt, umso besser eignet es sich zum Verzehr. Fische haben natürlich keine Beine. Bevorzugen Sie gegrillte statt frittierte Varianten, helles statt dunkles Fleisch und wählen Sie nach Möglichkeit Stücke ohne Haut (das gilt vor allem für Geflügel).

Sie sollten auch einen Postworkout-Shake in Ihren Speiseplan aufnehmen, der neben Kohlenhydraten auch 10 bis 25 Gramm Protein pro Portion enthalten sollte. Wenn Sie täglich zwei Shakes trinken, zum Frühstück Joghurt oder Eier, und später zum Mittag- bzw. Abendessen Geflügel und/oder Fisch zu sich nehmen, dann ist es ein Kinderspiel, Ihren Tagesbedarf an Protein zu decken.

5. ESSEN SIE GESUNDE FETTE

Hintergrund: Die richtigen Fette schützen den Körper auf überaus wirksame Weise. Beispielsweise beeinflussen sie die Qualität der Zellmembrane auf positive Weise, und auch bestimmte Vitamine und Antioxidantien können ohne Fette nicht absorbiert werden. Der Körper benötigt vergleichsweise lange, um ihre Energie aufzuspalten und ins Blut abzugeben, daher sind sie nachhaltig sättigend und tragen zu einem stabilen Blutzuckerspiegel bei. Gesunde Fette versorgen uns mit wichtigen Nährstoffen, die dafür sorgen, dass unser Körper Gelenke, Organe, Haut und Haare auf Zellebene besser reparieren kann. Omega-3-Fettsäuren verbessern die Denkleistung, wirken entzündungshemmend und stärken das Herz. Sie sind essenziell, das heißt, dass der Körper sie nicht selbst herstellen kann, sondern sie müssen über die Nahrung aufgenommen werden. Viele Menschen führen sich im Rahmen ihrer regulären Ernährung nicht genügend Omega-3-Fettsäuren zu, was zur Folge hat, dass das Gehirn nicht optimal versorgt wird und der Körper Probleme damit hat, Entzündungen zu bekämpfen. Gesunde Fette sind in fetten Fischsorten wie Lachs, Forelle und Thunfisch enthalten, ebenso in Lein- oder Hanfsamen, Walnüssen und in mit Omega-3-Fettsäuren angereicherten Lebensmitteln.

So geht's: Nehmen Sie mit jeder Mahlzeit gesunde Fette zu sich und richten Sie Ihr Augenmerk dabei speziell auf Omega-3-Fettsäuren. Hierfür eignen sich Nüsse (Pecan, Mandeln und Walnüsse), unbehandelte Nussbutter, Olivenöl und Avocados. Zu den Lebensmitteln, die reich an Omega-3-Fettsäuren sind, zählen vor allem Walnüsse, Lachs, Thunfisch, Fischöl, Leinsamen bzw. Leinöl, Hanf- und Chia-Samen.

6. ESSEN SIE FRISCHES, FARBENFROHES OBST UND GEMÜSE

Hintergrund: Wenn Sie auf Ihren Teller blicken, sollten Sie eine Palette leuchtender Farben sehen – in Form von Obst, Gemüse und ballaststoffreichem Getreide. Unser Körper braucht ihre Vitamine, Mineralstoffe, Antioxidantien und Enzyme, um leistungsfähig zu bleiben. Obst und Gemüse versorgen uns so mit Nährstoffen, wie die Natur es vorgesehen hat. Wir müssen also auf eine möglichst bunte, abwechslungsreiche Kost achten. In der Regel verzehren wir Obst in ausreichender Menge, sollten darüber aber das dunkelgrüne Blattgemüse nicht vernachlässigen und darauf achten, auch dieses regelmäßig auf den Speiseplan zu setzen.

So geht's: Sie können mit Obst und Gemüse praktisch nichts falsch machen; besonders empfehlenswert sind aber Blattgemüse (Grünkohl, Spinat, Mangold), Beerenobst, Paprikaschoten und Rote Beete.

3. HÄUFIGKEIT

Längst passé ist die in den 1970ern noch gängige Ansicht, man solle sich auf drei Mahlzeiten täglich beschränken und Zwischenmahlzeiten vermeiden. Heute wissen wir, dass man sechs kleine bis mittelgroße Mahlzeiten oder Snacks zu sich nehmen muss, wenn man seinen Blutzucker und Energiehaushalt im Griff behalten will, wodurch sich die Aufmerksamkeit verbessern, der Appetit regulieren und Muskelmasse aufbauen lässt. Das heißt, dass Sie im Durchschnitt alle drei Stunden etwas essen müssen. Führen Sie sich über den Tag verteilt regelmäßig kleinere Portionen zu, statt sich drei große Mahlzeiten einzuverleiben. Wenn Sie Ihren Blutzucker nicht im Griff haben, können erhebliche Energie- und Stimmungsschwankungen die Folge sein, die Ihre Konzentrationsfähigkeit beeinträchtigen.

Wie bei einem Brennofen müssen Sie ständig nachlegen, um Ihren Stoffwechsel am Laufen zu halten. Wenn Sie längere Zeit kein Holz nachlegen, wird das Feuer früher oder später kleiner werden und schließlich erlöschen. Immer wenn Sie etwas essen (d. h. Holz nachlegen), fachen Sie Ihren Stoffwechsel an, weil der Körper dann mehr Kalorien aufwenden muss, um die zugeführte Nahrung zu verdauen. So bleibt der Stoffwechsel rege und effizient.

Mit dem Athletes'-Performance-Programm sorgen Sie dafür, dass Ihr Feuer dauerhaft brennt. Sobald Sie es versäumen, regelmäßig nachzulegen, zieht Ihr Organismus die benötigte Energie aus wertvoller Muskelmasse – und Sie bauen körperlich ab. Mit anderen Worten: Wenn Sie nicht oft genug essen, greift der Körper auf die Muskulatur zurück, um sich mit Energie zu versorgen – und nicht auf Fett, wie gemeinhin angenommen.

7. FRÜHSTÜCKEN SIE TÄGLICH

Hintergrund: Frühstück ist in der Tat die wichtigste Mahlzeit des Tages. Ihr Körper befindet sich seit dem Zubettgehen in einem Fastenzustand, deshalb ist es wichtig, kurz nach dem Aufstehen das »Fasten zu brechen« und im Anschluss daran dafür zu sorgen, dass der Körper regelmäßig mit Nährstoffen versorgt wird. Wenn Sie spätestens 30 Minuten nach dem Aufstehen frühstücken, kurbeln Sie den Stoffwechsel an und versorgen zudem Ihr Gehirn mit allen nötigen Nährstoffen. So sind Sie optimal mit Energie versorgt und bereit für den Tag.

So geht's: Das Frühstück sollte Protein, stärkehaltige Kohlenhydrate, Obst, Gemüse und gesundes Fett enthalten. Zum Beispiel in Form einer Scheibe Vollkorntoast mit ungesüßter Erdnussbutter, Joghurt und einer Banane; Haferflocken, Beeren, Mandeln und einem hartgekochten Ei; oder einem Muffin, Rührei, Avocado und reinem Fruchtsaft.

8. ESSEN SIE IM DREI-STUNDEN-RHYTHMUS

Hintergrund: Kleinere Mahlzeiten sorgen für eine Regulierung des Appetits, senken den

Blutzucker, unterstützen den Muskelaufbau, verbessern die Konzentrationsfähigkeit und beugen Stimmungsschwankungen sowie Heißhunger vor.

So geht's: Nach dem Frühstück sollten Sie, gleichmäßig über den Tag verteilt, immer wieder kleine Mahlzeiten zu sich nehmen. Keine Ausreden – vier bis sechs Mahlzeiten pro Tag sind ein Muss. Diese sollten alle drei Makronährstoffe enthalten (Kohlenhydrate, Proteine und Fette) und im Abstand von drei Stunden eingenommen werden.

4. HYDRIERUNG

Obwohl die Lebensmitteltechnik in den vergangenen Jahrzehnten enorme Fortschritte gemacht hat, gibt es nach wie vor keinen Ersatz für Wasser. Leider neigen viele von uns dazu, ihren Durst mit minderwertigen Getränken zu stillen, beispielsweise mit Limonade, Kaffee oder Alkohol. Oder aber wir trinken zu wenig. Oft steht das Essen im Vordergrund und die Hydrierung wird vernachlässigt – wir sollten dem Trinken jedoch dieselbe Sorgfalt widmen.

Wenn man ausreichend Wasser trinkt, hat man nicht nur mehr Energie, man verbessert zugleich die Beschaffenheit von Haut und Faszien, hält Muskeln und Gelenke geschmeidig, fördert das allgemeine Wohlbefinden und reduziert seinen Appetit. Darüber hinaus wirkt sich die Hydrierung auch auf das Gehirn und die Denkleistung aus. Wasser ist praktisch überall verfügbar, kostet so gut wie nichts, und man kann so viel trinken, wie es einem guttut.

Dehydrierung äußert sich hingegen in verminderter Leistungsfähigkeit. Trinkt man auch nur einen halber Liter Wasser zu wenig, kann dies eine vermehrte Ausschüttung des Stresshormons Cortisol zur Folge haben; und diese kann sich negativ auf das psychische und körperliche Wohlbefinden auswirken.

Man könnte seine Leistungsfähigkeit um 25 Prozent steigern, wenn man jeden Tag nur ausreichend Wasser trinken würde. Eine korrekte Hydrierung reguliert außerdem den Appetit. Oft hat man in Wirklichkeit Durst, wenn man denkt, man sei hungrig. Wenn es Ihnen gelingt, den ganzen Tag hindurch hydriert zu bleiben, wird es Ihnen wesentlich leichter fallen, die ideale Körperkomposition zu erzielen. Fragen Sie sich also im Zweifelsfall, ob Sie wirklich hungrig oder nicht vielleicht durstig sind.

Wasser kann auch den Alterungsprozess hinauszögern. Dehydrierung, körperliche Inaktivität und die Belastungen des Alltags machen die Faszien und das Bindegewebe um unsere Muskeln und Gelenke spröde. Ausreichend zu trinken beugt diesem Prozess vor, während man gleichzeitig sein Muskelgewebe und seine Flexibilität verbessert.

Es gibt also keine Entschuldigungen dafür, nicht hydriert zu bleiben.

9. DECKEN SIE IHREN TÄGLICHEN FLÜSSIGKEITSBEDARF

Hintergrund: Das Institute of Medicine (IOM) empfiehlt Männern 3,7 Liter und Frauen 2,7 Liter Flüssigkeit pro Tag. Was auch immer Sie trinken, es sollte keine Kalorien enthalten. Sportgetränke eignen sich nur für intensive Trainingseinheiten, nicht für den alltäglichen Gebrauch.

Trinken Sie keine Kalorien. Das ist mit Abstand die einfachste Methode, um Ihre Ernährung in die gewünschte Richtung zu lenken. Wenn Sie Limonade, Säfte, Sportdrinks und Alkohol durch Wasser und Tee ersetzen, werden Sie eine Menge Kalorien und Zucker sparen.

So geht's: Trinken Sie 30 bis 40 ml Flüssigkeit pro Kilogramm Körpergewicht täglich. Greifen Sie auf Wasser und andere natürliche, kalorienfreie Getränken zurück, beispielsweise auf grünen Tee. Trinken Sie am besten gleich nach dem Aufstehen ein großes Glas mit 450 ml Wasser.

Merke: Seine Leistungsfähigkeit erhält man am wirksamsten, indem man gut hydriert in seinen Performance Day startet. Außerdem muss man sich den ganzen Tag hinweg mit ausreichend Flüssigkeit versorgen – und zwar jeden Tag.

Körpergewicht (kg)	Liter pro Tag
54	2–4
68	2,5–5
79	3–6
91	3,5–7
102	4–8
113	4,5–9

Wenn Sie sich nicht sicher sind, ob Sie genügend Wasser zu sich nehmen, sollten Sie einen Blick auf Ihren Urin werfen. Ist er klar oder hellgelb, sind Sie ausreichend hydriert. Ist er dunkelgelb bis leicht bräunlich, sind Sie dehydriert. Bei einer dunklen und trüben Farbe sind Sie bereits extrem dehydriert und sollten sofort Maßnahmen ergreifen, um diesen Zustand zu beheben.

10. TRINKEN SIE AUCH WÄHREND DES TRAININGS

Hintergrund: Schon wenn Sie zwei Prozent Ihres Körpergewichts aufgrund von Dehydrierung verlieren, müssen Sie mit Leistungseinbußen rechnen. Wenn Sie viel Salz ausschwitzen oder in einem extrem heißen Umfeld trainieren, sollten Sie unbedingt auf den Natriumgehalt Ihrer Getränke achten. Muskelkrämpfe konnten bereits wissenschaftlich mit Elektrolytverlust in Verbindung gebracht werden, vor allem mit Natrium. Greifen Sie in diesem Fall auf Getränke zurück, die mindestens 200 mg Natrium pro 250 ml enthalten, um den Elektrolytverlust auszugleichen.

Abhängig von der Menge des Flüssigkeitsverlusts (im Verhältnis zum Körpergewicht), riskieren Sie eine Leistungseinbuße, die unter Umständen zu einem gesundheitlichen Problem führen kann. Je mehr Gewicht Sie verlieren, umso gefährlicher sind die Auswirkungen auf Ihre Leistung und Gesundheit.

So geht's:

- Vor dem Training (1–2 Stunden zuvor), 500–600 ml.
- Unmittelbar vor dem Training 200–300 ml.
- Während des Trainings (alle 10–15 Minuten), 200–300 ml.
- Nach dem Training circa 1000 ml pro verlorenes Kilogramm.

WIE ALKOHOL DIE LEISTUNGSFÄHIGKEIT NEGATIV BEEINFLUSST

Alkohol hat im Rahmen eines dynamischen, leistungsorientierten Lebensstils nichts verloren. Ich sage nicht, dass Sie abstinent sein müssen. Sie sollten sich aber darüber im Klaren sein, dass Alkohol Ihr Leistungspotenzial um bis zu 11,4 Prozent verringern kann. Er erhöht die Ausschüttung des Stresshormons Cortisol, wirkt sich auf das Immunsystem aus und hemmt die Proteinsynthese, mit der Muskelfasern repariert werden. Alkohol vermindert die Aufnahme wasserlöslicher Vitamine, die nötig sind, damit Hormone ihre Arbeit verrichten können, beeinträchtigt die Reaktionszeit auch noch zwölf Stunden nach der Einnahme, stört die Tiefschlafphase und beeinträchtigt die allgemeine Regenerationsfähigkeit des Körpers. Wenn Sie auf Alkohol nicht verzichten wollen, sollten Sie Ihren Konsum auf ein bis zwei Gläser pro Woche reduzieren. Falls Ihnen das zu wenig ist, hoffe ich, dass Sie zumindest Getränke zu sich nehmen, die von gewissem gesundheitlichem Nutzen sind, beispielsweise Rotwein, der antioxidative Flavonoide enthält. (Falls Sie lieber Bier trinken, sollten Sie Ihren Konsum an Kohlenhydraten in den Mahlzeiten entsprechend verringern.) Da Alkohol entwässernd wirkt, sollten Sie zu jedem Glas Bier, Wein usw. auch ein Glas Wasser trinken. Fazit: Wenn Sie zu den Besten der Besten gehören und ein High Performer sein wollen, hat Alkohol in Ihrem Speiseplan nichts verloren.

5. ERHOLUNG

Mittlerweile sollte Ihnen klar geworden sein, dass die richtige Ernährung die Aufgabe erfüllt, Ihren Körper mit Energie zu versorgen. Aber sie spielt auch für die Erholung eine entscheidende Rolle.

Die meisten von uns verbinden mit Essen und Erholung üppige Festmahle, wie sie beispielsweise zu Weihnachten oder an Familienfesten stattfinden. Nach dem Essen wird man in der Regel träge, was dazu führt, dass man sich am liebsten auf dem Sofa ausstrecken und einschlafen will.

Statt sich *vom* Essen erst einmal erholen zu müssen, sollten wir unsere Mahlzeiten als Mittel betrachten, *mit dessen Hilfe* wir uns erholen. Damit ist nicht nur das gemeint, was wir nach dem Workout zu uns nehmen (gleich mehr dazu), sondern unser gesamter Speiseplan, mit dem wir uns Tag für Tag Kraft geben, um den Belastungen des Lebens standzuhalten.

11. ESSEN SIE VOR DEM WORKOUT EINE KLEINIGKEIT

Hintergrund: Sie müssen darauf achten, immer mit ausreichend vielen Nährstoffen versorgt zu sein, und das gilt vor allem, wenn Sie Sport treiben. Trotzdem trainieren viele am Morgen auf nüchternen Magen. Ein Workout ist natürlich ein guter Start in den Tag. Aber Sie sollten davor etwas essen, und wenn es nur ein halber Apfel mit einer Handvoll Nüsse ist, eine Scheibe Vollkorntoast mit ungesüßter Erdnussbutter, Joghurt oder ein halbes Glas Orangensaftschorle mit einem Esslöffel Whey-Protein. Um Ihre Leistung auf dem Rasen oder im Kraftraum zu maximieren, müssen Sie sich zuvor gut verpflegen. Essen Sie also Kohlenhydrate und etwas Protein, um sich mit Energie zu versorgen und gleichzeitig den Aufbau von Muskelmasse zu unterstützen.

So geht's: Ganz gleich, um welche Uhrzeit Sie trainieren, sich vorher angemessen zu verpflegen, ist entscheidend für Leistung und Gesundheit. Hierfür eignen sich: ein Becher Joghurt mit ½ Tasse Beerenobst und eine ¾ Tasse Vollkornflocken; eine kleine Schale Haferflocken mit einer Banane; ein halbes Putensandwich und Obst; ein halbes Erdnussbutter-/Marmeladensandwich und Obst; oder individuell zusammengestelltes Studentenfutter bestehend aus 1 Tasse Vollkornflocken, 2 EL Trockenobst und 2 EL Nüsse. Trinken Sie außerdem 450 bis 550 ml Wasser.

12. FÜLLEN SIE WÄHREND DES WORKOUTS IHRE ENERGIERESERVEN AUF

Hintergrund: Während des Trainings darf Ihnen die Energie nicht ausgehen. Ausdauersportler bezeichnen dieses Phänomen als »Hungerast«, der sie langsamer macht oder sie aufgrund einer schlechten Nährstoff- oder Wasserversorgung sogar dazu zwingen kann, ganz aufzuhören. Ganz gleich, wie Ihr Training auch aussehen mag, wenn Ihnen zwischendurch die Energie ausgeht, werden Sie Probleme bekommen und unter Umständen frustriert abbrechen müssen. Damit Sie ein gleichbleibend hohes Niveau halten können und auch zum Ende hin nicht nachlassen, sollten Sie Ihre Energiereserven also auch während des Trainings auffüllen.

So geht's: Ganz gleich, wie intensiv Sie trainieren, Sie sollten viertelstündlich 200 bis 300 ml Flüssigkeit trinken (vier bis sechs Schluck). Wenn das Workout über 45 Minuten geht oder bei enormer Hitze stattfindet, sollten Sie zu einem Sportgetränk mit mindestens 200 mg Natrium pro 250 ml greifen, um Krämpfen vorzubeugen und Ihren Elektrolythaushalt stabil zu halten. Falls Sie aufgrund von hoher Trainingsintensität oder -dauer ein Sportgetränk konsumieren, sollten Sie pro Stunde Training 30 bis 60 Gramm Kohlenhydrate in flüssiger Form zu sich nehmen. Auf diese Weise bleiben Sie mit Nährstoffen versorgt und fühlen sich auch während des Trainings frisch und leistungsfähig. Sie benötigen in diesem Fall einen halben bis einen Liter pro Stunde. Gleichen Sie Ihren verbleibenden Flüssigkeitsbedarf mit Wasser aus.

13. FÜLLEN SIE NACH DEM WORKOUT IHRE ENERGIERESERVEN AUF

Hintergrund: Nach dem Workout ist Ihr Körper erschöpft und katabol. Wir wollen ihn jedoch aufbauen und streben einen anabolen Zustand an. Wenn wir den Körper nach dem Training mit Nährstoffen versorgen, erhöht sich der Insulinspiegel. Außerdem sinkt der Cortisolspiegel, das Immunsystem wird gestärkt, die Glykogenspeicher in Muskeln und Leber füllen sich, das Muskelwachstum sowie weitere Reparaturprozesse werden angeregt.

Eines unserer Hauptziele ist es, Muskelmasse aufzubauen. Diese wiederum sorgt für einen regeren Kalorienverbrauch, sowohl in Ruhe als auch im Training. Wenn wir nun aber nicht unmittelbar nach dem Workout etwas essen, greift der Körper auf unsere hart erarbeitete Muskelmasse zurück, um seinen Energiebedarf zu decken. Er bedient sich also nicht von unseren Fettreserven, obwohl das leider immer noch oft behauptet wird. Eine unzureichende Energiezufuhr führt also nicht nur zum Verlust von gewünschter Muskelmasse, sondern wir erschaffen dadurch auch einen Körper, der Kalorien *weniger* effizient verbrennt.

So geht's: Nach dem Workout sind die Zellen extrem aufnahmefähig und bereit, mit Nährstoffen versorgt zu werden. Am schnellsten und einfachsten füllt man sie auf, indem man innerhalb von 10 Minuten nach dem Training einen Postworkout-Shake trinkt, der aus einem Proteinpulver (oder Supplement) besteht, beispielsweise aus Whey (Molkeprotein), das mit einer Banane gemixt wird. Fertige Shake-Mischungen enthalten eine vorteilhafte Kombination aus Proteinen, Kohlenhydraten und Fetten, darüber hinaus sind sie auch mit Ballaststoffen, Vitaminen und Mineralstoffen angereichert. Man bereitet die Shakes zu, indem man in einem Mischbecher oder elektrischen Mixer einen Messlöffel bzw. ein Päckchen Eiweißpulver mit Wasser vermengt. Shakes stellen eine schnelle, bekömmliche und leicht transportierbare Mahlzeit dar, die sich auch ungekühlt einige Stunden hält.

Indem man unmittelbar nach dem Workout einen Shake trinkt, fördert man den Regenerationsprozess und damit das Muskelwachstum. Bei Athletes' Performance bieten wir Shakes aus solchen Pulvern schon seit langer Zeit an, und unsere Klienten sind sehr zufrieden damit. Wenn Sie sich schon die Mühe machen und Ihren Körper trainieren, anschließend aber nichts tun, um seine notwendige Regeneration zu unterstützen, kommt dies einer nachträglichen Verschwendung von Lebenszeit gleich. Ihr Workout wäre dann nicht nur nutzlos gewesen, vielmehr hätten Sie Ihrem Körper durch die intensive Belastung sogar einen Schaden zugefügt, und dann willentlich keine Maßnahmen ergriffen, um ihm bei seiner anschließenden Selbstreparatur zu helfen.

Egal welches Produkt Sie benutzen, achten Sie darauf, dass es das richtige Verhältnis zwischen Protein und Kohlenhydraten besitzt (siehe Tabelle unten).

Verglichen mit Ihrer Trainingseinheit ist die Postworkout-Verpflegung ein Kinderspiel. Wir trainieren, um stärker, fitter, schneller und effizienter zu werden, aber ohne eine entsprechende Zwischenmahlzeit verpassen Sie die Gelegenheit, die durch das Training hervorgerufenen körperlichen Anpassungen zu maximieren, wodurch Sie möglicherweise hinter Ihren Möglichkeiten bleiben werden. Sie müssen natürlich keinen Shake trinken, wenn Ih-

Körpergewicht	Protein (in Gramm)	Kohlenhydrate (Gramm)
54–67	20–25	50–60
68–81	25–30	60–75
82–97	30–35	75–90
98–111	35–40	90–105

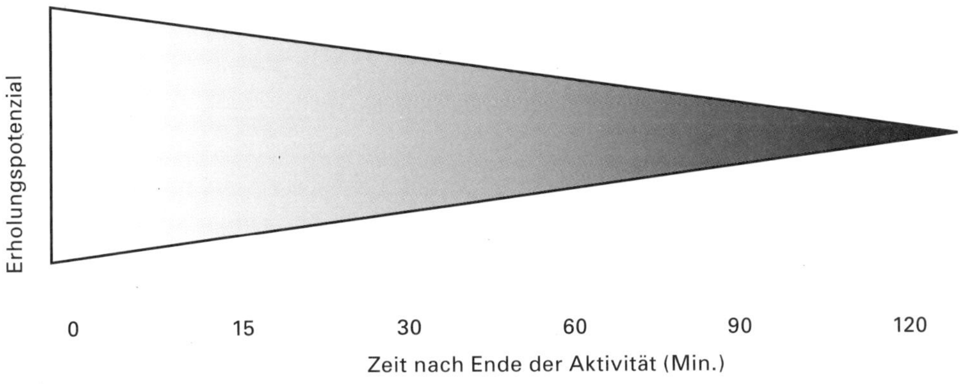

nen das nicht liegt. Abhängig davon, um welche Uhrzeit Sie trainieren, können Sie nach dem Workout auch eine Ihrer sechs regulären Mahlzeiten einnehmen. Wichtig ist nur, dass Sie sich spätestens dreißig Minuten nach dem Workout mit Kohlenhydraten und Protein versorgen (im Idealfall binnen 10 Minuten). Das verleiht Ihnen mehr Energie, beschleunigt die Regeneration und trägt zum allgemeinen Wohlbefinden bei, damit Sie auch weiterhin Ihr tägliches Trainingspensum absolvieren können.

Doch was benötigt man nun genau, um sich zu erholen?

14. NEHMEN SIE BEI BEDARF EIN BASISPRÄPARAT ZU SICH

Hintergrund: Mit unserem Ernährungsprogramm versorgen Sie Ihren Körper mit allem, was er braucht, um Höchstleistungen abzuliefern. Die Verpflegungsstrategien, die Sie in diesem Kapitel kennenlernen, reichen völlig aus, um im Laufe des gesamten Performance Day optimal versorgt zu sein. Vitamine sind Katalysatoren, die körpereigene Reaktionen regulieren. Fast alle Vitamine müssen über die Ernährung bezogen werden, weil Ihr Körper sie nicht selbst herstellen kann. Wenn man sich nicht dauerhaft genügend Vitamine zuführt, kann sich über Monate oder Jahre hinweg ein Nährstoffmangel aufbauen. Es gibt kein Wundermittel, das dasselbe ausgewogene Verhältnis von Vitaminen, Mineralstoffen und sekundären Pflanzenstoffen besitzt, wie es in natürlichen Lebensmitteln vorkommt. Fest steht, dass der Körper Vitamine braucht, um auf einem hohen Niveau funktionieren zu können; wenn Sie sich also nicht genug über die Nahrung zuführen, macht es unter Umständen Sinn, Nahrungsergänzungsmittel in Ihren Performance Day zu integrieren.

So geht's: Ein Multivitaminpräparat liefert eine Menge Antioxidantien und B-Vitamine, die eventuell vorhandene Lücken in Ihrem Speiseplan schließen können, und es hilft bei der Beseitigung zellschädigender freier Radikale, so dass Sie körperlich und geistig einsatzfähig bleiben. Fischöl versorgt Sie mit Omega-3-Fettsäuren, die sowohl entzündungshemmend sind als auch kardiovaskuläre Gesundheit und Denkleistung fördern.

ERNÄHRUNGSSTRATEGIEN FÜR REISEN

Unterwegs können Sie in aller Regel weniger gut kontrollieren, was Sie wann essen. Wenn Sie sich auch auf Reisen einigermaßen sinnvoll ernähren wollen, dürfen Sie das Haus nicht mit leeren Händen verlassen. Und bleiben Sie hydriert. Das ist vor allem bei Flugreisen wichtig. Versuchen Sie, pro Stunde Flugzeit 250 ml Wasser zu trinken.

IHRE REISE-CHECKLISTE – DAS NACHFOLGENDE ZUBEHÖR GEHÖRT UNBEDINGT MIT INS GEPÄCK!

- Shaker (zur Zubereitung von Getränken)
- Trinkflasche bzw. Mineralwasser
- Grüner Tee (Teebeutel)
- Vollkornflocken, Müsliriegel, hochwertige Proteinriegel
- Einzelportionen Proteinpulver, loses Whey-Protein (im Ziploc-Beutel).
- Nüsse, Kerne, Trockenobst und Vollkornmüsli
- Einzelportionen Erdnussbutter
- Instant-Haferflocken
- Frisches Obst und Gemüse (Apfel, Banane, Orange, Karotten)
- Trockenfleisch, hartgekochte Eier oder fettarmer Käse
- Sandwiches (Pita, Tortillas, Brot)
- Vollkorncracker (mindestens 3 Gramm Ballaststoffe)
- (Anmerkung: Ziploc-Beutel, Plastikdosen usw. sollten immer in ausreichender Menge in Ihrem Haushalt vorrätig sein.)

Wer sich auf Reisen gesund verpflegen will, muss die Wahl seiner Speisen mit Bedacht treffen. Wenn Sie Ihr Essen am Flughafen einkaufen müssen, sollten Sie einen Supermarkt oder ein Café aufsuchen und für den Flug außerdem ein vorbereitetes Sandwich dabei haben. Stellen Sie sicher, dass Sie während des Flugs leicht an Ihr Essen und Trinken kommen.

- Frühstück: Eier, Haferflocken, Vollkornflocken, Joghurt, Erdnussbutter, Obst
- Mittag- bzw. Abendessen: fettarmes Fleisch, Vollkornbrot, Nudeln aus Vollkorn oder Hartweizengrieß, brauner Reis, Obst und Gemüse
- Zwischenmahlzeiten: Mahlzeitenersatz-Riegel, Shakes, Sandwich, Obst, Gemüse, Nüsse, Trockenfleisch

TIPPS FÜR DIE REISE

1. Lassen Sie keine Mahlzeiten ausfallen: Halten Sie weiterhin Ihren Drei-Stunden-Rhythmus ein.
2. Nehmen Sie Riegel und Shakes mit: Diese eignen sich hervorragend als Zwischenmahlzeit, auch vor bzw. nach dem Workout.
3. Achten Sie darauf, zu jeder Mahlzeit eine Portion fettarmes Protein zu essen: gegrilltes Huhn, Rinderfilet, gegrilltes Schweinefleisch, gegrillter Fisch, Puten-, Schinken- und Roastbeef-Aufschnitt eignen sich hervorragend als Sandwich-Belag. Vermeiden Sie gebratene oder panierte Varianten.
4. Verwenden Sie als Beilage Getreide, gesunde Kohlenhydrate, Obst und Gemüse: Essen Sie zu jeder Mahlzeit zum Beispiel eine Ofenkartoffel, Reis, Pasta, Vollkornbrot, frisches Obst und Gemüse.
5. Trinken Sie ausreichend, das heißt 30 bis 40 ml Wasser pro Kilogramm Körpergewicht! Das gilt vor allem, wenn Sie eine Flugreise machen. Versuchen Sie, während des Flugs 250 ml Wasser pro Stunde zu trinken.
6. Gehen Sie im Flughafen auf die Jagd: Suchen Sie Cafés und Stände, die Sandwiches anbieten. Sie können in manchen Lokalen sogar Ihr eigenes Sandwich oder einen Salat zusammenstellen; Studentenfutter, Nüsse, Riegel und Wasser gibt es am Flughafen in praktisch jedem Kiosk oder Supermarkt.

Die Omega-3-Fettsäuren, die man in Wildlachs, Makrele, Forelle, Hering, Sardine, Thunfisch und weißfleischigem Fisch findet, kann der Körper nicht selbst bilden, sie müssen also über die Nahrung zugeführt werden. Nur wer mindestens dreimal pro Woche Fisch isst, versorgt sich mit einer ausreichenden Menge dieser gesunden Omega-3-Fettsäuren. Man sollte also eine Flasche Fischöl oder Fischölkapseln vorrätig haben. Falls Sie Fischöl nicht vertragen, können Sie auch Krillöl verwenden.

Vitamin D, das man über Sonnenlicht bezieht, ist ein essenzielles Vitamin, das das Immunsystem stärkt, die Knochengesundheit fördert, Stress reduziert und den Blutdruck senkt. Ihr Körper stellt Vitamin D aus Cholesterin her, indem er über die Haut UVB-Strahlen aufnimmt.

Wenn Sie in einer sonnenarmen Gegend wohnen, aufgrund Ihres Hauttyps viel Sonnencreme auftragen müssen oder sich vegan ernähren, leiden Sie möglicherweise an einem Vitamin-D-Mangel. Eine tägliche Einnahme von 600 IU stellt sicher, dass Sie ausreichend versorgt sind. Bevor Sie anfangen, ein neues Präparat zu verwenden, sollten Sie diese Maßnahme unbedingt mit Ihrem Arzt oder Apotheker besprechen. Falls möglich, sollten Sie zuvor ein umfangreiches Blutbild anfertigen lassen, um die richtige Dosis bestimmen zu können.

WIE UNBEDENKLICH SIND SUPPLEMENTE?

Auf dem heiß umkämpften Markt für Nahrungsergänzungsmittel tummeln sich zahlreiche Firmen, deren Produkte möglicherweise mehr schaden als nutzen und eventuell nie in kontrollierten Tests untersucht wurden – obwohl freilich das Gegenteil behauptet wird. So kann es kommen, dass Inhaltsstoffe auf der Packung stehen, die gar nicht enthalten sind – oder umgekehrt können Substanzen enthalten sein, die nicht ausdrücklich in der Zutatenliste angeführt sind. Für den Profisportler kann die Folge ein positiver Dopingtest sein; für den Militärangehörigen kann das bedeuten, dass er unwissentlich ein Präparat einnimmt, das seiner Gesundheit schadet. Und für den leistungsorientierten Freizeitsportler heißt das unter Umständen, dass er viel Geld für ein Produkt ausgibt, das nicht das erfüllt, was es verspricht. Die gesundheitliche Unbedenklichkeit und Wirksamkeit eines Produkts ist noch am ehesten gewährleistet, wenn es von einem unabhängigen Institut getestet wurde. Die beiden Testorganisationen, denen wir in Nordamerika am meisten vertrauen, sind NSF (www.nsfsport.com) und Informed-Choice (www.informed-choice.org).

15. ERGÄNZEN SIE IHR TRAINING FALLS NÖTIG DURCH WEITERE PRÄPARATE

Hintergrund: Wir bei EXOS legen großen Wert darauf, unseren Energie- und Nährstoffbedarf über eine gesunde, ausgewogene Kost zu decken – und betrachten Multivitamin- und andere Präparate daher in ihrem ursprünglichen Sinn als *Ergänzungsmittel*, mit denen wir unser Training und unsere grundlegende Verpflegung *bereichern*, aber nicht ersetzen.

Echtes Essen bzw. richtige Lebensmittel haben daher immer oberste Priorität. Wer mag, kann jedoch die nachfolgend vorgestellten Supplemente in Betracht ziehen, um seine Leistung auf gesundheitlich unbedenkliche, moralisch vertretbare Weise zu steigern.

HMB: Im Training werden die Muskeln beschädigt, was dazu führt, dass Muskelprotein abgebaut wird. HMB (Hydroxy-Methylbutyrat), ein Metabolit von Leucin (eine verzweigtkettige Aminosäure) trägt dazu bei, diesen Proteinabbau zu verhindern. Um das Muskelwachstum zu fördern, sollte man circa 3 Gramm HMB täglich einnehmen. Ihr Körper stellt aus der Aminosäure Leucin zwar eine gewisse Menge HMB selbst her, aber nur wenig Leucin wird in HMB umgewandelt. Deshalb ist es wesentlich effizienter, ein HMB- und kein Leucin-Präparat einzunehmen, um sich eine ausreichende Menge dieser Substanz zuzuführen. Es empfiehlt sich, HMB täglich zu nehmen, damit es ständig im Blutkreislauf zirkuliert und Sie dauerhaft dabei unterstützt, einen starken, schlanken Körperbau zu erzielen.

Beta-Alanin: Dies ist eine natürlich vorkommende Aminosäure, die im Körper Carnosin bildet, das die Ansammlung von Wasserstoff-Ionen in den Muskeln reguliert, welche durch intensives oder längeres Training entsteht. Die Ansammlung von Wasserstoff ist ein Hauptgrund dafür, dass die Muskeln erschöpfen, und Beta-Alanin kann dazu beitragen, diesen Zustand hinauszuzögern. Dadurch kann man mehr Muskeln aufbauen und seine Maximal- sowie seine Schnellkraft verbessern.

Die Menge an Beta-Alanin, die nötig ist, um eine verzögerte Muskelerschöpfung und damit ein intensiveres Training herbeizuführen, liegt zwischen 3 und 6,4 Gramm täglich, die man nicht auf einmal, sondern über den Tag verteilt einnehmen sollte. Zwar führt man sich über die Ernährung bereits eine gewisse Menge an Beta-Alanin zu, aber in der Regel nur 15 bis 20 Prozent von dem, was Ihre Muskeln tatsächlich brauchen, um die Ansammlung von Laktat effizient in Grenzen zu halten. Sie können das Präparat vor und nach dem Workout einnehmen, die erste Dosis beispielsweise 60 bis 90 Minuten vor Beginn der Aktivität, die zweite Dosis innerhalb von 120 Minuten nach der Trainingseinheit.

Creatin: Im Gegensatz zur landläufigen Annahme ist Creatin kein Wundermittel, mit dem man eine gewaltige Muskelmasse aufbauen könnte. Es zählt zu den am besten untersuchten leistungsfördernden Substanzen, die auf dem Markt erhältlich sind. In den 1990ern wurde es mit Muskelzerrungen und Nierenschäden in Verbindung gebracht, doch sind diese Bedenken schon vor langem entkräftet worden. Wenn Sie sich ansonsten gesund ernähren, kann Creatin durchaus helfen, Ihre Muskeln mit Energie zu versorgen und sie nach wiederkehrenden, explosiven Bewegungen schneller zu regenerieren.

Creatin kommt in tierischen Produkten vor, vor allem in Fleisch. Ein Pfund rohes Fleisch enthält jedoch nur ein bis zwei Gramm Creatin. Das entspricht etwa der Menge, die Ihr Körper täglich selbst herstellen kann, vor allem in Leber, Nieren und Bauchspeicheldrüse.

In wissenschaftlichen Arbeiten wurde festgestellt, dass Creatin die Maximal- und Schnellkraft um bis zu 15 Prozent verbessert und den Masseaufbau fördert. Eine optimale Versorgung mit Creatin kann die Leistungsfähigkeit der Muskeln bei sehr kurzen, hochintensiven Anstrengungen von bis zu 20 Sekunden Dauer verbessern.

Darüber hinaus kann Creatin die Leistungsfähigkeit des Gehirns unterstützen, vor allem wenn man Vegetarier oder Veganer ist und somit über die Ernährung wenig Creatin aufnimmt. Eine Studie hat gezeigt, dass Vegetarier, die sechs Wochen lang fünf Gramm Creatin pro Tag zu sich nahmen, über ein besseres Arbeitsgedächtnis verfügten und Informationen schneller verarbeiten konnten.

Um den Creatin-Speicher im Körper langfristig aufzufüllen, sollten Sie pro Tag fünf Gramm zu sich nehmen. Gelegentlich wird auch eine Kur mit 20 Gramm täglich empfohlen, die man über einen Zeitraum von sieben Tagen hinweg nimmt, aber wir bei Athletes' Performance halten ein Viertel dieser Menge für vollkommen ausreichend.

Koffein: Wenn Sie ausreichend schlafen und sich an das Athletes'-Performance-Ernährungsprogramm halten, sollten Sie kein zusätzliches Koffein benötigen, um den Tag durchzustehen. Aber gelegentlich eingenommen ist es ein erwiesenermaßen wirksames Ergänzungsmittel, von dem viele Sportler profitieren. Koffein stimuliert das zentrale Nervensystem, regt den Körper an, Fett als Energiequelle zu nutzen, und erhält die Glykogenspeicher in den Muskeln. Sie werden über mehr Energie verfügen und sich weniger erschöpft fühlen.

Unsere Untersuchungen bei Athletes' Performance haben ergeben, dass Koffein die Spitzenleistung erheblich verbessert, vor allem wenn Athleten einen zusätzlichen Schub brauchen. Eine Dosis von 75 bis 200 Milligramm hat sich in diesem Zusammenhang als wirksam erwiesen. Fragen Sie Ihren Arzt, bevor Sie ein Koffeinpräparat einnehmen, vor allem falls Sie an hohem Blutdruck oder einer Herzerkrankung leiden.

Sie sollten Koffein außerdem nicht regelmäßig einnehmen, sonst gewöhnen Sie sich daran und schwächen damit seine Wirksamkeit. Dies könnte Sie dazu veranlassen, die Dosis zu erhöhen, was zu einer Abhängigkeit und körperlichen Beschwerden führen kann. Aber gelegentlich eingesetzt kann es Ihrer Leistung durchaus zuträglich sein.

MERKE: IHRE TÄGLICHEN ERNÄHRUNGSSTRATEGIEN FÜR DEN PERFORMANCE DAY

- Betrachten Sie Nahrung als Verpflegung
- Halten Sie sich an die 80/20-Regel
- Verwenden Sie minimal verarbeitete Kohlenhydrate
- Stärken Sie sich mit fettarmem Protein
- Essen Sie gesunde Fette
- Essen Sie frisches, farbenfrohes Obst und Gemüse
- Frühstücken Sie täglich
- Essen Sie im Drei-Stunden-Rhythmus
- Decken Sie Ihren täglichen Flüssigkeitsbedarf ab
- Trinken Sie auch während des Trainings
- Essen Sie vor dem Workout eine Kleinigkeit
- Achten Sie während des Workouts auf Ihre Energiereserven
- Füllen Sie nach dem Workout Ihre Energiereserven auf
- Nehmen Sie bei Bedarf ein Basispräparat zu sich
- Ergänzen Sie Ihr Training falls nötig durch weitere Präparate

DIE 50 BESTEN NAHRUNGSMITTEL

Wir haben bereits eine Reihe gesunder Lebensmittel genannt, die sich hervorragend in einen schmackhaften, nährstoffreichen Speiseplan integrieren lassen. Aber einige Lebensmittel sind besonders gut dafür geeignet, einen Performance Day optimal zu gestalten. Sie enthalten viele Vitamine, Antioxidantien und Ballaststoffe, liefern alles, was der Körper braucht, und sind überdies kalorienarm.

Manche dieser Lebensmittel werden Sie sicher schon kennen, aber vielleicht haben Sie sich noch nie Gedanken darüber gemacht, dass sie auch Ihren sportlichen Erfolg unterstützen können. Manche von ihnen haben Ihnen möglicherweise in Ihrer Kindheit nicht geschmeckt. Aber wissen Sie was? Es ist an der Zeit, ihnen eine zweite Chance zu geben! High Performer wissen, dass es immer neue (oder auch altbewährte) Methoden gibt, um ihre Leistung zu verbessern, und das gilt auch für die Ernährung.

Manche dieser Lebensmittel sind nicht nur sehr nährstoffreich, sondern peppen Ihre Mahlzeiten auch geschmacklich auf bzw. verleihen ihnen ein angenehmes Mundgefühl. Lebensmittel, die gesund sind und noch dazu gut schmecken, sind eine nicht zu unterschätzende mentale Stütze.

Deshalb haben wir bei Athletes' Performance die folgenden Zutaten zu den 50 besten Nahrungsmitteln ernannt.

Artischocken	Grüner Tee	Linsen	Rote Beete
Austern	Grünkohl	Mandeln	Sardinen
Avocados	Haferflocken	Mangold	Sonnenblumenkerne
Beerenobst	Hanfsamen	Naturjoghurt	Spinat
Bohnen	Ingwer	Olivenöl	Süßkartoffeln/Yams
Brokkoli	Kefir	Oregano	Thymian
Büffelfleisch	Kirschen	Pekannüsse	Turmeric (Gelbwurz)
Chiasamen	Kiwi	Petersilie	Walnüsse
Dinkel	Knoblauch	Pistazien	Zartbitterschokolade
Edamame	Kokosnuss	Quinoa	Zimt
Eier	Kürbis	Rindfleisch aus ökologischer Aufzucht	Zitrusfrüchte
Gemüsekohl	Lachs	Rosenkohl	
Granatapfel	Leinsamen	Rosmarin	

Kurze Liste von Supplementen

Nährstoff	Wirkung	Tagesdosis
HMB	Verbesserte Effizienz beim Erhalt von Muskelprotein	1,5 g zweimal
Beta-Alanin	Zögert bei hochintensivem Training die Erschöpfung hinaus und führt somit zu einer längeren Aufrechterhaltung hoher körperlicher Belastungen	1,5 bis 3,2 g zweimal
Creatin	Verbessert die Leistungsfähigkeit bei wiederkehrenden hochintensiven und explosiven Bewegungen	5 g bei einem Gewicht < 130 kg 10 g bei einem Gewicht > 130 kg
Koffein	Stimuliert das ZNS Zögert die Erschöpfung hinaus	1 bis 3 mg pro kg Körpergewicht, 45 Minuten vor dem Workout
Probiotika	Versorgen den Körper mit gesunden Bakterien, die die Darmflora schützen und das Immunsystem stärken	10 bis 50 Milliarden koloniebildende Einheiten
Whey- oder Mehrkomponenten-Protein	Liefert Aminosäuren zur Muskelregeneration	0,3 bis 0,4 g pro kg Muskelmasse nach dem Workout
Multivitaminpräparat	Deckt eventuelle Nährstoffmängel ab	1 Kapsel (oder je nach Dosierempfehlung)
Fischöl	Entzündungshemmend Unterstützt das Herz-Kreislauf-System Unterstützt die geistige Leistungsfähigkeit	1 bis 3 g EPA/DHA

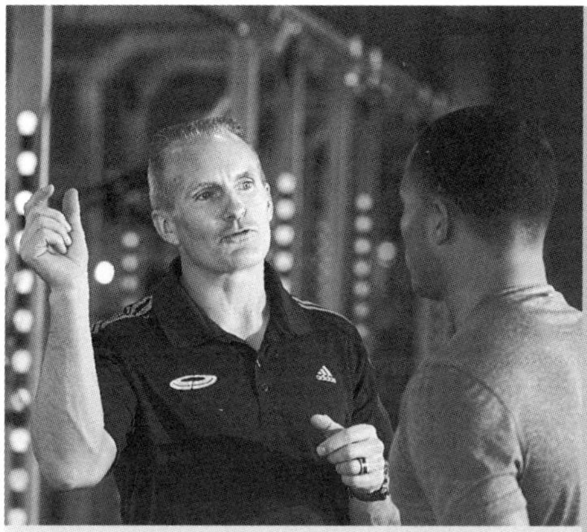

3

TRAINIEREN

ATHLETES' PERFORMANCE UND BEWEGUNG

Damit Sie im Training Ihr Bestes geben können, müssen Sie über biomechanisches Grundwissen verfügen.

Ganz gleich, welchen Sport Sie ausüben oder ob Sie als Soldat bzw. Rettungskraft tätig sind, bei allen körperlich aktiven Menschen kommt es auf schnelle, gut koordinierte und kraftvolle Bewegungen an.

Sie denken vielleicht, Sie hätten diesbezüglich keine Defizite und wären topfit, aber bei EXOS haben wir noch keinen Athleten gesehen, der seine Schnelligkeit, Explosivität und Ausdauer nicht noch hätte steigern können. Effiziente Bewegungsmuster verbessern die Leistungsfähigkeit und verringern das Verletzungsrisiko.

Wir betrachten den Körper und seine Bewegungsweise als Einheit. Wir unterscheiden nicht zwischen verschiedenen Muskelgruppen, Organsystemen und Körperteilen; sie alle sind ein großes Ganzes.

Als wir vor über zehn Jahren mit unserem ersten Buch das Core-Performance-System vorstellten, führte dies in der Sport- und Fitnessbranche zu einem Paradigmenwechsel – mit der Folge, dass man damit anfing, statt einzelner, isolierter Übungen komplexe Bewegungsmuster zu trainieren, um damit sportartspezifische Leistungen auf dem Spielfeld zu verbessern. Wir alle sind damit aufgewachsen, dass man zusätzlich zur eigenen Sportart noch eine weitere Art von Training praktizierte: Kraftdreikampf, Gewichtheben, Bodybuilding oder Ausdauertraining. Das waren die Möglichkeiten, die damals zur Verfügung standen; aber so wie bei allem anderen im Leben gibt es auch hier inzwischen effektivere Methoden, um seine Ziele zu erreichen.

Wir betrachten es als unsere Verantwortung, unseren Klienten zu zeigen, wie sie ihre Leistung punktgenau in jenen Situationen verbessern können, in denen es wirklich darauf ankommt – ob das nun auf dem Spielfeld ist oder im Kampfeinsatz. Und das ist auch die Quintessenz dieses Buchs: Es ist uns ein echtes Anliegen, Ihnen dieses System zu vermitteln.

In der heutigen medial vernetzten Welt, in der es von YouTube-Videos und vermeintlichen Online-Experten nur so wimmelt, gibt es unzählige Übungen, die man machen oder interessehalber ausprobieren *könnte*. Man kann auf vielfältige Weise trainieren, aber es gibt nur einige wenige bewährte Methoden, mit denen man nicht nur leistungsfähiger wird, sondern auch lernt, sich effizienter zu bewegen und sein Verletzungsrisiko zu senken.

Es ist frustrierend, dass immer wieder Fitnessfachleute ihre Klienten blindlings dazu auffordern, ihren »inneren Schweinehund« zu überwinden und sich auf Situationen einzulassen, auf die sie eigentlich gänzlich unvorbereitet sind. Diese sogenannten »Experten« setzen ihre Sportler nicht nur einer erhöhten Verletzungsgefahr aus, sondern damit verbunden auch einem nach heutigem Wissensstand vermeidbaren persönlichen Scheitern. Uns ist vollkommen bewusst, dass Sie nicht nur in Ihrem beruflichen Umfeld eine wichtige Rolle spielen, sondern selbstverständlich auch in Ihrer Familie. Daher ist es unsere oberste Priorität, Sie verletzungsfrei zu halten und dafür zu sorgen, dass Sie trotzdem auf dem höchsten Niveau aktiv sein können.

Wir wollen Ihr Bewusstsein dafür schärfen, wie sich Ihr Körper von Natur aus bewegen sollte, denn möglicherweise haben Sie im Laufe der Jahre Ihren Instinkt dafür verloren. Unser Körper ist sehr gut darin, Fehlbelastungen auszugleichen, und deshalb haben Sie sich vermutlich daran gewöhnt, dass er sich – wie ein Auto mit verzogener Achse – auf eine Weise bewegt, die zwar akzeptabel, aber alles andere als ideal ist.

Leider ist es uns nicht möglich, Sie persönlich zu evaluieren. Also haben wir uns viele verschiedene Sportler und taktische Athleten einmal genauer angesehen. Auf der Grundlage ihrer auswertbaren Ergebnisse haben wir dann einen Ansatz entwickelt, mit dem es uns möglich ist, die Mehrzahl der Faktoren anzusprechen, die unserer Erfahrung nach das Verletzungspotenzial verringern und zugleich die Leistung verbessern.

Ihre Bewegungsfähigkeit muss, wie das Fahrgestell eines Rennwagens, gepflegt und regelmäßig gewartet werden, damit Sie Ihre technischen Fähigkeiten darauf aufbauen können, ganz gleich ob Sie eine Sportart betreiben oder möglichst fit für einen militärischen Einsatz sein müssen.

Wir legen großen Wert auf die Explosivität und Effizienz effektiver Bewegungsmuster. Sie bilden die Grundvoraussetzung für eine hohe Leistungsfähigkeit. Dennoch weist die große Mehrzahl der Spitzensportler, mit denen wir es täglich zu tun haben, große Defizite in diesen fundamentalen Bewegungsmustern auf, die auf übermäßig belastende oder fehlerhafte Trainingsmethoden zurückzuführen sind. Ebenfalls mitverantwortlich hierfür sind schlechte Gewohnheiten und Körperhaltungen sowie zu kurze Regenerationsphasen nach harten Trainingseinheiten. Vielleicht sind Sie sogar bereits ein High

Performer, aber dann haben Sie einen hohen Preis bezahlt, um dieses Niveau zu erreichen.

Bei allen Sportlern, die unsere Trainingszentren aufsuchen, wenden wir über ein Dutzend Movement Screens an, um sie zu bewerten. Diese Maßnahme entspricht dem Check-up, den ein Mechaniker an einem PKW vornimmt. Diese Screenings bringen in der Regel mehrere Stabilitäts- und/oder Mobilitätsprobleme ans Licht (Bewegungsumfang).

In diesem Programm zeigen wir Ihnen, wie Sie sich selbst regelmäßig evaluieren können, um Ihren Leistungsfortschritt zu überprüfen. Das Programm selbst wird das Mittel sein, das Sie immer wieder anwenden können, um körperliche Dysbalancen zu erkennen und gezielt zu bearbeiten. Sie müssen darauf achten, wie sich eine Bewegung anfühlt, wie sie im Spiegel aussieht, wie schwer das verwendete Hantelgewicht ist oder wie leicht sie sich ausführen lässt. Fällt Ihnen eine Übung auf einer Seite leichter als auf der anderen? Falls ja, sollten Sie dieses Warnsignal im Auge behalten. Über 70 Prozent aller Verletzungen bei Profi- oder Leistungssportlern und Militärangehörigen sind nicht auf direkte Gewalteinwirkungen zurückzuführen, sondern vielmehr auf diese Dysbalancen, aus denen sich im Laufe der Zeit Verletzungen entwickeln. Dabei ist nicht die Frage, *ob* ein solches Verletzungsproblem auftritt, sondern vielmehr *wann*. Und so halten Dysbalancen nicht nur viele Sportler davon ab, auf dem höchstmöglichen Niveau zu trainieren und Wettkämpfe zu bestreiten, sondern setzen auch so mancher sportlichen Laufbahn ein jähes Ende. Vielleicht machen Sie sich im Augenblick noch keine großen Gedanken darüber, solange Sie noch jung und gut in Schuss sind. Aber Höchstleistungen zu erbringen wird immer herausfordernder, je länger und härter Sie Ihren Körper beanspruchen.

In einer vergleichsweise neuen Studie der Arizona State University und der University of South Florida wurden 61 Personen als verletzungsgefährdet eingestuft, nachdem sie dem von Gray Cook entwickelten Functional Movement Screen unterzogen worden waren, der zu den renommiertesten Testmethoden der Branche zählt. Die Gruppe absolvierte dreimal in der Woche das Athletes'-Performance-Trainingssystem. Und nach drei Wochen galten 69 Prozent als nicht länger verletzungsgefährdet. Nach sechs Wochen waren es sogar 90 Prozent.

Schenken Sie diesen Dysbalancen also Beachtung und verwenden Sie die in diesem Buch vorgestellten Hilfsmittel, um selbige zu korrigieren. Üben Sie die Bewegungsabläufe so lange ein, bis Sie sie völlig verinnerlicht haben und sich das gute Gefühl einstellt, dass Sie das zugrundeliegende System völlig beherrschen.

Womöglich wird Ihnen in der Grundlagenphase immer wieder einmal auffallen, dass Sie eine Bewegung nicht ausführen können, oder es gelingt Ihnen nicht, Ihren Körper in die richtige Position zu bringen. Das ist eine unangenehme und frustrierende Erfahrung. Vielleicht wird Ihnen dann der Gedanke kommen, dass sich der ganze Aufwand doch nicht lohnt – speziell wenn Sie überdies den Spott Ihrer Kollegen über sich ergehen lassen müssen, die nicht bereit sind, sich auf neue Ansätze und Denkweisen einzulassen. Lassen Sie diese aber getrost dort zurück, wo sie es sich in den letzten fünf oder zehn Jahren gemütlich gemacht haben, während Sie selbst schon bald ein völlig neues Niveau erreichen werden.

Sie werden nicht zuletzt auch deshalb längerfristig leistungsfähig und erfolgreich bleiben, weil Sie nun in der Lage sind, sich neue Fähigkeiten anzueignen, Sie schreiten aufgeschlossen voran, um die Dinge, die Sie sich mit aller Konzentration vornehmen, bis zur Perfektion zu bringen. Das ist es, was einen High Performer ausmacht. Wenn Sie weiterhin nur die Dinge tun, die Sie mögen und die Sie beherrschen, werden Sie eindimensional bleiben und sich nicht weiterentwickeln. Es geht hier aber darum, seine Leistung zu verbessern.

In diesem Trainingsprogramm werden wir Ihnen zeigen, wie Sie die Beweglichkeit, Stabilität und Effizienz Ihrer Bewegungsmuster verbessern, während Sie gleichzeitig Ihre Kraft, Explosivität und Ausdauer steigern.

Das Ziel ist es, die Bewegungen zu optimieren, die nötig sind, damit Sie Ihre Aufgaben besser erledigen können. Dieses Programm wird Ihre Bewegungseffizienz verbessern, die Belastung auf Ihren Körper verringern und Ihre Regeneration beschleunigen.

Ganz gleich, wie Ihre Trainingsbedingungen aussehen, ob Ihnen die modernste Ausrüstung zur Verfügung steht oder nur wenige grundlegende Hilfsmittel, Sie werden trotzdem zu jeder Zeit in der Lage sein, den Großteil dieser Übungen und Konzepte anzuwenden und somit die bestmöglichen Ergebnisse zu erzielen. Dieses Buch liefert keine Ausreden, nur Ergebnisse. Und dazu müssen Sie zunächst die Prinzipien unseres Trainingssystems verstehen und über das Know-how verfügen, das Sie benötigen, um diese auch optimal anzuwenden.

ATHLETES' PERFORMANCE UND BEWEGUNG

1. Pillar Prep
2. Movement Prep
3. Plyometrie
4. Movement Skills
5. Medizinball
6. Relative Kraft
7. Energiesystem-Entwicklung

1. PILLAR PREP

Der Titel dieses Abschnitts lautet »Pillar Prep«, was man vielleicht mit »Vorbereitung der Säule« übersetzen kann. Dieses Konzept des Warm-ups umfasst Übungen, die die Schultern, den Rumpf (oder Core) und die Hüften trainieren. Alle Bewegungen kreisen um die zentrale Säule (engl. *pillar*), die Energieimpulse erzeugt und überträgt. Ist die Säule nicht ausreichend stabil und/oder mobil, führt dies zu ineffizienten Bewegungen und »Energielecks«, die wiederum eine eingeschränkte Leistung und ein höheres Verletzungsrisiko zur Folge haben.

Die Säule stellt unsere zentrale Rotationsachse dar. In herkömmlichen Workoutprogrammen dient das Warm-up oft lediglich dazu die Arme und Beine zu aktivieren. Es macht jedoch viel mehr Sinn, zuerst die Säule aufzuwärmen. Genau das ist die Aufgabe der Pillar Prep; es handelt sich hierbei um eine kurze Folge von Übungen, die die Säule aktivieren, kräftigen und eine hervorragende Körperstabilität ermöglichen, bevor man zu anspruchsvolleren Bewegungen übergeht.

Um die beste Säulenkraft zu entwickeln, müssen wir über eine perfekte Haltung verfügen und so symmetrisch wie möglich sein. Im Gegensatz zur landläufigen Annahme ist kein Athlet völlig symmetrisch. Selbst bei der Geburt ist der Körper nicht völlig symmetrisch, als Einheit stellt er aber trotzdem ein absolut ausgewogenes System dar.

Zivilisatorische Faktoren aber, wie etwa sitzende Tätigkeiten und falsches Training, verkürzen die Hüftbeuger und lassen im Körper Asymmetrien entstehen, die zu Dysfunktionen und Verletzungen führen können. Wir sollten danach streben, die nahezu perfekten Bewegungsmuster wiederzuerlangen, die wir im Krabbelalter einmal hatten. Nur wenn wir diese Säulenkraft aufbauen können, sind wir in der Lage, uns wieder effizienter und kraftvoller zu bewegen.

Die Säulenkraft ist wichtig, weil man bei jeder größeren Bewegung Muskeln strecken muss, von denen ein Ende an Ihrem Säulenbereich befestigt ist. Durch eine stabile Säule können wir also mehr Energie mobilisieren und Kraft übertragen, der Körper wird nicht nur flexibler, sondern auch schneller, explosiver und ausdauernder – und zwar mit weniger Anstrengung.

Das klingt gut, oder? Bedauerlicherweise sieht die Säule eines durchschnittlichen Sportlers wie ein Gebrauchtwagen aus, der kaum noch anspringt. Wer zu uns kommt, hat meist schon einige Kilometer auf seinem Tachometer. Und es ist nicht unwahrscheinlich, dass es Ihnen ähnlich geht.

Wir sehen häufig Sportler, deren Schultern und Nacken nach vorne gebeugt sind. Dies wird durch einen verspannten Oberkörper (Brustmuskeln, Latissimus und Trapezius) verursacht, der das sogenannte Upper-Cross-Syndrom erzeugt – ein vorgebeugtes, schlaffes Erscheinungsbild, das mit explosiven Bewegungen und einer effektiven Atmung absolut unvereinbar ist.

Die gute Nachricht ist, dass wir Ihren Tachometer zurückdrehen und Ihre Säule kräftigen können, wodurch Sie eine korrekte Körperausrichtung erlangen und obendrein Ihr Kraftpotenzial neu entdecken werden. Dabei werden Sie einen ähnlichen Entwicklungsprozess durchlaufen wie ein Kind, das sich zunächst auf den Unterarmen vorwärtsbewegt, sich dann mit den Händen aufstützt und schließlich seinen Oberkörper aufrichtet.

Die Säulenkraft bedeutet nichts anderes als die Kräftigung von Schultern, Rumpf und Hüften in allen drei Bewegungsebenen: frontal, sagittal und transversal.

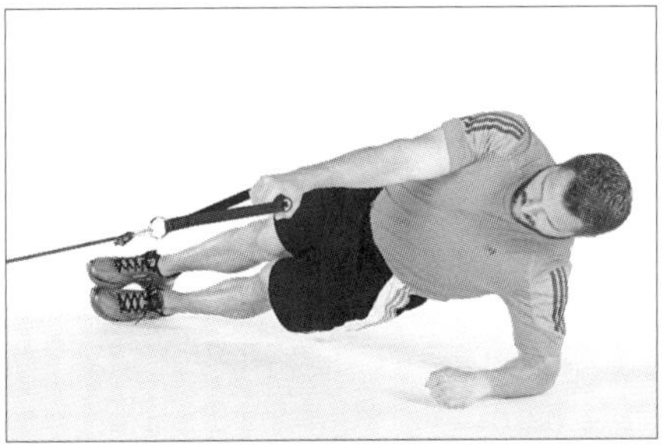

Die Frontalebene teilt den Körper in eine Vorder- und Rückseite und schafft so eine anterior-posteriore Achse. Zu den Übungen in der Frontalebene zählen der Frontstütz, das Cutting (abruptes Abbremsen), bei dem der Rumpf über den Füßen bleibt, oder seitliche Ausfallschritte.

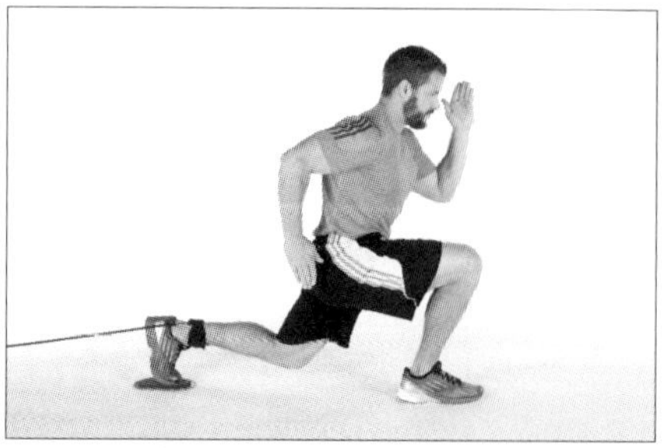

Die Sagittalebene unterteilt den Körper in eine linke und rechte Seite und ermöglicht Bewegungen um die Koronarachse. Zu den Bewegungen in der Sagittalebene gehören Flexionen und Extensionen, wie sie bei Kniebeugen, beim Kreuzheben und beim Marschieren vorkommen.

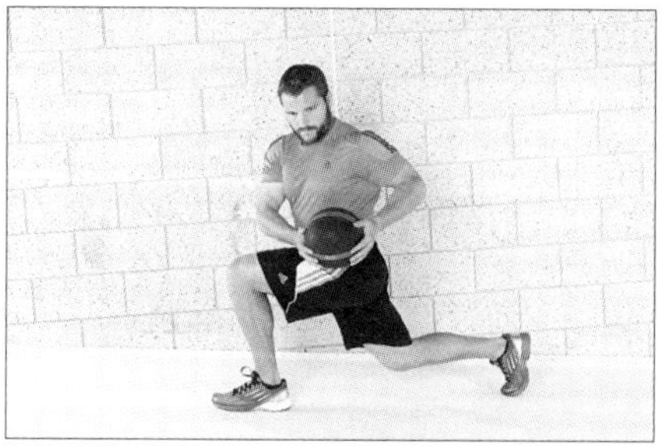

Die Transversalebene teilt den Körper in eine obere und untere Hälfte und erzeugt somit eine vertikale Achse. Zu den Bewegungen in der Transversalebene gehören die Innen- und Außenrotation der Gliedmaßen, das Werfen eines Medizinballs aus der Drehung heraus und das Schwingen eines Baseball- oder Golfschlägers.

Hüftstabilität: Der Hüftgürtel mit seinen vielen Muskeln ist die Kontrolleinheit, die den gesamten Unterkörper steuert. Über den Oberschenkel beispielsweise, der mit dem Knie zusammenspielt, wird von hier aus sogar die Fußposition beeinflusst. Weil sich die Hüfte in der Körpermitte befindet, muss man den Muskeln in diesem Bereich besondere Aufmerksamkeit zukommen lassen, denn sie leisten einen entscheidenden Beitrag dazu, viele weitere Bewegungen sowohl im Unter- als auch im Oberkörper mit zu koordinieren.

Die Hüftregion besteht aus über vierzig Muskeln, die sich im und um das Becken herum befinden, 40 Prozent davon bewirken eine Innen- oder Außenrotation, die für einen Großteil der Beweglichkeit und Explosivität des Unterkörpers verantwortlich sind. Leider werden die Hüften oft vernachlässigt, wenn es darum geht, das Verletzungspotenzial zu verringern und die athletische Leistungsfähigkeit zu verbessern. Und auch die meisten Rücken- und Hüftschmerzen entstehen durch blockierte oder instabile Hüften. Ist ein Hüftgelenk blockiert, dann ist das in etwa so, als wäre der entsprechende Oberschenkelknochen mit dem Becken vernietet – oder als wäre Ihre Hüfte dauerhaft eingegipst.

Dieses Programm beginnt mit der Pillar Prep und hilft Ihnen, Ihren Femur besser zu kontrollieren, indem Sie sich weniger auf die Knie konzentrieren, sondern mehr auf die Hüfte. Wir werden uns noch ausführlich mit den Bewegungsmustern beschäftigen, die die Hüftregion fordern.

Rumpf-(Core-)Stabilität: Rumpfstabilität ist viel mehr als eine definierte Körpermitte oder ein Waschbrettbauch. Der Core besteht aus den Muskeln des Rumpfs. Er stellt die entscheidende Verbindung zwischen Hüft- und Schulterstabilität dar und schließt Knochen-, Gelenk- und Muskelgruppen ein wie den M. rectus abdominis (gerade Bauchmuskeln), M. transversus

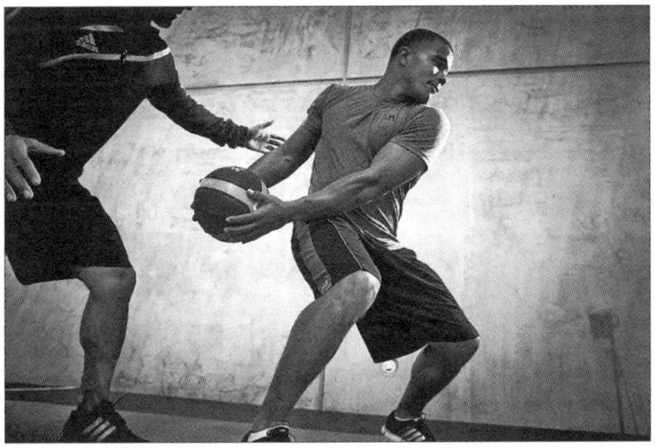

abdominis (querverlaufenden Bauchmuskeln), die inneren und äußeren schrägen Bauchmuskeln, den Beckenboden, M. psoas (Lendenmuskel), das Zwerchfell, die Wirbelsäulenstrecker, den M. latissimus dorsi (breiten Rückenmuskel) und die vielen kleinen stabilisierenden Muskeln zwischen den Wirbelkörpern, die als Mm. multifidi bezeichnet werden.

Die Multifidi sind die kleinen Muskeln, die bei einer Rückenverletzung oft eingeklemmt und anschließend nicht wieder reaktiviert werden, was langfristig zu Problemen führt. Diese Muskeln springen nicht wieder von selbst an; man muss ihnen helfen, indem man seine Rumpfmuskeln durch ein entsprechendes Training stark und stabil macht, und zwar mithilfe der richtigen Rekrutierungsmuster, die es ihnen ermöglichen, mit den Schultern und Hüften zusammenzuarbeiten.

Um aus den Übungen in diesem Programm das Optimum für sich herauszuholen, müssen Sie den Rumpf aktiv halten und korrekt ausrichten, und zwar nicht nur während des Trainings, sondern den ganzen Tag hindurch. Ihr Bauch sollte stets flach sein, stellen Sie sich vor, Sie würden ihn gegen die Hüftknochen drücken. Halten Sie ihn außerdem leicht gespannt, so wie wenn Sie Ihren Gürtel öffnen. Das ist nicht gleichzusetzen mit dem klassischen Baucheinziehen mit Luftanhalten. Die Bauchmuskeln sind fest, aber atmen Sie weiter.

Durch das Beherrschen der Atemmuster (mehr dazu später) und der Pillar Prep stellen Sie sicher, dass Ihr Rumpf von innen und außen gestützt wird, damit Sie sich effizient bewegen und einen langfristigen körperlichen Abbau verhindern können. Dafür ist es wichtig, dass Sie diese Grundlagen verinnerlichen und sie zur Selbstverständlichkeit werden.

Schulterstabilität: Es scheint naheliegend, dass die Hände und Arme den Großteil der Arbeit für den Oberkörper erledigen, in Wirklichkeit aber sind es die Schultern, die einen Großteil der alltäglichen Belastungen auf sich nehmen.

Die meisten von uns merken gar nicht, dass uns vom vielen Reisen, Autofahren und Rucksacktragen die Schultern nach vorne sinken. Viele denken, dass nur Senioren dieses Problem haben, aber das ist nicht der Fall. Wenn Sie nichts dagegen unternehmen, garantiere ich Ihnen, dass sich Rotatorenmanschette, Rücken oder Nacken bald melden und Ihre Leistungsfähigkeit beeinträchtigen werden.

Wir ziehen die Schultern meistens unbewusst und automatisch nach vorne, vor allem wenn wir lange sitzen oder einen Rucksack tragen. Aber Sie sollten genau das Gegenteil tun: Heben Sie das Brustbein an und ziehen Sie die Schulterblätter nach hinten-unten, um eine korrekte Haltung einzunehmen. Machen Sie sich lang, als ob ein Angelhaken unter Ihrem Brustbein angebracht wäre, der Sie nach oben zieht.

Die meisten Sportler plagen Schulterschmerzen, vor allem an der Vorderseite, wo der Bizeps an der Schulter ansetzt. Das zugrundeliegende Problem ist allerdings eine unbewegliche Brustwirbelsäule und eine mangelhafte Ausrichtung von Brustkorb und Becken, was dysfunktionale Bewegungsmuster im gesamten Torso zur Folge hat. Die Funktionalität der Brustwirbelsäule bildet daher die Grundlage für eine dauerhaft gesunde Schulter.

Viele Athleten mühen sich vergeblich damit ab, ihre Schulterprobleme zu beheben, obwohl sie eigentlich an ihrer Brustwirbelsäule arbeiten sollten, die aufgrund einer schlechten Körperhaltung fehlerhaft ausgerichtet ist. Das ist vor allem bei Jugendlichen und Soldaten der Fall, die über viele Kilometer hinweg Rucksäcke und/oder Helme tragen müssen.

Bei vielen Übungen in diesem Programm werden wir Sie dazu anhalten, Ihre Schultern nach hinten-unten zu ziehen, aber es ist wichtig, diese Haltung auch in ihren Alltag zu integrieren. Um nachhaltige Veränderungen zu bewirken, müssen Sie die Innenrotatoren (Brust und Latissimus) lang machen und die Außenrotatoren (Muskeln des oberen Rückens, Rotatorenmanschette sowie der Rest der Schultern) kräftigen.

Die Hüft-, Rumpf- (oder Core-) und Schulterstabilität verleiht uns Säulenkraft, eine zentrale Achse, die wir für alle möglichen dynamischen Bewegungen nutzen. Herkömmliche Trainingsprogramme betrachten das Warm-up oft nur als Aktivierung der Muskulatur der Gliedmaßen. Aber da jede Bewegung von der Säule ausgeht, ist es sinnvoll, diese zuerst aufzuwärmen. Die Aktivierung von Schultern, Rumpf und Hüften ist der Sinn der Pillar Prep.

Zusammenfassung: Die Pillar Prep besteht aus einer kurzen Bewegungsfolge, die die Säule kräftigt und aktiviert und dadurch dem Körper eine hervorragende Stabilität und Effizienz verleiht, bevor man zu anderen, komplexeren Bewegungsmustern übergeht, die sich auf die Säule als Fundament verlassen. Indem wir zunächst Schultern, Rumpf und Hüften aktivieren, sind wir wesentlich besser darauf vorbereitet, die nachfolgenden Phasen unseres Trainings zu durchlaufen. Pillar Prep bildet die physiologische und psychologische Grundlage dafür, um bei jeder Bewegung des Workouts die Säulenkraft einzubeziehen, da jede Übung oder jedes Bewegungsmuster diese erfordert. Pillar Prep gibt uns außerdem die Gelegenheit, uns körperlich und geistig auf die bevorstehenden Aufgaben einzustimmen, bevor wir uns den anderen Teilen des Trainingsprogramms widmen.

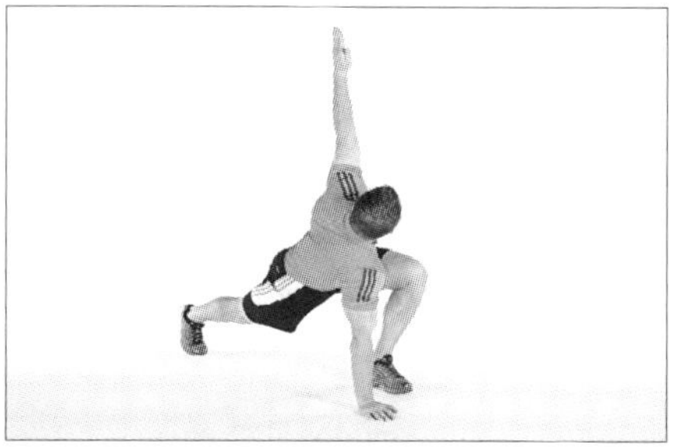

2. MOVEMENT PREP

Die Movement Preparation hat das Fitnesstraining grundlegend verändert und weltweit dafür gesorgt, dass Sportler nicht nur ihre Leistungen verbessern konnten, sondern auch Verletzungen zunehmend vermieden wurden. Die Movement Prep, die ich schon seit zwanzig Jahren bei Profisportlern anwende, ist eine Folge aktiver Aufwärmübungen, die die Körperkerntemperatur erhöhen; sie verlängern, kräftigen, stabilisieren und gleichen Muskeln aus; außerdem bereiten sie die Sportler – wie der Name vermuten lässt – auf die bevorstehenden Bewegungen vor.

Normalerweise wärmt man sich auf, indem man sich statisch dehnt und beispielsweise auf einem Ergometer fährt. Wir wollen diese Zeit effizienter nutzen, indem wir uns gezielt auf die Bewegungen vorbereiten, die wir nachfolgend ausführen werden. (Statisches Dehnen ist vor dem Workout zwar suboptimal, *nach* dem Workout aber eine gute Möglichkeit, um seine Flexibilität zu verbessern.)

Das Ziel ist es, die langfristige Mobilität und Flexibilität der Muskeln zu erhöhen. Statt sie zu dehnen und wieder in ihre ursprüngliche Position zurückzubringen – wie das beim statischen Dehnen der Fall ist – bringen Sie dem Körper vielmehr bei, sich den neuen Bewegungsumfang einzuprägen. Das geschieht, indem man den Muskel bewusst streckt, was effektiver ist als eine herkömmliche Dehnung. Der Unterschied ist: Man verlängert die Muskeln nicht passiv, sondern aktiv und kräftigt sie dann sofort, indem man sie in diesem neuen Bewegungsradius kontrahiert. Anders als bei herkömmlichen Dehnübungen geben Sie Ihren Muskeln dadurch zu verstehen, in welchem Umfang die nachfolgende Bewegung auszuführen ist.

Diese Philosophie ist vor allem für taktische Athleten wichtig. Wenn Sie Stunden damit zubringen, in einem Flugzeug oder Transporter zu sitzen, und plötzlich aufspringen und körperlich und geistig einsatzfähig sein müssen, schützt Sie diese Bewegungsqualität vor den Risiken, die ein solch gefährliches Umfeld in der Regel birgt.

Die Movement Prep ist außerdem ein wirksames Mittel der Selbstevaluation. Wenn Sie die Bewegungsmuster erlernen, sollten Sie auf Ihre Haltung und Säulenkraft achten. Ebenso auch auf Dysbalancen zwischen der linken und rechten Körperhälfte, sowie der Vorder- und Rückseite. Je intensiver Sie sich mit diesem Programm auseinandersetzen, umso mehr wird die Movement Prep ein tägliches Diagnosemittel, das Ihnen zeigt, wozu Ihr Körper fähig ist, und dient somit auch gegebenenfalls dazu, Schwachstellen zu entdecken, die Sie beheben müssen.

Die meisten Menschen übersehen, dass *jeder* Augenblick, auch die Aufwärmphase, eine Gelegenheit bietet, in sich hineinzuhören und herauszufinden, wo Schmerzen, Instabilitäten, mangelnde Mobilität und Asymmetrien vorliegen. Die Übungsfolge der Movement Prep beinhaltet eine Reihe fundamentaler Bewegungsmuster, die jeder von uns beherrschen muss, allen voran jedoch Leistungssportler.

Die Movement Prep hilft Ihnen also dabei, das Warm-up optimal zu nutzen, das Sie bis vor Kurzem als sanften Einstieg ins Training betrachtet haben. Die Movement Prep wirkt vielleicht wie eine Mischung aus Pilates und Yoga, die auf eine harmonische Weise miteinander kombiniert werden. Das stimmt auch, aber es aktiviert zudem all die kleinen stabilisierenden Muskeln in Ihrem Körper, die dazu beitragen, das Gleichgewicht zu halten und sich dynamisch bewegen zu können. Sie werden alle Bewegungsmuster, die Sie sich als Kleinkind angeeignet haben, noch einmal neu erlernen und zusätzlich optimieren. Das liegt daran, dass die Movement Prep auf der »Software« beruht, die tief in Ihre genetische Matrix einprogrammiert ist.

Zusammenfassung: Die Movement Prep, mit der wir seit zwei Jahrzehnten Topathleten trainieren, ist eine aktive Folge von Aufwärmübungen, die die Körpertemperatur erhöht, das Nervensystem aktiviert, die Muskeln verlängert, kräftigt, stabilisiert und ausgleicht und Sie auf die anspruchsvolleren Bewegungen einstimmt, die in Ihrer Trainingseinheit noch anstehen. Die Movement Prep wird die Mobilität, Koordination und Gelenkstabilität, die Sie in Ihrer Jugend hatten, wiederherstellen und Ihre Kraft, Balance und Koordination steigern. Oder mit anderen Worten: Sie wird die Fähigkeit Ihres Körpers verbessern, Informationen zu verarbeiten und effizienter in Taten umzusetzen.

Zu Beginn wird die Movement Prep Sie vermutlich vor eine Herausforderung stellen. Selbst Weltklassesportler tun sich anfangs schwer damit. Doch sie alle besitzen – ebenso wie Sie jetzt – die nötige Entschlossenheit und somit auch die Überzeugung, dass sich dieser Zustand bald bessert.

3. PLYOMETRIE

Plyometrisches Training besteht aus Bewegungen, die eine Mischung aus Kraft und Geschwindigkeit erfordern. Diese dynamischen Übungen – auf und ab, links und rechts, vorwärts und rückwärts – aktivieren das Zentralnervensystem und regen die schnell kontrahierenden Muskelfasern an, möglichst zügig und effizient zu arbeiten. Zu diesen Bewegungen zählen Sprünge in allen Varianten, Bewegungsebenen, Tempi und Belastungsstufen – beispielsweise beidbeinige Sprünge, Wechselsprünge und einbeinige (Wechsel-)Sprünge.

Plyometrische Bewegungen nutzen den Dehnungs-Verkürzungs-Zyklus (DVZ), womit eine rapide Muskelverlängerung bezeichnet wird, auf die eine rapide Muskelkürzung folgt. Stellen Sie sich vor, Sie legen Ihre linke Hand auf der Tischplatte ab. Wenn Sie mit der Rechten einen der ruhenden Finger heben und loslassen, fällt er umgehend mit einem Schnalzen auf die Tischplatte zurück. Der DVZ nutzt diesen Dehnreflex und die gespeicherte elastische Energie, um kraftvollere Bewegungen zu erzeugen.

Stellen Sie sich weiterhin vor, Ihr Körper ist ein Springstock, mit dem man Energie dynamisch speichern und freisetzen kann. Plyometrisches Training verbessert die Fähigkeit, Bewegungen zu koordinieren, vor allem Richtungswechsel. Indem man elastische Energie speichert und freisetzt, erzeugt man wesentlich mehr Tempo und Kraft, während man gleichzeitig den Energieverbrauch senkt und die Ausdauer verbessert.

Jede Bewegung hat eine elastische Komponente. Ihr Körper, vor allem Ihr Faszien- und Muskelsystem, verfügt über ausgeprägte elastische Eigenschaften. Man könnte also sagen, dass Ihr Körper ein Komplex von Gummibändern ist, die über verschiedene Körperebenen und Eckpunkte gespannt sind und im biomechanisch richtigen Winkel über Gelenke verlaufen.

Um ein Gummiband zu dehnen, muss man ein Ende fixieren, beispielsweise indem man es über den Daumen schlingt, und das andere Ende zurückziehen – dann könnte man es quer durch den Raum schießen. In unserem Programm konzentrieren wir uns auf die Stabilität und die Kraft, die sie uns verleiht. Die Stabilität ist gewissermaßen der Ankerpunkt für Ihre Muskeln und Faszien, der es Ihnen überhaupt erst möglich macht, die Gummibänder zu dehnen und dadurch eine Menge Energie freizusetzen.

Wenn der Körper anfängt sich zu bewegen und dabei einen bestimmten Muskel kontrahiert, dehnt er dabei gleichzeitig dessen Gegenspieler/Antagonisten, wodurch dieser seinerseits eine bestimmte Menge potenzieller Energie speichert – und diese Kraft dann schließlich ebenfalls in die gewünschte Richtung freisetzt. Elastizität erfordert keine großen Muskeln. Es geht um den Tonus oder die Spannung Ihrer Muskel- und Faszienschlingen, die von ihrem Ausgangspunkt weggezogen werden. Elastizität dehnt sie, was ihnen ein Zurückschnalzen ermöglicht. Das Tempo bzw. Ausmaß der Dehnung und die Energie des Schnalzens hängen davon ab, wie schnell Sie die Kraft aufbringen und wieder loslassen können.

Das Schöne an Elastizität ist, dass sie Ihnen nicht nur dabei hilft, höher zu springen oder schneller zu laufen. Sie ermöglicht Ihnen vielmehr, sich effizienter zu bewegen. Unser Trainingsprogramm zielt darauf ab, den Kontraktionsmechanismus der Muskeln zu komprimieren, wodurch Sie Energie schneller speichern und freisetzen können, wodurch wiederum die Bewegung explosiver wird.

Merke: Je dynamischer die Übung, desto wichtiger die Elastizität. Je langsamer die Bewegung, desto größer der Schwerpunkt auf Stabilität und Kraft.

Plyometrisches Training verbessert die Schnellkraft, aber es sorgt auch für einen der besten Schutzmechanismen, über die man als Sportler verfügen kann. Elastizität hilft dabei, den raschen Abfolgen von schwerer Belastung und starker Verlängerung des Muskelgewebes standzuhalten, die bei jeder Kraftanstrengung und jedem Spielzug eintreten können. Wenn Sie beobachten, wie Sportler einen Ball im Sprung fangen oder einen Ball im Korb versenken, wieder auf dem Boden landen und dabei locker in den Knien federn, und zwar ohne sich zu verletzen, dann ist das auf die elastischen Qualitäten ihrer Muskulatur zurückzuführen – auf die Fähigkeit des Körpers, das Ausmaß der auftretenden Dehnung zu erspüren, die Energie zu speichern und den Muskel dann wieder auf die Ausgangsspannung zurückzubringen. Wenn Sie das nächste Mal einen Football- oder Eishockeyspieler sehen, der zu Fall gebracht wird, versuchen Sie zu beobachten, wie sein Körper die Kraft absorbiert, die von außen auf ihn einwirkt. Auch das geht nur mit der nötigen Elastizität. Sie verleiht dem Sportler gewissermaßen einen Satz Bremsen und Verlangsamungsmechanismen, mit denen er diesen hohen und rapiden Dehnbelastungen standhalten kann, damit es zu keinen Verletzungen kommt.

Ihre Gelenke geben zwar die Struktur des Körpers vor, aber es sind die elastischen Eigenschaften Ihres Muskel- bzw. Fasziensystems, die alles miteinander verbunden halten.

Die Bewegungen bzw. Übungen im Bereich Elastizität lassen sich in folgende vier Kategorien unterteilen: sehr schnelle, schnelle, langsame und sehr langsame Reaktionsfähigkeit.

Um blitzschnelle Reaktionen zu trainieren, muss man kurze, schnelle Bewegungen einüben, die die Gewebetoleranz verbessern. Es handelt sich dabei um Aktivitäten in sehr hohem Tempo bei vergleichsweise geringer Krafteinwirkung, die darauf ausgerichtet sind,

Ihre Bodenreaktionskraft und Flinkheit zu verbessern.

Übungen, die eine schnelle Reaktionsfähigkeit schulen, umfassen Bewegungen mit hoher Krafteinwirkung und geringerer Frequenz, beispielsweise einbeinige Kastensprünge, Sprünge mit Beinanziehen und Sprünge über Hindernisse. Hierbei berühren Sie den Boden nur kurz und stoßen sich sofort wieder ab, wodurch sich die Elastizität Ihrer Muskulatur verbessert. Bei diesen Übungen ist die Krafteinwirkung am größten und der Bewegungsumfang am kleinsten, weshalb sie als fortgeschrittene plyometrische Übungen gelten.

Sofern Tempo nicht die oberste Priorität hat und eine langsamere Reaktion ausreicht, kommen Bewegungen mit moderater Krafteinwirkung und einem größeren Bewegungsumfang zum Einsatz, die zuvorderst Stabilität und Kraft fördern, während sie gleichzeitig die Grundlage für explosivere Bewegungen bilden. Ihre Füße bleiben länger auf dem Boden, Sie erzeugen aber mit jeder Wiederholung mehr Kraft.

Übungen, die lediglich eine sehr langsame Reaktionsfähigkeit erfordern, zeichnen sich durch einen größeren Bewegungsumfang aus und können mit einem hohen Maß an Krafteinwirkung verbunden sein. Hierzu zählen Strecksprünge mit einem Gummiband oder Spreizsprünge mit einem elastischen Seil oder einer Gewichtsweste. An diesem Punkt beginnen wir zugleich, uns an das Krafttraining heranzutasten und beladen uns schon einmal mit zusätzlichen Gewichten.

Der Schlüssel zu einem effizienten und erfolgreichen Plyometrietraining ist es, bei jeder Wiederholung maximal angespannt zu sein und die größtmögliche Kraft aufzubringen. Mit der Zeit wird dies für Ihren Körper zu einem Automatismus und Sie müssen nicht mehr bewusst darauf achten. Dies wird Ihnen im Wettkampf von Vorteil sein.

Zusammenfassung: Durch Plyometrie verbessern wir die Elastizität des Körpers und damit seine Fähigkeit, Kraft zu erzeugen und abzudämpfen. Dadurch wird er elastischer und federnder. Elastizität verringert das Verletzungsrisiko und ermöglicht es Ihnen, in kürzerer Zeit mehr (oder falls nötig auch weniger) Kraft zu erzeugen. Plyometrie ist eine perfekte Mischung aus Stabilität, Mobilität, Kraft, Schnellkraft und dynamischer Balance.

4. MOVEMENT SKILLS

Eine der Schlüsselphilosophien, die wir seit unserer Gründung 1999 an unseren Trainingszentren vermitteln, ist das Konzept der Movement Skills. Allerdings haben wir uns mit dieser Thematik noch in keinem unserer vorangegangenen Bücher ausführlicher beschäftigt.

Aber natürlich kreist bei uns alles um das Thema Bewegung, und unser gesamtes Programm beruht auf der Wichtigkeit der Säulenkraft, die dafür sorgt, dass der gesamte Körper stabil, mobil und elastisch ist, so dass wir ideale Bewegungen ausführen können und möglichst leistungsfähig sind.

Bewegungsmuster sind Fähigkeiten, die wir als Kleinkinder erworben haben. Erinnern Sie sich an das Kind, über das wir weiter oben gesprochen haben, das erst lernt, sich auf den Unterarmen krabbelnd fortzubewegen, sich dann im Laufe der Zeit mit den Händen abstützt und sich schließlich aufrichtet? Das sind Fähigkeiten, *skills*. Jeder Athlet verfügt über ein spezielles Repertoire an Movement Skills, die er in seinem Beruf oder seiner Sportart beherrschen muss, damit er sich möglichst effizient und energiesparend bewegen kann.

In diesem Teil des Programms konzentrieren wir uns auf zwei Formen von Bewegung: lineare und multidirektionale.

Das Training linearer Movement Skills bezieht sich auf die Entwicklung der Technik und Kraft, die erforderlich ist, um den Körper in einer bestimmten Richtung vorwärtszubewegen. Eine lineare Bewegung lässt sich in Start, Beschleunigung, Übergang und absolute Geschwindigkeit untergliedern. Beschleunigung bezieht sich in diesem Zusammenhang auf den Aufbau von Geschwindigkeit aus dem Ruhezustand und die Veränderung der Kraftrichtung – beispielsweise von null auf zehn Meter. Mit absoluter Geschwindigkeit meinen wir die Fähigkeit, über eine bestimmte Entfernung hinweg eine konstant hohe Geschwindigkeit aufrechtzuerhalten. Stellen Sie sich vor, Sie fahren einen Rennwagen und wollen beschleunigen. Sie wissen, dass der Motor ausgeht oder Sie die Straße entlang ruckeln werden, wenn Sie versuchen, vom ersten in den fünften Gang zu schalten. Der Körper reagiert nicht anders, wenn Sie auf eine ineffiziente Weise versuchen, Tempo zu erzeugen – man erschöpft sich nur unnötig und fügt sich dauerhaft Verschleißschäden zu. Je nach Sportart müssen Sie also ganz spezifische Movement Skills trainieren, um schneller, stärker und ausdauernder als Ihre Gegner zu werden.

Movement Skills stellen Ihre Fähigkeit dar, zum richtigen Zeitpunkt die größtmögliche Geschwindigkeit aufbringen zu können. Das ist nur möglich, wenn Sie Ihre Kraft in einem optimalen Winkel in den Boden oder eine andere Richtung leiten. Auf Anhieb könnte man annehmen, die Movement Skills seien lediglich eine Form von Schnelligkeitstraining, und das sind sie gewissermaßen auch. Aber wir bezeichnen diesen Abschnitt nicht als »Movement Skills«, weil das so gut klingt; wir möchten damit vielmehr auf den Umstand hinweisen, dass Schnelligkeit und Krafteffizienz erworbene Fähigkeiten sind, die man als routinierter Sportler bei Bedarf punktgenau abrufen können sollte.

Bei den Movement Skills richten wir unsere Aufmerksamkeit auf die verschiedenen Winkel, die Ihnen helfen, Kraft zu erzeugen – zwischen Fuß und Schienbein, Schienbein und Oberschenkel, Oberschenkel und Rumpf, und das alles in Relation zum Boden. Wir beschleunigen, bremsen ab, speichern Energie (holen damit Schwung) und beschleunigen aufs Neue. Die Übungen in diesem Abschnitt zeichnen sich dadurch aus, dass sie Ihre Mobilität, Stabilität, Geschwindigkeit und Kraft bündeln und verbessern und so Ihre Movement Skills auf ein höheres Niveau bringen. Sie werden sehen: Unser Programm macht Sie schneller und kraftvoller – und zwar über einen längeren Zeitraum hinweg.

Die meisten Sportler, die unsere Zentren aufsuchen, sind der Überzeugung, sie verfügten bereits über ganz gute Movement Skills. Manche glauben auch, dass sie alleine dadurch schneller werden, indem sie ihre Stabilität und Flexibilität verbessern. Dass sich mehr Krafttraining, die richtigen Supplemente und schnelle Intervall-Workouts schon ausreichend positiv auf ihre Schnelligkeit auswirken werden.

Das ist natürlich auch der Fall, und alle diese Elemente sind ja auch Bestandteile dieses Systems. Aber wenn man sich nicht zuerst mit den Movement Skills befasst, wird man Schwierigkeiten damit haben, die Resultate, die man sich in den anderen Bereichen mühsam erarbeitet hat, effizient umzusetzen.

Nehmen wir zum Beispiel die absolute Geschwindigkeit. Dabei handelt es sich um eine erworbene Movement Skill, nicht um eine angeborene Fähigkeit. Wir sind stolz darauf, praktisch jeden Athleten schneller machen zu können, ganz gleich wie schwer oder alt er ist. Wenn man immer wieder übt, den Fuß korrekt auf dem Boden aufzusetzen, den Oberkörper aufrecht zu halten und dabei das Becken kraftvoll vorwärtszuschieben, kann man sein absolutes Tempo deutlich erhöhen. Wir erreichen das durch Movement Drills, die den Bewegungsablauf des Sprintens in seine Einzelteile zerlegen.

Unsere Movement Skills öffnen Sportlern nach und nach die Augen, und irgendwann verstehen sie, in welchem Zusammenhang die Bewegungen zu ihrer Sportart stehen. Es ist wie im Film *Karate Kid*, als Daniel erkennt, dass all die Stunden, die er damit verbracht hat, Mr. Miyagis Zäune zu streichen und Autos zu polieren, zum Ziel hatten, die Bewegungsabläufe zu perfektionieren, die nötig waren, um seine Karatekünste zu verbessern. Leider konnten wir unsere Sportler noch nicht dazu bringen, unsere Zentren dermaßen auf Vordermann zu bringen, aber sie geben auf jeden Fall ein professionelles Bild ab, wenn sie die Bewegungen ausführen, die sie bei uns gelernt haben.

Und so begreifen unsere Sportler erst nach und nach, was wir mit Begriffen wie *Stabilität, Mobilität, Elastizität, relative Kraft* und *Ausdauer* wirklich meinen. Erst in der praktischen Anwendung macht plötzlich alles Sinn, egal, ob es sich hierbei um eine Sportart oder einen beruflichen Einsatz handelt.

Die Welt der Movement Skills ist groß und würde den Rahmen dieses Buchs sprengen, aber wir laden Sie herzlich dazu ein, sich auf www.coreperformance.com näher mit der Thematik auseinanderzusetzen. Unser Ziel hier ist es, Ihnen effektive Movement Skills zu zeigen, für die man nicht viel Platz benötigt und die sich unmittelbar auf Ihre Leistung auf dem Spielfeld auswirken.

Ganz gleich, was für eine Form von körperlicher Aktivität Sie auch praktizieren: Sie werden auf jeden Fall davon profitieren, wenn Sie wissen, wie Sie Ihre Kraft besser nutzen und aus vollem Lauf schneller bzw. flexibler abstoppen, um beispielsweise einem gegnerischen Verteidiger den Weg abzuschneiden oder einem flinken Kontrahenten auf den Fersen zu bleiben. Dasselbe gilt auch für Soldaten, die etwa in feindlichen Gebieten Straßen im schnellstmöglichen Tempo und bei geduckter Haltung überqueren müssen, während sie dabei trotzdem in der Lage sind, präzise Schüsse abzugeben.

Movement Skills sind mit den einzelnen Steinen einer Mauer vergleichbar. Denken Sie nur einmal an den 40-Yard-Sprint, der durch das NFL Combine bekannt geworden ist. Wir haben Hunderte von NFL-Anwärtern trainiert und dabei die einzelnen Sprintphasen – Stand, Start, Beschleunigung und Übergang – immer weiter perfektioniert und genau aufeinander abgestimmt, um ihre absolute Geschwindigkeit zu verbessern, die zu den wichtigsten Movement Skills zählt. Wie effizient wir die einzelnen Fähigkeiten miteinander verbinden und von einer Phase zur nächsten übergehen, bestimmt nicht nur den Erfolg unserer Sportler, sondern auch unseren.

Wir nehmen diese Movement Skills und führen sie zusammen, um sportspezifische Aufgaben zu erfüllen. Stellen Sie sich den Lauf eines Wide Receivers vor, und welche Movement Skills er dabei benötigt. Er muss aus dem »Two-Point Stance« heraus starten (d. h. er steht halb aufrecht mit beiden Füßen auf dem Boden), beschleunigen, abrupt abbremsen, vielleicht sogar zum Stehen kommen, erneut beschleunigen, den Ball fangen und langsam auslaufen, bevor er die Seitenlinie erreicht. Das ist eine Bewegungsabfolge, die im American Football ganz typisch ist – ein sogenanntes 15-Yard-Out-Muster –, aber die hierbei erforderlichen Movement Skills lassen sich ebenso gut auch auf alle anderen sportlichen Herausforderungen anwenden, denen Sie sich stellen.

Die große Kunst ist es, die Movement Skills abrufen zu können, sobald sie gefragt sind. Es bringt nicht viel, die einzelnen Bestandteile eines bestimmten Bewegungsablaufs zu üben, wenn wir die ihm zugrundeliegenden Muster nicht beherrschen. Hat ein Sportler zum Beispiel chronische Probleme mit der Mobilität seines Sprunggelenks und schafft es daher nicht, den Unterschenkel und das Knie oberhalb des Fußes frei zu bewegen, wird er zu bestimmten Bewegungen schlicht nicht mehr in der Lage sein. Falls er das Sprunggelenk maximal im rechten Winkel beugen kann, wird er seinen Körper nie in die richtige Position für einen Sprint oder einen abrupten Stopp bringen können, und auch die Elastizität der Unterschenkelmuskulatur wird entsprechend eingeschränkt.

Mit einem Sprunggelenk, das zu keiner Plantarflexion fähig ist, kann der Sportler nicht punktgenau anhalten oder beschleunigen. Stattdessen wird mit anderen Bereichen dieses Defizit zu kompensieren versucht, was für die beanspruchten Muskeln und Gelenke eine enorme Belastung darstellt. Es ist ein Teufelskreis, den wir jedoch im Keim ersticken können. Indem wir die Pillar Prep und Movement Prep ausführen, erschaffen wir eine Grundlage, die uns die Ausübung der weiterführenden Movement Skills gestattet.

WENIGER IST MEHR

Minimalschuhe sind in den letzten Jahren immer beliebter geworden. Sie können eine gute leistungsverbessernde Strategie darstellen, solange man sie richtig anwendet.
Die meisten Sinnesrezeptoren befinden sich am Fuß. Von den 206 Knochen im Körper befinden sich ganze 25 Prozent in den Füßen. Der menschliche Fuß besteht aus 28 Knochen, 33 Gelenken, 107 Bändern und 19 Sehnen. Es ist also durchaus hilfreich, mit den Füßen möglichst nah am Boden zu sein. Dadurch kann man seine Gewebequalität und Beinkraft verbessern, während man gleichzeitig eine Auszeit von herkömmlichem Schuhwerk nimmt.

Fangen Sie langsam an. Wenn Sie sonst mit einem herkömmlichen Stabilitätsschuh trainieren, sollten Sie zuerst auf einen Neutralschuh wechseln, bevor Sie zu »Barfuß«-Schuhen übergehen. Nehmen Sie sich mehrere Wochen Zeit, damit sich Ihre Bewegungsmuster anpassen können.

Beginnen Sie den Morgen damit, den linken und rechten Fuß jeweils dreißig Sekunden lang auf einem Baseball, Tennis- oder Golfball zu rollen. Das Balancieren auf einem Fuß aktiviert die Hüftmuskeln, die eine stabilisierende Funktion haben, während der sanfte Druck auf das Fußgewölbe die Plantarfaszie entspannt und verschiedene Triggerpunkte aktiviert. Barfußlaufen verstärkt auch die Bedeutung des großen Zehs.

Sie legen also Ihre Schuhe zur Abwechslung einmal ab und sind gezwungen, sich über diesen großen Zeh abzurollen, was die meisten von uns nicht mehr gewöhnt sind. Der große Zeh löst die gesamte kinetische Kette aus. Wenn unsere Klienten gehen, weisen wir sie dazu an, die Füße gerade nach vorne zu zeigen und sich über die großen Zehen abzurollen.

Viele, die sich gerade erst Barfußschuhe mit separaten Zehenfächern zugelegt haben, klagen darüber, dass es ihnen schwerfällt, die Zehen abzuspreizen, um schnell in die Schuhe zu schlüpfen. Dafür kann der Schuh nichts, sondern nur der Träger. Man sollte in der Lage sein, die Zehen zu spreizen und sie in den Schuh gleiten zu lassen. Wie schnell man diese Schuhe anziehen kann, zeigt lediglich das Maß an Geschicklichkeit und motorischer Kontrolle, über die man aktuell verfügt.

Betrachten Sie das als Fitness für die Zehen. Wir sollten in der Lage sein, unsere Zehen genauso leicht abzuspreizen wie unsere Finger. Doch das jahrelange Tragen von Schuhen hat unsere Füße unbeweglich gemacht. Die Lösung? Ziehen Sie Schuhe und Socken öfter einmal aus und üben Sie, Ihre Zehen weit auseinanderzubringen.

Läuft man mit Minimalschuhen, setzen die Füße automatisch senkrechter unterhalb des Beckens auf, was dazu führt, dass Energie effizienter durch den Körper übertragen wird. Die Schrittlänge wird kürzer und kompakter. Die Füße ihrerseits reagieren auf natürliche Weise, indem sie sich kräftigen und das Fußgewölbe wieder heben.

Das Fußgewölbe ist so etwas wie eine Sprungfeder. Ein gutes Gewölbe biegt sich durch, wenn der Fuß den Boden berührt, und schnellt beim Anheben wieder zurück. Das ist das Ziel des Gewölbes – Energie zu speichern und freizusetzen. Es biegt sich durch und schnellt wieder in die Ausgangsform zurück. In normalen Schuhen verlieren wir allerdings einen Großteil dieser Dynamik.

Es ist zwar normal, Muskelkater zu haben, wenn man anfängt, Minimalschuhe zu tragen, aber hören Sie auf, falls Sie ernsthafte Schmerzen bekommen sollten. Rollen Sie Ihren Fuß vor oder nach dem Training mit Minimalschuhen über einen Tennisball, Baseball oder Golfball und benutzen Sie einen Massagestick für die Waden. Fußhygiene ist immer wichtig, vor allem aber, wenn man Minimalschuhe trägt. Überprüfen Sie, ob Ihre Haut Schnitte, Risse, Schwielen oder Blasen aufweist. Achten Sie auf gepflegte Zehennägel. Minimalschuhe begünstigen das Einwachsen von Zehennägeln, die genauso hinderlich sein können wie der »Turf Toe« (Rasenzehe) oder eine Verletzung des Sprunggelenks.

Viele Zeitgenossen kümmern sich leider kaum um ihre Fußpflege, und das gilt vor allem für Männer. Das ist aber erforderlich, wenn Sie von den Vorteilen profitieren wollen, die ein Training mit Minimalschuhen mit sich bringt.

Das Tragen von Minimalschuhen kann von großem Nutzen sein. Anfangs reicht es durchaus, sie kurzzeitig zu tragen – beispielsweise im Pillar Prep, Movement Prep oder Cool-Down –, um bereits erste Ergebnisse zu erzielen.

LINEARE BEWEGUNG

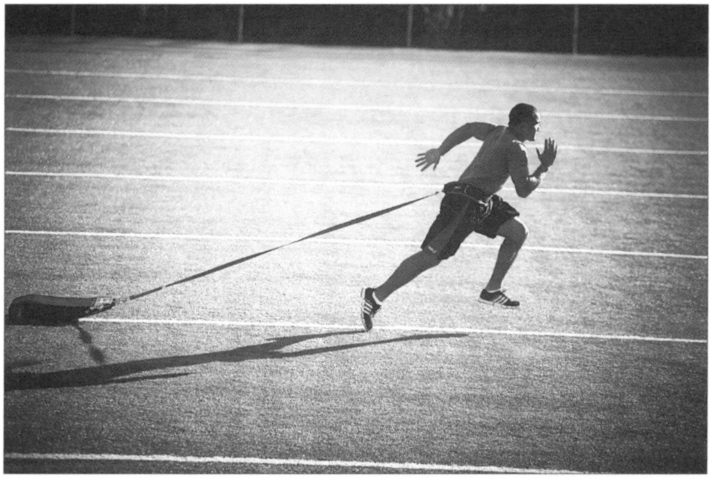

Der Begriff Lineare Bewegung beschreibt die Fähigkeit, gleichmäßig und schnell Kraft übertragen zu können. Sie lässt sich in vier Phasen aufteilen: Start, Beschleunigung, der Übergang und absolute Geschwindigkeit.

In der Startphase sollten Sie eine stabile Position eingenommen haben, bei der sich der Körperschwerpunkt möglichst weit oben und vor den Füßen befindet. Stellen Sie sich einen Weltklasse-Sprinter vor: Dieser beugt seinen Oberkörper nicht nach vorne; er steht aufrecht, ist aber insgesamt, also vom Sprunggelenk aufwärts, in leichter Vorlage. Dadurch kann er bei jedem Schritt ein Maximum an Energie linear in den Boden ableiten und sich somit perfekt abstoßen. Auf diese Weise erzielen Spitzenläufer ihre hohen Geschwindigkeiten.

Beim Start sollte der Unterkörper eine dreifache Flexion aufweisen: Die Füße sind hüftbreit auseinander und in Schrittstellung. Das Fußgelenk sollte möglichst dorsal flektiert sein (Zehen zeigen nach oben), so dass sich der Fuß im 45-Grad-Winkel zum Schienbein befindet. Ihr Blick sollte etwa zehn Meter weit nach vorne gerichtet sein. Die Ellenbogen sind im rechten Winkel gebeugt und die Hände bewegen sich in der für das Sprinten typischen Art und Weise – von der Hüfte aus Richtung Kopf und zurück.

Die Qualität der Beschleunigung hängt vom Start ab, ganz gleich, ob das nun ein Startblock ist, Sie halb aufrecht auf beiden Füßen stehen oder ob Sie aus einer anderen

Position heraus beschleunigen, die in Ihrem Sport üblich ist. Die Beschleunigungsphase endet nach maximal 15 Metern. Danach laufen wir in der absoluten Geschwindigkeit, bei der der Körper wesentlich aufrechter und die Laufbewegung zyklischer ist. Sie sollten möglichst schnell zu einer harmonischen, runden Arm- und Beinaktivität gelangen, bei der Sie das Gefühl haben, als würden Sie in einer fließenden Bewegung aus der Körpermitte heraus laufen. So können Sie Ihre Spitzen- bzw. persönliche Höchstgeschwindigkeit erzielen und halten. Diese Phase beginnt nach etwa 15 bis 20 Metern; die nun erreichte Geschwindigkeit kann bis zum Ende des Laufs bestehen bleiben, ob Sie nun 50 Meter zurücklegen müssen oder eine längere Distanz.

Je länger die Laufstrecke ist, umso effizienter arbeitet Ihr Körper, denn durch die anfängliche Beschleunigung werden Sie effektiv vorwärtsgetrieben, können ein konstantes Tempo halten und müssen dabei weniger Energie aufwenden.

Bei der Beschleunigung stoßen Sie sich mit beiden Füßen vom Boden ab und strecken dabei die Hüften, Knie und Sprunggelenke. Das maximiert die gegen den Boden gerichtete Kraft, die durch den Körper geleitet wird und diesen vorantreibt. Lehnen Sie sich etwa im 45-Grad-Winkel nach vorne, wobei Sie vom Sprunggelenk über Hüften und Rumpf bis zum Nacken eine gerade Linie bilden. Stellen Sie sich vor, Ihre Säule ist lang und gerade.

Die Beine sollten sich wie Kolben kraftvoll auf und ab bewegen, als würden sie den Boden mit jedem Schritt angreifen bzw. kräftig wegdrücken wollen. Während Sie die eine Hüfte vollständig durchstrecken, sollten Sie die andere kräftig anziehen und beugen. (Sobald Sie die Pillar Prep und Movement Prep beherrschen, wird das kein Problem mehr sein.)

Sobald der Fuß vom Boden abhebt, gerät das Bein in die Schwungphase, die sich durch eine dreifache Flexion auszeichnet: der Hüfte (90 Grad), des Knies (weniger als 90 Grad) und des Sprunggelenks (komplett dorsal flektiert). Bei dieser Position ist es wichtig, die Zehen nach oben zu ziehen (Dorsalflexion) – ein Aspekt, der zu den wichtigsten Elementen einer korrekten Lauftechnik zählt.

Bei der Beschleunigung spielt auch die Haltung des Rumpfs eine Rolle, der die Energie effizient vom Ober- in den Unterkörper übertragen sollte. Achten Sie auf eine feste Säule, aber schwingen Sie die Arme mit. Andernfalls nutzen Sie Ihre Säulenkraft nicht voll aus. Nur im harmonischen Zusammenspiel können Rumpf und Beine die elastische Energie effizient abwechselnd speichern und freisetzen, wodurch Sie in der Lage sind, Ihr Leistungspotenzial auf ein neues Niveau zu heben.

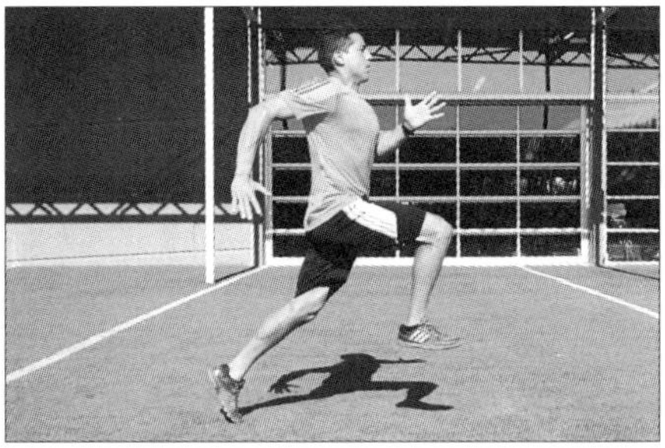

ABSOLUTE GESCHWINDIGKEIT UND LAUFÖKONOMIE

Mithilfe Ihrer Arme und Schultern können Sie noch zusätzliche Energie erzeugen und

»recyceln«. Und zwar indem Sie die Schultern entspannen und die Arme ungefähr im 90-Grad-Winkel halten – als würden sich Ihre Hände immer wieder von der Gesäßtasche zur Nase bewegen. Dadurch, dass sich die Ellenbogen seitlich am Körper entlangbewegen, können sich Ihre Brust sowie die Vorderseite Ihrer Schultern und Ihres Rumpfs freier dehnen. Ihre Ellenbogen werden ganz von selbst wieder vor den Körper schnellen und dadurch eine effiziente Pendelbewegung erzeugen.

Was das mit Beschleunigung zu tun hat? Jede Menge. Wenn man sich auf sportliche bzw. dynamische Weise bewegt, spielen alle Körperteile zusammen; über kurz oder lang werden Sie feststellen, dass die Armbewegung die Beinbewegung vorgibt.

Um eine optimale lineare Bewegung und Beschleunigung zu erreichen, muss man seinen Bewegungsumfang voll nutzen. Abgesehen von der relativen Kraft (mehr dazu später), ist nicht zuletzt die Mobilität entscheidend für die Beschleunigung und die Techniken von Ober- und Unterkörper. Wenn man zum Beispiel Schulterprobleme hat, beeinträchtigt dies die Fähigkeit, die Spannung im Rumpf zu halten, während man mit den Armen Kraft erzeugt. Ist hingegen die Hüft- und Kniemobilität unzureichend, beeinträchtigt das Ihre Fähigkeit, sich voll zu strecken. Ein unbewegliches Sprunggelenk verhindert oder erschwert die Dorsalflexion, die für eine effiziente Lauftechnik maßgeblich ist.

MULTIDIREKTIONALE GESCHWINDIGKEIT

Multidirektionale Geschwindigkeit ist nicht nur in vielen Sportarten von großer Bedeutung, sondern auch in einem militärischen Umfeld, beispielsweise in einem Kampfeinsatz. Damit Sie Ihre multidirektionale Geschwindigkeit verbessern können, müssen Sie sie als eine komplexe Fähigkeit betrachten, die sich in ihre Einzelteile zerlegen und analysieren lässt.

Wir beginnen den Lernprozess meist in einer Grundstellung, die Basketballspieler als SPD-Position (Schießen, Passen, Dribbeln) bezeichnen: Die Füße sind etwas mehr als schulterbreit auseinander und die Knie im 90-Grad-Winkel gebeugt, um eine stabile Standfläche zu ermöglichen.

Wenn Sie einen Trainingspartner haben, bitten Sie ihn darum, Sie von der Seite her zu schubsen und zu versuchen, Sie aus dem Gleichgewicht zu bringen: zuerst gegen die Hüfte, dann gegen den Brustkorb, dann (etwas kräftiger) gegen die Schulter. Sie spüren sofort, welche Position Sie einnehmen und welche »Winkel« Sie einhalten müssen. Vielleicht gehen Ihnen wie Daniel in *Karate Kid* die Augen auf und Sie erkennen, wie wertvoll die ganze Arbeit war, die Sie investiert haben, um Ihre Säulenkraft aufzubauen.

Aus der stabilen SPD-Position heraus kann man einen Seit- bzw. Gleitschritt, ein Crossover-Dribbling oder einen Rückwärtssternschritt machen, springen, beschleunigen oder zwischen diesen Bewegungen hin und her wechseln. Sie werden alle diese Einheiten beherrschen und sie durch Übungen zu verbinden lernen, die nicht nur Ihre Koordination, Geschwindigkeit und Kraft verbessern, sondern auch Ihre Bewegungseffizienz.

Als Nächstes wollen wir uns mit dem Aspekt der Wendigkeit beschäftigen, also die Fähigkeit, auf einen äußeren Reiz unmittelbar zu reagieren und seine Bewegungen entspre-

DIE MACHT DER DORSALFLEXION

Mit diesem einfachen Test finden Sie heraus, wie gut Sie Ihr Sprunggelenk beugen können. Legen Sie sich hierzu bäuchlings auf den Boden und heben Sie einen Unterschenkel wie bei einem Beincurl; das Bein befindet sich also im rechten Winkel zum Boden. Bitten Sie nun einen Trainingspartner darum, den in der Luft stehenden Fuß nach vorne, zum Boden hin, zu ziehen. Das darf ihm nicht gelingen. Sie werden merken, wie sich die Muskeln an Ihrer Oberschenkelrückseite anspannen. Die meisten Menschen ziehen in dieser Situation die Zehen in Richtung Schienbein, was dazu führt, dass der Zwillingswadenmuskel sichtbar hervortritt. Wiederholen Sie die Übung anschließend, doch lassen Sie diesmal die Zehen zur Decke zeigen, bevor Sie Ihren Partner darum bitten, den Fuß an der Ferse zu fassen und nach unten zu ziehen. Sie werden erstaunt feststellen, dass sich die Oberschenkelrückseite wesentlich stärker anspannt, der Wadenmuskel diesmal aber nicht unterstützend eingreift. Warum dieser Unterschied eine Rolle spielt? Nun, weil in Ihrem Bein bei jedem Schritt exakt dasselbe passiert. Bleiben die Zehen am Boden, wird die Wadenmuskulatur blockiert und Ihre Oberschenkelrückseite muss doppelt so viel Arbeit verrichten als wenn die Wade angespannt oder aktiviert ist – was der Fall ist, sobald die Zehen aufgestellt sind. Diese chronische Mehrarbeit in der Oberschenkelrückseite belastet das Gewebe stärker und lässt Sie langsamer werden bzw. schlechter abschneiden. Dadurch wiederum wird sich Ihre Oberschenkelrückseite chronisch verspannen, was Ihre Verletzungsanfälligkeit erhöht. Das korrekte Aufsetzen des Fußes stiftet unter Läufern viel Verwirrung. Manche versuchen, mit der Ferse aufzukommen. Andere versuchen auf den Zehen zu laufen. Beides ist falsch. Mit einer korrekten Dorsalflexion setzen Sie direkt unter der Hüfte auf, nicht vor dem Körper. Auf diese Weise bilden Sie vom Ohr bis zum Sprunggelenk eine gerade Linie.

chend anzupassen. Auf dem Sportplatz oder Schlachtfeld wird die Wendigkeit schnell zu einem entscheidenden Faktor, der den Unterschied zwischen Sieg oder Niederlage, Erfolg oder Misserfolg ausmacht. Wir stellen Ihnen einige Konzepte vor, die einen Großteil der multidirektionalen Bewegungen, die Sie beherrschen sollten, abdecken. Sobald Sie in der Lage sind, auch beim parallelen Seitwärtslaufen so abzubremsen, dass Ihr Körperschwerpunkt immer über den Füßen bleibt, und auch zu kraftvollen Überkreuzschritten imstande sind, werden Sie über ein starkes multidirektionales Fundament verfügen. Kombiniert mit einer guten Beschleunigung haben Sie dann die besten Voraussetzungen dafür, eine hervorragende multidirektionale Geschwindigkeit entwickeln zu können.

Die meisten Bewegungen im Sport basieren auf einer Grundstellung, die es dem Athleten ermöglicht, sich frei in alle Richtungen zu bewegen. Erinnern Sie sich nur einmal daran, wie es war, als Sie lernten, einen Ball zu werfen oder eine Schusswaffe abzufeuern. Instinktiv nahmen Sie einen stabilen Stand ein, Ihre Füße waren mehr als hüftbreit auseinander, die Sprunggelenke und Knie leicht gebeugt. Sie lehnten den Oberkörper leicht nach vorne und brachten sich somit in eine stabile und zugleich dynamische Position.

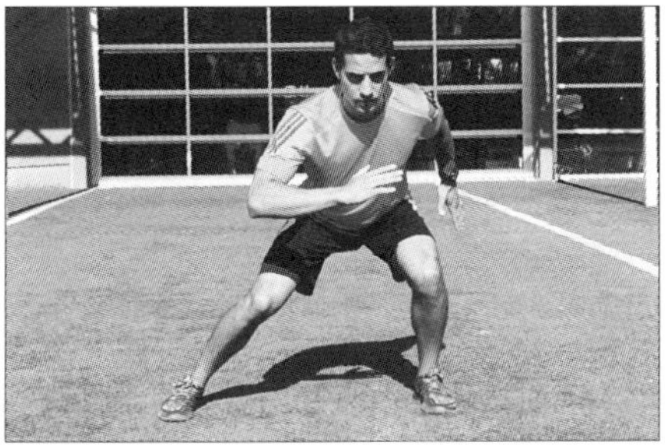

In dieser Position sollte Ihr Gewicht auf dem Mittelfuß bzw. Fußballen ruhen, der Körperschwerpunkt rückt also tendenziell etwas weiter nach vorne. Im Profil bilden Sie von Kopf bis Fuß keine gerade Linie, sondern sind im Sprunggelenk, Knie und Becken leicht gebeugt. Von dieser Position aus sollten Sie gleichermaßen in der Lage sein, sich sowohl vorwärts- als auch seitwärtszubewegen, in die Knie zu gehen oder zu springen. Sie sollten somit für alles gewappnet sein, was Ihnen Ihr Gegner entgegensetzt.

Das ist die Grundstellung. Das ist die Ausgangsposition, die Sie einnehmen oder zu der Sie immer wieder zurückkehren, bevor Sie sich in eine andere Richtung weiterbewegen oder kehrtmachen. Die meisten sportlichen Aktivitäten beginnen und enden in dieser Position. Sie ermöglicht eine hervorragende dynamische Balance – indem sie dafür sorgt, dass sich Ihr Rumpf direkt über den Füßen befindet.

Der Grund, weshalb wir der Säulenkraft eine so große Bedeutung zuschreiben, ist, dass man dadurch eine solide Grundstellung entwickelt, die vor allem beim *Cutting* wichtig ist. Mit diesem Begriff bezeichnen wir ein rapides Abbremsen des Körpers, bei dem man die Füße auf dem Boden aufsetzt und den Körperschwerpunkt über dieser Standfläche ausbalanciert, um sich in eine andere Richtung weiterzubewegen. Stellen Sie sich vor, Sie laufen seitwärts nach rechts, bremsen mit dem rechten Fuß ab und rennen zurück nach links, während Sie es vermeiden, mit einem Gegner oder Gegenstand zu kollidieren. Das klingt einfach, und vielleicht haben Sie diesen Bewegungsablauf auch schon oft abgespult. Aber er wird selten korrekt ausgeführt. Das liegt daran, dass den meisten Sportlern, die wir beobachten, entweder links oder rechts die Mobilität im Sprunggelenk und/oder in der Hüfte fehlt. Es ist für sie also praktisch unmöglich, ihre Gelenke im richtigen Winkel zu beugen, die richtigen Muskeln zu dehnen und somit richtig zu cutten. Außerdem mangelt es den meisten Sportlern an Säulenkraft. Wenn sie einen Fuß auf dem Boden aufsetzen, um anzuhalten, bewegen sich ihre Schultern und ihre Säule weiter, so dass sich die Brust und die Schulter über den abbremsenden Fuß schieben. Ihnen mangelt es an Kraft, um ihre Säule zu verlangsamen und sie mittig über beiden Füßen zu halten. Das führt nicht nur zu einer schlechten Leistung, es erhöht auch das Risiko von Verletzungen in Sprunggelenken, Hüften und vor allem Knien. Dieses erhöht sich noch zusätzlich, wenn ein Gegner hinzukommt, der Sie anrempelt und dadurch Ihrem Körper einer wesentlich höheren Krafteinwirkung aussetzt.

Erst wenn Sie diese Bewegungsmuster beherrschen, werden Sie ein effizienter, elastischer Sportler sein, der eine Menge Energie speichern und schneller und kraftvoller in die entgegengesetzte Richtung ableiten kann, was weniger anstrengend ist.

Wenn wir cutten, dürfen wir aber auch das hintere Bein nicht vergessen, das beim Abbremsen eine entscheidende Rolle spielt. Es sollte abgespreizt sein und sich somit nicht unterhalb des Körpers befinden, denn es dient uns beim Abbremsen zur Gewichtsverlagerung, falls der vordere Fuß nachgeben sollte. In diesem Fall kann das hintere Bein das Gewicht auffangen und einen Richtungswechsel ermöglichen.

Die meisten Menschen können sich nur schlecht seitwärtsbewegen, was dazu führt, dass sie langsam sind und sich leicht verspannen oder verletzen, vor allem in der Leiste. Viele Spieler haben gelernt seitwärtszulaufen, indem sie die Zehen des vorderen Fußes in die entsprechende Richtung zeigen lassen. Das ist allerdings nicht ungefährlich, denn wenn das Bein extern rotiert ist und vom Körper wegzeigt, kann man nicht gut cutten bzw. schnell die Richtung wechseln.

Vergessen Sie nicht: Bei der Grundstellung sind beide Füße parallel und zeigen gerade nach vorne, wodurch Sie sich mit dem Innenrist sowohl abstoßen als auch cutten können. Sobald Sie den Fuß nach außen drehen, verlieren Sie diese Fähigkeit. Wenn Sie nun versuchen anzuhalten, stoßen Sie mit den Zehen vorne am Schuh an. Ihr Knie bewegt sich nach vorne, über das Schienbein und über den Schuh, wodurch Scherkräfte auf dem Knie lasten, die das Verletzungsrisiko deutlich erhöhen.

Achten Sie also darauf, dass beide Füße gerade nach vorne zeigen. Stoßen Sie sich mit dem hinteren Bein ab und halten Sie die Füße weit auseinander, damit Ihr Rumpf und Ihre Säule innerhalb dieser Standfläche bleiben. So können Sie sich in jede Richtung bewegen: vorwärts, rückwärts mit Drehung zur Seite, in die entgegengesetzte Richtung – oder auch aufwärts.

Weil vielen Sportlern in den Wintermonaten oder den eigenen vier Wänden nur relativ beengte Räumlichkeiten zur Verfügung stehen, haben wir einige sehr platzsparende Übungen ausgewählt, um an diesen multidirektionalen Fähigkeiten zu arbeiten. Wir werden sie in Ihre Workouts integrieren. Dabei kommen auch Pendelläufe zum Einsatz, weil diese Sie dazu zwingen, Ihre Bewegungsmuster zu optimieren, während sie gleichzeitig mehr Energie aufwenden. Das erschöpft die meisten Ballsportler wesentlich stärker als ein reines kardiovaskuläres Training.

Für eine Bewegung legen wir Ihnen einen Widerstandsgurt an. Sofern Sie dann nicht die korrekte Grundstellung einnehmen, werden Sie sehr schnell umkippen. Ist Ihnen das einmal passiert, nehmen Sie künftig garantiert die richtige Haltung ein. Mit der Zeit wird dieses Widerstandstraining anspruchsvoller, der Trainingspartner zieht schneller und/oder stärker an dem Gurt, so dass Sie mehr Energie aufbringen müssen, um dem Zug standzuhalten, was Ihre Elastizität, Kraft und Körperposition verbessern wird.

Wir werden auch den Wechselsprung zur Seite mit einem Miniband machen, der Ihnen beibringt, wie Sie sich kraftvoll zur Seite hin wegstoßen und mit dem vorderen Bein den Schwung sicher dämpfen, indem Sie Hüfte, Knie und Sprunggelenk stabil halten, während Sie das andere Bein abspreizen und sich so sicher ausbalancieren, was fürs Cutting unerlässlich ist.

Das andere zentrale Bewegungsmuster für multidirektionale Geschwindigkeit ist der *Crossover* oder Überkreuzschritt. Diese Bewegung kann man sich am besten vorstellen, wenn man sich die Figur auf der Heisman Trophy betrachtet. Wenn Sie seitwärts nach links laufen und dann nach links lossprinten wollen, müssen Sie Ihre Schultern und Hüften in die Richtung drehen, in die Sie sich bewegen wollen, und schnell beschleunigen. Der Crossover ermöglicht es Ihnen, sich kraftvoll vom Boden abzustoßen.

Damit Ihnen ein guter Crossover gelingt, müssen Sie sich vorstellen, Sie cutten mit dem rechten Bein und befinden sich dabei mit dem Oberkörper mittig über den Füßen. Wenn Sie sich mit dem vorderen Bein abstoßen, zieht das hintere Bein die Hüften in die Bewegungsrichtung (interne Hüftrotation). In dem Moment, in dem Sie sich mit dem vorderen Bein wegdrücken, sollten Sie dieselbe Haltung aufweisen wie bei der Beschleunigung: Knie, Fersen und Zehen drängen in die Richtung, in die Sie lossprinten wollen, und ermöglichen es Ihnen, sich kraftvoll und im richtigen Winkel vom Boden abzustoßen.

Multidirektionale Geschwindigkeit ist harte Arbeit, weshalb sie oft als lästig empfunden wird. Man benötigt relative Kraft, Effizienz, Ausdauer und Ehrgeiz, um sie gut zu beherrschen. Multidirektionale Geschwindigkeit erfordert das Zusammenspiel einer Vielzahl motorischer Fähigkeiten, doch die wichtigste Qualität, die man hierfür beherrschen muss, ist das beharrliche Streben, von Anfang bis zum Ende des Sprints schnell und kraftvoll zu sein.

Zusammenfassung: Durch das Training der Movement Skills werden wir grundlegende Bewegungsmuster, mit denen wir als Kleinkinder in Berührung gekommen sind, neu erlernen und perfektionieren. Indem wir uns anschließend auf die Verbesserungen unserer linearen und multidirektionalen Geschwindigkeit konzentrieren, üben wir spezifische athletische Fähigkeiten ein. Dabei untergliedern wir unsere Bewegungen in leichter erlernbare Teilschritte. Insgesamt werden wir nicht nur schneller, wir bewegen uns auch mit größerer Effizienz und verringern unser Verletzungsrisiko.

5. MEDIZINBALL

Medizinbälle gibt es schon seit Tausenden von Jahren und somit sind sie ein altbewährtes Mittel, um Beweglichkeit, Stabilität und vor allem Kraft zu entwickeln.

Aber der Medizinball ist noch viel mehr als nur ein vielseitig einsetzbares Sportgerät; er bildet das Zentrum einer kompletten Trainingseinheit innerhalb unseres Programms. Wir werden Medizinbälle verwenden, um unsere relative Kraft und Elastizität zu verbessern sowie um die Lücke zwischen Kraft und Geschwindigkeit zu schließen, indem wir mit Ihnen verschiedene explosive Übungen machen.

Sie sollen versuchen, den Medizinball zu verschleißen und wenn möglich zu zerreißen. Manche Übungen bzw. Bewegungen kennen Sie vielleicht schon aus dem herkömmlichen Krafttraining, aber das Schöne an den Bällen ist, dass wir mit ihnen nicht nur unsere Maximalkraft verbessern können, sondern auch unsere Schnellkraft und Dynamik. Wenn wir zum Beispiel Wurfübungen machen, können wir den schweren Ball loslassen (und tatsächlich werfen), ohne die Einrichtung zu beschädigen – was bei Hanteln zwangsläufig der Fall wäre. Mehr noch, die Medizinball-Übungen sind ein Training mit hohem Spaßfaktor. Mit nur einem Ball und einer Wand kann man wunderbar seine Aggressionen abbauen und dabei gleichzeitig eine Vielzahl von Bewegungsmustern üben, mit denen man seine Elastizität, Kraft und Ausdauer verbessert.

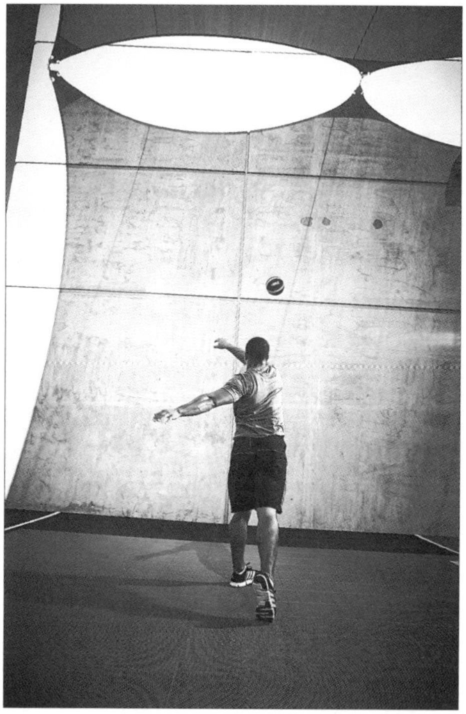

Wir werden mit dem Ball schnelle Brustpressen machen, ebenso auch Überkopf- und Drehbewegungen. Dadurch werden Sie die Kraft für extrem druckvolle Würfe, Schwünge und Schläge aufbauen. Und wir werden den Ball auch auf unterschiedliche Weise gegen die Wand oder auf den Boden werfen, um explosiver zu werden.

Alles das dient dazu, unsere kinetische Kette zu verbessern, also die Fähigkeit, Energie von einem Ende des Körpers zum anderen zu übertragen. Denken Sie daran, wie Golfspieler mit ihren Füßen Schwung holen und dieser sich über die Hüften, Schultern, Arme und Hände schließlich über den Schläger entlädt.

Diese Art von kraftvollem Energietransfer findet man auch in den Kampfkünsten. Wie beim Golf muss der Sportler dafür keine gewaltigen Muskelberge haben. Denken Sie nur an Bruce Lee, der zwar drahtig war, aber extrem stark, und der somit sehr effiziente, kraftvolle Bewegungen erzeugen konnte. Wenn er einen festen Stand einnahm und sich nur leicht eindrehte, konnte er verblüffend viel Energie bündeln, die er dann auf sein Ziel richtete. Das ist ein gutes Beispiel dafür, was auch wir mit unseren Bewegungen anstreben sollten.

Für Medizinbälle gilt dieselbe Regel wie für jede andere Art von Ausrüstung: Der richtige Ball ist wichtig. Wir sollten einen mit Gummi ummantelten Ball verwenden, der zwischen 2,5 und 5,5 kg wiegt. Es gibt zwar auch schwerere Exemplare, wir sollten aber in dieser Gewichtsklasse beginnen. Wenn Sie den Ball an die Wand werfen, werden Sie nicht nur mit seinem Gewicht und der Geschwindigkeit klarkommen müssen, mit der er von der Wand abprallt. Je fester der Ball aufgepumpt ist, umso schneller springt er auch zurück. Das erzeugt eine höhere Krafteinwirkung, der Sie standhalten müssen, wodurch die Übung schwieriger wird. Um das Training progressiv anspruchsvoller zu gestalten, werden wir also nicht nur die Satz- und Wiederholungszahlen erhöhen, sondern auch den Balldruck.

Zu Beginn Ihres Medizinballtrainings sollten Sie den Druck verringern, damit der Ball nicht so schnell zurückprallt. Auf diese Weise können Sie zunächst das Timing und die Körperkoordination erlernen. Sobald Sie den Ball immer sicherer werfen und fangen, können Sie den Luftdruck schrittweise erhöhen.

Der Medizinball ist vielfältig einsetzbar, doch wir beginnen mit Übungen, bei denen Sie ihn lediglich festhalten müssen, während Sie bestimmte Bewegungsmuster ausführen und dabei den Ball beschleunigen und verlangsamen. Das hilft Ihnen dabei, die Fähigkeit zu erlernen, elastische Energie zu speichern und freizusetzen, indem Sie die einzelnen Glieder Ihrer kinetischen Kette gut aufeinander abstimmen.

Elastizität äußert sich in Form von Kraft und hat nichts mit der tatsächlichen Muskelgröße zu tun. Vielmehr hat sie etwas mit Ihrer Fähigkeit zu tun, Muskeln koordiniert anzuspannen und mit ihnen Energie zu speichern und freizusetzen – und zwar nicht nur in jedem Muskel einzeln, sondern auch im Zusammenspiel mehrerer Muskeln. Unser Ziel ist es, Ihren Körper so zu trainieren, dass er auf eine immer effizientere Art und Weise elastische Kraft erzeugen kann, während wir ihn gleichzeitig vor kurzfristigen Schmerzen und langfristigen Verletzungen schützen.

Der Medizinball hat ein Gewicht, das gerade schwer genug ist, um Schwächen in Ihrer Säulenposition aufzudecken: Sie merken sofort, ob Sie ungünstig stehen, weil Sie dann leicht aus dem Gleichgewicht geraten, instabil werden oder eine Körperhaltung einnehmen, die Ihnen keine kraftvollen Bewegungen erlaubt. Das ergibt einen direkten Biofeedback-Mechanismus, der Sie dazu veranlasst, die richtige Position einzunehmen.

Mit der Zeit werden Sie mit dynamischeren Würfen mehr Kraft erzeugen. Für diese Bewegungen benötigen Sie eine feste, flache Oberfläche – im Idealfall eine Beton- oder Steinmauer, gegen die Sie den Medizinball werfen und auffangen können. Bei EXOS haben wir Medizinbälle schätzen gelernt, und wir verwenden verschiedene Varianten, die mehr oder weniger stark zurückprallen.

Wenn Sie diese Bewegungen ausführen, sollten Sie auf Ihre Handhaltung achten. Die Führhand – die näher an der Wand ist – sollte unter dem Ball bleiben. Die andere Hand ist aufgestellt und liegt so an der Führhand an, dass sich die beiden kleinen Finger berühren und zueinander zeigen. So bilden Sie eine Mulde, in der der Ball ruht, und Sie haben eine optimale Kontrolle. Leiten Sie die Bewegung mit Ihren Füßen ein und übertragen Sie die Kraft über Hüften, Rumpf und Schultern in Ihre Hände. Das verbessert die kinetische Effizienz, das heißt, Sie werfen den Ball wesentlich kraftvoller, wenn Sie Ihren ganzen Körper einsetzen und nicht nur die Arme.

Wie die meisten unserer Sportler werden Sie vermutlich bald feststellen, dass das Workout mit dem Medizinball zu Ihrem Lieblingstraining wird.

Zusammenfassung: Der Medizinball ist viel mehr als nur ein bewährtes Sportgerät. Es ist ein zentrales Element des Athletes'-Performance-Trainingssystems und hilft Ihnen, die grundlegenden Bewegungsmuster beherrschen zu lernen, mit denen Sie in allen drei Körperebenen Kraft erzeugen können.

6. RELATIVE SCHNELLKRAFT

Schnellkraft = Kraft / Zeit

Schnellkraft ist Kraft geteilt durch Zeit. Relative Schnellkraft hingegen gibt das Verhältnis von Schnellkraft und Gewicht wieder. Mit anderen Worten: Verliert ein 80 kg schwerer Athlet acht Kilogramm Masse, erhält dabei aber seine Schnell- und Maximalkraft, steigt seine relative Kraft enorm an.

Und es ist genau diese relative Schnellkraft, die einen Athleten effizient macht. Der Begriff *relativ* bedeutet in diesem Zusammenhang »pro Gewichtseinheit«; unser Ziel ist es also, den Sportler dazu zu bringen, im Verhältnis zu seinem Körpergewicht die größtmögliche Effizienz zu entwickeln. In anderen Bereichen wird dies als Masse-Leistungs-Verhältnis bezeichnet. Viele Dinge im Leben, die Spaß machen – Sportwagen, Flugzeuge, Motorräder usw. – zeichnen sich durch ein besonders vorteilhaftes Masse-Leistungs-Verhältnis aus.

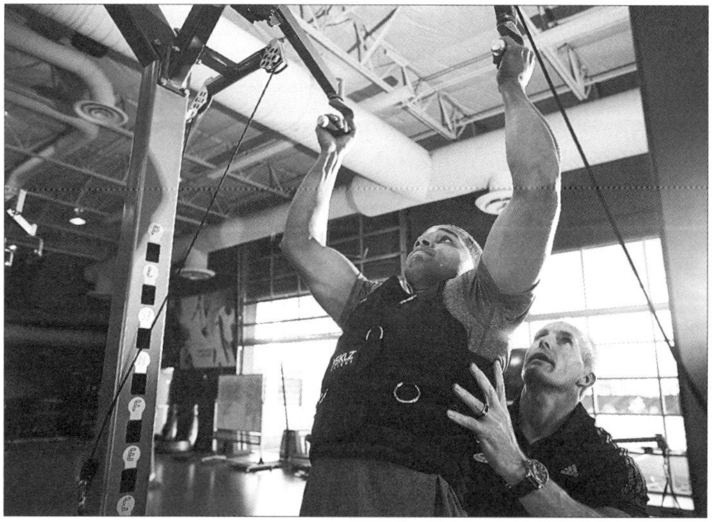

Relative Schnellkraft macht für den Athleten vieles einfacher. Er kann sein Körpergewicht besser koordinieren, sich zügiger abbremsen und beschleunigen – wobei es keine Rolle spielt, ob er seine Kraft gegen den Boden richtet oder gegen einen Kontrahenten, der ihm im Weg steht. Die Schnellkraft als solche ist praktisch sofort verfügbar und hilft ihm, das zu bekommen, was er will, und zwar schneller und leichter.

Bei der Schnellkraft spielt der Faktor Zeit eine entscheidende Rolle. Die Leistungsfähigkeit eines Sportlers wird oft »pro Zeiteinheit« gemessen. Damit gewinnt man Rennen. Das ist der Unterschied zwischen einem Wide Receiver, der aus vollem Lauf abrupt stoppt, um in eine andere Richtung loszusprinten, und einem weniger agilen Spieler, der erst einmal eine Weile braucht, um seine Masse in Bewegung zu setzen und dann entsprechend länger für einen Cut braucht. Der eine umgeht seinen Kontrahenten und fängt den Ball, während der andere zu Fall gebracht wird.

Leider herrscht allenthalben die gängige Fehlannahme, dass man seine Schnellkraft verbessert, indem man schwerer wird und Muskelmasse aufbaut. Wenn ein Sportler 90 kg wiegt und zehn Prozent Körperfett hat, dann verfügt er über ungefähr 81 kg magere Körpermasse und 9 kg Fett. Nehmen wir an, dass sich sein Körperfettanteil nicht verändert, er aber 4,5 kg Muskelmasse zulegt. Vor und nach seiner Zunahme messen wir seinen Standhochsprung, der neben dem Weitsprung einer der beiden Haupttests zur Messung der relativen Schnellkraft ist. Ist die Leistung gleich geblieben, würden die meisten Trainer und Sportwissenschaftler das bereits als positive Entwicklung bewerten. Schließlich hat sich trotz seiner Gewichtszunahme an seiner Sprunghöhe nichts verändert. Seine Durchschnitts- und Spitzenleistung hat sich dieser Auffassung zufolge verbessert.

Wir bei EXOS kämen allerdings zu dem Schluss, dass wir versagt haben. Wenn ein Athlet bei uns seine Schnellkraft trainiert und 4,5 Kilogramm Muskelmasse aufbaut, erwarten wir, dass er höher springt und schneller rennt. Wir belassen es also nicht dabei, seine Muskelmasse aufzubauen, während sich an seiner Schnellkraft nichts ändert. Stattdessen ist es unser Ziel, seine Kraft proportional zur gestiegenen Masse zu erhöhen.

Darum geht es, wenn wir über relative Schnellkraft sprechen.

Leistungssportler folgen gerne der Devise »viel hilft viel« und nehmen daher an, mehr Muskelmasse sei automatisch besser. Das trifft aber nur auf die Kontaktsportarten zu. In allen anderen Disziplinen wird das Hinzufügen von Muskelmasse um ihrer selbst willen den Körper vermutlich *ineffizienter* machen. Man muss in diesem Fall mehr Gewicht mit sich herumtragen und je nachdem, wie diese Masse verteilt ist, muss man sich unter Umständen wesentlich mehr anstrengen, um selbige zu beschleunigen oder abzubremsen.

Unser Ziel ist es, Ihren Körperfettanteil zu reduzieren, während wir die Effizienz Ihrer mageren Masse erhalten und verbessern. »Intelligente« magere Masse ist wertvoller als aufgepumpte Bodybuilder-Muskeln, und zwar schon allein deshalb, weil sie mehr Mobilität, Stabilität, Bewegungsmuster, Schnell- und Maximalkraft sowie Ausdauer besitzt. Aufgepumpte Bodybuilder-Muskeln sehen vielleicht gut aus. Aber mit intelligenter magerer Masse kann man auch wirklich etwas anfangen.

In der Trainingseinheit für die relative Schnellkraft wechseln wir zwischen Druck-, Zug- und Drehbewegungen ab, die sowohl auf den Ober- als auch Unterkörper abzielen.

Wie immer möchten wir mit wenig Zeitaufwand viel erreichen. Wenn wir eine Druckübung für den Oberkörper ausführen, erschöpfen sich die entsprechenden Muskeln, was natürlich erwünscht ist. Machen wir gleich im Anschluss daran eine Zugbewegung für den Ober- oder Unterkörper, verschaffen wir diesen Muskeln eine kurze Pause.

Indem wir zwei gegensätzliche Übungen wie Liegestütze und Klimmzüge nacheinander durchführen, sorgen wir dafür, dass durch diese entgegengesetzten oder antagonistischen Bewegungen die jeweils zuvor beanspruchten Muskelgruppen entlastet und gedehnt werden, was ihre Regeneration unterstützt. Somit haben wir die Qualität und Effizienz unseres Programms verbessert und erzielen zugleich schneller Ergebnisse.

Darüber hinaus steigern wir die Intensität des Workouts, das heißt die Arbeit, die wir pro Zeiteinheit verrichten. Wir machen keine längeren Pausen, sondern kombinieren gegensätzliche oder ergänzende Bewegungen so geschickt miteinander, dass wir unsere Zeit optimal nutzen und möglichst positive hormonelle Körperreaktionen erzielen, die der Muskelerholung dienen. Wenn Sie regelmäßig ins Fitness-Studio gehen, sind Ihnen bestimmt schon Leute aufgefallen, die nach jedem Satz erst einmal eine bis fünf Minuten Pause machen, bevor sie einen weiteren Satz derselben Übung folgen lassen. Indem wir effizienter trainieren, fordern und fördern wir nicht nur unsere Muskulatur, sondern auch unser kardiovaskuläres System. Ähnlich wie Intervalltraining stellt dies für den Körper einen Stressfaktor dar und somit wird eine Anpassung an diesen Reiz ausgelöst – beispielsweise indem der Körperfettanteil sinkt, der Kalorienverbrauch steigt und die allgemeine Leistungsfähigkeit noch Stunden bzw. Tage nach dem Workout erhöht ist.

Indem wir Sie immer wieder vor neue Herausforderungen stellen, die Anzahl der Sätze und/oder Wiederholungen erhöhen, schwerere Gewichte verwenden und das Tempo der einzelnen Wiederholungen steigern, verbessern Sie Ihre Maximal- und Schnellkraft.

Der Begriff Tempo bezieht sich in diesem Zusammenhang auf den Rhythmus, in dem Sie jedes Bewegungsmuster ausführen. Wenn ich also beispielsweise einen Rhythmus von 3-2-1 vorgebe, dann heißt das, dass Sie die Hantel in drei Sekunden senken, die untere Endposition zwei Sekunden unter Spannung halten und eine Sekunde benötigen, um von dort in die Ausgangsposition zurückzukehren. Die Zahlenkombination 3-2-1 bezieht sich also auf die Anzahl der Sekunden, die jeweils für die exzentrische (Abwärtsbewegung), isometrische (untere Endposition) und konzentrische (Aufwärtsbewegung) Kontraktion vorgesehen sind.

Es ist wichtig, sich vor Augen zu führen, dass Verletzungen sich oft dann ereignen, wenn man erschöpft ist, und das gilt sowohl für den Sport als auch für den Alltag. Beim Ausdauertraining geht es weniger um eine Verbesserung der Lungenkapazität als vielmehr um effiziente Bewegungsmuster, relative Schnellkraft, Maximalkraft und Elastizität, die es dem Körper ermöglichen, sich schneller von einem Erschöpfungszustand zu erholen.

Zusammenfassung: Schnellkraft ist Kraft geteilt durch Zeit. Relative Schnellkraft spiegelt Ihr Masse-Leistungs-Verhältnis wider. Der Athlet, der proportional zu seinem Körpergewicht über die größte Schnellkraft verfügt, hat die meiste relative Schnellkraft.

7. ENERGIESYSTEM-ENTWICKLUNG

Die Begriffe *cardio* und *kardiovaskulär*, die so viel bedeuten wie »das Herz und die Blutgefäße betreffend«, sind völlig legitim. Leider aber assoziiert man inzwischen damit langwierige, langsame und ineffiziente Trainingsformen. Viele Menschen treiben Ausdauersport in einem konstanten, gemäßigten Tempo, weil sie annehmen, sie könnten Gewicht verlieren, indem sie in der so genannten »Fettverbrennungszone« mehr Kalorien verbrennen. Dieser Ansatz ist nicht nur zeitraubend, sondern auch sinnlos.

Cardio-Training ist eine allseits beliebte Methode, die regelmäßig eingesetzt wird, um Gewicht zu verlieren oder die Fettverbrennung anzukurbeln. Wir sollten es aber vielmehr als ein Mittel zur Verbesserung unserer Schnellkraft betrachten. Diese ist ausschlaggebend dafür, wie viel Arbeit man verrichten kann und ob bzw. wie man in der Lage ist, über einen längeren Zeitraum hinweg ein gewisses Leistungsniveau zu halten. Diese Steigerung der Schnellkraft ist das, was wir im Rahmen der sogenannten Energiesystem-Entwicklung (ESE) erreichen wollen.

Mit ESE entwickelt man seine Ausdauer, wodurch man in die Lage versetzt wird, für

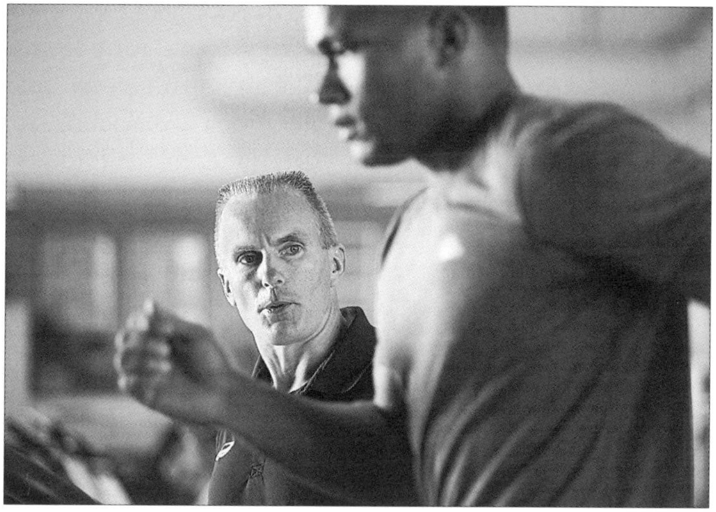

Falls Sie ein Ausdauersportler sind, erwarten Sie vielleicht, dass Sie sieben verschiedene Trainingszonen durchlaufen müssen. So handhaben wir das in diesem Buch allerdings nicht. Wir werden ESE ergänzend zu den anderen Trainingsformen nutzen, die Sie ausführen, und Sie werden schon bald sehen, welche Synergien dadurch entstehen. Die Verbesserung Ihrer Arbeitsleistung durch das Athletes'-Performance-System ist die Folge einer geschickten Kombination unserer Trainingsbausteine – angefangen bei der Pillar Prep über die Movement Skills hin bis zur ESE und einer geeigneten Erholung.

kurze Intervalle sehr effiziente, explosive Bewegungen ausführen zu können, gefolgt von einer Phase aktiver Erholung, an die sich eine weitere hochintensive Belastungsphase anschließt. Auf diese Weise ist man in der Lage, wiederholt ein hohes Leistungsniveau abzurufen, ohne sich zu erschöpfen. Immer und immer wieder. Und während alle anderen Spieler auf dem Spielfeld kurz vor dem Abpfiff erschöpft und müde sind, werden Sie dann noch genauso frisch und flink wie am Anfang sein, wodurch Sie sich einen eindeutigen Wettbewerbsvorteil verschaffen.

Unser Ziel ist es hier nicht, Gewicht zu verlieren oder Fett zu verbrennen, obwohl das natürlich auch der Fall sein kann. Vielmehr wollen wir die Fähigkeit Ihres Körpers verbessern, immer wieder neue Energie freizusetzen und zu nutzen. Das lässt sich nicht durch lange Workouts in gemäßigtem Tempo erreichen, die den Geist zermürben und den Körper unnötig verschleißen. ESE erfordert mehr Anstrengung und Aufmerksamkeit, aber einen geringeren Zeitaufwand.

Wir sind *fest* davon überzeugt, dass man seine Ausdauer verbessern kann, indem man Intervallworkouts absolviert, die zwischen Belastungs- und Erholungsphasen wechseln. Ein weiterer Vorteil dieser Methode ist, dass man auch dann noch viele Kalorien verbrennt, wenn das Training schon lange beendet ist. Statt der üblichen 30 bis 60 Minuten moderaten Ausdauertrainings werden Sie 15 bis 25 Minuten ESE absolvieren, sich danach aber wahrscheinlich ziemlich erschöpft fühlen. Sie erzielen also in der Hälfte der Zeit die doppelte Wirkung.

Für Ihre ESE verwenden wir unterschiedliche Intensitätsabstufungen, die von leicht über moderat und schwer bis hin zu sehr anstrengend (Sprint) reichen. Das klingt auf den ersten Blick einfach, aber diese Methode ist hochintensiv und alles andere als leicht umsetzbar. Sie können gerne eine Pulsuhr benutzen, um zu überprüfen, wie Ihr Körper sowohl während der Belastung als auch in der Erholungsphase reagiert. Auf diese Weise können Sie auch kontrollieren, ob Sie im Vergleich zu früheren Einheiten Fortschritte machen (und bessere Leistungen erzielen).

Viele Trainingsprogramme nutzen die verschiedenen Herzfrequenz-Zonen als Richtwerte, um zu beurteilen, wie sehr sich der Sportler verausgabt. Diese Zonen werden oft in Prozentzahlen angegeben, die eine maximale Herzfrequenz zur Grundlage haben, die über die Formel »220 minus Lebensalter« berechnet wird. Diese ist aber in der Hälfte aller Fälle nicht korrekt; deshalb verzichten wir auf diesen Ansatz und konzentrieren uns lieber darauf, je nach Trainingseinheit darauf hinzuarbeiten, schneller zu werden oder eine längere Distanz pro Zeiteinheit zurückzulegen.

Wenn sich Ihre Fitness im Laufe der Zeit verbessert, werden Sie feststellen, dass Sie immer schneller laufen können, ohne dass sich Ihr Herzschlag erhöht. Man könnte auch sagen, Sie können pro Herzschlag körperlich mehr leisten. Dieses Konzept nennen wir Pulsleistung, und mit dieser Einheit bemessen wir die Gesamtleistungsfähigkeit des menschlichen Körpers, bestehend aus effizienten Bewegungsmustern, relativer Schnellkraft und Ausdauer.

In diesem Abschnitt werden wir Ihre drei Energiesysteme entwickeln: alaktazid, laktazid und aerob. Das alaktazide System versorgt Sie in den ersten zwanzig Sekunden mit Energie und entspricht dem ersten Gang Ihres Wagens; es nutzt die im Körper vorhandene Energie, allerdings keinen Sauerstoff. Weil dies nicht lange vorhält, muss Ihr Körper schnell in den zweiten bzw. dritten Gang schalten.

Das laktazide System ermöglicht es Ihnen, hochintensive Arbeit zu verrichten, und kann bei sehr guten Sportlern bis zu eine Stunde vorhalten. Der Nachteil des laktaziden Systems ist, dass Ihr Körper mehr Abfallprodukte herstellt, als er in der kurzen Zeit abbauen kann, was den pH-Wert im Blut erhöht. Dies führt zum allseits bekannten Muskelbrennen.

Für lange, niedrigintensive Belastungen sowie für die Erholungsphasen zwischen hochintensiven Belastungen ist Ihr Körper zusätzlich mit dem effizienten aeroben System ausgestattet. Das aerobe System greift auf nachhaltige Energiereserven und Sauerstoff zurück, die es uns erlauben, uns von Höchstleistungen zu erholen.

Unser ESE-Ansatz besteht aus sich abwechselnden Belastungs- und Erholungsphasen. Je mehr Sprints und Intervalle Sie absolvieren, umso mehr arbeitet Ihr aerobes System. Deshalb verbessert hochintensives Training beides – die physische Leistung und die Leistung Ihres kardiovaskulären Systems.

Jedes ESE-Workout beginnt mit einer Aufwärmphase. Dann wechseln Sie zwischen Belastungs- und Erholungsphasen ab. Sie wiederholen diese Intervalle ein bis zwölf Mal, je nach Stadium des Programms, und schließen mit einem Cool-down ab.

Das Verhältnis von Belastung und Erholung ist von zentraler Bedeutung. Je länger die Pause, umso anspruchsvoller bzw. intensiver sollte die nachfolgende Aktivität sein. Je ausgewogener das Verhältnis– auf eine Sekunde Belastung folgt beispielsweise eine Sekunde Erholung (1:1) –, umso anstrengender das Training, weil der Körper dann weniger Zeit hat, sich zu erholen.

Die Konditionierung wird ans Ende zahlreicher Einheiten gesetzt. Und zwar aus einem ganz bestimmten Grund: Alle Ihre Workouts sollten mit den härtesten Übungen beginnen, für die man nicht nur körperlich, sondern auch geistig fit sein muss. Erst dann widmen wir uns der Ausdauer oder Quantität. Dieses Konzept kann man sich wie eine Pyramide vorstellen, bei der die Maximalkraft oben an der Spitze steht und ESE die Basis bildet. In der folgenden Tabelle sehen Sie, dass jede Einheit mit einem ESE-Block endet. Hier ein schneller Überblick über das Programm, so wie es in Ihre Trainingspläne integriert ist.

Kraft-Tag ESE

	Tag A	Tag B	Tag C
Grundlage	Laktazid/Ausdauer 0:30 schwer/4:30 moderat	Laktazid/Schnellkraft (lang) 1:00 schwer/1:00 leicht	
Schnellkraft Phasen 1 & 3	Laktazid/Schnellkraft (lang) 300 m Pendellauf (ca. 1:00)	Laktazid/Schnellkraft (kurz) 150 m Leiter-Pendellauf (ca. 0:30)	Alaktazid/Schnellkraft (lang) 100 m Sprint (ca. 0:15)
Schnellkraft Phasen 2 & 4	Laktazid/Schnellkraft (kurz) 150 m Pendellauf (ca. 0:30)	Alaktazid/Schnellkraft (lang) 60 m Leiter-Pendellauf (ca. 0:15)	Alaktazid/Schnellkraft (kurz) 50 m Sprint (ca. 0:07)

Bewegung und Erholung ESE

Bewegungseinheit Linear/Combo	Bewegungseinheit Multidirektional	Erholung
Laktazid/Ausdauer 5:00 schwer/1:00 leicht	Laktazid/Ausdauer 00:30 Sprint/4:30 schwer (Länge der Bahn)	Aerob 20:00 + leicht

Um mit den in diesem Programm beschriebenen ESE-Einheiten in die Form Ihres Lebens zu kommen, müssen Sie verstehen, was Sie in der Trainingseinheit tun müssen. Wir haben sie möglichst einfach gehalten, damit Sie diesen Block auch dann ausführen können, wenn Sie schon erschöpft sind.

- Sprint = 90+ Prozent, so schnell wie möglich (entspricht auf der Borg-Skala 10/10)
- Schwer = sehr anstrengend, außer Atem, kann (oder will) sich nicht unterhalten (8–9/10)
- Moderat = schwer, außer Atem, kann mit Mühe sprechen (7–8/10)

- Leicht = kommt ins Schwitzen, ist aber immer noch in der Lage, ein Gespräch zu führen (4–5/10)

Es reicht nicht, sich an die vorgeschriebenen Intensitäten zu halten, Sie müssen noch etwas anderes tun, nämlich Ihre Ergebnisse festhalten. Es gibt Einheiten, bei denen sich die Intervalle auf eine bestimmte Distanz beziehen, die es möglichst schnell zurückzulegen gilt. In diesem Fall müssen Sie aufschreiben, wie lange es dauert, die einzelnen Wiederholungen zu schaffen. Mit steigender Fitness sollten sich Ihre Zeiten für die vorgegebene Entfernung verkürzen. Dort, wo wir Ihnen ein Zeitintervall vorgeben, sollten Sie aufschreiben, wie weit Sie in dieser Zeit kommen.

Das Ziel ist es, sowohl über effiziente Bewegungsmuster als auch über maximale Schnellkraft zu verfügen, was normalerweise als Leistung oder Geschwindigkeit gemessen wird, und diesen Wert über eine möglichst lange Zeit aufrechtzuerhalten, wodurch sich die Ausdauer definiert. Dabei kommt es wesentlich darauf an, dass Sie eben nicht mental abschalten und eine Leistung quasi im Autopilot-Modus abspulen, so wie dies oft geraten wird. Im Gegenteil. Auch wenn Sie sehr erschöpft sind, dürfen Ihre Bewegungen niemals nachlässig sein. Denn es sind genau diese Momente, in denen sich die Spreu vom Weizen trennt – die Anfänger von den Elite-Performern.

Zusammenfassung: Im Gegensatz zu herkömmlichem Cardio-Training konzentriert sich die Energiesystem-Entwicklung auf eine umfassende, vielseitige Ausdauer. Sie entwickeln zunächst Schnelligkeit und Schnellkraft, und dann Schnelligkeit und Kraftausdauer, was zu einer effizienteren Herzleistung führt. Das zwingt Ihre Energiesysteme (alaktazid, laktazid, aerob) dazu, sich auf Ihre wachsenden Ansprüche einzustellen, so dass Sie sportliche Höchstleistungen innerhalb eines längeren Zeitfensters abrufen können, vom Anstoß oder ersten Spielzug bis zum Schlusspfiff. Und zwar auf dem höchsten körperlichen und geistigen Niveau.

DAS ATHLETES'-PERFORMANCE-WORKOUT: EINE EINFÜHRUNG

Wir haben Sie bereits mit einer Menge Informationen versorgt und hegen keinerlei Zweifel daran, dass Sie damit zurechtkommen werden. Unser Ziel ist es, Ihnen einfache Lösungsansätze zu bieten, mit denen Sie hervorragende Ergebnisse erzielen können und zugleich Ihr Verletzungsrisiko minimieren.

Wie schaffen wir das?

Unser gesamtes Trainingssystem besteht aus drei Arten von Einheiten: Movement Skills, Schnellkraft und Erholung. Die Movement Skills lassen sich ihrerseits wieder in drei Einheiten unterteilen. Zunächst widmen wir uns der linearen Geschwindigkeit, welche die Beschleunigung und die absolute Geschwindigkeit trainiert. Außerdem gibt es noch eine Einheit mit dem Schwerpunkt multidirektionale Geschwindigkeit, in der wir uns mit komplexeren Bewegungsabläufen beschäftigen werden. Und zum Schluss noch ein Kombinationsworkout, das alle Formen der Geschwindigkeit trainiert. Wir kommen in Kürze darauf zurück.

Die Einheiten zur Schulung der Schnellkraft sind in fünf Phasen organisiert, die jeweils einen anderen Schwerpunkt setzen. Wenn man das Programm zum ersten Mal absolviert, durchläuft man die Phasen linear, was fünfzehn Wochen dauert. Im Anschluss daran werden Sie wissen, wie Sie dieses modulare System selbstständig nutzen und es an Ihren Wettkampf- oder Einsatzkalender anpassen können.

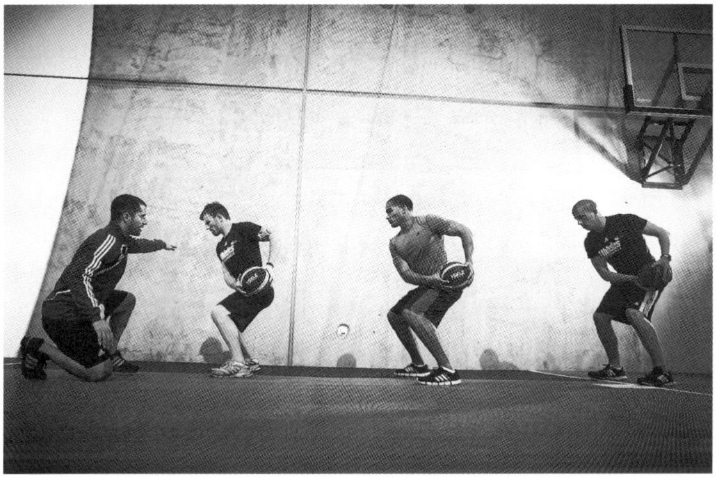

Sie kennen sicher die Gleichung Arbeit + Ruhe = Erfolg. Deshalb haben wir neun Erholungseinheiten entwickelt, aus denen Sie frei wählen können – je nachdem, wonach Ihnen gerade der Sinn steht. Es ist auch möglich, die Einheit über den Tag verteilt in kleinere Blöcke aufzusplitten, beispielsweise einen Teil gleich nach dem Aufstehen, vor oder nach dem Training, und einen weiteren Teil am Abend, um abzuschalten und den Tag entspannt ausklingen zu lassen.

Um den in diesem Buch beschriebenen Workout-Anteil effektiv zu absolvieren, muss man sich das Gesamtkonzept bzw. die Progression der einzelnen Phasen vor Augen führen. Nachdem man sich einen ersten Überblick über den Plan und seinen Verlauf verschafft hat, richten wir unseren Blick auf Wochenpläne. Im Anschluss daran gehen wir ins Detail und befassen uns mit den einzelnen Tagen bzw. Einheiten.

Um Ihre Schnellkraft zu trainieren, durchlaufen Sie in unserem Programm fünf Phasen: Grundlagen und Schnellkraft 1 bis 4. Jede der fünf Phasen verfolgt ganz konkrete Ziele.

Die Grundlagenphase ist darauf ausgerichtet, ein solides Fundament für die weitere Entwicklung der Schnellkraft zu bilden, indem Bewegungsmuster »bereinigt«, Asymmetrien beseitigt und die Mobilität sowie die Stabilität verbessert werden. Wenn Sie sich in dieser Phase Mühe geben, werden Sie ein neues, höheres Kraftniveau erreichen, auf dem Sie aufbauen können. So geht es praktisch jedem Spitzensportler, den wir bisher trainiert haben. Führen Sie sich vor Augen, dass Sie in dieser Phase die Grundlage für Ihre weiteren Erfolge bilden.

Die anderen vier Phasen werden als Schnellkraft 1 bis 4 bezeichnet. In Schnellkraft 1 befassen wir uns mit isolateralen und bilateralen Übungen, das heißt Sie bewegen jeweils einen Arm bzw. ein Bein oder aber zwei

Gliedmaßen gleichzeitig. Dadurch bauen Sie Ihre Schnellkraft schrittweise auf und bilden die Grundlage für weitere Kraftsteigerungen. Dies erfolgt mittels absteigender Sätze, bei denen die Anzahl der Wiederholungen von Woche zu Woche abnimmt. Dafür steigt aber der Widerstand und die Geschwindigkeit, mit der Sie das Gewicht zu bewegen versuchen, so dass das Training trotz geringeren Umfangs intensiver wird.

In Schnellkraft 1 halten wir uns an das Tempo 3-0-X. Das heißt, der exzentrische Teil der Wiederholung (das Absenken) dauert drei Sekunden. Danach gibt es keine Pause, die Hantel wird umgehend in einer explosiven Bewegung aufwärts gestemmt. Dadurch stimuliert man seine intramuskuläre Koordination und maximiert die Entwicklung seiner Schnellkraft. Hier kommt es auf Entschlossenheit und Kontrolle an – Sie müssen explosiv sein wollen! 3-0-X steht also für: 3 = 3 Sekunden absenken, 0 = keine Pause am Scheitelpunkt, X = explosiv anheben.

In dieser Phase wird die ESE an den Tagen trainiert, an denen entweder Schnellkraft oder Movement Skills und Regeneration auf dem Programm stehen. Am ersten Tag absolvieren Sie Pendelläufe à 300 Meter, die jeweils etwa Sechzig Sekunden dauern sollten. Notieren Sie sich für jede Wiederholung die Zeit, und falls Sie eine Pulsuhr verwenden, können Sie auch festhalten, wie schnell Sie sich zwischen den einzelnen Läufen erholen. Dann können Sie diese Werte idealerweise mit den Ergebnissen vergleichen, die Sie später in Schnellkraft 3 erzielen.

Am zweiten Tag machen Sie aufsteigende bzw. »Leiter«-Pendelläufe à 150 Meter. Sie rennen also zuerst 5 Meter vor und wieder zurück, dann 10, 15, 20 und schließlich 25 Meter, so dass Sie auf insgesamt 150 Meter kommen. Am dritten Tag sprinten wir mehrmals die 100 Meter und konzentrieren uns dabei auf die Bewegungsmuster, die wir in diesem Programm üben. An den Erholungstagen absolvieren Sie 20 Minuten Ausdauertraining auf dem Laufband, auf dem Ergometer, im Schwimmbad usw. Das heißt, Sie werden nichts tun, was Ihre Gelenke mehr als nötig belastet.

In Schnellkraft 2 machen wir wieder eine Mischung aus isolateralen und bilateralen Übungen. Der Umfang fällt diesmal geringer aus, dafür steigt die Intensität. Dies erreichen wir wieder mithilfe absteigender Sätze, bei denen wir den Widerstand und das Tempo erhöhen. In dieser Phase gilt es, schwerere Gewichte zu stemmen und diese möglichst schnell zu bewegen. In Schnellkraft 2 führen wir das Kontrastieren ein, eine Kombination aus Maximalkraft und Plyometrie, um die Kraftentfaltung (die sogenannte »Rate of Force Development«) sowie die Elastizität zu verbessern.

Sie machen zuerst eine Kraftübung, die Ihre Muskeln möglichst stark belastet, und führen dann umgehend eine ähnliche Bewegung aus, die nun allerdings Ihre plyometrischen oder elastischen Fähigkeiten fordert, damit Sie lernen sich zügiger und geschmeidiger zu bewegen. So verbinden Sie Schnelligkeit und Kraft miteinander und erzeugen dadurch Schnellkraft.

In Schnellkraft 2 erhöhen wir das Tempo auf 1-0-X. Wir senken das Gewicht also in einer Sekunde ab, machen keine Pause und heben die Hantel explosiv aufwärts.

Der ESE-Anteil in Schnellkraft 2 folgt dem Grundtenor dieser Phase, wir widmen uns kurzen, intensiven Intervallen bei maximaler Belastung. Am ersten Tag absolvieren wir Pendelläufe à 150 Meter, bei denen wir dreimal eine Strecke von jeweils 25 Metern zurücklegen, was etwa 30 Sekunden dauern wird. Am zweiten Tag machen wir aufsteigende »Leiter«-Sprints über eine Distanz von insgesamt 60 Metern (5, 10 und 15 Metern). An Tag 3 folgen 50-Meter-Sprints in sieben Sekunden.

In Schnellkraft 3 steht wieder eine Mischung aus isolateralen und bilateralen Übungen auf dem Programm. Nachdem wir zuvor unsere Schnellkraft und Elastizität trainiert haben, erhöhen wir jetzt den Umfang, um unsere Maximalkraft und Kraftausdauer zu steigern. Wir folgen dabei dem Schema 2-0-X und verwenden dieselben ESE-Übungen wie in Schnellkraft 1. Sie werden vermutlich feststellen, dass Sie sowohl Ihre Best- als auch Ihre Durchschnittszeiten aus Schnellkraft 1 nun bereits übertreffen. Das sollte Ihnen vor Augen führen, wie sehr Sie sich in nur wenigen Wochen verbessert haben. Das heißt keinesfalls, dass das Training fortan leichter wird, sondern lediglich, dass Sie inzwischen leistungsfähiger geworden sind und in kürzerer Zeit eine längere Strecke zurücklegen können. Bei der ESE geht es darum, eine gute Ausdauer aufzubauen. Das heißt: Je öfter Sie Ihre Bestzeit reproduzieren können, umso besser sind Sie in Form. Je stärker Sie von Sprint zu Sprint nachlassen, desto ausbaufähiger ist Ihre Leistungsfähigkeit. Natürlich ermüdet jeder von uns während des Trainings, aber es ist unser Ziel, uns immer schneller regenerieren zu können.

In Schnellkraft 4 sind die Übungen ähnlich wie in den vorherigen Phasen, aber wir werden Ihre Stabilität und Kraft mit isolateralen Bewegungen auf die Probe stellen und die Intensität durch bilaterale Bewegungen erhöhen, mit denen wir Ihre Maximalkraft weiter aufbauen. Das Tempo entspricht dem Schema aus Schnellkraft 2 (1-0-X), dasselbe gilt für die ESE. Das Ziel ist auch hier wieder, sowohl Ihre Best- als auch Ihre Durchschnittszeiten zu verbessern. Versuchen Sie, mit jeder Einheit Ihren PR (persönlichen Rekord) zu überbieten, ob nun im Hinblick auf die Zeit (je schneller desto besser) oder auf den verwendeten Widerstand.

Wenn Sie das Programm zum ersten Mal absolvieren, beginnen Sie mit der Grundlagen-Phase, die zwei Wochen dauert (und insgesamt sechs Einheiten umfasst). Schnellkraft 1 bis 4 gehen jeweils über einen Zeitraum von drei Wochen (neun Einheiten pro Phase.) Wichtig ist, dass Sie keine dieser Einheiten ausfallen lassen, denn nur so ist sichergestellt, dass wir eventuell vorhandene dysfunktionale Bewegungsmuster beseitigen. Am Ende jeder Phase kehren Sie für eine halbe Woche zu den Grundlagen zurück, um sich zu regenerieren, bevor die nächste Phase beginnt. Ihr Plan sollte wie folgt aussehen:

Woche	Phase
1–2	Grundlage
3–5	Schnellkraft 1
6–6,5	Grundlage
6,5–8,5	Schnellkraft 2
9,5–10	Grundlage
10–12	Schnellkraft 3
13–13,5	Grundlage
13,5–15,5	Schnellkraft 4
16,5–17	Grundlage

Nachdem Sie die siebzehn Wochen zum ersten Mal durchlaufen haben, können Sie bei Bedarf die Dauer der Phasen an Ihre individuellen Bedürfnisse anpassen. Wenn zum Beispiel in vier Wochen ein Wettkampf oder anderer wichtiger Einsatz ansteht, könnte Ihre Vorbereitung folgendermaßen aussehen: eine halbe Woche Grundlage, eine Woche Schnellkraft 1, zwei Wochen Schnellkraft 2 und zum Ausklang eine weitere halbe Woche Grundlage.

Sobald Sie anfangen, die Phasen zu kombinieren, sollten Sie nach drei Wochen Training für mindestens eine halbe Woche zur Grundlagenphase zurückkehren, um Ihrem Körper die Gelegenheit zu bieten, sich zu regenerieren und die nötigen Adaptationen vorzunehmen, so dass Sie die nächste Phase frisch und ausgeruht beginnen können. Dieses Programm ist so konzipiert, dass es sich individuell anpassen lässt und die Phasen auf vielfältige Weise kombiniert werden können, um den Anforderungen und Einschränkungen des Sportleralltags gerecht zu werden. Nach der Auswahl der Schnellkraft-Phase gilt es, seinen Wochenplan oder Mikrozyklus zu bestimmen. Im Programm von Athletes' Performance soll sich dieser Mikrozyklus nahtlos in Ihre Terminvorgaben und Zielsetzungen einfügen, er kann daher von Woche zu Woche variieren.

ATHLETES' PERFORMANCE WORKOUT-AUSRÜSTUNG

Ihnen wird schon bald auffallen, dass Sie für dieses Programm einige Hilfsmittel benötigen werden: Kurzhanteln, eine Langhantel, Kettlebells, eine Trainingsbank, ein Balance-Pad, einen Tennisball, zwei miteinander fixierte Tennisbälle, Schlingentrainer, Kabelzug, Tubes, Miniband, Hartschaumrolle, Hürden, Widerstandsband mit Geschirr/Gurt, Slides, Zugschlitten, Medizinball, Superband, Massagestick und Dehnseil.

Selbst die spartanischsten Trainingseinrichtungen verfügen mittlerweile über einen Großteil dieser Gegenstände. Einige Kleingeräte (Tennisball) haben Sie vielleicht schon, und falls nicht, können Sie diese preisgünstig erwerben.

Als wir vor über einem Jahrzehnt unser erstes Buch herausbrachten, verwendeten wir bereits Ausrüstungsgegenstände wie Medizinbälle und Hartschaumrollen, die damals kaum jemand nutzte, die heute aber zum festen Inventar vieler Fitness-Studios gehören. Auch wenn die Anschaffung dieser Dinge mit einem gewissen Kostenaufwand verbunden ist, sollten Sie sich vor Augen führen, dass sie für Ihren Erfolg entscheidend sind. Viele lassen sich überdies platzsparend in einem kompakten »Notfallkoffer« verstauen.

Wir wollen natürlich nicht, dass fehlende Ausrüstung jemals ein Grund dafür ist, dass Sie eine Übung oder ein Training ausfallen lassen. Viele der Geräte sind jedoch sehr handlich und können auch auf Reisen mitgeführt werden. Und falls Sie doch einmal ganz ohne Sportgeräte auskommen müssen, ist das auch kein Beinbruch, denn dieses Programm enthält viele Körpergewichtsübungen, für die Sie keinerlei Hilfsmittel benötigen.

Denken Sie daran: Ein High Performer findet immer einen Weg, ganz gleich wie die äußeren Umstände sind oder welche Mittel ihm zur Verfügung stehen.

Jeder wöchentliche Mikrozyklus besteht aus drei Einheiten Schnellkraft, mindestens einer Einheit Movement Skills, einer Einheit Erholung, einem ergänzenden Training (Yoga, Pilates, Cross-Training usw.) und mindestens einem Ruhetag. Diese Einheiten können auf vielfältige Weise miteinander kombiniert werden. Beachten Sie jedoch, dass Sie nach jeweils vier Trainingstagen in Folge mindestens einen Ruhetag einlegen.

Art der Einheit	Anzahl pro Woche
Schnellkraft	3
Movement Skills	Mindestens 1
Erholung	Mindestens 1
Ergänzung	Optional
Frei	Mindestens 1

In der Grundlagenphase gibt es zwei verschiedene Schnellkraft-Workouts (A und B), doch da der Mikrozyklus drei Trainingstage pro Woche vorsieht, dauert es zwei Wochen, bis Sie beide Einheiten gleich oft absolviert haben. In der ersten Woche folgen Sie dem Schema A, B, A, in der zweiten Woche dem Schema B, A, B – beide Varianten werden also jeweils dreimal ausgeführt. Fahren Sie auf diese Weise fort, bis die nächste Phase beginnt.

Findet Ihr Schnellkrafttraining in der Grundlagenphase am Montag, Mittwoch und Freitag statt, könnten Ihre Mikrozyklen wie folgt aussehen:

	Montag	Dienstag	Mittwoch	Donnerstag	Freitag	Samstag	Sonntag
Option A: Woche 1	A	Movement Skills: linear	B	Erholung	A	Yoga	frei
Option A: Woche 2	B	Movement Skills: multidirektional	A	Erholung	B	Yoga	frei
Option B: Woche 2	A	Erholung	B	frei	A	Movement Skills: linear	frei
Option B: Woche 2	B	Erholung	A	frei	B	Movement Skills: multidirektional	frei
Option C: Woche 1	A	Erholung	B	Movement Skills: linear	A	Yoga	frei
Option C: Woche 2	B	Erholung	A	Movement Skills: multidirektional	B	Yoga	frei

In allen anderen Phasen gibt es pro Woche drei verschiedene Workouts zur Steigerung der Schnellkraft, die dafür sorgen, dass ein gleichmäßigerer Mikrozyklus entsteht. Nachfolgend einige Beispiele für Mikrozyklen in den späteren Phasen:

	Montag	Dienstag	Mittwoch	Donnerstag	Freitag	Samstag	Sonntag
Option A	A	Movement Skills: Kombi	B	Erholung	C	Yoga	frei
Option B	A	Erholung	B	frei	C	Movement Skills: Kombi	frei
Option C	A	Movement Skills: linear	B	Movement Skills: multidirektional	C	Erholung	frei

Je nachdem, in welchem Mikrozyklus Sie sich gerade befinden, reicht ein Blick auf die Workoutkarte für den jeweiligen Tag und Sie wissen, welche Übungen Sie machen müssen. Die drei Schnellkraft-Workouts A, B und C, die in den späteren Phasen zu absolvieren sind, sind ebenfalls auf der Karte angegeben. Die Movement Skills sind allerdings auf einer eigenen Karte aufgeführt, ebenso die Erholung.

Gestaltung der Trainingseinheiten

Die Workouts setzen sich aus verschiedenen Komponenten zusammen: Pillar Prep, Movement Prep, Plyometrie, Movement Skills, Medizinball, relative Schnellkraft, ESE und Erholung. Diese Bausteine stellen das Grundgerüst Ihres Workouts dar, verleihen ihm Struktur und stellen sicher, dass Sie keinen Aspekt Ihrer Fitness vernachlässigen und Ihre Leistung so nachhaltig verbessern.

Schnellkraft

Abhängig vom Mikrozyklus, in dem Sie sich gerade befinden, wählen Sie Ihre Workoutkarte für den Tag aus und arbeiten die Übungen nacheinander ab.

Sehen wir uns einmal die Einheit »Maximalkraft A« in der Phase Schnellkraft 1 an. Die Pillar Prep besteht hier aus fünf Bewegungen, auf die sechs Übungen aus dem Trainingsblock Movement Prep und zwei Übungen aus dem Bereich Plyometrie folgen. Nachdem Sie alle diese Übungen in der vorgeschriebenen Anzahl an Sätzen und Wiederholungen abgeschlossen haben, gehen Sie zu dem Teil über, der sich der relativen Schnellkraft widmet.

Der Plan für das Schnellkraft-Workout ist so aufgebaut, dass jedes Blatt mehrere Wochen Training umfasst. Wenn Sie den Plan etwas genauer ansehen, werden Sie feststellen, dass sich der erste Block mit der Ganzkörper-Schnellkraft befasst und aus zwei Bewegungen besteht: Hang Snatch Pull und Strecken, Rollen und Heben im Fersensitz (mit Hartschaumrolle).

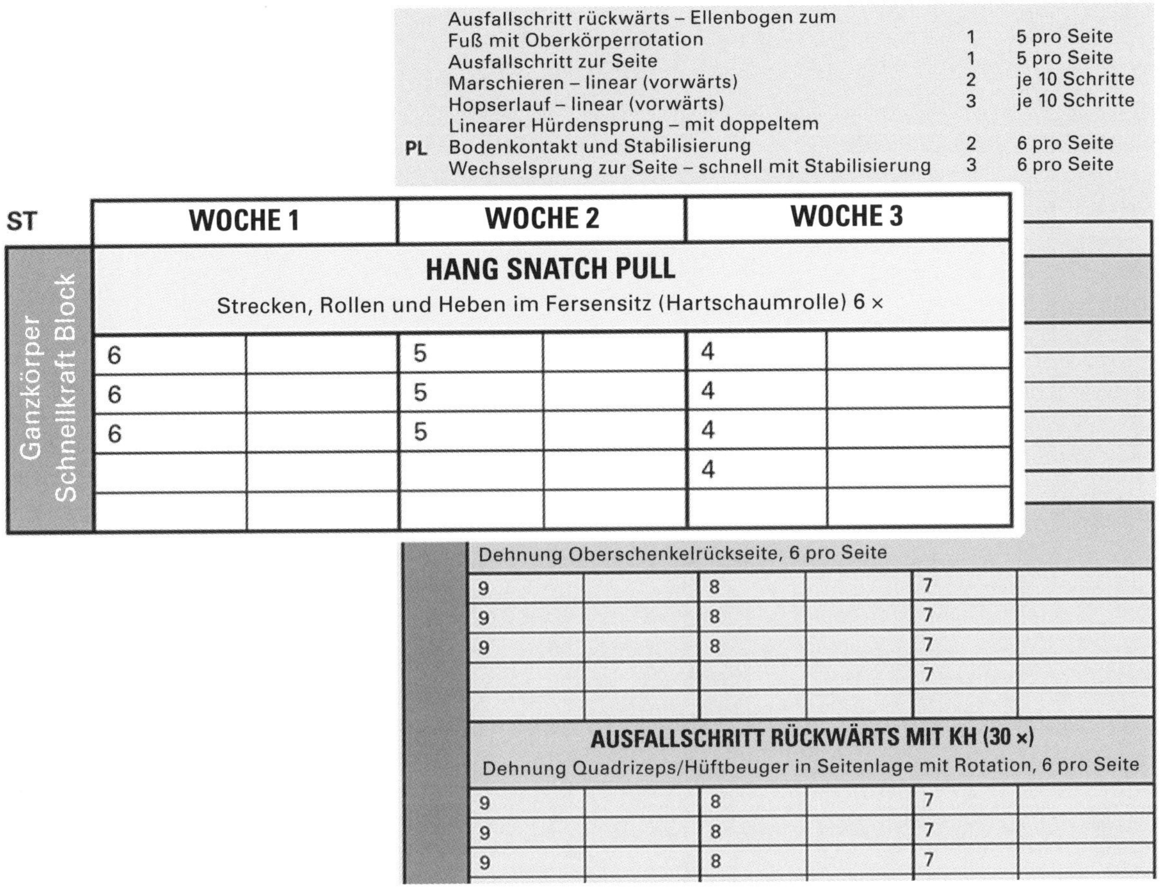

Es gibt insgesamt drei Spalten – Woche 1, Woche 2 und Woche 3, die mehrere Zeilen enthalten, in denen die Anzahl der Wiederholungen angegeben ist.

Diese Zahlen beziehen sich immer auf die Bewegung, die in GROSSBUCHSTABEN zu lesen ist, in diesem Fall Hang Snatch Pull. Die Zahl hinter der Übungsbezeichnung im grauen Kasten (in diesem Fall Strecken, Rollen und Heben im Fersensitz [Hartschaumrolle]) zeigt an, wie oft diese wiederholt werden soll.

In diesem Block machen Sie in der ersten Woche also sechs Wiederholungen Hang Snatch Pull, gefolgt vom Strecken, Rollen und Heben im Fersensitz (Hartschaumrolle), das Sie ebenfalls sechsmal wiederholen, und diesen gesamten Komplex wiederholen Sie zwei Mal, so dass Sie auf insgesamt drei Sätze kommen. In der zweiten Woche absolvieren Sie drei Sätze à fünf Wiederholungen Hang Snatch Pull, in der dritten Woche vier Sätze à vier Wiederholungen.

	Ausfallschritt rückwärts – Ellenbogen zum Fuß mit Oberkörperrotation	1	5 pro Seite
	Ausfallschritt zur Seite	1	5 pro Seite
	Marschieren – linear (vorwärts)	2	je 10 Schritte
	Hopserlauf – linear (vorwärts)	3	je 10 Schritte
PL	Linearer Hürdensprung – mit doppeltem Bodenkontakt und Stabilisierung	2	6 pro Seite
	Wechselsprung zur Seite – schnell mit Stabilisierung	3	6 pro Seite

ST	WOCHE 1		WOCHE 2		WOCHE 3	
Ganzkörper Schnellkraft Block	**HANG SNATCH PULL, STRECKEN** Rollen und Heben im Fersensitz (Hartschaumrolle) 6 ×					
	6		5		4	
	6		5		4	
	6		5		4	
					4	

Dehnung Oberschenkelrückseite, 6 pro Seite					
9		8		7	
9		8		7	
9		8		7	
				7	
AUSFALLSCHRITT RÜCKWÄRTS MIT KH (30 ×) Dehnung Quadrizeps/Hüftbeuger in Seitenlage mit Rotation, 6 pro Seite					
9		8		7	
9		8		7	
9		8		7	

Weiter unten im Plan sehen Sie, dass mehrere Bewegungen zu einer Tabelle zusammengefasst sind.

Das heißt, dass diese Übungen als Zirkel ausgeführt werden – nahtlos am Stück, ohne Pause, bis die vorgeschriebene Wiederholungszahl erreicht ist. In diesem Fall, in der ersten Woche, besteht ein Satz aus folgenden Übungen: RUMÄNISCHES KREUZHEBEN (HORIZONTALES BAND, LH) à 9 Wiederholungen, Dehnung Oberschenkelrückseite à 6 Wiederholungen, AUSFALLSCHRITT RÜCKWÄRTS (KH) à 9 Wiederholungen und Dehnung Quadrizeps/Hüftbeuger in Seitenlage mit Rotation à 6 Wiederholungen. Diesen Zirkel durchlaufen Sie noch zweimal.

Rechts neben der Wiederholungszahl für die Übung in GROSSBUCHSTABEN ist eine leere Spalte, in die Sie eintragen können, wie schwer der Trainingswiderstand im jeweiligen Satz war. Indem Sie festhalten, welches Hantelgewicht Sie verwendet haben, können Sie Ihre Entwicklung verfolgen und besser bewerten, ob Sie tatsächlich Fortschritte machen.

ST	WOCHE 1		WOCHE 2		WOCHE 3	
	HANG SNATCH PULL Strecken, Rollen und Heben im Fersensitz (Hartschaumrolle) 6 ×					
	6		5		4	

RUMÄNISCHES KREUZHEBEN [RKH] (HORIZONTALES BAND, LH) (30 ×) Dehnung Oberschenkelrückseite, 6 × pro Seite					
9		8		7	
9		8		7	
9		8		7	
				7	
AUSFALLSCHRITT RÜCKWÄRTS – KH (30 ×) Dehnung Oberschenkelrückseite, 6 × pro Seite					
9		8		7	
9		8		7	
9		8		7	
		8		7	

MOVEMENT SKILLS

Die Pläne ähneln denen für die Schnellkraft, allerdings bleibt das verwendete Hantelgewicht gleich, es ändert sich also nicht im Laufe der Zeit. Es gibt drei Optionen, aus denen Sie wählen können: linear, kombiniert und multidirektional. An den linearen Tagen trainieren Sie Ihre Beschleunigung und absolute Geschwindigkeit, an den multidirektionalen Tagen widmen Sie sich der Beinarbeit (Crossover, Pendellauf und Cutting) und an den Kombinationstagen decken Sie alle Aspekte der Movement Skills in einer Einheit ab.

Falls Ihr Mikrozyklus nur zwei Movement-Skill-Einheiten vorsieht, sollten Sie an einem Tag lineare Übungen machen, am zweiten Tag dagegen multidirektionale. Wenn Sie nur einmal in der Woche ein entsprechendes Workout absolvieren, sollten Sie eine kombinierte Einheit wählen oder jede Woche zwischen linearen und multidirektionalen Movement Skills wechseln.

Sobald Sie Ihre Wahl getroffen haben, sehen Sie einfach auf der Karte nach, welche Bewegungen auf dem Programm stehen und wie oft/lang/weit sie ausgeführt werden sollen.

Movement Skills – linear				
				Wiederholungen
PP	Hartschaumrolle – Gesäß	1	je 30 Sek.	je 30 Sek.
	Hartschaumrolle – IT-Band	1	je 30 Sek.	je 30 Sek.
	Hartschaumrolle – Quadrizeps	1	je 30 Sek.	je 30 Sek.
	Hartschaumrolle – Latissimus	14	je 30 Sek.	je 30 Sek.
	Hartschaumrolle – Latissimus	1	je 30 Sek.	je 30 Sek.
MP	Gehen mit Miniband – linear, mit gebeugten Knien		1	je 5
	Knie umarmen		1	je 5
	Ausfallschritt vorwärts mit Rumpfbeuge zur Seite		1	je 5
	Gekreuzter Ausfallschritt		1	je 5
	Marschieren – linear (vorwärts)		2	je 10 Schritte
	Hopserlauf – linear (vorwärts)		3	je 10 Schritte
	Minisprints am Platz		3	6 Sek.
PL	Weitsprung – mit Stabilisierung		3	5
	Linearer Wechselsprung – schnell mit Stabilisierung		2	je 5
MS	Wandübung – Position halten		2	30 Sek.
	Wandübung – Bein heben und nach vorne ziehen		2	je 8
	Wandübung – einzelner Wechsel		2	je 8
	Schlittenziehen – Beschleunigungen		3	15 Meter
	Beschleunigungen – 15 m		2	15 Meter
	Schlittenziehen – Beschleunigungen		3	15 Meter
	Beschleunigungen – 15 m		4	15 Meter
	Sprints		2	40 Meter
	Marschieren mit Zugschlitten – vorgebeugt		4	25 Meter
ESE	freie Auswahl		2 bis 3	5:00 schwer/1:00 leicht
RG	Selbstmassage			
	Kaltwasseranwendungen oder Kompressionsstiefel			

ENERGIESYSTEM-ENTWICKLUNG

Der ESE-Block schließt jede Schnellkraft- und Movement-Skills-Einheit ab, weil wir bei unseren Programmen darauf achten, nicht nur Schnelligkeit, Beweglichkeit und Kraft aufzubauen, sondern eben auch die Kraftausdauer. Stellen Sie sich eine Pyramide vor, bei der die drei erstgenannten Qualitäten die Spitze ergeben und die Kraftausdauer das Fundament bildet. Genauso sind unsere Workouts gestaltet: Jede Einheit beginnt mit hoher Intensität und bewegt sich in Richtung einer gemäßigten Trainingsbelastung zur Förderung der Kraftausdauer.

Im zugehörigen Plan steht zuerst das Kürzel ESE, dann in der ersten Spalte die Anzahl der Sätze, auf die in der zweiten Spalte die Wiederholungszahl, Entfernung und Intervalldauer folgt. Verwenden Sie eine Stoppuhr, mit der Sie kontrollieren, ob Sie eine hohe Leistung erzielen und halten können. Jeder wird früher oder später müde; Ihr Ziel sollte es sein, in jeder Einheit maximal viel Arbeit zu verrichten und sich zwischen den Wiederholungen, Sätzen und Trainingstagen schneller und besser zu regenerieren. Ihre neuen Atemtechniken werden Ihnen dabei sicher gute Dienste leisten.

REGENERATION

Es gibt sieben Regenerationseinheiten, aus denen Sie frei wählen können: allgemeine Regeneration, Selbstmassage, Flexibilität, Schmerzbehandlung oberer Rücken/Schultern, unterer Rücken und Hüfte/Knie. Es spielt keine Rolle, in welchem Mikrozyklus Sie sich gerade befinden – suchen Sie sich einfach eine Einheit aus, die Ihnen zusagt, und führen Sie die in diesem Zusammenhang auf der Karte genannten Übungen aus. Sie können diese außerdem auch nach Ihrem Schnellkraft-Training oder den Movement Skills ausführen.

ERGÄNZENDES TRAINING

Zusätzlich zu den Einheiten Schnellkraft, Movement Skills und Erholung sollten Sie mindestens einmal in der Woche ein alternatives Fitnesstraining betreiben. Yoga und Pilates eignen sich hierfür hervorragend, da sie den Körper entspannen und gleichzeitig auf ungewohnte Weise herausfordern. Sie stellen eine leichte, ganzheitliche Aktivität dar, mit der wir unsere Mobilität und Stabilität zusätzlich verbessern können.

Sportarten wie Schwimmen, Wandern, Klettern, Radfahren usw. machen ebenfalls Spaß und stellen eine willkommene Abwechslung in Ihrem wöchentlichen Trainingsprogramm dar. Sie werden bestimmt bald feststellen, dass sich Ihre Leistungen in allen Bereichen verbessern und dadurch Ihre Motivation steigt.

Allgemeine Regeneration			
	Übung	**Sätze**	**WH**
ESE	Freie Auswahl	1	20 Min. leicht
RG	Triggerpunkt – Brustwirbelsäule	1	5 pro Seite
	Triggerpunkt – Gesäß	4	45 Sek. pro Seite
	Triggerpunkt – Schenkelbindenspanner	1	45 Sek. pro Seite
	Triggerpunkt – Nacken	1	45 Sek.
	Hartschaumrolle – Brustwirbelsäule	1	45 Sek.
	Hartschaumrolle – Unterer Rücken	1	45 Sek. pro Seite
	Hartschaumrolle – Gesäß	1	45 Sek. pro Seite
	Hartschaumrolle – IT-Band	1	45 Sek. pro Seite
	Hartschaumrolle – Quadrizeps	1	45 Sek. pro Seite
	Strecken, Rollen und Heben im Fersensitz (Hartschaumrolle)	1	10
	Dehnung Oberschenkelrückseite	1	10 pro Seite
	Dehnung Abduktoren (Seil)	1	10 pro Seite

Schmerzen im unteren Rücken			
	Übung	**Sätze**	**WH**
ESE	Freie Auswahl	1	20 Min. leicht
RG	Triggerpunkt – Brustwirbelsäule	1	5 pro Seite
	Massagestick – Unterer Rücken	1	45 Sek.
	Triggerpunkt – Gesäß	1	45 Sek. pro Seite
	Triggerpunkt – Schenkelbindenspanner	1	45 Sek. pro Seite
	Hartschaumrolle – Brustwirbelsäule	2	45 Sek.
	Hartschaumrolle – Unterer Rücken	2	45 Sek. pro Seite
	Hartschaumrolle – Gesäß	2	45 Sek. pro Seite
	Hartschaumrolle – Oberschenkelrückseite	2	45 Sek. pro Seite
	Hartschaumrolle – Quadrizeps	2	45 Sek. pro Seite
	Strecken, Rollen und Heben im Fersensitz (Hartschaumrolle)	2	10
	Dehnung Oberschenkelrückseite	2	10 pro Seite
	Dehnung Quadrizeps/Hüftbeuger – Halbkniestand	2	10 pro Seite
	90-90-Dehnung mit Armfegen	2	10 pro Seite

Selbstmassage			
	Übung	**Sätze**	**WH**
ESE	Freie Auswahl	1	20 Min. leicht
RG	Triggerpunkt – Brustwirbelsäule	1	5 pro Seite
	Triggerpunkt – Gesäß	4	45 Sek. pro Seite
	Triggerpunkt – Schenkelbindenspanner	1	45 Sek. pro Seite
	Triggerpunkt – Innerer Schenkelmuskel	2	10 pro Seite
	Triggerpunkt – Fußgewölbe/Plantarfaszie	1	50 pro Seite
	Triggerpunkt – Nacken	1	45 Sek.
	Hartschaumrolle – Brustwirbelsäule	1	45 Sek.
	Hartschaumrolle – Unterer Rücken	1	45 Sek. pro Seite
	Hartschaumrolle – Gesäß	1	45 Sek. pro Seite
	Hartschaumrolle – Oberschenkelrückseite	1	45 Sek. pro Seite
	Hartschaumrolle – Wade	1	45 pro Seite
	Hartschaumrolle – Quadrizeps	1	45 pro Seite
	Hartschaumrolle – Adduktoren	1	45 pro Seite

Hüftschmerzen			
	Übung	**Sätze**	**WH**
ESE	Freie Auswahl	1	20 Min. leicht
RG	Massagestick – Schenkelbindenspanner	1	45 Sek. pro Seite
	Triggerpunkt – Gesäß	1	45 Sek. pro Seite
	Hartschaumrolle – Gesäß	2	45 Sek. pro Seite
	Hartschaumrolle – Oberschenkelrückseite	2	45 Sek. pro Seite
	Hartschaumrolle – IT-Band	2	45 Sek. pro Seite
	Hartschaumrolle – Quadrizeps	2	45 Sek. pro Seite
	Dehnung Oberschenkelrückseite	2	10 pro Seite
	Dehnung Abduktoren (Seil)	2	10 pro Seite
	Dehnung Hüftrotatoren in Rückenlage	2	10 pro Seite
	Dehnung Quadrizeps/Hüftbeuger – Halbkniestand	2	10 pro Seite

Flexibilität			
	Übung	**Sätze**	**WH**
ESE	Freie Auswahl	1	20 Min. leicht
RG	Triggerpunkt – Fußgewölbe/Plantarfaszie	2	50 pro Seite
	Strecken, Rollen und Heben im Fersensitz (Hartschaumrolle)	2	10
	Dehnung Oberschenkelrückseite	2	10 pro Seite
	Dehnung Abduktoren (Seil)	2	10 pro Seite
	Dehnung Hüftrotatoren in Rückenlage	2	10 pro Seite
	Dehnung Quadrizeps/Hüftbeuger – Halbkniestand	2	10 pro Seite
	90-90-Dehnung mit Armfegen	2	10 pro Seite
	Schulterdehnung in Seitenlage	2	10 pro Seite
	Dehnung Quadrizeps/Hüftbeuger – in Seitenlage	2	10 pro Seite

Knieschmerzen			
	Movement	**Sets**	**Reps**
ESE	Freie Auswahl	1	20 Min. leicht
RG	Massagestick – Quadrizeps	1	45 Sek. pro Seite
	Massagestick – Oberschenkelrückseite	1	45 Sek. pro Seite
	Massagestick – Schenkelbindenspanner	1	45 Sek. pro Seite
	Triggerpunkt – Gesäß	1	45 Sek. pro Seite
	Triggerpunkt – Innerer Schenkelmuskel	1	10 pro Seite
	Triggerpunkt – Schenkelbindenspanner	1	45 Sek. pro Seite
	Hartschaumrolle – Gesäß	2	45 Sek. pro Seite
	Hartschaumrolle – Oberschenkelrückseite	2	45 Sek. pro Seite
	Hartschaumrolle – IT-Band	2	45 Sek. pro Seite
	Hartschaumrolle – Quadrizeps	2	45 Sek. pro Seite
	Hartschaumrolle – Adduktoren	2	45 Sek. pro Seite
	Hartschaumrolle – Vorderer Schienbeinmuskel	2	45 Sek.

Schmerzen im oberen Rücken/Schultern			
	Übung	**Sätze**	**WH**
ESE	Freie Auswahl	1	20 Min. leicht
RG	Massagestick – Nacken	1	45 Sek.
	Triggerpunkt – Brustwirbelsäule	1	45 Sek.
	Triggerpunkt – Nacken	1	45 Sek.
	Hartschaumrolle – Brustwirbelsäule	2	45 Sek.
	Hartschaumrolle – Unterer Rücken	2	45 Sek. pro Seite
	Hartschaumrolle – Latissimus Dorsi	2	45 Sek. pro Seite
	Hartschaumrolle – Brust	2	45 Sek. pro Seite
	Strecken, Rollen und Heben im Fersensitz (Hartschaumrolle)	2	10
	Schulterdehnung in Seitenlage	2	10 pro Seite

WORKOUT-PLÄNE

Grundlage

SCHNELLKRAFT A

	Übung	Sätze	WH
PP	Hartschaumrolle – Gesäß	1	je 30 Sek.
	Hartschaumrolle – IT-Band	1	je 30 Sek.
	Hartschaumrolle – Quadrizeps	1	je 30 Sek.
	Hartschaumrolle – Latissimus dorsi	1	je 30 Sek.
	Triggerpunkt – Fußgewölbe/Plantarfaszie	1	je 50
MP	Standwaage mit Gummiband	1	je 5
	Knie umarmen	1	je 5
	Ausfallschritt rückwärts – Ellenbogen zum Fuß mit Oberkörperrotation	1	je 5
	Ausfallschritt zur Seite	1	je 5
	Marschieren – linear	2	je 10 Schritte
	Hopserlauf – linear	3	je 10 Schritte
MB	Kniebeuge – von 2 auf 1	2	je 6
	Linearer Hürdensprung – mit Ausholen	2	je 6
	Wechselsprung zur Seite – mit Stabilisierung (Miniband)	3	je 6

RS

	EINHEIT 1		EINHEIT 3		EINHEIT 5	
GANZKÖRPER-SCHNELLKRAFT-BLOCK	**KNIEBEUGE MIT RUMPFDREHUNG – EINARMIG (KB)**					
	Dehnung aus der Sumo-Hocke				× 6	
	Seitstütz mit Rudern und Hüftflexion				× 6	
	je 9		je 8		je 7	
	je 9		je 8		je 7	

PRIMÄR- UND SEKUNDÄRBLOCK	**ALTERNIERENDES BANKDRÜCKEN – MIT BEINSENKEN (21×)**					
	Armheben in Rückenlage				× 6	
	je 8		je 9		je 10	
	je 8		je 9		je 10	
	je 8		je 9		je 10	
	RKH MIT RUDERN – EINARMIG, EINBEINIG (KABELZUG) (21×)					
	Standwaage mit Rotation				× 6 pro Seite	
	je 8		je 9		je 10	
	je 8		je 9		je 10	
	je 8		je 9		je 10	
	KLIMMZUG – DREIFACHES ISOMETRISCHES HALTEN					
	Triggerpunkt – Brustwirbelsäule				× 5 pro Seite	
	je 10 Sek.		je 15 Sek.		je 20 Sek.	
	je 10 Sek.		je 15 Sek.		je 20 Sek.	
	je 10 Sek.		je 15 Sek.		je 20 Sek.	
	KNIEBEUGE IN SCHRITTSTELLUNG – EINARMIG (KH) (21 ×)					
	Quadrizeps/Hüftbeuger – Halbkniestand				× 6 pro Seite	
	je 8		je 9		je 10	
	je 8		je 9		je 10	
	je 8		je 9		je 10	

ROTATIONSBLOCK	**STABILITÄTS-CHOP – HALBKNIESTAND (KABELZUG)**					
	Dynamischer Unterarmstütz (TRX)				× 6 pro Seite	
	je 8		je 9		je 10	
	je 8		je 9		je 10	
	BENT PRESS (KB)					
	je 8		je 9		je 10	
	je 8		je 9		je 10	

ESE

ESE-MASCHINE 30 SEK. HART/4:30 MIN. MODERAT					
1		2	1 Min. Pause	3	1 Min. Pause

RG Selbstmassage

Kaltwasseranwendungen oder Kompressionsstiefel

SCHNELLKRAFT B

	Übung	Sätze	WH
PP	5 Hüftübungen am Kabelzug	1	je 10
MP	Beinschaukeln	1	je 5
	Sumo-Kniebeuge	1	je 5
	Gekreuzter Ausfallschritt	1	je 5
	Handlauf	1	5
	Marschieren – zur Seite	2	je 10 Schritte
	Hopserlauf – zur Seite	3	je 10 Schritte
MB	Brustpass – einbeinig	2	je 10
	Überkopfpass – einbeinig	2	je 10
	Paralleler Rotationswurf – Kniestand	2	je 10
	Rotationswurf im 90-Grad-Winkel – einbeinig	2	je 10

RS

	EINHEIT 2		EINHEIT 4		EINHEIT 6	
GANZKÖRPER-SCHNELLKRAFT-BLOCK	**KNIEBEUGE MIT ÜBER KOPF GESTRECKTEN ARMEN (SLIDE)**					
	Turkish Get-Up (Kettlebell)				× 3 pro Seite	
	9		8		7	
	9		8		7	

PRIMÄR- UND SEKUNDÄRBLOCK	**RUDERN VORGEBEUGT – EINARMIG, EINBEINIG (KH, GLEICHSEITIG) (21×)**					
	Standwaage mit Rotation				× 6 pro Seite	
	je 8		je 9		je 10	
	je 8		je 9		je 10	
	je 8		je 9		je 10	
	BEINCURL – EXZENTRISCH (SLIDE) (51×)					
	Dehnung Quadrizeps/Hüftbeuger – Halbkniestand				× 6 pro Seite	
	4		5		6	
	4		5		6	
	4		5		6	
	AUSFALLSCHRITT RÜCKWÄRTS MIT RUDERN (KABELZUG) (21×)					
	Strecken, Rollen und Heben im Fersensitz (Hartschaumrolle)				× 6	
	je 10		je 9		je 8	
	je 10		je 9		je 8	
	je 10		je 9		je 8	
	AUSFALLSCHRITT ZUR SEITE – GEGENGLEICH MIT AUFGESTELLTER KETTLEBELL (SLIDE) (21×)					
	Wippen im Vierfüßlerstand (breiter Stand)				× 6	
	je 8		je 9		je 10	
	je 8		je 9		je 10	
	je 8		je 9		je 10	

ROTATIONSBLOCK	**STABILITÄTS-LIFT – HALBKNIESTAND (KABELZUG)**					
	Unterarmstütz – Rudern mit Trizepsextension				× 10 pro Seite	
	je 8		je 9		je 10	
	je 8		je 9		je 10	

ESE

ESE-MASCHINE 1:00 MIN. HART/4:00 MIN. LEICHT					
2 × 4	2 Min. Pause	2 × 5	2 Min. Pause	2 × 6	2 Min. Pause

RG Selbstmassage

Kaltwasseranwendungen oder Kompressionsstiefel

Schnellkraft 1

SCHNELLKRAFT A

	Übung	Sätze	WH
PP	Fußkreisen	1	je 10
	Innenrotation der Hüfte – in Seitenlage mit Abduktion	1	je 10
	Stufenweises Beckenheben	1	je 10
	Rumpfdehnung zur Seite – stehend	2	je 4 × 3 Atemzüge
	Rotation der Brustwirbelsäule im Vierfüßlerstand – 1 Bein abgespreizt	1	je 4
MP	Standwaage mit Gummiband	1	je 5
	Knie umarmen	1	je 5
	Ausfallschritt rückwärts – Ellenbogen zum Fuß mit Oberkörperrotation	1	je 5
	Ausfallschritt zur Seite	1	je 5
	Marschieren – linear	2	je 10 Schritte
	Hopserlauf – linear	3	je 10 Schritte
MB	Linearer Hürdensprung – mit doppeltem Bodenkontakt und Stabilisierung	3	je 6
	Wechselsprung zur Seite – schnell mit Stabilisierung	3	je 6

RS

	WOCHE 1		WOCHE 2		WOCHE 3	
GANZKÖRPER-SCHNELLKRAFT-BLOCK	**HANG SNATCH PULL**					
	Strecken, Rollen und Heben im Fersensitz (Hartschaumrolle) × 6					
	6		5		4	
	6		5		4	
	6		5		4	
					4	
PRIMÄR- UND SEKUNDÄRBLOCK	**RKH (HORIZONTALES BAND, LH) (30 ×)**					
	Dehnung Oberschenkelrückseite × 6 pro Seite					
	9		8		7	
	9		8		7	
	9		8		7	
			8		7	
	AUSFALLSCHRITT RÜCKWÄRTS (KH) (30 ×)					
	Dehnung Quadrizeps/Hüftbeuger in Seitenlage mit Rotation × 6 pro Seite					
	9		8		7	
	9		8		7	
	9		8		7	
			8		7	
ROTATIONSBLOCK	**RUDERN MIT RUMPFROTATION (21 ×)**					
	Dehnung Adduktoren – Halbkniestand × 6 pro Seite					
	je 8		je 7		je 6	
	je 8		je 7		je 6	
ZUSATZBLOCK	**BEINCURL – EINBEINIG (PHYSIOBALL)**					
	je 8		je 10		je 12	
	je 8		je 10		je 12	
	SEITSTÜTZ MIT RUDERN UND HÜFTFLEXION					
	je 12		je 10		je 8	
	je 12		je 10		je 8	
	AUSFALLSCHRITT ZUR SEITE – GEGENGLEICH MIT AUFGESTELLTER KETTLEBELL (SLIDE)					
	je 12		je 10		je 8	
	je 12		je 10		je 8	
	UNTERARMSTÜTZ – RUDERN MIT TRIZEPSEXTENSION (KABELZUG)					
	je 12		je 10		je 8	
	je 12		je 10		je 8	

ESE

300-YARD SHUTTLE					
4	3 Min. Pause	5	3 Min. Pause	6	3 Min. Pause

RG Selbstmassage
Kaltwasseranwendungen oder Kompressionsstiefel

SCHNELLKRAFT B

	Übung	Sätze	WH
PP	Wandlauf	1	6
	Atmen in Bauchlage (Physioball)	2	5 Atemzüge
	Innenrotation der Hüfte – in Seitenlage mit Abduktion	1	je 10
	Dehnung Quadrizeps/Hüftbeuger in Seitenlage mit Rotation	2	je 4 × 3 Atemzüge
	Rotation der BWS im Vierfüßlerstand – 1 Bein nach hinten gestreckt	1	je 4
MP	Beinschaukeln	1	je 5
	Sumo-Kniebeuge	1	je 5
	Gekreuzter Ausfallschritt	1	je 5
	Handlauf	1	5
	Marschieren – zur Seite	2	je 10 Schritte
	Hopserlauf – zur Seite	3	je 10 Schritte
MB	Brustpass – Kniebeuge in Schrittstellung	2	je 10
	Überkopfpass – Kniebeuge in Schrittstellung	2	je 10
	Paralleler Rotationswurf – Kniebeuge in Schrittstellung	2	je 10

RS

	WOCHE 1		WOCHE 2		WOCHE 3	
GANZKÖRPER-SCHNELLKRAFT-BLOCK	**KNIEBEUGE MIT BALLWURF**					
	Wippen im Vierfüßlerstand × 6					
	6		5		4	
	6		5		4	
	6		5		4	
PRIMÄR- UND SEKUNDÄRBLOCK	**PULL-UP (30 ×)**					
	Strecken, Rollen und Heben im Fersensitz (Hartschaumrolle) × 6					
	9		8		7	
	9		8		7	
	9		8		7	
			8		7	
	ALTERNIERENDES BANKDRÜCKEN – MIT BEINSENKEN (30 ×)					
	Armheben in Rückenlage × 6					
	9		8		7	
	9		8		7	
	9		8		7	
			8		7	
ROTATIONSBLOCK	**CHOP AM KABELZUG – ZUR SEITE, HALBKNIESTAND (21 ×)**					
	Dehnung Hüftrotatoren in Rückenlage × 6					
	je 8		je 7		je 6	
	je 8		je 7		je 6	
ZUSATZBLOCK	**ALTERNIERENDE PULLOVER-EXTENSION – MIT KH UND BEINSTRECKEN**					
	12		10		8	
	12		10		8	
	DYNAMISCHER UNTERARMSTÜTZ (TRX)					
	8		10		12	
	8		10		12	
	BENT PRESS (KB)					
	je 12		je 10		je 8	
	je 12		je 10		je 8	
	90-90-DEHNUNG MIT ARMFEGEN					
	je 6		je 6		je 6	
	je 6		je 6		je 6	

ESE

AUFSTEIGENDER PENDELLAUF (5-10-15-20-25)					
2 × 3	2 Min. Pause	2 × 4	90 Sek. Pause	2 × 5	1 Min. Pause

RG Selbstmassage
Kaltwasseranwendungen oder Kompressionsstiefel

SCHNELLKRAFT C

	Übung	Sätze	WH
PP	Standwaage mit Gummiband	1	je 5
	Beinschaukeln	1	je 5
	Knie umarmen	1	je 5
	Ausfallschritt zur Seite	1	je 5
	Ausfallschritt rückwärts – Ellenbogen zum Fuß mit Oberkörperrotation	1	je 5
	Hopserlauf mit Außenrotation der Hüfte	3	je 10 Schritte
PL	Hürdensprung zur Seite – mit doppeltem Bodenkontakt und Stabilisierung	2	je 6
	Strecksprung – ohne Ausholen	3	4
MB	Ausfallschritt vorwärts mit Brustpass	2	je 5
	Paralleler Rotationswurf – stehend	2	je 10
	Rotationswurf im 90-Grad-Winkel – stehend	2	je 10

RS

	WOCHE 1		WOCHE 2		WOCHE 3	
GANZKÖRPER-SCHNELLKRAFT-BLOCK						
PRIMÄR- UND SEKUNDÄRBLOCK	**RUDERN VORGEBEUGT – EINARMIG, EINBEINIG (KH, GEGENGLEICH) (30 ×)**					
	Hartschaumrolle – Latissimus dorsi × 20 Sek. pro Seite					
	10		9		8	
	10		9		8	
	10		9		8	
	KNIEBEUGE – EINBEINIG (KH) (30 ×)					
	Hartschaumrolle – Quadrizeps × 20 Sek. pro Seite					
	10		9		8	
	10		9		8	
	10		9		8	
	BANKDRÜCKEN – EINARMIG, MIT SCHULTERN AUF DER BANK (30 ×)					
	Hartschaumrolle – Brust × 20 Sek. pro Seite					
	10		9		8	
	10		9		8	
	10		9		8	
	RDL—2 ARM 1 LEG DB (30 ×)					
	Hartschaumrolle – Gesäß × 20 Sek. pro Seite					
	10		9		8	
	10		9		8	
	10		9		8	
ROTATIONSBLOCK	**DRUCK/ZUG MIT RUMPFROTATION (21 ×)**					
	90-90-Dehnung mit Armfegen × 6 pro Seite					
	je 8		je 7		je 6	
	je 8		je 7		je 6	
ZUSATZBLOCK	**LIEGESTÜTZ**					
	30 Sek.		35 Sek.		40 Sek.	
	30 Sek.		35 Sek.		40 Sek.	
	BEINCURL – EXZENTRISCH (SLIDE)					
	30 Sek.		35 Sek.		40 Sek.	
	30 Sek.		35 Sek.		40 Sek.	
	ALTERNIERENDER PULLDOWN					
	30 Sek.		35 Sek.		40 Sek.	
	30 Sek.		35 Sek.		40 Sek.	
	KNIEBEUGE MIT RUMPFDREHUNG – EINARMIG (KH)					
	30 Sek.		35 Sek.		40 Sek.	
	30 Sek.		35 Sek.		40 Sek.	

ESE

100-METER-SPRINT					
6	1 Min. Pause	8	1 Min. Pause	10	1 Min. Pause

RG Selbstmassage
Kaltwasseranwendungen oder Kompressionsstiefel

Schnellkraft 2

SCHNELLKRAFT A

	Übung	Sätze	WH
PP	Zehenwellen	2	je 5
	Stufenweises Beckenheben – mit Verlagerung zur Seite	2	je 6
	Dehnung Quadrizeps/Hüftbeuger – Halbkniestand mit Lateralflexion	2	je 4 × 3 Atemzüge
	Gewichtsverlagerung im Vierfüßlerstand	2	je 4
	Aktive Dehnung der Hüftrotatoren in Rückenlage	2	je 10
MP	Standwaage mit Gummiband	1	je 5
	Knie umarmen	1	je 5
	Ausfallschritt rückwärts – Ellenbogen zum Fuß mit Oberkörperrotation	1	je 5
	Ausfallschritt zur Seite	1	je 5
	Marschieren – linear	2	je 10 Schritte
	Hopserlauf – linear	3	je 10 Schritte
PL	Linearer Hürdensprung – fortlaufend	2	je 6
	Wechselsprung zur Seite – fortlaufend	3	je 6

RS	WOCHE 1		WOCHE 2		WOCHE 3	
GANZKÖRPER-SCHNELLKRAFT-BLOCK	**HANG SNATCH – EINARMIG (KH)**					
	Strecken, Rollen und Heben im Fersensitz (Hartschaumrolle) × 6					
	je 5		je 4		je 3	
	je 5		je 4		je 3	
	je 5		je 4		je 3	
PRIMÄR- UND SEKUNDÄRBLOCK	**KNIEBEUGE IN SCHRITTSTELLUNG – HINTERER FUSS ANGEHOBEN (KH) (10 ×)**					
	* Gesprungene Kniebeuge in Schrittstellung – hinterer Fuß angehoben × je 4					
	Dehnung Quadrizeps/Hüftbeuger in Seitenlage × 6 pro Seite					
	je 7		je 6*		je 5*	
	je 6*		je 5*		je 4*	
	je 6*		je 5*		je 4*	
	je 6*		je 5*		je 4*	
	RKH – BEIDARMIG, EINBEINIG (KH) (10 ×)					
	* Hopserlauf mit gestreckten Beinen × 6 Schritte pro Seite					
	Dehnung Oberschenkelrückseite × 6 pro Seite					
	je 7		je 6		je 5	
	je 6*		je 5*		je 4*	
	je 6*		je 5*		je 4*	
	je 6*		je 5*		je 4*	
ROTATIONSBLOCK	**RUDERN MIT RUMPFROTATION – REAKTIV (×××)**					
	Dehnung Adduktoren – Halbkniestand × 6 pro Seite					
	je 6		je 5		je 4	
	je 6		je 5		je 4	
ZUSATZBLOCK	**AUSFALLSCHRITT ZUR SEITE – MIT HORIZONTALEM WIDERSTAND (SLIDE UND KABELZUG)**					
	je 10		je 8		je 6	
	je 10		je 8		je 6	
	SEITSTÜTZ MIT RUDERN UND HÜFTFLEXION					
	je 8		je 10		je 12	
	je 8		je 10		je 12	
	AUSFALLSCHRITT RÜCKWÄRTS – MIT HORIZONTALEM WIDERSTAND (SLIDE)					
	je 10		je 8		je 6	
	je 10		je 8		je 6	
	UNTERARMSTÜTZ – DYNAMISCH ALTERNIEREND (ARME IN TRX)					
	je 8		je 10		je 12	
	je 8		je 10		je 12	

ESE

150-METER-PENDELLAUF					
2 × 4	60 Sek. Pause	2 × 5	45 Sek. Pause	2 × 6	30 Sek. Pause

RG Selbstmassage
Kaltwasseranwendungen oder Kompressionsstiefel

SCHNELLKRAFT B

	Übung	Sätze	WH
PP	Fußübung stehend	2	je 5
	Standwaage	2	je 6
	Dehnung Quadrizeps/Hüftbeuger in Seitenlage mit Rotation	2	je 4 × 3 Atemzüge
	Beinpendeln	2	je 6
	Fechter-Dehnung	2	je 8
MP	Beinschaukeln	1	je 5
	Sumo-Kniebeuge	1	je 5
	Gekreuzter Ausfallschritt	1	je 5
	Handlauf	1	5
	Marschieren – zur Seite	2	je 10 Schritte
	Hopserlauf – zur Seite	3	je 10 Schritte
MB	Brustpass – stehend	3	10
	Überkopfwurf	3	je 5
	Rotationswurf im 90-Grad-Winkel – stehend	3	je 10

RS	WOCHE 1		WOCHE 2		WOCHE 3	
GANZKÖRPER-SCHNELLKRAFT-BLOCK	**BOX JUMP**					
	Wippen im Vierfüßlerstand × 6					
	4		5		6	
	4		5		6	
	4		5		6	
PRIMÄR- UND SEKUNDÄRBLOCK	**PULL-UP (10 ×)**					
	* Schleudern über Kopf (Medizinball) × 4					
	Strecken, Rollen und Heben im Fersensitz (Hartschaumrolle) × 6					
	7		6		5	
	6*		5*		4*	
	6*		5*		4*	
	6*		5*		4*	
	BANKDRÜCKEN – EINARMIG (KH) (10 ×)					
	* Liegestütz mit Bank – mit Ausholen (plyometrisch) × 4					
	Armheben in Rückenlage × 6					
	je 7		je 6		je 5	
	je 6*		je 5*		je 4*	
	je 6*		je 5*		je 4*	
	je 6*		je 5*		je 4*	
ROTATIONSBLOCK	**CHOP MIT RUMPFROTATION – STEHEND (10 ×)**					
	Dehnung Hüftrotatoren in Rückenlage × 6					
	je 6		je 5		je 4	
	je 6		je 5		je 4	
ZUSATZBLOCK	**RUDERN MIT RUMPFROTATION (TRX)**					
	je 10		je 8		je 6	
	je 10		je 8		je 6	
	KNIEANZIEHEN (TRX)					
	8		10		12	
	8		10		12	
	LIEGESTÜTZ (TRX)					
	10		8		6	
	10		8		6	
	90-90-DEHNUNG MIT ARMFEGEN					
	je 6		je 6		je 6	
	je 6		je 6		je 6	

ESE

AUFSTEIGENDER PENDELLAUF (5-10-15)					
2 × 4	60 Sek. Pause	2 × 5	45 Sek. Pause	2 × 6	30 Sek. Pause

RG Selbstmassage
Kaltwasseranwendungen oder Kompressionsstiefel

SCHNELLKRAFT C

	Übung	Sätze	WH
PP	Standwaage mit Gummiband	1	je 5
	Beinschaukeln	1	je 5
	Knie umarmen	1	je 5
	Ausfallschritt zur Seite	1	je 5
	Ausfallschritt rückwärts – Ellenbogen zum Fuß mit Oberkörperrotation	1	je 5
	Hopserlauf mit Außenrotation der Hüfte	3	je 10 Schritte
MP	Hürdensprung zur Seite – fortlaufend	3	je 6
	Strecksprung – mit Ausholen	3	4
MB	Ausfallschritt vorwärts mit Brustpass	2	je 5
	Paralleler Rotationswurf – stehend	2	je 10
	Rotationswurf im 90-Grad-Winkel – stehend	2	je 10
	Streckwurf	3	5

RS	WOCHE 1		WOCHE 2		WOCHE 3	
GANZKÖRPER-SCHNELLKRAFT-BLOCK						
PRIMÄR- UND SEKUNDÄRBLOCK	**RUDERN VORGEBEUGT – EINARMIG (KH) (10 ×)**					
	Hartschaumrolle – Latissimus dorsi × 20 Sek. pro Seite					
	je 7		je 6		je 5	
	je 7		je 6		je 5	
	je 7		je 6		je 5	
	FRONTKNIEBEUGE – (LH) (10 ×)					
	Hartschaumrolle – Quadrizeps × 20 Sek. pro Seite					
	7		6		5	
	7		6		5	
	7		6		5	
	BANKDRÜCKEN (KH) (10 ×)					
	Hartschaumrolle – Brust × 20 Sek. pro Seite					
	7		6		5	
	7		6		5	
	7		6		5	
	RKH (LH) (10 ×)					
	Hartschaumrolle – Gesäß × 20 Sek. pro Seite					
	7		6		5	
	7		6		5	
	7		6		5	
ROTATIONSBLOCK	**DRUCK/ZUG MIT RUMPFROTATION – REAKTIV (×××)**					
	90-90-Dehnung mit Armfegen × 6 pro Seite					
	je 6		je 5		je 4	
	je 6		je 5		je 4	
ZUSATZBLOCK	**ALTERNIERENDER PULLDOWN**					
	je 12		je 10		je 8	
	je 12		je 10		je 8	
	AUSFALLSCHRITT RÜCKWÄRTS (KH)					
	je 12		je 10		je 8	
	je 12		je 10		je 8	
	ALTERNIERENDES BANKDRÜCKEN – MIT SCHRÄGBANK (KH)					
	je 12		je 10		je 8	
	je 12		je 10		je 8	
	BEINCURL – (SLIDE)					
	8		10		12	
	8		10		12	

ESE

50-METER-SPRINT					
2 × 6	30 Sek. Pause	2 × 8	30 Sek. Pause	2 × 10	30 Sek. Pause

RG Selbstmassage
Kaltwasseranwendungen oder Kompressionsstiefel

Schnellkraft 3

SCHNELLKRAFT A

	Übung	Sätze	WH
PP	Fußkreisen	1	je 10
	Innenrotation der Hüfte – in Seitenlage mit Abduktion	2	je 10
	Stufenweises Beckenheben	2	je 10
	Rumpfdehnung zur Seite – stehend	2	je 4 × 3 Atemzüge
	Rotation der Brustwirbelsäule im Vierfüßlerstand – 1 Bein abgespreizt	1	je 4
MP	Standwaage mit Gummiband	1	je 5
	Knie umarmen	1	je 5
	Ausfallschritt rückwärts – Ellenbogen zum Fuß mit Oberkörperrotation	1	je 5
	Ausfallschritt zur Seite	1	je 5
	Marschieren – linear	2	je 10 Schritte
	Hopserlauf – linear	3	je 10 Schritte
PL	Linearer Hürdensprung – mit doppeltem Bodenkontakt und Stabilisierung (Gewichtsweste)	2	je 6
	Wechselsprung zur Seite – schnell mit Stabilisierung (Gewichtsweste)	2	je 6

RS

	WOCHE 1		WOCHE 2		WOCHE 3	
GANZKÖRPER-SCHNELLKRAFT-BLOCK	**HANG SNATCH PULL**					
	Strecken, Rollen und Heben im Fersensitz (Hartschaumrolle) × 6					
	6		5		4	
	6		5		4	
	6		5		4	
PRIMÄR- UND SEKUNDÄRBLOCK	**AUSFALLSCHRITT RÜCKWÄRTS (KH) (20 ×)**					
	Dehnung Quadrizeps/Hüftbeuger – Halbkniestand × 6 pro Seite					
	je 8		je 7		je 6	
	je 8		je 7		je 6	
	je 7		je 6		je 5	
	je 7		je 6		je 5	
	RKH – BEIDARMIG, EINBEINIG (KH) (20 ×)					
	Dehnung Oberschenkelrückseite × 6 pro Seite					
	je 8		je 7		je 6	
	je 8		je 7		je 6	
	je 7		je 6		je 5	
	je 7		je 6		je 5	
ROTATIONSBLOCK	**LIFT MIT RUMPFROTATION (11 ×)**					
	Dehnung Adduktoren – Halbkniestand × 6 pro Seite					
	je 8		je 7		je 6	
	je 8		je 7		je 6	
ZUSATZBLOCK	**BEINCURL – EINBEINIG (PHYSIOBALL)**					
	je 8		je 10		je 12	
	je 8		je 10		je 12	
	SEITSTÜTZ MIT RUDERN UND HÜFTFLEXION					
	je 10		je 8		je 6	
	je 10		je 8		je 6	
	AUSFALLSCHRITT ZUR SEITE – GEGENGLEICH MIT AUFGESTELLTER KETTLEBELL (SLIDE)					
	je 10		je 8		je 6	
	je 10		je 8		je 6	
	UNTERARMSTÜTZ – RUDERN MIT TRIZEPSEXTENSION (KABELZUG)					
	je 10		je 8		je 6	
	je 10		je 8		je 6	

ESE

300-METER-PENDELLAUF					
6	2 Min. Pause	7	90 Sek. Pause	8	1 Min. Pause

RG Selbstmassage

Kaltwasseranwendungen oder Kompressionsstiefel

SCHNELLKRAFT B

	Übung	Sätze	WH
PP	Wandlauf	1	6
	Atmen in Bauchlage (Physioball)	2	5 Atemzüge
	Innenrotation der Hüfte – in Seitenlage mit Abduktion	2	je 10
	Dehnung Quadrizeps/Hüftbeuger in Seitenlage mit Rotation	2	je 4 × 3 Atemzüge
	Rotation der BWS im Vierfüßlerstand – 1 Bein nach hinten gestreckt	1	je 4
MP	Beinschaukeln	1	je 5
	Sumo-Kniebeuge	1	je 5
	Gekreuzter Ausfallschritt	1	je 5
	Handlauf	1	5
	Marschieren – zur Seite	2	je 10 Schritte
	Hopserlauf – zur Seite	3	je 10 Schritte
MB	Chest Pass—Split Squat	2	je 10
	Overhead Pass—Split Squat	2	je 10
	Parallel Rotational Throw—Split Squat	3	je 10

RS

	WOCHE 1		WOCHE 2		WOCHE 3	
GANZKÖRPER-SCHNELLKRAFT-BLOCK	**PUSH PRESS**					
	Wippen im Vierfüßlerstand × 6					
	6		5		4	
	6		5		4	
	6		5		4	
PRIMÄR- UND SEKUNDÄRBLOCK	**RUDERN VORGEBEUGT – EINARMIG, EINBEINIG (KH, GEGENGLEICH) (20 ×)**					
	Standwaage mit Rotation × 6 pro Seite					
	je 8		je 7		je 6	
	je 8		je 7		je 6	
	je 7		je 6		je 5	
	je 7		je 6		je 5	
	ALTERNIERENDES BANKDRÜCKEN – MIT BEINSENKEN (GEWICHTSMANSCHETTEN) (20 ×)					
	Armheben in Rückenlage × 6					
	je 8		je 7		je 6	
	je 8		je 7		je 6	
	je 7		je 6		je 5	
	je 7		je 6		je 5	
ROTATIONSBLOCK	**CHOP AM KABELZUG – ZUR SEITE, HALBKNIESTAND (11 ×)**					
	Dehnung Hüftrotatoren in Rückenlage × 6					
	je 8		je 7		je 6	
	je 8		je 7		je 6	
ZUSATZBLOCK	**ALTERNIERENDE PULLOVER-EXTENSION – MIT KH UND BEINSTRECKEN**					
	je 10		je 8		je 6	
	je 10		je 8		je 6	
	UNTERARMSTÜTZ – DYNAMISCH ALTERNIEREND (ARME IN TRX)					
	je 8		je 10		je 12	
	je 8		je 10		je 12	
	BENT PRESS (KB)					
	je 10		je 8		je 6	
	je 10		je 8		je 6	
	90-90-DEHNUNG MIT ARMFEGEN					
	je 6		je 6		je 6	
	je 6		je 6		je 6	

ESE

AUFSTEIGENDER PENDELLAUF (5-10-15-20-25)					
2 × 6	2 Min. Pause	2 × 7	90 Sek. Pause	2 × 8	1 Min. Pause

RG Selbstmassage

Cold Tub/Compression Boots

SCHNELLKRAFT C

	Übung	Sätze	WH
PP	Standwaage mit Gummiband	1	je 5
	Beinschaukeln	1	je 5
	Knie umarmen	1	je 5
	Ausfallschritt zur Seite	1	je 5
	Ausfallschritt rückwärts – Ellenbogen zum Fuß mit Oberkörperrotation	1	je 5
	Hopserlauf mit Außenrotation der Hüfte	3	je 10 Schritte
MP	Hürdensprung zur Seite – mit doppeltem Bodenkontakt und Stabilisierung (Gewichtsweste)	2	je 6
	Strecksprung – ohne Ausholen	2	4
MB	Ausfallschritt vorwärts mit Brustpass – ohne Ausholen	2	je 5
	Paralleler Rotationswurf – stehend	2	je 10
	Rotationswurf im 90-Grad-Winkel – einbeinig	3	je 10

RS

	WOCHE 1		WOCHE 2		WOCHE 3	
GANZKÖRPER-SCHNELLKRAFT-BLOCK						
PRIMÄR- UND SEKUNDÄRBLOCK	**KLIMMZUG (20 ×)**					
	Hartschaumrolle – Latissimus dorsi × 20 Sek. pro Seite					
	9		8		7	
	9		8		7	
	9		8		7	
	KETTLEBELL SWING (××)					
	Hartschaumrolle – Gesäß × 20 Sek. pro Seite					
	9		8		7	
	9		8		7	
	9		8		7	
	BANKDRÜCKEN (KH) (20 ×)					
	Hartschaumrolle – Brust × 20 Sek. pro Seite					
	9		8		7	
	9		8		7	
	9		8		7	
	BEINCURL (SLIDE) (20 ×)					
	Hartschaumrolle – Oberschenkelrückseite × 20 Sek. pro Seite					
	9		8		7	
	9		8		7	
	9		8		7	
ROTATIONSBLOCK	**DRUCK/ZUG MIT RUMPFROTATION (11 ×)**					
	90-90-Dehnung mit Armfegen × 6 pro Seite					
	je 8		je 7		je 6	
	je 8		je 7		je 6	
ZUSATZBLOCK	**LIEGESTÜTZ**					
	30 Sek.		35 Sek.		40 Sek.	
	30 Sek.		35 Sek.		40 Sek.	
	RKH (KH)					
	30 Sek.		35 Sek.		40 Sek.	
	30 Sek.		35 Sek.		40 Sek.	
	ALTERNIERENDER PULLDOWN					
	30 Sek.		35 Sek.		40 Sek.	
	30 Sek.		35 Sek.		40 Sek.	
	KNIEBEUGE MIT RUMPFDREHUNG – EINARMIG (KH)					
	30 Sek.		35 Sek.		40 Sek.	
	30 Sek.		35 Sek.		40 Sek.	

ESE

100-METER-SPRINT					
6	1 Min. Pause	8	1 Min. Pause	10	1 Min. Pause

RG Selbstmassage

Kaltwasseranwendungen oder Kompressionsstiefel

Schnellkraft 4

SCHNELLKRAFT A

	Übung	Sätze	WH
PP	Zehenwellen	2	je 5
	Stufenweises Beckenheben – mit Verlagerung zur Seite	2	je 6
	Dehnung Quadrizeps/Hüftbeuger – Halbkniestand mit Lateralflexion	2	je 4 × 3 Atemzüge
	Gewichtsverlagerung im Vierfüßlerstand	2	je 4
	Aktive Dehnung der Hüftrotatoren in Rückenlage	2	je 10
MP	Standwaage mit Gummiband	1	je 5
	Knie umarmen	1	je 5
	Ausfallschritt rückwärts – Ellenbogen zum Fuß mit Oberkörperrotation	1	je 5
	Ausfallschritt zur Seite	1	je 5
	Marschieren – linear	2	je 10 Schritte
	Hopserlauf – linear	3	je 10 Schritte
PL	Linearer Hürdensprung – fortlaufend (Gewichtsweste)	3	je 6
	Wechselsprung zur Seite – fortlaufend (Gewichtsweste)	3	je 6

RS

GANZKÖRPER-SCHNELLKRAFT-BLOCK

WOCHE 1		WOCHE 2		WOCHE 3	
HANG SNATCH					
Strecken, Rollen und Heben im Fersensitz (Hartschaumrolle) × 6					
5		4		3	
5		4		3	
5		4		3	

PRIMÄR- UND SEKUNDÄRBLOCK

FRONTKNIEBEUGE (LH) (10 ×)					
* Strecksprung – mit Ausholen × 4 Dehnung Quadrizeps/Hüftbeuger in Seitenlage × 6 pro Seite					
6		5		4	
5*		4*		3*	
5*		4*		3*	
5*		4*		3*	
RKH – VERTIKALES BAND (LH) (10 ×)					
* Hopserlauf mit gestreckten Beinen × 6 Schritte pro Seite Dehnung Oberschenkelrückseite × 6 pro Seite					
6		5		4	
5*		4*		3*	
5*		4*		3*	
5*		4*		3*	

ROTATIONSBLOCK

LIFT MIT RUMPFROTATION – REAKTIV (×××)					
Dehnung Adduktoren – Halbkniestand × 6 pro Seite					
je 6		je 5		je 4	
je 6		je 5		je 4	

ZUSATZBLOCK

AUSFALLSCHRITT ZUR SEITE – MIT HORIZONTALEM WIDERSTAND (SLIDE UND KABELZUG)					
je 8		je 6		je 5	
je 8		je 6		je 5	
SEITSTÜTZ MIT RUDERN UND HÜFTFLEXION					
je 8		je 10		je 12	
je 8		je 10		je 12	
AUSFALLSCHRITT RÜCKWÄRTS – MIT HORIZONTALEM WIDERSTAND (SLIDE)					
je 8		je 6		je 5	
je 8		je 6		je 5	
UNTERARMSTÜTZ – DYNAMISCH ALTERNIEREND (ARME IN TRX)					
je 8		je 10		je 12	
je 8		je 10		je 12	

ESE

150-METER-PENDELLAUF					
2 × 6	60 Sek. Pause	2 × 7	45 Sek. Pause	2 × 8	30 Sek. Pause

RG Selbstmassage
Kaltwasseranwendungen oder Kompressionsstiefel

SCHNELLKRAFT B

	Übung	Sätze	WH
PP	Fußübung stehend	2	je 5
	Standwaage	2	je 6
	Dehnung Quadrizeps/Hüftbeuger in Seitenlage mit Rotation	2	je 4 × 3 Atemzüge
	Beinpendeln	2	je 6
	Fechter-Dehnung	2	je 6
MP	Beinschaukeln	1	je 5
	Sumo-Kniebeuge	1	je 5
	Gekreuzter Ausfallschritt	1	je 5
	Handlauf	1	5
	Marschieren – zur Seite	2	je 10 Schritte
	Hopserlauf – zur Seite	3	je 10 Schritte
MB	Brustpass – stehend	3	10
	Brustpass – stehend	3	je 10
	Rotationswurf im 90-Grad-Winkel – beidbeinig	3	je 10

RS

GANZKÖRPER-SCHNELLKRAFT-BLOCK

WOCHE 1		WOCHE 2		WOCHE 3	
BOX JUMP (GEWICHTSWESTE)					
Wippen im Vierfüßlerstand					
4		5		6	
4		5		6	
4		5		6	

PRIMÄR- UND SEKUNDÄRBLOCK

PULL UP (10 ×)					
* Schleudern über Kopf (Medizinball) × 4 Strecken, Rollen und Heben im Fersensitz (Hartschaumrolle) × 6					
6		5		4	
5*		4*		3*	
5*		4*		3*	
5*		4*		3*	
BANKDRÜCKEN (LH ODER KH) (10 ×)					
* Liegestütz mit Bank – mit Ausholen (plyometrisch) × 4 Armheben in Rückenlage × 6					
6		5		4	
5*		4*		3*	
5*		4*		3*	
5*		4*		3*	

ROTATIONSBLOCK

CHOP MIT RUMPFROTATION – EINARMIG, STEHEND, REAKTIV (×××)					
Dehnung Hüftrotatoren in Rückenlage × 6					
je 6		je 5		je 4	
je 6		je 5		je 4	

ZUSATZBLOCK

RUDERN MIT RUMPFROTATION (TRX)					
je 8		je 6		je 5	
je 8		je 6		je 5	
KNIEANZIEHEN (TRX)					
8		10		12	
8		10		12	
LIEGESTÜTZ (TRX)					
8		6		5	
8		6		5	
90-90-DEHNUNG MIT ARMFEGEN					
je 6		je 6		je 6	
je 6		je 6		je 6	

ESE

AUFSTEIGENDER PENDELLAUF (5-10-15)					
2 × 6	60 Sek. Pause	2 × 8	45 Sek. Pause	2 × 10	30 Sek. Pause

RG Selbstmassage
Kaltwasseranwendungen oder Kompressionsstiefel

SCHNELLKRAFT C

	Übung	Sätze	WH
PP	Standwaage mit Gummiband	1	je 5
	Beinschaukeln	1	je 5
	Knie umarmen	1	je 5
	Ausfallschritt zur Seite	1	je 5
	Ausfallschritt rückwärts – Ellenbogen zum Fuß mit Oberkörperrotation	1	je 5
	Hopserlauf mit Außenrotation der Hüfte	3	je 10 Schritte
MP	Hürdensprung zur Seite – fortlaufend (Gewichtsweste)	2	je 6
	Strecksprung – mit Ausholen (Gewichtsweste)	2	4
MB	Ausfallschritt vorwärts mit Brustpass	2	je 5
	Paralleler Rotationswurf – stehend	3	je 10
	Rotationswurf im 90-Grad-Winkel – stehend	2	je 10
	Streckwurf	3	5

RS

GANZKÖRPER-SCHNELLKRAFT-BLOCK

WOCHE 1		WOCHE 2		WOCHE 3	

PRIMÄR- UND SEKUNDÄRBLOCK

RUDERN VORGEBEUGT – EINARMIG, EINBEINIG (KH, GEGENGLEICH) (10 ×)					
Hartschaumrolle – Latissimus dorsi × 20 Sek. pro Seite					
je 6		je 5		je 4	
je 6		je 5		je 4	
je 6		je 5		je 4	
KNIEBEUGE IN SCHRITTSTELLUNG – HINTERER FUSS ANGEHOBEN (10 ×)					
Hartschaumrolle – Quadrizeps × 20 Sek. pro Seite					
je 6		je 5		je 4	
je 6		je 5		je 4	
je 6		je 5		je 4	
BANKDRÜCKEN – EINARMIG (KH) (10 ×)					
Hartschaumrolle – Brust × 20 Sek. pro Seite					
je 6		je 5		je 4	
je 6		je 5		je 4	
je 6		je 5		je 4	
RKH – EINARMIG, EINBEINIG (KH) (10 ×)					
Hartschaumrolle – Oberschenkelrückseite × 20 Sek. pro Seite					
je 6		je 5		je 4	
je 6		je 5		je 4	
je 6		je 5		je 4	

ROTATIONSBLOCK

DRUCK/ZUG MIT RUMPFROTATION – REAKTIV (×××)					
90-90-Dehnung mit Armfegen × 6					
je 6		je 5		je 4	
je 6		je 5		je 4	

ZUSATZBLOCK

KLIMMZUG					
6		8		10	
6		8		10	
ALTERNIERENDER AUSFALLSCHRITT ZUR SEITE					
je 6		je 8		je 10	
je 6		je 8		je 10	
ALTERNIERENDES BANKDRÜCKEN – MIT SCHRÄGBANK (KH)					
je 6		je 8		je 10	
je 6		je 8		je 10	
BEINCURL – EINBEINIG (SLIDE)					
je 6		je 8		je 10	
je 6		je 8		je 10	

ESE

50-METER-SPRINT					
2 × 8	30 Sek. Pause	2 × 10	30 Sek. Pause	2 × 12	30 Sek. Pause

RG Selbstmassage
Kaltwasseranwendungen oder Kompressionsstiefel

Movement Skills

Movement Skills – linear

	Übung	Sätze	WH
PP	Hartschaumrolle – Gesäß	1	30 Sek. pro Seite
	Hartschaumrolle – IT-Band	1	30 Sek. pro Seite
	Hartschaumrolle – Quadrizeps	1	30 Sek. pro Seite
	Hartschaumrolle – Latissimus dorsi	1	30 Sek. pro Seite
	Triggerpunkt – Fußgewölbe/Plantarfaszie	1	50 pro Seite
MP	Gehen mit Miniband – linear, mit gebeugten Knien	1	5 pro Seite
	Knie umarmen	1	5 pro Seite
	Ausfallschritt rückwärts – Ellenbogen zum Fuß mit Oberkörperrotation	1	5 pro Seite
	Gekreuzter Ausfallschritt	1	5 pro Seite
	Marschieren – linear	2	10 Schritte pro Seite
	Hopserlauf – linear	3	10 Schritte pro Seite
	Minisprints am Platz	3	6 Sek.
PL	Weitsprung	3	5
	Wechselsprung zur Seite – schnell mit Stabilisierung	2	5 pro Seite
MS	Beschleunigung Wandübung – Position halten	2	30 Sek. pro Seite
	Beschleunigung Wandübung – Bein heben und nach vorne ziehen	2	8 pro Seite
	Beschleunigung Wandübung – einzelner Wechsel	2	8 pro Seite
	Beschleunigung Zugschlitten – Sprint	3	15 Meter
	Beschleunigungen	2	15 Meter
	Beschleunigung Zugschlitten – Sprint	3	15 Meter
	Beschleunigungen	4	15 Meter
	Sprint	2	40 Meter
	Marschieren mit Zugschlitten – vorgebeugt	4	25 Meter
ESE	Freie Auswahl	2–3	5 Min. hart/1 Min. leicht
RG	Selbstmassage Kaltwasseranwendungen oder Kompressionsstiefel	1	20min

Movement Skills – multidirektional

	Übung	Sätze	WH
PP	5 Hüftübungen am Kabelzug	1	10 pro Seite
MP	Gehen mit Miniband – zur Seite, mit gebeugten Knien	1	10 Schritte pro Seite
	Ausfallschritt zur Seite	1	5 pro Seite
	Beinschaukeln	1	5 pro Seite
	Handlauf	1	5
	Gekreuzter Hopserlauf	2	10 Schritte pro Seite
	Tinioca	2	10 Schritte pro Seite
	Hopserlauf mit Außenrotation der Hüfte	3	10 Schritte pro Seite
	Gesprungene Hüftrotationen	3	6 Sek.
PL	Wechselsprung mit Rotation – schnell mit Stabilisierung	3	5 pro Seite
MS	Überkreuz-Übung – schnell mit Stabilisierung	2	6 pro Seite
	Überkreuz-Übung – fortlaufend mit Widerstand	4	3 pro Seite
	Seitwärtslauf – schnell mit Stabilisierung und Widerstand	3	3 pro Seite
	Seitwärtslauf – schnell mit Stabilisierung	1	3 pro Seite
	Seitwärtslauf – fortlaufend mit Widerstand	3	3 pro Seite
	Seitwärtslauf – fortlaufend	3	3 pro Seite
ESE	Freie Auswahl	2–3	30 Sek. Sprint/ 4:30 Min. hart/ 2 Min. leicht
RG	Selbstmassage Kaltwasseranwendungen oder Kompressionsstiefel	1	20min

Movement Skills – Kombination

	Übung	Sätze	WH
PP	Hartschaumrolle – Gesäß	1	30 Sek. pro Seite
	Hartschaumrolle – IT-Band	1	30 Sek. pro Seite
	Hartschaumrolle – Quadrizeps	1	30 Sek. pro Seite
	Hartschaumrolle – Latissimus dorsi	1	30 Sek. pro Seite
	Triggerpunkt – Fußgewölbe/Plantarfaszie	1	50 pro Seite
MP	Gehen mit Miniband – linear, mit gebeugten Knien	1	5 pro Seite
	Knie umarmen	1	5 pro Seite
	Ausfallschritt rückwärts – Ellenbogen zum	1	5 pro Seite
	Fuß mit Oberkörperrotation	1	5 pro Seite
	Gekreuzter Ausfallschritt	1	5 pro Seite
	Ausfallschritt zur Seite		
	Marschieren – linear	2	10 Schritte pro Seite
	Hopserlauf – zur Seite	3	10 Schritte pro Seite
	Minisprints am Platz	3	6 Sek.
PL	Weitsprung	3	5
	Wechselsprung mit Rotation – schnell mit Stabilisierung	3	5 pro Seite
MS	Beschleunigung Wandübung – einzelner Wechsel	2	8 pro Seite
	Beschleunigung Zugschlitten – Sprint	3	15 Meter
	Beschleunigungen	2	15 Meter
	Seitwärtslauf – fortlaufend mit Widerstand	3	3 pro Seite
	Seitwärtslauf – fortlaufend	3	3 pro Seite
	Sprint	2	40 Meter
	Marschieren mit Zugschlitten – vorgebeugt	4	25 Meter
ESE	Freie Auswahl	2–3	5 Min. hart/ 1 Min. leicht
RG	Selbstmassage Kaltwasseranwendungen oder Kompressionsstiefel	1	20 min

Regeneration

Allgemeine Regeneration			
	Übung	**Sätze**	**WH**
ESE	Freie Auswahl	1	20 Min. leicht
RG	Triggerpunkt – Brustwirbelsäule	1	5 pro Seite
	Triggerpunkt – Gesäß	4	45 Sek. pro Seite
	Triggerpunkt – Schenkelbindenspanner	1	45 Sek. pro Seite
	Triggerpunkt – Nacken	1	45 Sek.
	Hartschaumrolle – Brustwirbelsäule	1	45 Sek.
	Hartschaumrolle – Unterer Rücken	1	45 Sek. pro Seite
	Hartschaumrolle – Gesäß	1	45 Sek. pro Seite
	Hartschaumrolle – IT-Band	1	45 Sek. pro Seite
	Hartschaumrolle – Quadrizeps	1	45 Sek. pro Seite
	Strecken, Rollen und Heben im Fersensitz (Hartschaumrolle)	1	10
	Dehnung Oberschenkelrückseite	1	10 pro Seite
	Dehnung Abduktoren (Seil)	1	10 pro Seite

Schmerzen im unteren Rücken			
	Übung	**Sätze**	**WH**
ESE	Freie Auswahl	1	20 Min. leicht
RG	Triggerpunkt – Brustwirbelsäule	1	5 pro Seite
	Massagestick – Unterer Rücken	1	45 Sek.
	Triggerpunkt – Gesäß	1	45 Sek. pro Seite
	Triggerpunkt – Schenkelbindenspanner	1	45 Sek. pro Seite
	Hartschaumrolle – Brustwirbelsäule	2	45 Sek.
	Hartschaumrolle – Unterer Rücken	2	45 Sek. pro Seite
	Hartschaumrolle – Gesäß	2	45 Sek. pro Seite
	Hartschaumrolle – Oberschenkelrückseite	2	45 Sek. pro Seite
	Hartschaumrolle – Quadrizeps	2	45 Sek. pro Seite
	Strecken, Rollen und Heben im Fersensitz (Hartschaumrolle)	2	10
	Dehnung Oberschenkelrückseite	2	10 pro Seite
	Dehnung Quadrizeps/Hüftbeuger – Halbkniestand	2	10 pro Seite
	90-90-Dehnung mit Armfegen	2	10 pro Seite

Selbstmassage			
	Übung	**Sätze**	**WH**
ESE	Freie Auswahl	1	20 Min. leicht
RG	Triggerpunkt – Brustwirbelsäule	1	5 pro Seite
	Triggerpunkt – Gesäß	4	45 Sek. pro Seite
	Triggerpunkt – Schenkelbindenspanner	1	45 Sek. pro Seite
	Triggerpunkt – Innerer Schenkelmuskel	2	10 pro Seite
	Triggerpunkt – Fußgewölbe/Plantarfaszie	1	50 pro Seite
	Triggerpunkt – Nacken	1	45 Sek.
	Hartschaumrolle – Brustwirbelsäule	1	45 Sek.
	Hartschaumrolle – Unterer Rücken	1	45 Sek. pro Seite
	Hartschaumrolle – Gesäß	1	45 Sek. pro Seite
	Hartschaumrolle – Oberschenkelrückseite	1	45 Sek. pro Seite
	Hartschaumrolle – Wade	1	45 pro Seite
	Hartschaumrolle – Quadrizeps	1	45 pro Seite
	Hartschaumrolle – Adduktoren	1	45 pro Seite

Hüftschmerzen			
	Übung	**Sätze**	**WH**
ESE	Freie Auswahl	1	20 Min. leicht
RG	Massagestick – Schenkelbindenspanner	1	45 Sek. pro Seite
	Triggerpunkt – Gesäß	1	45 Sek. pro Seite
	Hartschaumrolle – Gesäß	2	45 Sek. pro Seite
	Hartschaumrolle – Oberschenkelrückseite	2	45 Sek. pro Seite
	Hartschaumrolle – IT-Band	2	45 Sek. pro Seite
	Hartschaumrolle – Quadrizeps	2	45 Sek. pro Seite
	Dehnung Oberschenkelrückseite	2	10 pro Seite
	Dehnung Abduktoren (Seil)	2	10 pro Seite
	Dehnung Hüftrotatoren in Rückenlage	2	10 pro Seite
	Dehnung Quadrizeps/Hüftbeuger – Halbkniestand	2	10 pro Seite

Flexibilität			
	Übung	**Sätze**	**WH**
ESE	Freie Auswahl	1	20 Min. leicht
RG	Triggerpunkt – Fußgewölbe/Plantarfaszie	2	50 pro Seite
	Strecken, Rollen und Heben im Fersensitz (Hartschaumrolle)	2	10
	Dehnung Oberschenkelrückseite	2	10 pro Seite
	Dehnung Abduktoren (Seil)	2	10 pro Seite
	Dehnung Hüftrotatoren in Rückenlage	2	10 pro Seite
	Dehnung Quadrizeps/Hüftbeuger – Halbkniestand	2	10 pro Seite
	90-90-Dehnung mit Armfegen	2	10 pro Seite
	Schulterdehnung in Seitenlage	2	10 pro Seite
	Dehnung Quadrizeps/Hüftbeuger – in Seitenlage	2	10 pro Seite

Knieschmerzen			
	Movement	**Sets**	**Reps**
ESE	Freie Auswahl	1	20 Min. leicht
RG	Massagestick – Quadrizeps	1	45 Sek. pro Seite
	Massagestick – Oberschenkelrückseite	1	45 Sek. pro Seite
	Massagestick – Schenkelbindenspanner	1	45 Sek. pro Seite
	Triggerpunkt – Gesäß	1	45 Sek. pro Seite
	Triggerpunkt – Innerer Schenkelmuskel	1	10 pro Seite
	Triggerpunkt – Schenkelbindenspanner	1	45 Sek. pro Seite
	Hartschaumrolle – Gesäß	2	45 Sek. pro Seite
	Hartschaumrolle – Oberschenkelrückseite	2	45 Sek. pro Seite
	Hartschaumrolle – IT-Band	2	45 Sek. pro Seite
	Hartschaumrolle – Quadrizeps	2	45 Sek. pro Seite
	Hartschaumrolle – Adduktoren	2	45 Sek. pro Seite
	Hartschaumrolle – Vorderer Schienbeinmuskel	2	45 Sek.

Schmerzen im oberen Rücken/Schultern			
	Übung	**Sätze**	**WH**
ESE	Freie Auswahl	1	20 Min. leicht
RG	Massagestick – Nacken	1	45 Sek.
	Triggerpunkt – Brustwirbelsäule	1	45 Sek.
	Triggerpunkt – Nacken	1	45 Sek.
	Hartschaumrolle – Brustwirbelsäule	2	45 Sek.
	Hartschaumrolle – Unterer Rücken	2	45 Sek. pro Seite
	Hartschaumrolle – Latissimus Dorsi	2	45 Sek. pro Seite
	Hartschaumrolle – Brust	2	45 Sek. pro Seite
	Strecken, Rollen und Heben im Fersensitz (Hartschaumrolle)	2	10
	Schulterdehnung in Seitenlage	2	10 pro Seite

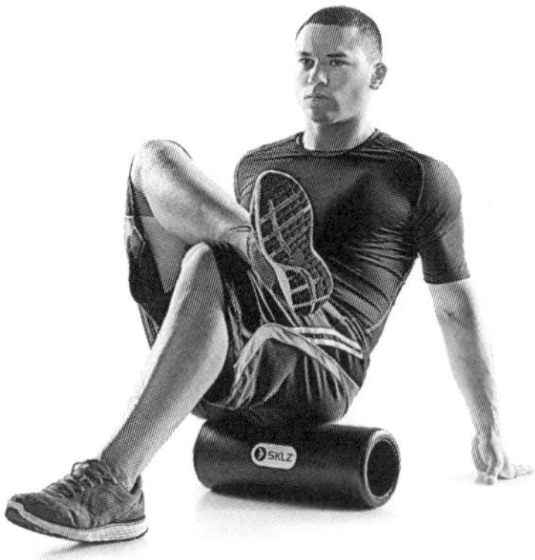

4

SICH AUSRUHEN

ATHLETES' PERFORMANCE UND ERHOLUNG

Einer der Eckpfeiler unseres Programms – vielleicht *das* Element, das Athletes' Performance am deutlichsten von anderen Fitness-, Ernährungs- und Trainingsansätzen unterscheidet – ist die Bedeutung, die wir der Erholung zukommen lassen.

Wenn es unser Ziel wäre, Sie dazu zu bringen, im Training nach nur sechs Sekunden zu erbrechen, wäre das für uns kein Problem. Das wollen wir aber nicht. Wir wollen Ihnen vielmehr ein System zur Verfügung stellen, mit dem Sie sich dauerhaft eine hohe Leistungsfähigkeit erhalten. Und das gelingt uns, indem wir nichts dem Zufall überlassen. Wir berücksichtigen nicht nur die Pausen zwischen den einzelnen Wiederholungen, Sätzen, Workouts, Tagen und Wochen, sondern auch Ihre Erholung im Alltag – vom Aufstehen bis zum Zubettgehen. Sonst haben Sie langfristig keine Chance, Ihre Leistung auf ein höheres Niveau zu heben.

Und das geht eben nicht, indem Sie sich ein- oder zweimal pro Woche einen trainingsfreien Tag nehmen oder sich hin und wieder eine Massage gönnen, was natürlich beides durchaus empfehlenswert ist. Wenn wir über Erholung reden, beziehen wir uns vielmehr auf eine Reihe von Methoden, die Sie problemlos in den Alltag integrieren können und die letzten Endes ebenso zu Ihrem Erfolg beitragen wie die Workouts.

Denn schließlich ist es unmöglich, sich immer nur zu verausgaben und Vollgas zu geben. Ihr Körper und Ihr Geist brauchen beide Zeit, um sich zu erholen. Dieses Bedürfnis nach Erholung stellt eine natürliche Grenze für Ihr Training und Ihre Leistungsfähigkeit dar. Wenn es Ihnen gelänge, sich auf Knopfdruck vollständig zu regenerieren, könnten

Sie nach jedem Workout gleich wieder loslegen und intensiver, länger und schneller trainieren.

Das ist natürlich unmöglich. Sie können sich nicht ununterbrochen an Ihre körperlichen Grenzen bringen, sondern müssen eine gewisse Zeit verstreichen lassen, um sich an einen Trainingsreiz anzupassen. Betrachten Sie die Erholungsphase also als eine Art Aufladen Ihrer Energiereserven – so werden Sie Ihre Leistung erheblich steigern können. Wenn Sie es schaffen, Ihre Regenerationsfähigkeit zu optimieren und die Dauer bis zur kompletten Wiederherstellung Ihrer Leistungsfähigkeit zu verkürzen, verbessern Sie Ihre Chancen, Ihr volles Potenzial zu entfalten.

ARBEITEN + AUSRUHEN = ERFOLG

Arbeit ist die Belastung, die auf Körper und Geist einwirkt. Und das daraus resultierende Erholungsbedürfnis setzt jedem Trainingssystem Grenzen. Ganz gleich wie gewissenhaft Sie trainieren, Ihre Leistungsfähigkeit und Ihre Erfolgsaussichten werden schwinden, wenn Sie es versäumen, genügend und ausreichend lange Pausen einzuplanen.

Wenn Sie mit unseren Core-Performance-Büchern vertraut sind, werden Sie dieses Konzept bereits kennen. Erholung ist nicht nur etwas, um das Sie sich nach dem Workout oder an den trainingsfreien Tagen kümmern sollten. Sie ist vielmehr eine leistungsfördernde Maßnahme, der Sie sich täglich widmen müssen. Wie Sie in diesem Abschnitt lernen werden, umfasst sie unter anderem ein Schlafritual, das Ihnen dabei hilft, Ihre Nachtruhe optimal zu nutzen. Ebenso eine Faszien- und Triggerpunkt-Behandlung, die Sie über den Tag hinweg immer wieder ausführen werden (und nicht nur im Training). Zu den von uns empfohlenen Erholungsmaßnahmen zählen außerdem ein kurzer Tagschlaf, diverse Atemtechniken sowie hydrotherapeutische Anwendungen. Wie im Ernährungsabschnitt bereits angesprochen, stimmen wir das Timing unserer Mahlzeiten so ab, dass wir den ganzen Tag über gut verpflegt sind. Das Gleiche gilt für die Erholung.

Die Regeneration ist ein so wichtiger, fester Bestandteil dieses Programms, dass Sie sich sehr ausführlich damit befassen werden.

Sorgfältige und systematische Erholungsstrategien sind genauso wichtig wie die Arbeit, die Sie verrichten. Nur gut erholt sind Sie im Dienst oder im Training auch wirklich voll einsatzfähig.

Sie fühlen sich erfrischt, stärken Ihr Immunsystem und können auf diese Weise jeden Tag und jedes Training optimal nutzen, wodurch sich auf lange Sicht Ihre Leistung verbessern wird. In gut erholtem Zustand verbessert sich Ihr Hormonprofil, eventuelle Entzündungsvorgänge werden gehemmt und die Gewebequalität steigt, wodurch das Risiko von verschleißbedingten Verletzungen abnimmt.

Die Erholungsstrategien gelten für jeden Lebensbereich. Wir Amerikaner sind im Laufe der Jahrzehnte so arbeitswütig geworden, dass wir mittlerweile völlig überfordert sind. Wir arbeiten zu viel und gönnen uns praktisch keine Auszeiten, so dass unsere Produktivität leidet und wir langfristig unter der wachsenden Last zusammenbrechen. Wir sollten unseren Fokus also wieder auf unsere Effizienz richten und dabei den Lebensgenuss nicht zu kurz kommen lassen. Erholung hilft uns dabei.

In unseren früheren Büchern haben wir die Begriffe »Erholung« und »Regeneration« synonym verwendet. *Erholung* bezog sich in diesem Zusammenhang auf den eigentlichen Prozess des körperlichen und geistigen Überwindens einer Trainingsbelastung, während *Regeneration* sich auf die Aktivitäten oder Strategien bezog, die diese Erholung einleiten.

Hier haben wir beide Begriffe zu einem Gesamtkonzept zusammengefasst. Wenn wir Erholung ausschließlich als eine Strategie betrachten, die es nach dem Training anzuwenden gilt, schränken wir unsere Möglichkeiten zu stark ein, weil wir sie dann lediglich als ein Hilfsmittel betrachten, mit dem wir nach dem Sport – oder jeder anderen Form von intensiver Anstrengung – möglichst schnell wieder fit werden wollen. So verkommt sie zu einem Werkzeug, das entweder unmittelbar bzw. einen Tag nach dem Workout genutzt wird und ansonsten keine Rolle spielt.

Betrachten wir aber unsere Erholung unter dem Aspekt, dass wir mit ihrer Hilfe unsere Kräfte sammeln, um unserem großen Ziel näher zu kommen, dann sehen wir die Dinge in einem größeren Kontext. Die Vorstellung, Erholungsstrategien über den ganzen Tag verteilt immer wieder anzuwenden, hilft uns nicht nur körperlich und geistig, sondern trägt auch dazu bei, dass wir uns unser ES, die große Vision unseres Lebens, immer wieder ins Gedächtnis rufen. Und so fällt es uns leichter, kontinuierlich auf dem höchstmöglichen Niveau zu arbeiten.

Das alles beginnt mit der Grundeinstellung, dass Erholung keine Zeitverschwendung ist, sondern eine Notwendigkeit auf dem Weg zu dauerhaften Bestleistungen. In diesem Zusammenhang spielt unser Weichteilgewebe, unsere Faszien, eine entscheidende Rolle. Die Beschaffenheit unserer Muskeln und Faszien wirkt sich unmittelbar auf unsere Fähigkeit aus, effizient zu trainieren und uns schnell zu erholen.

Wenn wir über Gewebe sprechen, meinen wir damit nicht nur die Muskulatur, sondern alle Faszien und Formen von Bindegewebe, die es im Körper gibt. Die Faszien bilden gemeinsam ein komplexes System, das strukturierend wirkt und Ihre Muskeln zu Schlingen bündelt, die Ihre Bewegungsfähigkeit in allen Körperebenen beeinflussen.

Wir müssen die Faszien und Muskeln als miteinander verbundene Systeme betrachten. Einige der wichtigsten Erholungstechniken, die wir anwenden werden, zielen darauf ab, die Länge und Elastizität der Faszien zu verändern; andere wiederum befassen sich mit mentalen Aspekten oder der Muskulatur. Man kann sich unter Faszien eine zähe, gummiartige Substanz vorstellen, die entsprechend länger braucht, um sich an einen Reiz anzupassen als beispielsweise Muskeln.

Wir manipulieren die Faszien, indem wir uns statisch dehnen (wenn der Körper kalt und noch nicht aufgewärmt ist) und uns selbst massieren – oder von einem ausgebildeten Therapeuten massieren lassen. An unserem Performance Day arbeiten wir rund um die Uhr daran, vom Aufstehen bis zum Zubettgehen.

Außerdem müssen wir uns auch mit den Muskeln beschäftigen, die in dieses Fasziensystem eingebettet sind. Durch die ständige Wiederholung ineffizienter Bewegungsmuster und die Anforderungen Ihres Sports – sowie der in diesem Zusammenhang verwendeten Ausrüstung – haben sich Ihre Muskeln vermutlich verkürzt und verspannt. In unserem Programm lernen Sie, sich effizient zu bewegen; wenn Sie sich darüber hinaus korrekt erholen, können sich Ihre Muskeln wieder verlängern und elastischer werden.

Sehen wir uns die folgenden Erholungsstrategien einmal etwas genauer an.

Athletes' Performance – Erholung

1. Verpflegung
2. Schlaf
3. Atemtechniken
4. Hydrotherapie
5. Selbstmassage
6. Stretching

1. VERPFLEGUNG

Diesen Aspekt haben wir bereits ausführlich im Ernährungskapitel besprochen, aber wir wollen nicht müde werden zu wiederholen, dass wir uns nicht nur deshalb optimal verpflegen, um leistungsfähig zu sein bzw. zu bleiben, sondern auch, um uns optimal zu erholen. Indem wir im Abstand von drei Stunden nährstoffreiche, ballaststoffreiche und möglichst unverarbeitete Lebensmittel zu uns nehmen, sorgen wir dafür, dass wir den ganzen Tag fit und einsatzbereit sein können, ganz egal, was noch auf uns zukommt.

2. SCHLAF

Schlaf spielt im Rahmen der Erholung eine wichtige Rolle. Er löst Aufbauprozesse im Gehirn und Körper aus, setzt wachstumsstimulierende Hormone frei und ermöglicht es uns, den ganzen Tag aufmerksam zu bleiben – man fühlt sich wach und frisch.

2001 führte die National Sleep Foundation eine Umfrage zum Schlafverhalten der US-amerikanischen Bevölkerung durch und stellte fest, dass 63 Prozent der Erwachsenen weniger als die empfohlenen acht Stunden pro Nacht schlafen, 31 Prozent sogar weniger als sieben Stunden. Mehr als 40 Prozent der erwachsenen Amerikaner berichten, dass sie im Laufe des Tages mindestens einmal Probleme damit haben, wach und konzentriert zu bleiben.

Schlafmangel wirkt sich negativ auf Gedächtnis, Vitalität, Denkleistung und Stimmung aus. Ohne ausreichend Schlaf sind Sie nicht voll einsatzfähig. Schlafmangel fördert außerdem die Tendenz, sich ungesund zu ernähren und ineffizient zu trainieren, wodurch sich mit der Zeit der Körperfettanteil erhöht. Wer mental erschöpft ist, entwickelt Gelüste nach Zucker, dabei spielt es keine Rolle, ob man müde oder hungrig ist – das Ergebnis ist dasselbe: Man bekommt spätabends plötzlich Appetit auf Süßes. Dazu kommt: Ohne Energie möchte der Körper seine schwindenden Reserven um jeden Preis schützen, woraufhin die Trainingsmotivation ganz enorm sinkt.

Schlaf ist also eine Art Wundermittel. Niemand würde in Frage stellen, dass Schlaf so ziemlich für alle Körpersysteme von elementarer Bedeutung ist und somit eine wichtige Grundlage für hohe Leistungen darstellt.

Im Schlaf finden nicht nur im Gehirn Reparatur-, Instandhaltungs- und Informationsverarbeitungsprozesse statt, sondern auch im Körper. In dieser Zeit werden viele Hormone freigesetzt, beispielsweise das Wachstumshormon Somatropin und Testosteron. Ihre Faszien, Muskeln sowie Ihr neuromuskuläres System nehmen jetzt die Anpassung an die Trainingsreize vor, mit denen sie zuvor konfrontiert wurden.

Schlaf ist, wie fast alles im Leben, erlernt. Die Nacht gut durchzuschlafen ist eine Fähigkeit, die Sie entwickeln können – und auch müssen. Unsere Athleten nehmen das sehr ernst. Sie wissen, dass sie schon allein mit einer guten Nachtruhe ihre Leistung drastisch verbessern können, ganz unabhängig von allen anderen körperlichen Faktoren oder Ressourcen.

Was zeichnet also einen guten Schlaf aus? Woher wissen Sie, ob Sie sich über Nacht regenerieren konnten und heute in der Lage sind, auf einem höheren Niveau zu arbeiten? Wie können Sie gewährleisten, dass Sie mit der Energie, Vitalität und Einstellung aufwachen, um heute erfolgreich zu sein und Ihr Bestes zu geben?

Zunächst einmal müssen Sie wissen, dass es verschiedene Zyklen gibt, in denen man unterschiedlich tief schläft. Diese lassen sich einteilen in Leicht-, REM- und Tiefschlaf.

Die erste Schlafphase ist der sogenannte Leichtschlaf, auf den nach etwa 90 Minuten die REM-Phase folgt (Rapid Eye Movement). Der REM-Schlaf ist entscheidend für die Denk- und Gedächtnisleistung, und somit für die Fähigkeit, Erlerntes besser zu speichern und abzurufen. In dieser Phase verarbeitet das Gehirn die Reize des Vortages und wird dadurch stärker. Wenn Sie einen qualitativ hochwertigen REM-Schlaf haben, wachen Sie erfrischt und gut ausgeruht auf.

Während im REM-Schlaf mentale Verarbeitungsprozesse ablaufen, trägt der Tiefschlaf wesentlich dazu bei, physische (Reparatur-) Mechanismen in Gang zu setzen. Das ist natürlich eine vereinfachte Beschreibung, weil es sich um mehrere hochkomplexe, ineinandergreifende Prozesse handelt. Im Tiefschlaf werden das Wachstumshormon Somatropin sowie Testosteron ausgeschüttet, mit denen der Körper sich von den Belastungen erholt, denen er am Vortag ausgesetzt war. Dies trägt zum Aufbau von Muskelmasse bei, verringert den Körperfettanteil und unterstützt die Erholung aller Körpersysteme. Tiefschlaf ist also enorm wichtig, um die Muskulatur zu regenerieren und das Immunsystem zu stärken.

Nur mit ausreichend Schlaf und hoher Schlafqualität können Sie auf höchstem Niveau leistungsfähig sein. Die Schlafzyklen wechseln sich jeweils nach 90 bis 120 Minuten ab. Das heißt, Sie fallen zunächst in einen leichten Schlaf, auf den die REM- und Tiefschlafphase folgt, an die wieder der Leichtschlaf anschließt usw. Je nachdem, wie lange Sie schlafen, durchlaufen Sie pro Nacht zwischen drei und fünf solcher Zyklen.

Guter, erholsamer Schlaf hat etwas mit Dauer und Regelmäßigkeit zu tun, am besten sind sieben bis neun Stunden pro Nacht, und zwar immer zur ungefähr selben Uhrzeit. Viele beruflich erfolgreiche Menschen brüsten sich damit, dass sie auch mit erheblich weniger Schlaf auskommen. Aber das stimmt nicht. Sie müssen für dieses Programm Ihre Prioritäten ohnehin neu setzen, also fangen Sie am besten mit dem Schlaf an. Denn wenn Ihnen andere Dinge wichtiger sind als Ihr Schlaf, dann betreiben Sie unweigerlich Raubbau an Ihrer Leistungsfähigkeit und Gesundheit.

Im Idealfall gehen Sie jede Nacht zur selben Zeit ins Bett. So hat Ihr Körper einen gleichmäßigen Tages- bzw. Nachtrhythmus. Je länger der Schlaf *vor* Mitternacht beginnt, umso besser. Denn auf diese Weise durchlaufen Sie mehr REM- und Tiefschlafphasen und es werden mehr Hormone freigesetzt, die Ihr Wohlbefinden positiv beeinflussen. Es spielt also sehr wohl eine Rolle, ob Sie von Mitternacht bis 9 Uhr morgens schlafen oder von 21 Uhr bis 6 Uhr. Je nachdem, um welche Uhrzeit Sie ins Bett gehen, wachen Sie morgens entweder erholt oder gerädert auf.

Über die optimale Schlafdauer gibt es nach wie vor Diskussionen. Viel wichtiger ist jedoch seine Regelmäßigkeit und Konsistenz: Wenn Sie schon jetzt pro Nacht sieben Stunden schlafen, sollten Sie bei diesen sieben Stunden bleiben. Das liegt daran, dass Ihr Körper immer nach Gleichgewicht strebt. Er muss wissen, dass er sich auf Sie verlassen kann – und das ist nur möglich, wenn er weiß, wie viel Zeit er hat, um sich nachts zu regenerieren. So wie auch Sie wissen wollen, wie lange Ihr Arbeitstag oder Ihr Training dauert, möchte auch Ihr Körper wissen, wie lange er schlafen kann. Sobald Sie dieses feste Zeitfenster eingerichtet haben, wird er eine Strategie entwickeln, die Dauer der einzelnen Schlafzyklen festlegen und sicherstellen, dass Sie jeden Morgen an einem optimalen Zeitpunkt innerhalb Ihres Schlafzyklus' aufwachen.

Der Körper besitzt die unnachahmliche Fähigkeit, sich an so ziemlich jede Situation anzupassen. Wenn Sie jede Nacht sieben Stunden schlafen, wird Ihr Körper in einer wesentlich besseren Verfassung sein, als wenn Sie in jeder Nacht unterschiedlich lang schlafen, beispielsweise zehn, vier, sechs oder auch elf Stunden. Wir wissen, dass viele unserer Klienten einen vollen und teils sehr chaotischen, unregelmäßigen Terminplan haben, der ihnen von ihren Arbeitgebern auferlegt wird, aber regelmäßige Schlafgewohnheiten sind das A und O für ihren Erfolg. An manchen Tagen werden Sie vielleicht sehr lange arbeiten oder trainieren müssen, aber wenn Sie es sich zur Gewohnheit machen, nachts zur Ruhe zu kommen und Ihr Schlafritual innerhalb eines bestimmten Zeitfensters zu durchlaufen, können sich Ihr Körper und Ihr Geist darauf einstellen, dass es nun bald an der Zeit ist, sich ans Werk zu machen.

Acht Stunden Schlaf gelten als optimale Schlafdauer. Die US-Gesundheitsbehörden empfehlen Erwachsenen sieben bis neun Stunden Schlaf, obwohl die allerwenigsten dieses Quantum erreichen.

Die Schlafdauer ändert sich mit zunehmendem Alter. Im Alter zwischen 20 und 29 Jahren schläft man im Durchschnitt 7,3 Stunden, die unter anderem aus 1,6 Stunden REM, 83 Minuten Tiefschlaf und 16 Minuten Einschlafzeit bestehen. In den Dreißigern schläft man im Durchschnitt 7,1 Stunden: 1,5 Stunden REM und 69 Minuten Tiefschlaf bei 21 Minuten Einschlafzeit. In den Vierzigern schläft man im Durchschnitt 6,8 Stunden: davon 1,4 Stunden REM, 56 Minuten Tiefschlaf und 28 Minuten Einschlafzeit.

Erkennen Sie das Muster? In den Fünfzigern schläft man im Durchschnitt 6,5 Stunden: 1,3 Stunden REM und 44 Minuten Tiefschlaf bei 38 Minuten Einschlafzeit. In den Sechzigern schläft man im Durchschnitt 6,3 Stunden: 1,2 Stunden REM, 36 Minuten Tiefschlaf bei 52 Minuten Einschlafzeit. Wenn man in den Siebzigern ist, schläft man im Durchschnitt 6 Stunden: 1,1 Stunden REM und 30 Minuten Tiefschlaf und man benötigt 68 Minuten Einschlafzeit.

Idealerweise schlafen Sie die gesamte Nacht durch, aber es gibt einige Zeitgenossen, die zunächst vier Stunden tief schlafen, dann zwei oder drei Stunden wach sind, sich dann wieder ins Bett legen, weitere drei Stunden schlummern und sich am nächsten Morgen trotzdem gut erholt fühlen. Ich sage nicht, dass das normal oder empfehlenswert ist, aber diese ruhigen Stunden nach dem ersten Schlafzyklus zählen zu den wichtigsten und relevantesten Stunden, die Sie vielleicht haben.

Im Idealfall wachen Elite-Performer relativ problemlos ohne ein akustisches Signal auf. Der Wecker dient lediglich als Rückversicherung für die innere zirkadiane Rhythmik. Ein Wecker nimmt leider keine Rücksicht darauf, in welcher Phase seines Schlafzyklus' man sich gerade befindet, also ist es immer besser, wenn man von allein aufwacht.

Wenn Sie jemals aus dem Tiefschlaf gerissen worden sind, werden Sie sich vermutlich im ersten Augenblick orientierungslos gefühlt haben. Sie wussten nicht, wo Sie sich befanden und fühlten sich anschließend den ganzen Tag hindurch wie gerädert. Dieser Zustand nennt sich Schlaftrunkenheit. Sie fühlen sich benommen, unkonzentriert und scheinen einfach einen schlechten Tag zu haben. Von der Schlummerfunktion Ihres Weckers Gebrauch zu machen ist eine andere Art, Schlaftrunkenheit herbeizuführen – wenn der Alarm also losgeht, sollten Sie umgehend aufstehen!

Nur wenige Menschen denken daran, Schlafrituale einzuhalten, um ihre Nachtruhe sowie ihre Leistungsfähigkeit am nächsten Tag zu verbessern.

Richten Sie sich zuerst Ihr Schlafumfeld ein und dunkeln Sie Ihr Schlafzimmer ab. Vermeiden Sie jede Form von künstlicher Beleuchtung, die von außen auf Sie einwirkt (Straßenlaternen, Scheinwerfer vorbeifahrender PKWs) oder sich im Raum befindet (Nachttischlampe, beleuchtete Uhr). Je nach Jahreszeit kann auch die Sonne morgens durch Ihre Fenster scheinen und Sie vorzeitig wecken. Dies lässt sich durch das Anbringen von Jalousien, Vorhängen oder das Tragen einer Schlafmaske verhindern.

DER TAGSCHLAF

Ihr Performance Day sollte ein kleines Zeitfenster für einen Mittagsschlaf freihalten. Elite-Performer sind sehr geschickt darin, diesen in ihren Terminplan einzubauen. Einige der berühmtesten Persönlichkeiten der Weltgeschichte haben gewohnheitsmäßig einen Mittagsschlaf gehalten, unter anderem Leonardo da Vinci, Sir Isaac Newton, Napoleon Bonaparte, Albert Einstein, Winston Churchill und John F. Kennedy.

Der Tagschlaf reduziert Stress, fördert die Erinnerung, Ausdauer und Kreativität, beugt dem Altern vor und steigert die Libido. Mit dem Tagschlaf hat man sein Gewicht leichter im Griff und verbessert seine Wahrnehmung und Genauigkeit. Und selbstverständlich ist ein Mittagsschlaf auch wohltuend.

Im Kindergarten lernen wir, wie erholsam ein Mittagsschlaf ist, wenn wir unsere Köpfe auf den Schreibtisch legen oder auf eine Matte. Leider brechen wir sehr schnell mit dieser guten Gewohnheit. Eine Siesta von nur zwanzig bis dreißig Minuten kann Ihnen den nötigen Antrieb verleihen, der Sie wohlbehalten durch den restlichen Tag bringt. Sie gehört zur südeuropäischen Lebensart, nicht nur aus Tradition, sondern auch weil sie so viel bringt. Versuchen auch Sie, sich 20 bis 30 Minuten lang hinzulegen und auszuruhen. Der Tagschlaf ist eine Fähigkeit, die man erlernen muss. Zu Beginn wird es Ihnen schwerfallen, innerlich abzuschalten und sich in einen Zustand der Entspannung zu versetzen. Machen Sie sich keine Sorgen; Sie werden irgendwann an diesen Punkt gelangen. Entspannen Sie sich, seien Sie geduldig mit sich selbst und verbringen Sie die 20 bis 30 Minuten notfalls damit, bei geschlossenen Augen Körper und Geist durch Atemtechniken zu beruhigen – atmen Sie ein und zählen Sie dabei bis vier, halten Sie die Luft zwei Sekunden an, und atmen Sie aus, während Sie bis sechs zählen (4-2-6 Atmung) –, um später wieder frisch und leistungsfähig zu sein. Betrachten Sie dies als eine Gelegenheit, um Körper und Geist mit neuer Energie zu versorgen, damit Sie anschließend wieder wacher und fitter sind.

Das Ziel des Tagschlafs ist es, in einer knappen halben Stunde von einem Leicht- in einen REM-Schlaf zu fallen und dann wieder aufzuwachen, so dass Ihr Körper denkt, er habe einen vollen Schlafzyklus durchlaufen. Das macht Ihren Geist wieder wacher und verbessert Ihre Konzentration, das heißt Ihre Fähigkeit zu lernen und neues Wissen anzuwenden. Pro Woche können sich auf diese Weise dreieinhalb Stunden zusätzlicher Schlaf summieren.

Vielleicht machen Sie sich Sorgen, dass Sie nicht rechtzeitig aufwachen und stundenlang weiterschlafen. Dies wäre ein sicheres Indiz dafür, dass Sie vermutlich nachts nicht ausreichend Schlaf bekommen. Schalten Sie in diesem Fall sicherheitshalber Ihren Handywecker ein, oder nehmen Sie direkt vor dem Tagschlaf etwas Koffein zu sich, beispielsweise im Rahmen Ihrer nachmittäglichen Zwischenmahlzeit.

Koffein scheint auf den ersten Blick kontraproduktiv zu sein. Aber seine Wirkung setzt erst nach 20 bis 30 Minuten ein, Sie wachen also rechtzeitig aus dem REM-Schlaf auf und erhalten einen zusätzlichen Energieschub, wodurch Sie sogar noch wacher sein werden. Koffein verursacht außerdem minimale Muskelkontraktionen, wodurch die Muskelspannung im Schlaf erhalten bleibt.

Mittagsschlaf zu halten ist eine Fähigkeit, die man erst mit der Zeit entwickelt. Wenn Sie es partout nicht schaffen, sich tagsüber hinzulegen, sollten Sie sich überlegen, ob Sie nicht vielleicht wenigstens hin und wieder im Flugzeug, Bus oder Zug dösen können (achten Sie allerdings auf Sicherheit im Straßenverkehr!). Nutzen Sie jede Gelegenheit, um sich kurz auszuruhen.

In einer Studie wurden College-Studenten einem systematischen Schlafentzug ausgesetzt, sie durften aber im Vier-Stunden-Rhythmus einnicken. Die jungen Leute hielten zwanzig

Tage durch, bevor sie am Ende ihrer Kräfte waren. Ein solches Experiment ließ sich natürlich nur mit College-Studenten durchführen, aber es zeigt trotzdem, dass man mithilfe von kurzen Tagschlaf-Einheiten sein Gehirn kurzfristig »zurücksetzen« und sich auch ohne den erholsamen Tiefschlaf körperlich regenerieren kann. Es zeigt außerdem, dass man ohne Tiefschlaf deutlich hinter seinen Möglichkeiten bleibt, von Spitzenleistungen überhaupt nicht zu reden. Soldaten der Special Forces, die nachts selten durchschlafen können, nutzen jede Gelegenheit zum Tagschlaf, um möglichst gut erholt zu sein, und diesem Vorbild sollten wir alle folgen.

Umgeben Sie sich mit angenehmen Düften. Aroma-Öle oder Lotionen mit Duftnoten von Ringelblume oder Lavendel wirken beruhigend und führen zu einem tieferen Schlaf. Sie können auch einen Diffuser benutzen oder Duftstäbe in der Nähe Ihres Bettes aufstellen.

Reduzieren Sie nachts die Zimmertemperatur. Regeln Sie die Heizung herunter, bevor Sie zu Bett gehen. Niedrigere Temperaturen tragen dazu bei, dass man länger und besser schläft.

Folgen Sie außerdem dem Schlafritual:

- Entspannen Sie sich und schalten Sie den Strom aus. Elektrische Geräte beeinflussen das Gehirn. Verbannen Sie sämtliche elektrischen Geräte (Telefon, Fernseher, Laptop, Tablets) aus Ihrem Schlafzimmer und Sie werden schon bald feststellen, dass sich Ihr Schlaf verbessert.
- Widmen Sie sich 30 Minuten vor dem Zubettgehen einigen beruhigenden Aktivitäten: Trinken Sie eine Tasse Kräutertee, dehnen Sie sich, meditieren Sie oder lesen Sie eine inspirierende Geschichte (keine Nachrichten vor dem Schlafengehen!). Nach einigen Wochen wird dies zur Gewohnheit werden und Sie schlafen leichter ein.
- Konzentrieren Sie sich auf positive Dinge. Den Tag mit einer negativen Einstellung ausklingen zu lassen, führt nur zu Einschlafstörungen. Wenn Sie düstere Erinnerungen oder Sorgen plagen, sollten Sie sich drei positive Erlebnisse ins Gedächtnis rufen, die Ihnen tagsüber passiert sind. So kommen Sie auf andere Gedanken und ändern Ihre Sichtweise hin zum Positiven. Denken Sie an all die Dinge, die an Ihrem Performance Day gut gelaufen sind. Stellen Sie sich vor, wie es wäre, Ihr ES zu leben, und führen Sie sich alles vor Augen, wofür Sie dankbar sind.
- Schaffen Sie sich eine Oase der Ruhe. Hören Sie beruhigende Musik, um eventuell vorhandenen Straßenlärm auszublenden, oder benutzen Sie ein Gerät, das sogenannten »weißen Lärm« erzeugt. Lernen Sie, Ihre Gedanken ziehen zu lassen und konzentrieren Sie sich auf Ihre Atmung, sobald Sie im Bett liegen. Üben Sie sich in Dankbarkeit, während Sie Ihre Atemübung machen: Atmen Sie sechs Sekunden durch die Nase ein, halten Sie die Luft vier Sekunden an, und atmen Sie zehn Sekunden durch die Nase wieder aus. Wiederholen Sie dieses Schema zehn Mal,

um Körper und Geist zu entspannen und leichter einzuschlafen.

3. ATMUNG

Vermutlich haben wir Sie inzwischen davon überzeugt, dass Ihre Schlafgewohnheiten ausbaufähig sind, nun möchten wir Ihnen noch zeigen, wie Sie an Ihrer Atmung arbeiten können.

Der Mensch macht im Durchschnitt über acht Millionen Atemzüge im Jahr, und trotzdem sind nur ganz wenige Menschen in der Lage mit ihrer Atemtechnik ihre Leistungsfähigkeit optimal zu unterstützen.

Wenn es ein Bewegungsmuster gäbe, das Sie 23.000 Mal am Tag ausführen müssten, würden Sie doch sicher alles daran setzen, dieses möglichst effizient zu gestalten. Aber wie oft denken Sie an Ihre Atmung? Die meisten Athleten, die uns aufsuchen und um Rat bitten, haben dysfunktionale Atemtechniken, die ihre sportliche Leistung einschränken, ihr Verletzungsrisiko erhöhen und mehr mentalen Stress verursachen als abbauen.

Vielleicht sind Sie der Überzeugung, Sie wüssten schon, wie man richtig atmet – beim Hanteltraining im Kraftraum achten Sie schließlich auch darauf. Sie wissen, dass man einatmet, wenn man das Gewicht absenkt, dann kurz die Luft anhält und wieder ausatmet, sobald man den Widerstand hebt.

Das ist auch richtig, aber Ihr Workout nimmt nur einen Bruchteil Ihres Tages ein. Wenn wir vom Atmen reden, dann meinen wir vom Aufstehen bis zum Zubettgehen, und natürlich auch im Schlaf. Das Atmen wirkt sich auf Ihre Erholung aus, Ihre anatomische Struktur, Ihr vegetatives Nervensystem (VNS) und Ihre Kognition. Mit den richtigen Techniken kann man also praktisch jeden Aspekt seiner Leistung auf ein höheres Niveau bringen.

Viele Menschen nutzen nur einen kleinen Prozentsatz ihrer Lungenkapazität, weil sie zur flachen Brust- statt zur tiefen Bauchatmung neigen, mit der sich jedoch wesentlich mehr Sauerstoff aufnehmen lässt. Die Atmung sollte durch eine Bewegung des Zwerchfells eingeleitet werden und nicht durch die kleineren Muskeln im Brust- und Nackenbereich. Der Brustkorb sollte sich dabei in alle Richtungen weiten – nach oben und unten, vorne und hinten, nach rechts und links. Stellen Sie sich den Brustkorb wirklich wie einen Korb vor; beim Atmen muss er sich so weit dehnen, dass sich die Lunge nach allen Seiten frei und ungehindert bewegen kann.

Um das besser zu verstehen, sollten Sie ein kleines Experiment machen und sich auf den Rücken legen. Legen Sie die rechte Hand so auf den Bauch, dass der Daumen unter dem Brustbein liegt und die Handfläche auf dem Bauch, so als hätten Sie Bauchschmerzen. Legen Sie die linke Hand auf das Brustbein.

Atmen Sie durch die Nase ein und inhalieren Sie tief in den Bauchraum, bis sich die untere Hand hebt. Sie sollten spüren, wie sich das Zwerchfell in Richtung unterer Rücken und Bauchhöhle bewegt. Dabei spannt sich die Muskulatur im Beckenboden an, die Ihre Säulenkraft verbessert, während sich die Lunge komplett mit frischer Luft füllt. Die obere Hand bzw. Brust bewegt sich in der Zwischenzeit nur leicht nach oben. Atmen Sie aus und wiederholen Sie den Vorgang.

Es handelt sich dabei um eine Movement Skill, die sich kaum von den anderen unterscheidet, die Sie sonst trainieren. Üben Sie sie konzentriert und mit der Gewissheit, dass Sie diese Fähigkeit mit der Zeit meistern werden. Dann wird die Atmung zu den wirksamsten leistungsfördernden Mitteln gehören, die Ihnen im Training wie auch im Wettkampf zur Verfügung steht – oder die Sie in anderen Situationen nutzen können, in denen es darauf ankommt.

Indem Sie Ihre Atmung verändern, verbessern Sie zugleich Ihre Haltung, Ihren Muskeltonus und die Gewebequalität in einigen Bereichen, in denen Sie vermutlich sehr verspannt sind, wie etwa den Schultern, dem oberen Rücken, Brust und Nacken.

Wir werden schon deshalb nicht müde, die Bedeutung der Säulenkraft und Haltung zu betonen, weil diese beiden Faktoren dafür sorgen, dass man sich gut bewegt und darüber hinaus effektiv atmet.

Viele Sportler halten das Becken nach vorne gekippt, während sie gleichzeitig die Brustwirbelsäule strecken, so dass sie praktisch ständig im Hohlkreuz sind. Wenn man eine Linie von ihrem unteren Rippenbogen bis zum Beckenkamm zeichnen würde, ergäbe sich ein großer Winkel – wie das weit geöffnete Maul eines Krokodils.

Dieser hervorstehende Bauch verhindert das richtige Verhältnis zwischen Länge und Spannung in denjenigen Muskeln, die man fürs Atmen benötigt.

High Performer schaffen es, mit jedem Atemzug unglaubliche Mengen Luft aufzunehmen und auszustoßen. Die meisten Sportler, die wir sehen, tun sich aufgrund ihrer schlechten Körperhaltung relativ schwer damit, was sich nicht nur auf ihre Schnelligkeit, Schnellkraft, Ausdauer und Erholungsfähigkeit negativ auswirkt, sondern auch auf ihre kognitiven Funktionen.

Wollen Sie wissen, wie es um Ihre Atmung bestellt ist? Probieren Sie den folgenden Test: Legen Sie eine Hand auf die Brust und die andere unter den Rippen auf den Bauch. Atmen Sie tief ein. Die Hand auf der Brust sollte sich nicht bewegen; die Hand auf dem Bauch sollte sich beim Einatmen heben. Dabei bewegt sich das Zwerchfell nach unten und außen. Die Muskeln am Brustkorb, zwischen Nacken und Rippen, sind stark und fest; sie zum Atmen einzusetzen ist eine enorme Verschwendung von Energie, die Sie anderweitig viel besser einsetzen könnten.

EIN AUSGEGLICHENES VEGETATIVES NERVENSYSTEM

Das vegetative Nervensystem (VNS) steuert einen Großteil der Körperfunktionen und lässt sich in zwei Subeinheiten untergliedern. Der Sympathikus ist für Reaktionen wie Kampf oder Flucht verantwortlich, während der Parasympathikus für Ruhe, Verdauung und Regeneration zuständig ist, also Funktionen, die einsetzen, wenn der Körper entspannt ist. Es gibt noch eine dritte Einheit, das enterische System, das Ihren Darm mit einem verzweigten Nervennetz umgibt und das sehr empfindlich auf die Signale reagiert, die es vom Rest des Körpers erhält.

In unserer heutigen, schnelllebigen Gesellschaft sind wir praktisch ständig von digitalen Medien, Stress und Koffein umgeben, die zu flachem Atmen führen. Die Entscheidung zwischen Kampf oder Flucht ist für uns gewissermaßen zum Dauerzustand geworden. Wenn man nun noch bedenkt, wie hoch die zusätzlichen Belastungen für Leistungssportler und Soldaten im Kampfeinsatz sind, erkennt man schnell, dass der Sympathikus ständig überreizt ist.

Das ist allerdings nicht erstrebenswert. Kampf oder Flucht dienten ursprünglich dem Überleben und waren nie als dauerhafter Lebensstil gedacht. Diese permanente Alarmbereitschaft lässt sich nicht ohne Nebenwirkungen aufrechterhalten. Vor allem stimuliert sie die Hypophyse und setzt das Stresshormon Cortisol frei, das entzündungsfördernd wirkt und damit einen echten Nachteil für die physische und psychische Leistungsfähigkeit darstellt.

Um den ganzen Tag hindurch volle Leistung bringen zu können, ist es wichtig, das vegetative Nervensystem im Gleichgewicht zu halten. Das erreichen wir durch richtiges Atmen, Schlafen und Essen. Wir kontrollieren unsere Energie und innere Einstellung den ganzen Tag hindurch, reagieren nur dann mit einer »Kampf oder Flucht«-Haltung, wenn es absolut nötig ist, und kehren möglichst schnell wieder zum parasympathischen Zustand der Entspannung zurück, damit sich der Körper weiter erholen kann.

Im Laufe des Tages lassen sich immer wieder Atemtechniken anwenden, um diesen Zustand zu erreichen. Versuchen Sie sich an einen gleichmäßigen Rhythmus zu halten. Eine Sequenz von 6-4-10 bedeutet zum Beispiel sechs Sekunden einatmen, vier Sekunden halten und zehn Sekunden ausatmen. Sie werden das am Anfang üben müssen. Fangen Sie mit dem schnelleren Tempo von 4-2-6 an, das weitgehend denselben Effekt hat. Das Ziel ist es in beiden Fällen, länger aus- als einzuatmen. Etwas leichter fällt einem dies in der Regel, nachdem man sich im Rahmen eines Spiels, eines Trainings oder Workouts verausgabt hat.

Der dahinterstehende Gedanke ist, dass durch ein längeres Ausatmen die parasympathischen Neuronen aktiviert werden. Da zwischen vier und fünf Uhr morgens am meisten Cortisol ausgeschüttet wird, ist der sympathische Tonus dann auch ziemlich hoch. Wenn Sie aufwachen und sich erschöpft oder müde fühlen, versuchen Sie, die Sequenz 6-4-10, um wieder zur Ruhe zu kommen, oder atmen Sie scharf ein und aus, um schnell wach zu werden.

Wenn Sie aber müde sind und noch einmal wegdösen, läuft Ihr Gehirn weiterhin auf Delta- oder Theta-Wellen und diese verursachen eine Trägheit, die Sie den ganzen Tag über nicht los werden. In diesem Fall sollten Sie ein oder zwei Minuten lang im Tempo 6-2-X atmen, um die Lebensgeister zu wecken und energisch in den Tag zu starten. Das X steht für möglichst schnell, es handelt sich also um ein explosives Ausatmen, mit dem Sie sich

»schlechter« alter Luft entledigen und das Ihnen dabei hilft, beim nächsten Einatmen den Brustkorb zu weiten. Schwimmer und Boxer benutzen ein solches stoßartiges Ausatmen, um ihren Bewegungen mehr Dynamik zu verleihen, da das Zwerchfell der größte Muskel im Körper ist.

Atmen kann Ihnen auch dabei helfen, sich aufzustacheln und zu motivieren. In diesem Zusammenhang können Sie einmal 4-0-X ausprobieren, um Ihrem Körper mehr Sauerstoff zuzuführen, beispielsweise wenn Sie sich auf ein Workout einstimmen oder am Ende der Trainingseinheit Ihre Reserven mobilisieren wollen, weil dadurch Ihre Muskeln besser mit Sauerstoff versorgt werden.

Im Laufe des Tages wirken die Schemata 4-2-6 und 6-4-10 beruhigend auf das Nervensystem, so dass Sie sich besser entspannen können und Stress reduzieren. Der Modus von »Ruhe und Verdauung« ist auch vor den Mahlzeiten wichtig. Indem Sie Ihr Atemtempo kontrollieren, werden Sie bei der Nahrungsaufnahme achtsamer, die Durchblutung Ihres Darms ändert sich, die Säurebildung nimmt ab und Ihr Körper bereitet sich auf die anstehende Verdauungstätigkeit vor.

Wenn Sie abends ins Bett gehen, den Tag Revue passieren lassen und sich dafür bedanken, sollten Sie die Schemata 4-2-6 oder 6-4-10 verwenden, um Unruhezustände abzubauen und sich auf den Schlaf vorzubereiten. Diese Techniken sollten Ihnen auch helfen, falls Sie gegen 4 Uhr morgens aufwachen, sobald das Cortisol zu steigen beginnt. So schlafen Sie leichter wieder ein. Sie können die beiden letztgenannten Schemata auch im Mannschaftsbus auf dem Weg zum Spiel verwenden – auf diese Weise bleiben Sie so lange wie möglich entspannt, bevor die Aufregung vor dem Einsatz das Cortisol sprunghaft steigen lässt. Auf Seite 136 finden Sie eine Tabelle, die die verschiedenen Tempi zusammenfasst, die Sie situationsabhängig ausprobieren können.

Die Zwerchfellatmung zu üben ist eigentlich ganz leicht. Atmen Sie hierfür komplett aus. Während sich die Lungenflügel leeren, zählen Sie laut bis vier. Dabei wird Ihre Stimme immer leiser, bis Ihnen schließlich die Luft ausgeht. Halten Sie die Luft möglichst lange an, bis Sie automatisch nach Luft schnappen. Sie werden sehen, dass sich der Magen ruckartig nach oben bewegt, sobald der Zwerchfellnerv das Zwerchfell nach unten drückt, um frische Luft einzusaugen. Wiederholen Sie diesen Vorgang einige Male und Sie werden den Unterschied bemerken – Sie atmen kraftvoller und sparen dadurch Energie.

Tabelle Atem-Rhythmen

Anlass	Schema: Ein – Halten – Aus (Sekunden) X = Explosiv
Müde aufwachen	6-2-X
Angespannt aufwachen	6-4-10
Regelmäßige WH tagsüber	4-2-6
Bei Anspannung	6-4-10
Bei Müdigkeit	4-0-X
Meditieren	8-4-12
Vor den Mahlzeiten	4-2-6
Schlafengehen	6-4-12

Mit freundlicher Genehmigung von Dr. Roy Sugarman

Es wurde schon viel darüber geschrieben, wie es ist »im Flow« zu sein, jenem seltenen Augenblick, in dem die Zeit stillzustehen scheint und alles gelingt. Beispielsweise dem Basketballspieler, der zwölf Körbe in Folge wirft, oder dem Baseball-Spieler, der jeden geworfenen Ball wie in Zeitlupe sieht und entsprechend präzise schlägt. Diese Spieler arbeiten unbewusst, sie handeln nur im Augenblick und denken nicht darüber nach, was sie gerade tun.

Die Atmung ist wichtig, um in den Flow zu gelangen. Wenn Sie flach in die Brust hinein atmen, erholen Sie sich nicht und geraten vermutlich nicht in den Flow, ganz gleich wie gut Ihre Leistung auch sein mag. Dieser Zustand lässt sich nur erreichen, indem Sie Ihr Blut mit frischem Sauerstoff anreichern. Eine flache Atmung treibt jedoch den Blutsäuregehalt in die Höhe, man überschreitet die Laktatschwelle und spürt nicht nur ein Brennen in den Muskeln, sondern ist auch geistig benebelt.

Eine suboptimale Atemtechnik verlängert die Dauer, die man für seine Erholung braucht, verhindert eine optimale Denkleistung bzw. Reaktion und macht somit ineffizient. Wenn Sie sich eine Bauchatmung angewöhnen, führen Sie sich mehr Sauerstoff zu, entspannen sich und kommen innerlich zur Ruhe. Das verbessert die Geschwindigkeit, Schnellkraft und Ausdauer und bündelt gleichzeitig die Konzentration, wodurch man es schafft, mit weniger Aufwand seine maximale Leistungsfähigkeit abzurufen und unter Druck gelassener zu bleiben.

Viele Sportler sabotieren ihre Leistung regelmäßig selbst, indem sie vor dem Spiel laute, aggressive Musik hören, die aufstachelnd wirkt. Stadionbetreiber haben die Liedauswahl zu einer regelrechten Kunstform erhoben und Songlisten erstellt, die sowohl die Zuschauer als auch die Sportler antreiben sollen.

Wir respektieren durchaus den Ehrgeiz, Bestleistungen abrufen zu wollen und sich zu diesem Zweck bestimmte Rituale zuzulegen. Wenn man allerdings andererseits mit Spitzensportlern redet, die bereits in vollen Arenen gespielt haben, erzählen sie oft, dass sie äußere Einflüsse wie die Zuschauer oder Musik gar nicht wahrgenommen haben. Sie haben alles wie in Zeitlupe erlebt.

Dieser Prozess beginnt bereits lange vor dem Spiel oder Wettkampf, wenn man bereits leicht nervös und angespannt ist. Statt diesen Zustand mit treibender Musik und flacher Atmung zu verstärken, sollte man lieber entspannende, langsamere Musik hören. Allerdings keinesfalls seichte Fahrstuhl- oder Schlagermusik, sondern vielmehr Melodien, die das tiefe Atmen widerspiegeln, wie Sie es vor dem Spiel praktizieren – und auch zunehmend über den Tag verteilt.

Mir ist durchaus bewusst, dass dieser Ansatz auf den ersten Blick kontraproduktiv erscheint, vor allem in einer Kultur, in der Rap, Techno, Dance und andere schnelle Stilrichtungen überaus beliebt sind. Aber eine tiefe Bauchatmung gewöhnt man sich nur dann an, wenn man sie regelmäßig unter echten Wettkampf-Bedingungen trainiert. Da eine ruhige, tiefe Atmung bei hektischer Musik nicht möglich ist, sollten Sie Ihre Rituale entsprechend umstellen. Sobald Sie Ihre Atmung im Griff haben, werden Sie selbst in den lautesten, chaotischsten Umgebungen Ihre volle Leistung abrufen können. Für Soldaten im Kampfeinsatz ist das sogar ein Muss – denn es kann den Unterschied zwischen Leben und Tod bedeuten. Für alle jene, die »nur« Leistungssport betreiben, besteht der entscheidende Unterschied in der Frage, was man lieber sein will, ein nervöser Anfänger, dem viele Fehler unterlaufen, oder ein gelassener Routinier – und Sieger.

Man kann seine Leistung enorm steigern, wenn man weiß, wie, wann und in welchem Tempo man am besten atmet. Eine korrekte Atemtechnik kann die Kognition, Leistung, Erholung und Physis erheblich verbessern. Machen Sie immer wieder Pausen, in denen Sie sich auf Ihre Atmung konzentrieren. Nutzen Sie die Tabelle auf Seite 136, um je nach Zielsetzung und Uhrzeit die richtige Strategie anzuwenden. Verbinden Sie Ihre Atmung mit der Visualisierung Ihrer ES-Aussage, um Körper und Geist zu beleben und neu zu stärken.

4. HYDROTHERAPEUTISCHE ANWENDUNGEN

Der gezielte Einsatz von Wasser zur Erholung, Schmerzlinderung und Behandlung dient dazu, die Durchblutung zu verbessern, Entzündungen zu reduzieren, das Nervensystem zu beruhigen, Stress abzubauen und sich generell zu erfrischen. Hierzu einige Tipps:

Im Idealfall haben Sie Zugang zu einer in den Boden eingelassenen Wanne, die mit 10 bis 12 Grad kühlem Wasser gefüllt ist. Ein 84 bis 90 kg schwerer Sportler sollte sechs Minuten darin baden. Schwerere Sportler, die 135 kg und mehr wiegen und einen höheren Körperfettanteil haben, können auch 15 bis 20 Minuten in der Wanne liegen, damit das kalte Wasser durch die schützende Fettschicht zur Muskelmasse vordringen kann. Dies reduziert Entzündungsprozesse und senkt die Körperkerntemperatur, wodurch sich der Körper schneller erholt.

Wechselduschen oder -bäder sind ebenso wirkungsvoll. Die kalten Phasen sollten etwa drei Minuten dauern, die heißen Phasen drei bis fünf Minuten bei einer Wassertemperatur von 38 bis 43 Grad. Wechselduschen oder -bäder regen die Durchblutung und Muskelregeneration an, ohne dass man sich körperlich zusätzlich anstrengen muss. Vor allem Kaltwasserbehandlungen hemmen die natürlich auftretenden Muskelentzündungen, die üblicherweise nach dem Workout eintreten, und können für sich genommen direkt nach dem Training angewandt werden – halten Sie sich dabei an eine Dauer von sechs bis zehn Minuten.

Wenn Sie mit dem warmen Wasser in Berührung kommen, strömt das Blut unter die Haut, um über die Körperoberfläche überschüssige Wärme abzugeben – übrigens: Aus demselben Grund erröten Sie auch, wenn Sie bei heißem Wetter trainieren. Kälte bewirkt das genaue Gegenteil, es zieht das Blut von der Haut und den Gliedmaßen in Richtung Herz, was bei extremer Kälte daran zu erkennen ist, dass die Haut immer blasser wird. Nach einem Workout sind diese Temperaturschwankungen eine vergleichsweise unaufwändige Methode zur Unterstützung der Muskelregeneration.

Durch die Wechselduschen oder -bäder bewegt sich das Blut schnell vom Rumpf zur Körperperipherie und wieder zurück. Das ist an sich eine gute Sache, und wenn man diese Methode unmittelbar nach dem Workout und an Erholungstagen anwendet, kann man den Blutfluss und die Muskelregeneration ohne nennenswerten Aufwand gut stimulieren. (Krafttraining und ESE belasten den Organismus und erzeugen mikroskopisch kleine Risse in den Muskelfasern, die der Körper zwischen den Trainingseinheiten repariert, um die Muskeln besser auf künftige Belastungen vorzubereiten.)

Badewasser, das auf 36 bis 40 Grad Celsius erhitzt und mit Mineralsalzen versetzt wird, erhöht zudem die Körperkerntemperatur und regt den Stoffwechsel an. Es wirkt außerdem entschlackend.

5. SELBSTMASSAGE

Früher dachte man, Faszien seien nichts weiter als Muskelhäute, mittlerweile hat sich aber herausgestellt, dass wir von ihnen regelrecht zusammengehalten werden. Sie bilden die Grundlage unserer gesamten Körperstruktur. Tatsächlich umhüllen und verbinden diese Bänder aus Bindegewebsfasern alle unsere Muskeln, Organe und andere Körperstrukturen. Faszien können sich überaus effektiv dehnen und zusammenziehen.

Unter einem Mikroskop sehen Faszien aus wie ein Spinnennetz voller kleiner Tautropfen. Das liegt daran, dass sie zu einem großen Teil aus freiem und gebundenem Wasser bestehen, somit also hydrophil sind, das heißt sie haben eine starke Affinität zu Wasser und entfalten sich in einer entsprechenden Umgebung. Bei einer Dehydrierung verlieren Faszien ihre Fähigkeit, Energie und Informationen zu transportieren.

Faszien erstrecken sich bis in die Zellkerne und wirken sich somit auf die DNS aus. Indem Sie Ihre Faszien pflegen oder ignorieren, können Sie demnach sogar Ihre Erbanlagen – positiv oder negativ – beeinflussen. Faszien sind innervierte, lebendige Strukturen, die sich überall im Körper finden lassen. Sie sind in den Zellen unserer Augen und Zehen. Sie umgeben unsere Muskeln, Knochen und Organe nicht nur, sie befinden sich auch in ihnen.

Faszien enthalten zwanzig Mal mehr Propriorezeptoren als andere Gewebearten. Diese kleinen Supercomputer sind im ganzen

Körper verteilt und reagieren extrem schnell auf Lageveränderungen sämtlicher Körperteile.

Wir haben das bereits im vorigen Kapitel im Abschnitt über Elastizität besprochen: Faszien verbessern die sportliche Leistung enorm. Aber wir gehen erst jetzt näher auf sie ein, weil sie primär eine Schutzfunktion erfüllen. Wenn ein Sportler nach dem Auffangen eines Balls im Sprung weich landen oder einen harten Treffer problemlos wegstecken kann, liegt das daran, dass seine Faszien schnell reagieren und wie Stoßdämpfer die Aufprallenergie verteilen. In dieser Hinsicht sind sie mit modernen, mit Gelpolstern ausgestatteten Sportschuhen vergleichbar – nur, dass Faszien diese Fähigkeit von Natur aus besitzen.

Jeder einzelne Bestandteil dieses Programms ist darauf angelegt, sich positiv auf Ihre Faszien auszuwirken. Insgesamt wird es zirka sechs Monate dauern, um das Fasziengewebe so zu verändern, wie wir es gerne haben möchten. Bei anderen Programmen kann dieser Prozess sogar bis zu 24 Monate dauern. Bei uns geht es allerdings schneller, weil wir unsere Faszien nicht nur nach dem täglichen Training pflegen (in diesem Fall wären 24 Monate realistischer), sondern diese Pflege in unseren Alltag integrieren, tagein, tagaus.

Da wir eine Menge verschiedener Faszientypen im Körper haben, die jeweils für andere Aufgaben verantwortlich sind, teilen wir sie auf und behandeln sie auf unterschiedliche Weise. Das heißt, wir widmen uns diversen Bewegungsmustern, trinken ausreichend, massieren uns ausgiebig und achten außerdem auf unsere Atmung. Quasi alles, was wir innerhalb dieses Programms tun, fördert die Gesundheit und Leistung der Faszien.

Dabei helfen uns zwei Methoden: die Triggerpunkt-Therapie und die Selbstmassage.

TRIGGERPUNKT-ÜBUNGEN

Im Gegensatz zur Selbstmassage mit der Hartschaumrolle kann man bei der Triggerpunkt-Behandlung punktueller arbeiten und damit tiefer ins Gewebe eindringen. Zu diesem Zweck werden Sie unter anderem einen Fußroller und einen kleinen harten Ball (zum Beispiel einen Tennis- oder Lacrosse-Ball) benutzen, um das Iliotibialband, die Brustwirbelsäule und die Fußsohlen zu bearbeiten.

Platzieren Sie einen Ball oder Fußroller in der Nähe des Badezimmerspiegels, um Triggerpunkt-Übungen zeitsparend in den Performance Day zu integrieren. Während Sie sich die Zähne putzen und flossen, können Sie gleichzeitig mit dem Ball oder Roller Ihre Faszien »durchwalken«. Diese Maßnahme trägt entscheidend zur Gesundheit Ihrer Füße und Unterschenkel bei, die für alle Athleten und taktischen Sportler eine wichtige Rolle spielen.

Ihre Hände und Füße sind zwar ständig im Einsatz, werden aber am stärksten vernachlässigt. Reflexzonen-Experten sind der Überzeugung, dass jedem Körperteil eine Stelle an den Händen oder Füßen zugeordnet werden kann, eine entsprechende Behandlung kann also dem gesamten Körper zugute kommen. Massieren Sie Ihre Hände und Füße täglich, um Ihre Leistung zu verbessern, Stress vorzubeugen und Schmerzen zu lindern.

SELBSTMASSAGE

Massagen helfen dabei, den Blutfluss zu erhöhen und die Muskeldurchblutung anzuregen, die Gewebequalität zu verbessern, Abfallprodukte aus dem Körper zu leiten, die

Entspannung zu fördern und Muskelkater zu reduzieren. Es gibt verschiedene Methoden zur Behandlung des Weichteilgewebes, die jeweils verschiedene Zielsetzungen haben. Hierzu zählen Lymphdrainage, Triggerpunkt-Techniken, Myofasziales Release und Akupressur.

Die Länge der Massageeinheiten hängt davon ab, ob Sie den ganzen Körper behandeln (45 bis 90 Minuten) oder einen Schwerpunkt setzen möchten (5 bis 30 Minuten). Die Einheiten können vor oder nach dem Training, zwischen zwei Einheiten, an Erholungs- oder freien Tagen stattfinden.

Falls es Ihnen zu kostspielig ist, regelmäßig zur Massage zu gehen, können Sie sich mit einer Hartschaumrolle selbst massieren. Am besten verwenden Sie eine sehr kompakte Schaumstoffrolle, die etwa einen Durchmesser von 13 cm haben sollte. Wir ziehen allerdings die neuen Exemplare vor, die aus einem mit Schaumstoff umhüllten PVC-Rohr bestehen. Sie sind in der Regel haltbarer und effektiver als die älteren Modelle.

Indem Sie Oberschenkel, Rücken und Hüften in einer Vielzahl von Winkeln mit der Hartschaumrolle »glattbügeln und ausstreichen«, können Sie sowohl Verspannungen lösen als auch den Regenerationsprozess beschleunigen.

Die Behandlung mit der Hartschaumrolle ist eine Art von Massage. Sie üben Druck aus, um Muskelverspannungen zu lösen, die sich während eines Workouts bilden. Dieser Druck überreizt die Nerven, bis der Muskel dem Stimulus nicht mehr standhalten kann und sich entkrampft. Dadurch verliert er seine Spannung, was den Blut- und Lymphfluss anregt und obendrein dazu beiträgt, die Muskeln zu regenerieren.

Die Behandlung mit der Hartschaumrolle wird Ihnen sicher gefallen – jeder mag es, massiert zu werden. Aber es könnte trotzdem unangenehme Augenblicke geben, so wie bei einer professionellen Massage. Nach den ersten Wochen wird es aber deutlich leichter und angenehmer. Die Hartschaumrolle liefert Ihnen in jedem Fall ein zuverlässiges Feedback über die Qualität Ihrer Muskeln und Faszien. Je angenehmer bzw. schmerzfreier die Behandlung, umso besser die Qualität Ihrer Muskeln und Faszien.

Um eine Verhärtung zu lösen, rollen Sie diese dreißig bis sechzig Sekunden auf der Hartschaumrolle aus, bevor Sie weitere dreißig Sekunden auf der schmerzenden Stelle verweilen und gezielten Druck ausüben, bis der Muskel schließlich aufgibt und sich entkrampft.

Ein weiteres wichtiges Hilfsmittel ist der Massagestick, ein 45 bis 60 cm langer Plastikstab mit beweglichen Gliedern, den man für die Selbstmassage vor, während und nach dem Training, sowie im Alltag benutzen kann. Mit dem Massagestick behandelt man vor allem Nacken, Unterarme und Unterschenkel. Er lockert die Muskeln, löst Verspannungen und reduziert Kopfschmerzen.

6. STRETCHING

Nach einer Trainings- oder Massage-Einheit sollten die Muskeln in ihrem vollen Bewegungsumfang gedehnt werden, um den Blutkreislauf anzuregen und körpereigene Abfallstoffe abzutransportieren. Durch das Stretching wird die Flexibilität und Mobilität von Muskeln und Gelenken verbessert.

Unter Flexibilität wird der verbesserte Bewegungsumfang *um* ein Gelenk verstanden, während sich die Mobilität auf den verbesserten Bewegungsumfang *innerhalb* eines Gelenks bezieht.

Es gibt drei Arten von Stretching-Methoden, die man anwenden kann: dynamische, aktiv isolierte und statische.

DYNAMISCHES STRETCHING

Dynamisches Stretching umfasst fundamentale Bewegungsmuster (wie den Ausfallschritt rückwärts), um die Flexibilität/Mobilität zu verbessern und den Körper auf das bevorstehende Training einzustimmen. Es verbessert außerdem die Stabilität und Koordinationsfähigkeit. Jede Dehnung kann vier bis sechs Mal wiederholt werden. (Anmerkung: Es scheint vielleicht, als müsse diese Methode eigentlich in das Trainingskapitel gehören, aber das dynamische Stretching kann und sollte bevorzugt an den Tagen angewendet werden, an denen aktive Erholung auf dem Programm steht.)

AKTIVES ISOLIERTES STRETCHING

Aktives isoliertes Stretching (AIS) ähnelt dem dynamischen Stretching und kann sowohl im Rahmen der Pillar Prep als auch der Erholung angewendet werden. Diese Methode nutzt die bereits angesprochene reziproke Hemmung, um den jeweiligen Muskel so in die Länge zu ziehen wie bei einer herkömmlichen Bewegung. Der Unterschied ist, dass es sich hier um ein aktives Stretching handelt, nicht um eine Bewegung. Reziproke Hemmung ist ein wissenschaftlicher Ausdruck, der zwei gleichzeitig ablaufende, wechselseitige Prozesse beschreibt. Während sich ein Muskel anspannt (Agonist), entspannt sich dabei zugleich sein Gegenspieler (Antagonist). Diesen Prozess kann man bewusst herbeiführen. Auf diese Weise trainiert man nicht nur seine Muskeln, sondern auch sein Gehirn.

Aktives isoliertes Stretching wurde von Aaron Mattes entwickelt, um gezielt Muskeln zu stärken, die sich im Alltag leicht verkürzen oder verspannen. Mit AIS kann man seine Flexibilität enorm verbessern – und das liegt daran, dass es sich hierbei um einen *aktiven* Vorgang handelt. Die Dehnung dauert nicht wie sonst üblich zehn bis dreißig Sekunden, sondern nur ein bis zwei Sekunden. Dabei erhöht man mit jeder Wiederholung den Bewegungsumfang des Muskels geringfügig, wodurch man seine Muskeln gewissermaßen umprogrammiert, sich auf den neuen Bewegungsumfang einzustellen und sich entsprechend anzuspannen bzw. zu entspannen. Atmen Sie in der Halteposition aus, lösen Sie die Spannung und versuchen Sie, tiefer in die Dehnung zu sinken. Kehren Sie in die Ausgangsposition zurück und wiederholen Sie den Bewegungsablauf. Bei dieser Art von Übung müssen Sie sich auf den Bewegungsablauf konzentrieren und auf die Kontraktion bzw. Relaxation der Muskeln achten, die gedehnt werden sollen.

Sie können AIS-Übungen auch mit einem Seil ausführen, das 2,5 bis 3 Meter lang ist und etwa so dick wie ein Springseil. Im Baumarkt können Sie sich preisgünstig eines in der gewünschten Länge zurechtschneiden lassen. Mit diesem Hilfsmittel lassen sich eine Reihe von Bewegungen zur Verbesserung der Flexibilität ausführen. Zur Dehnung der Oberschenkelrückseite können Sie sich beispielsweise auf den Rücken legen und das Seil um den rechten Fuß schlingen. Heben Sie das Bein möglichst hoch, ziehen Sie die Zehen in Richtung Schienbein, und spannen Sie Quadrizeps, Hüftbeuger und Bauchmuskeln an. Helfen Sie etwas nach, indem Sie vorsichtig am Seil ziehen, und halten Sie diese Position zwei Sekunden. Kehren Sie dann in die Ausgangsposition zurück und machen Sie 8 bis 10 Wiederholungen.

STATISCHES DEHNEN

Statisches Dehnen eignet sich hervorragend für Erholungseinheiten. Diese Art von Stretching ist überdies sehr effektiv, um Muskelverspannungen zu lösen. Die AIS-Übungen lassen sich auch hier anwenden, allerdings ohne jede Form von bewusster Muskelanspannung.

Jede statische Dehnung kann über eine Dauer von 45 bis 60 Sekunden gehalten werden, in der sich die Muskeln strecken bzw. entspannen. Als Faustregel gilt, dass man vor dem Training auf ein statisches Dehnen verzichten sollte – das in letzter Instanz dadurch funktioniert, dass man das Muskel- und Nervensystem gewissermaßen »in einen Würgegriff nimmt«, bis es sich ausschaltet und loslässt. Daher sollte statisches Dehnen ausschließlich in der Postworkout-Phase sowie an freien Tagen genutzt werden.

An Erholungstagen empfiehlt es sich, sich dem statischen Dehnen besonders ausgiebig zu widmen, indem man jeweils bis zu drei Minuten in einer Position verweilt und dabei tief ein- und ausatmet. Normalerweise geht eine Form von Warm-up voraus, das zunächst den Bewegungsumfang verbessert. Yoga ist eine Form von ergänzendem Training, das viele vergleichbare Vorteile mit sich bringt. Bauen Sie statische Dehnübungen auch immer wieder in Ihren Tagesablauf ein, entweder morgens oder abends, und das die ganze Woche hindurch.

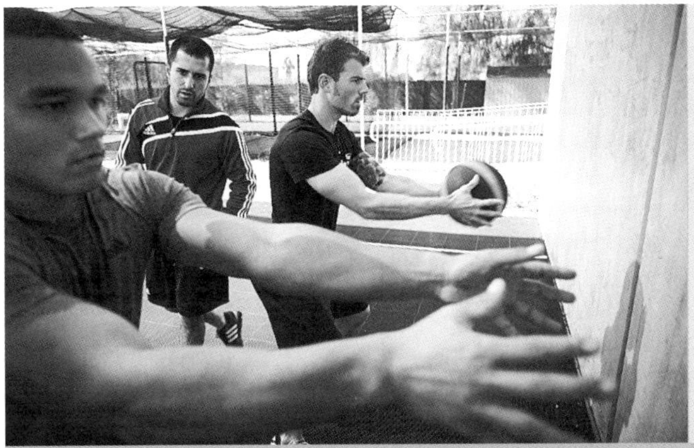

ATHLETES' PERFORMANCE ÜBUNGSVERZEICHNIS

150-METER-PENDELLAUF 277
300-METER-PENDELLAUF 277
5 HÜFTÜBUNGEN AM KABELZUG 146
90-90-DEHNUNG MIT ARMFEGEN 280
AKTIVE DEHNUNG DER HÜFTROTATOREN IN RÜCKENLAGE 164
ALTERNIERENDE PULLOVER-EXTENSION – MIT KURZHANTELN UND BEINSTRECKEN 256
ALTERNIERENDER AUSFALLSCHRITT ZUR SEITE (KURZHANTELN) 260
ALTERNIERENDER PULLDOWN 255
ALTERNIERENDES BANKDRÜCKEN – MIT BEINSENKEN 248
ALTERNIERENDES BANKDRÜCKEN – MIT SCHRÄGBANK 249
ARMHEBEN IN RÜCKENLAGE 294
ATMEN IN BAUCHLAGE (PHYSIOBALL) 153
AUFSTEIGENDER PENDELLAUF (5-10-15) 278
AUFSTEIGENDER PENDELLAUF (5-10-15-20-25) 278
AUSFALLSCHRITT RÜCKWÄRTS – ELLENBOGEN ZUM FUSS MIT OBERKÖRPERROTATION 180
AUSFALLSCHRITT RÜCKWÄRTS – MIT HORIZONTALEM WIDERSTAND (SLIDE) 264
AUSFALLSCHRITT RÜCKWÄRTS 263
AUSFALLSCHRITT RÜCKWÄRTS MIT RUDERN (KABELZUG) 228
AUSFALLSCHRITT VORWÄRTS MIT BRUSTPASS 218
AUSFALLSCHRITT VORWÄRTS MIT BRUSTPASS – OHNE AUSHOLEN 219
AUSFALLSCHRITT ZUR SEITE 175
AUSFALLSCHRITT ZUR SEITE – GEGENGLEICH MIT AUFGESTELLTER KETTLEBELL (SLIDE) 261
AUSFALLSCHRITT ZUR SEITE – MIT HORIZONTALEM WIDERSTAND (SLIDE UND KABELZUG) 262
BANKDRÜCKEN 244
BANKDRÜCKEN – EINARMIG (KURZHANTEL) 246
BANKDRÜCKEN – EINARMIG, MIT SCHULTERN AUF DER BANK 247
BANKDRÜCKEN (KURZHANTELN) 245
BEINCURL – EINBEINIG (SLIDE) 270
BEINCURL – EINBEINIG (PHYSIOBALL) 271
BEINCURL – EXZENTRISCH (SLIDE) 272
BEINCURL (SLIDE) 269
BEINPENDELN 165
BEINSCHAUKELN
BEINSENKEN 164
BENT PRESS (KETTLEBELL) 238
BESCHLEUNIGUNG WANDÜBUNG – BEIN HEBEN UND NACH VORNE ZIEHEN 197
BESCHLEUNIGUNG WANDÜBUNG – EINZELNER WECHSEL 198
BESCHLEUNIGUNG WANDÜBUNG – POSITION HALTEN 197
BESCHLEUNIGUNG ZUGSCHLITTEN – SPRINT 196
BESCHLEUNIGUNGEN 198
BOX JUMPS 182
BRUSTPASS – EINBEINIG 206
BRUSTPASS – KNIEBEUGE IN SCHRITTSTELLUNG 207
BRUSTPASS – STEHEND 208
CHOP AM KABELZUG – ZUR SEITE, HALBKNIESTAND 220
CHOP MIT RUMPFROTATION – EINARMIG, STEHEND, REAKTIV 230
CHOP MIT RUMPFROTATION – STEHEND 231
DEHNUNG ABDUKTOREN (SEIL) 281
DEHNUNG ADDUKTOREN – HALBKNIESTAND
DEHNUNG AUS DER SUMO-HOCKE 148
DEHNUNG HÜFTROTATOREN IN RÜCKENLAGE 294
DEHNUNG OBERSCHENKELRÜCKSEITE 282
DEHNUNG QUADRIZEPS /HÜFTBEUGER – HALBKNIESTAND 291
DEHNUNG QUADRIZEPS /HÜFTBEUGER – HALBKNIESTAND MIT LATERALFLEXION 292
DEHNUNG QUADRIZEPS/HÜFTBEUGER IN SEITENLAGE MIT ROTATION 161
DEHNUNG QUADRIZEPS/HÜFTBEUGER IN SEITENLAGE 292
DRUCK/ZUG MIT RUMPFROTATION 234
DRUCK/ZUG MIT RUMPFROTATION – REAKTIV 235
DYNAMISCHER UNTERARMSTÜTZ (TRX) 148
FECHTER-DEHNUNG 149
FREIE AUSWAHL (ESE) 279
FRONTKNIEBEUGE (LANGHANTEL) 259
FUSSKREISEN 166
FUSSÜBUNG STEHEND 162
GEHEN MIT MINIBAND – LINEAR, MIT GEBEUGTEN KNIEN 176
GEHEN MIT MINIBAND – ZUR SEITE, MIT GEBEUGTEN KNIEN 176
GEKREUZTER AUSFALLSCHRITT 171
GEKREUZTER HOPSERLAUF 170
GESPRUNGENE HÜFTROTATIONEN 169
GESPRUNGENE KNIEBEUGE IN SCHRITTSTELLUNG – HINTERER FUSS ANGEHOBEN 265
GEWICHTSVERLAGERUNG IM VIERFÜSSLERSTAND 158
HANDLAUF 173
HANG SNATCH 221
HANG SNATCH – EINARMIG (KURZHANTEL) 223
HANG SNATCH PULL 222
HARTSCHAUMROLLE – ADDUKTOREN 283
HARTSCHAUMROLLE – BRUST 284
HARTSCHAUMROLLE – BRUSTWIRBELSÄULE 286
HARTSCHAUMROLLE – GESÄSS 284
HARTSCHAUMROLLE – IT-BAND 288
HARTSCHAUMROLLE – LATISSIMUS DORSI 285
HARTSCHAUMROLLE – OBERSCHENKELRÜCKSEITE 289
HARTSCHAUMROLLE – QUADRIZEPS 286
HARTSCHAUMROLLE – UNTERER RÜCKEN 285
HARTSCHAUMROLLE – VORDERER SCHIENBEINMUSKEL 287
HARTSCHAUMROLLE – WADE 283
HOPSERLAUF – LINEAR 179
HOPSERLAUF – ZUR SEITE 178
HOPSERLAUF MIT AUSSENROTATION DER HÜFTE 172
HOPSERLAUF MIT GESTRECKTEN BEINEN 195
HÜRDENSPRUNG ZUR SEITE – FORTLAUFEND 187
HÜRDENSPRUNG ZUR SEITE – MIT DOPPELTEM BODENKONTAKT UND STABILISIERUNG 188
INNENROTATION DER HÜFTE – IN SEITENLAGE MIT ABDUKTION 150
KETTLEBELL-SWING 224
KLIMMZUG 257
KLIMMZUG – DREIFACHES ISOMETRISCHES HALTEN 257
KNIE UMARMEN 174
KNIEANZIEHEN (TRX) 154
KNIEBEUGE – EINBEINIG (KURZHANTELN) 268
KNIEBEUGE – VON 2 AUF 1 183

KNIEBEUGE IN SCHRITTSTELLUNG – EINARMIG (KURZHANTEL) 266
KNIEBEUGE IN SCHRITTSTELLUNG – HINTERER FUSS ANGEHOBEN (KURZHANTEL) 267
KNIEBEUGE MIT BALLWURF 239
KNIEBEUGE MIT RUMPFDREHUNG – EINARMIG (KETTLEBELL) 224
KNIEBEUGE MIT SCHULTERDRÜCKEN – EINARMIG (KURZHANTEL) 240
ATHLETES' PERFORMANCE ÜBUNGSVERZEICHNIS
KNIEBEUGE MIT ÜBER KOPF GESTRECKTEN ARMEN (SLIDE) 226
LIEGESTÜTZ 250
LIEGESTÜTZ (TRX) 250
LIEGESTÜTZ MIT BANK – MIT AUSHOLEN (PLYOMETRISCH) 251
LIFT MIT RUMPFROTATION 232
LIFT MIT RUMPFROTATION – REAKTIV 233
LINEARER HÜRDENSPRUNG – FORTLAUFEND 190
LINEARER HÜRDENSPRUNG – MIT AUSHOLEN 191
LINEARER HÜRDENSPRUNG – MIT DOPPELTEM BODENKONTAKT UND STABILISIERUNG 192
LINEARER WECHSELSPRUNG – SCHNELL MIT STABILISIERUNG 189
MARSCHIEREN – LINEAR 178
MARSCHIEREN – ZUR SEITE 177
MARSCHIEREN MIT ZUGSCHLITTEN – VORGEBEUGT 205
MASSAGESTICK – NACKEN 290
MASSAGESTICK – OBERSCHENKELRÜCKSEITE 289
MASSAGESTICK – QUADRIZEPS 290
MASSAGESTICK – SCHENKELBINDENSPANNER 291
MASSAGESTICK – UNTERER RÜCKEN 289
MINISPRINTS AM PLATZ 169
PARALLELER ROTATIONSWURF – KNIEBEUGE IN SCHRITTSTELLUNG 214
PARALLELER ROTATIONSWURF – KNIESTAND 213
PARALLELER ROTATIONSWURF – STEHEND 215
PUSH PRESS 227
ROTATION DER BRUSTWIRBELSÄULE IM VIERFÜSSLERSTAND – 1 BEIN ABGESPREIZT 156
ROTATION DER BRUSTWIRBELSÄULE IM VIERFÜSSLERSTAND – 1 BEIN NACH HINTEN GESTRECKT 157
ROTATIONSWURF IM 90-GRAD-WINKEL – EINBEINIG 216
ROTATIONSWURF IM 90-GRAD-WINKEL – STEHEND 217
RUDERN VORGEBEUGT – EINARMIG (KURZHANTEL) 252
RUDERN VORGEBEUGT – EINARMIG, EINBEINIG (KURZHANTEL, GEGENGLEICH) 253
RUDERN VORGEBEUGT – EINARMIG, EINBEINIG (KURZHANTEL, GLEICHSEITIG) 254
RUDERN MIT RUMPFROTATION 236
RUDERN MIT RUMPFROTATION – REAKTIV 237
RUDERN MIT RUMPFROTATION (TRX) 258
RUMÄNISCHES KREUZHEBEN [RKH] (HORIZONTALES BAND, LANGHANTEL) 274
RUMÄNISCHES KREUZHEBEN [RKH] (KURZHANTELN) 273
RUMÄNISCHES KREUZHEBEN [RKH] (LANGHANTEL) 273
RUMÄNISCHES KREUZHEBEN [RKH] (VERTIKALES BAND, LANGHANTEL) 275
RUMÄNISCHES KREUZHEBEN [RKH] – BEIDARMIG, EINBEINIG (KURZHANTEL) 276
RUMÄNISCHES KREUZHEBEN [RKH] – EINARMIG, EINBEINIG (KURZHANTEL) 276
RUMÄNISCHES KREUZHEBEN [RKH] MIT RUDERN – EINARMIG, EINBEINIG (KABELZUG) 229
RUMPFDEHNUNG ZUR SEITE – STEHEND 150
SCHLEUDERN ÜBER KOPF (MEDIZINBALL) 225
SCHULTERDEHNUNG IN SEITENLAGE 293
SEITSTÜTZ MIT RUDERN UND HÜFTFLEXION 151
SEITWÄRTSLAUF – FORTLAUFEND 201
SEITWÄRTSLAUF – FORTLAUFEND MIT WIDERSTAND 203
SEITWÄRTSLAUF – SCHNELL MIT STABILISIERUNG 202
SEITWÄRTSLAUF – SCHNELL MIT STABILISIERUNG UND WIDERSTAND 204
SPRINT 279
STABILITÄTS-CHOP – HALBKNIESTAND (KABELZUG) 241
STABILITÄTS-LIFT – HALBKNIESTAND (KABELZUG) 242
STANDWAAGE 163
STANDWAAGE MIT GUMMIBAND 174
STANDWAAGE MIT ROTATION 288
STRECKEN, ROLLEN UND HEBEN IM FERSENSITZ (HARTSCHAUMROLLE) 293
STRECKSPRUNG – MIT AUSHOLEN 194
STRECKSPRUNG – OHNE AUSHOLEN 195
STRECKWURF 209
STUFENWEISES BECKENHEBEN 159
STUFENWEISES BECKENHEBEN – MIT VERLAGERUNG ZUR SEITE 160
SUMO-KNIEBEUGE 172
TINIOCA 181
TRIGGERPUNKT – BRUSTWIRBELSÄULE 297
TRIGGERPUNKT – FUSSGEWÖLBE/PLANTARFASZIE 295
TRIGGERPUNKT – GESÄSS 295
TRIGGERPUNKT – INNERER SCHENKELMUSKEL 298
TRIGGERPUNKT – NACKEN 296
TRIGGERPUNKT – SCHENKELBINDENSPANNER 296
TURKISH GET-UP (KETTLEBELL) 243
ÜBERKOPFPASS – EINBEINIG 210
ÜBERKOPFPASS – KNIEBEUGE IN SCHRITTSTELLUNG 211
ÜBERKOPFWURF 212
ÜBERKREUZ-ÜBUNG – FORTLAUFEND MIT WIDERSTAND 200
ÜBERKREUZ-ÜBUNG – SCHNELL MIT STABILISIERUNG 199
UNTERARMSTÜTZ – DYNAMISCH ALTERNIEREND (ARME IN TRX) 152
UNTERARMSTÜTZ – RUDERN MIT TRIZEPSEXTENSION (KABELZUG) 152
WANDLAUF 167
WECHSELSPRUNG MIT ROTATION – SCHNELL MIT STABILISIERUNG 193
WECHSELSPRUNG ZUR SEITE – FORTLAUFEND 184
WECHSELSPRUNG ZUR SEITE – MIT STABILISIERUNG (MINIBAND) 186
WECHSELSPRUNG ZUR SEITE – SCHNELL MIT STABILISIERUNG 185
WEITSPRUNG 183
WIPPEN IM VIERFÜSSLERSTAND 154
WIPPEN IM VIERFÜSSLERSTAND – BREITER STAND 155
ZEHENWELLEN 168

5 Hüftübungen am Kabelzug

AUSFÜHRUNG

ADDUKTION

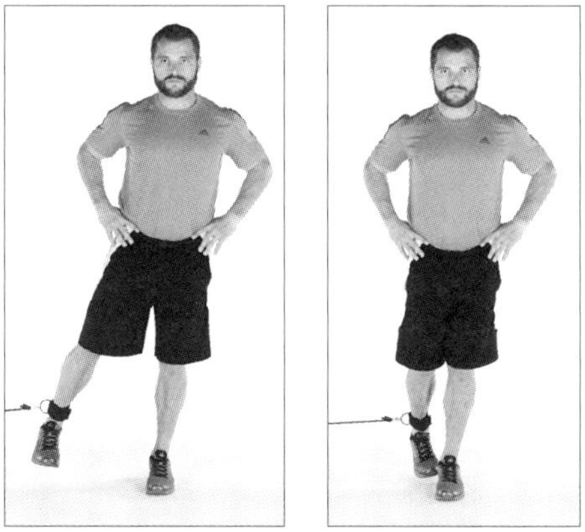

1. Befestigen Sie eine Fußgelenkmanschette an der unteren Umlenkrolle eines Kabelzuggeräts und stellen Sie sich im 90-Grad-Winkel dazu auf. Fixieren Sie die Manschette an dem Fuß, der näher an der Maschine ist.
2. Halten Sie das Bein gestreckt und ziehen Sie es langsam an das äußere Bein heran.
3. Achten Sie auf einen stabilen Stand, kehren Sie in die Ausgangsposition zurück und wiederholen Sie die Übung so oft wie vorgeschrieben.

FLEXION

4. Drehen Sie sich um 90 Grad nach links, so dass Sie mit dem Rücken zur Maschine stehen. Heben Sie ein Bein und strecken Sie es gerade nach hinten. Das Standbein ist gebeugt, der Oberkörper nach vorne gelehnt.
5. Ziehen Sie das Knie des Spielbeins nach vorne zur Brust und richten Sie sich dabei auf.
6. Achten Sie auf einen stabilen Stand, kehren Sie in die Ausgangsposition zurück und wiederholen Sie die Übung so oft wie vorgeschrieben.

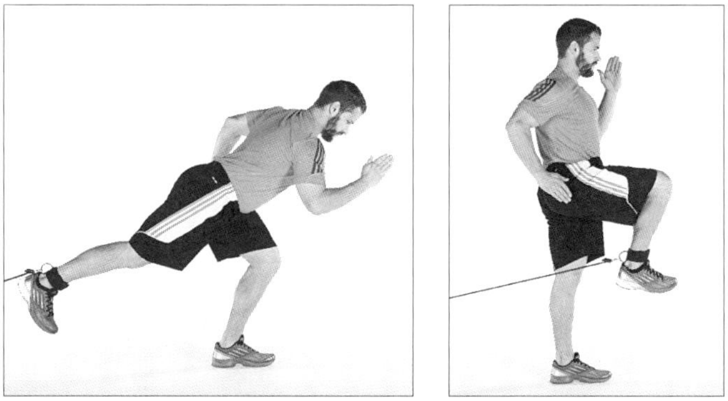

ABDUKTION

7. Drehen Sie sich erneut um 90 Grad nach links, so dass Sie wieder rechtwinklig zur Maschine stehen. Das Bein mit der Fußgelenkmanschette befindet sich jetzt an der vom Kabelzug abgewandten Seite.
8. Halten Sie das Bein gestreckt und spreizen Sie es langsam vom Körper weg.
9. Achten Sie auf einen stabilen Stand, kehren Sie in die Ausgangsposition zurück und wiederholen Sie die Übung so oft wie vorgeschrieben.

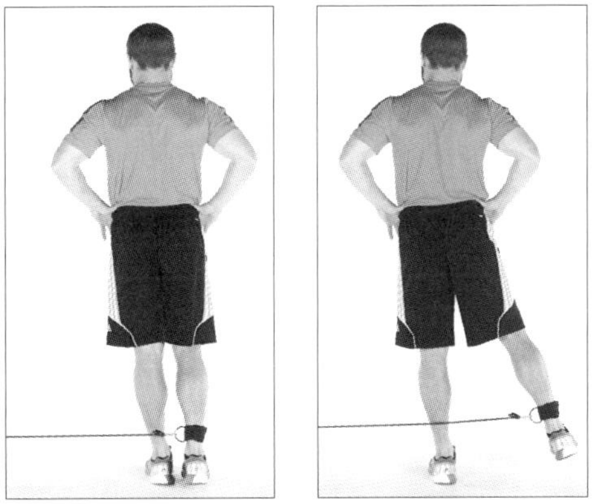

EXTENSION

10. Drehen Sie sich erneut um 90 Grad nach links, so dass Sie frontal zur Maschine stehen. Heben Sie das fixierte Bein an.
11. Halten Sie es gestreckt und ziehen Sie es langsam nach hinten.
12. Achten Sie auf einen stabilen Stand, kehren Sie in die Ausgangsposition zurück und wiederholen Sie die Übung so oft wie vorgeschrieben.

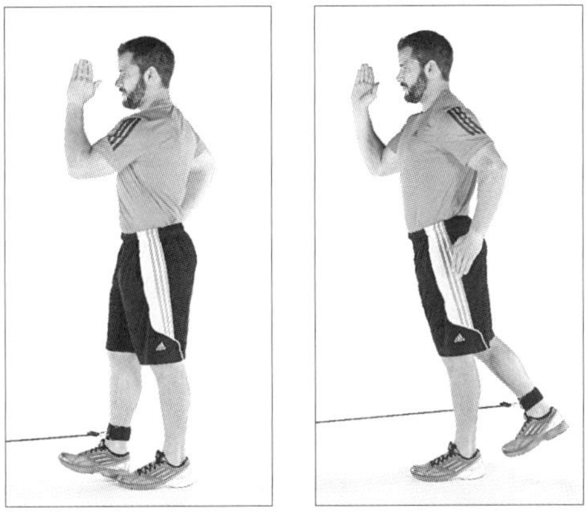

TRAININGSTIPPS

Stehen Sie gerade und halten Sie den Brustkorb aufrecht. Achten Sie auf einen stabilen Stand und eine gute Körperhaltung, die Wirbelsäule darf sich nicht bewegen.

DAS SOLLTEN SIE SPÜREN

Kräftigt die Hüftmuskeln und fördert das Gleichgewicht.

ÜBERKREUZ

13. Drehen Sie sich erneut um 90 Grad nach links, so dass Sie wieder rechtwinklig zur Maschine stehen. Die Manschette ist am Fußgelenk des Beins befestigt, das näher am Kabelzug ist.
14. Stellen Sie sich auf das freie Bein, heben Sie das Knie des fixierten Beins und ziehen Sie es quer vor den Körper.
15. Achten Sie auf einen stabilen Stand, kehren Sie in die Ausgangsposition zurück und wiederholen Sie die Übung so oft wie vorgeschrieben.
16. Wechseln Sie das Bein und wiederholen Sie die Übung auf der anderen Seite.

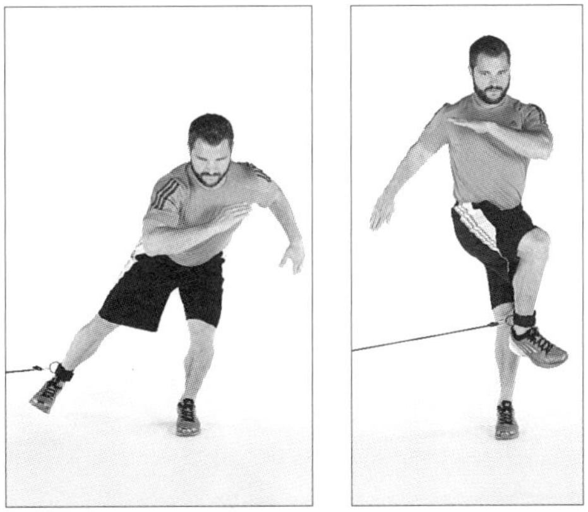

Dehnung aus der Sumo-Hocke

AUSFÜHRUNG

1. Nehmen Sie einen aufrechten Stand ein, die Füße sind mehr als schulterbreit auseinander.
2. Beugen Sie den Oberkörper aus den Hüften gerade nach vorne und greifen Sie Ihre Fußspitzen.
3. Gehen Sie in die Hocke und halten Sie die Arme gestreckt. Die Ellenbogen berühren die Innenseiten der Knie, der Rücken ist gerade, die Brust aufrecht.
4. Halten Sie die Fußspitzen weiterhin umklammert und heben Sie das Becken nach hinten-oben. Strecken Sie dabei die Knie, bis Sie eine Dehnung der Oberschenkelrückseite spüren. Halten Sie diese Position 1 bis 2 Sekunden.
5. Wiederholen Sie die Übung, bis der Satz abgeschlossen ist.

TRAININGSTIPPS

Halten Sie die Arme gestreckt, den Rücken gerade und die Brust aufrecht.

DAS SOLLTEN SIE SPÜREN

Dehnt das Gesäß und die Oberschenkelrückseite.

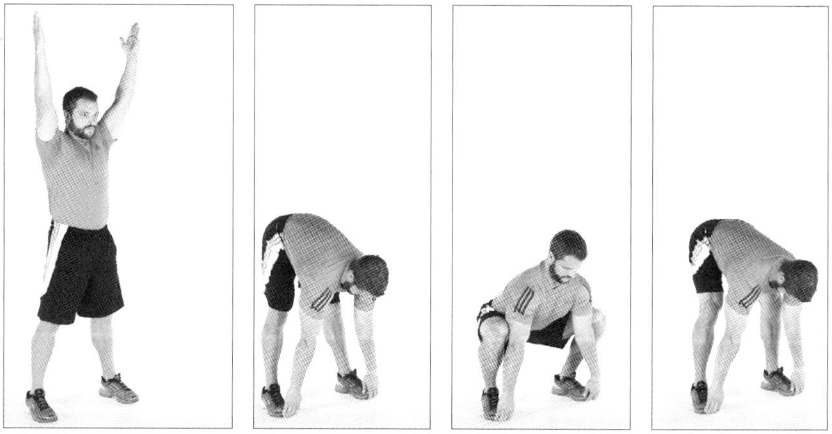

Dynamischer Unterarmstütz (TRX)

AUSFÜHRUNG

1. Legen Sie sich auf den Bauch und bringen Sie Ihre Füße durch die Schlaufen der TRX-Riemen, so dass diese gerade nach unten hängen.
2. Stützen Sie sich mit den Unterarmen auf dem Boden ab und ziehen Sie das Kinn leicht an, damit Sie von Kopf bis Fuß eine gerade Linie bilden.
3. Halten Sie den Rumpf angespannt und den Rücken gerade, und schieben Sie die Unterarme langsam nach vorne, indem Sie die Füße möglichst weit nach hinten strecken und den Rumpf stabil halten.

4. Führen Sie die Bewegung in umgekehrter Reihenfolge aus und kehren Sie in die Ausgangsposition zurück.
5. Wiederholen Sie die Übung, bis der Satz abgeschlossen ist.

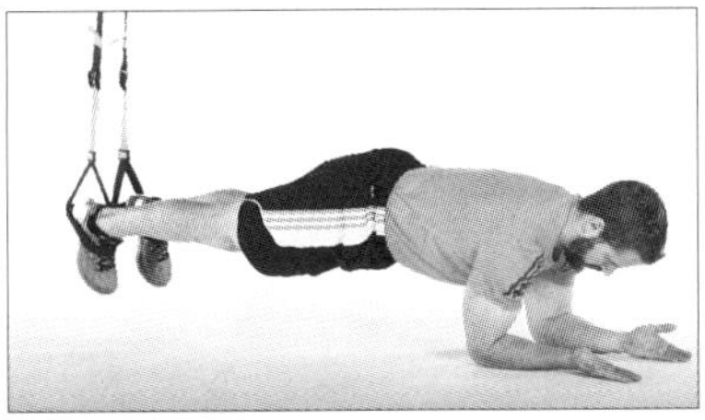

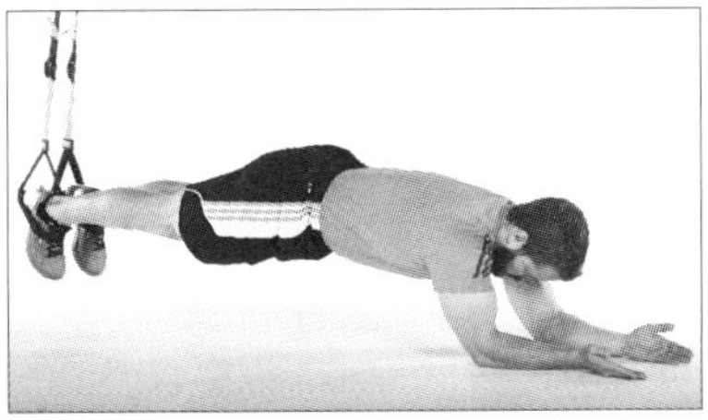

TRAININGSTIPPS

Halten Sie den Rumpf angespannt und bilden Sie von Kopf bis Fuß eine gerade Linie.

DAS SOLLTEN SIE SPÜREN

Kräftigt Schultern und Rumpf.

Fechter-Dehnung

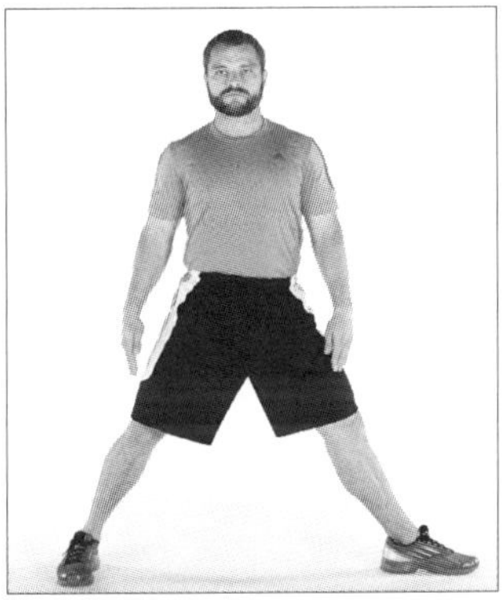

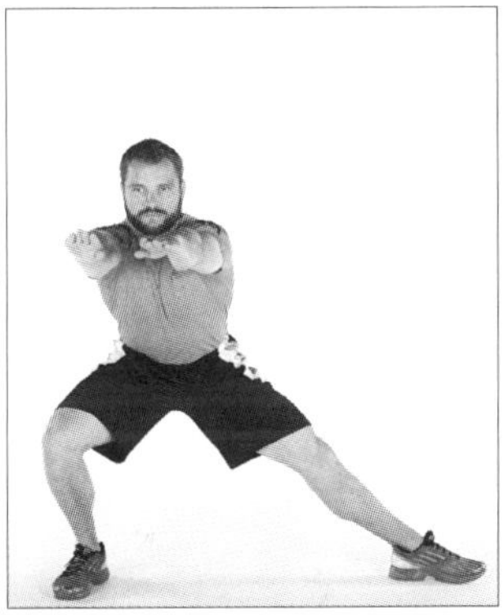

AUSFÜHRUNG

1. Nehmen Sie einen aufrechten Stand ein, das vordere Bein macht einen Schritt zur Seite, wobei Sie den Fuß um 90 Grad nach außen drehen.
2. Verlagern Sie Ihr Gewicht auf das hintere Bein, das Sie nun beugen, bringen Sie das Becken nach hinten-unten und halten Sie das vordere Bein gestreckt.
3. Leiten Sie die Bewegung ein, indem Sie das Becken nach vorne schieben. Drehen Sie den Oberkörper zur Seite und bringen Sie dabei das Knie des hinteren Beins unter den Körper.
4. Führen Sie die Bewegung in umgekehrter Reihenfolge aus und initiieren Sie die Bewegung wieder mit dem Becken.
5. Wiederholen Sie die Übung, konzentrieren Sie sich auf die Bewegung des Beckens bzw. die Rotation des Oberschenkelhalskopfes in der Gelenkpfanne.

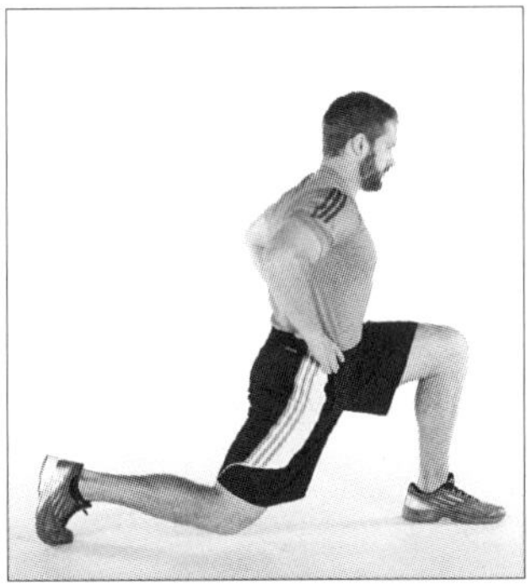

TRAININGSTIPPS

Drehen Sie sich auf dem Fußballen des hinteren Beins, damit das Knie des vorderen Beins gerade bleibt.

DAS SOLLTEN SIE SPÜREN

Dehnt die Hüfte, Leiste und Hüftbeuger.

Innenrotation der Hüfte – in Seitenlage mit Abduktion

AUSFÜHRUNG

1. Legen Sie sich auf die Seite und beugen Sie Hüften und Knie im 90-Grad-Winkel.
2. Während das Knie des unteren Beins in der Ausgangsposition bleibt, drehen Sie das obere Knie aufwärts. Dabei halten die Fersen durchgehend Kontakt.
3. Nun rotieren Sie das Knie des oberen Beins zurück in die Ausgangsposition, halten es dabei aber weiter in der Luft. Senken Sie es dann ab.
4. Wechseln Sie nach der vorgeschriebenen Anzahl von Wiederholungen die Seite.

TRAININGSTIPPS

Der Bauch bleibt fest und die Oberschenkelrückseite entspannt. Leiten Sie die Bewegung mit der Innenseite der Hüfte ein.

DAS SOLLTEN SIE SPÜREN

Dehnt die Hüften.

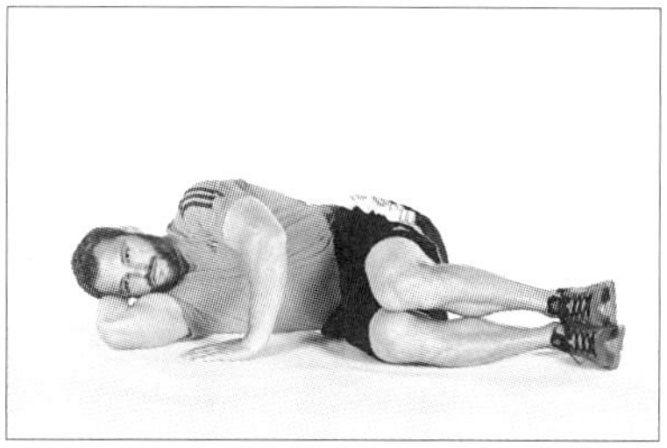

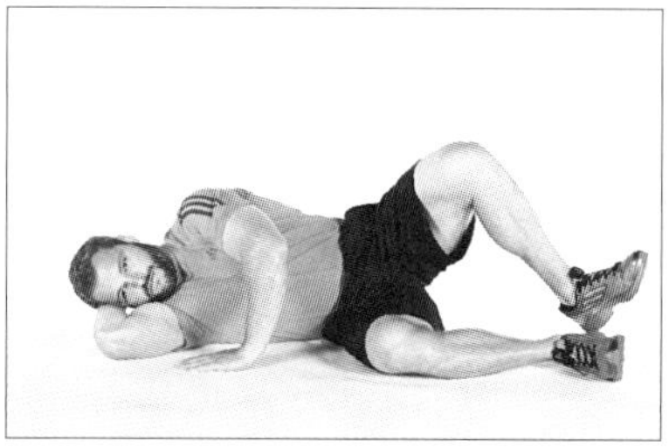

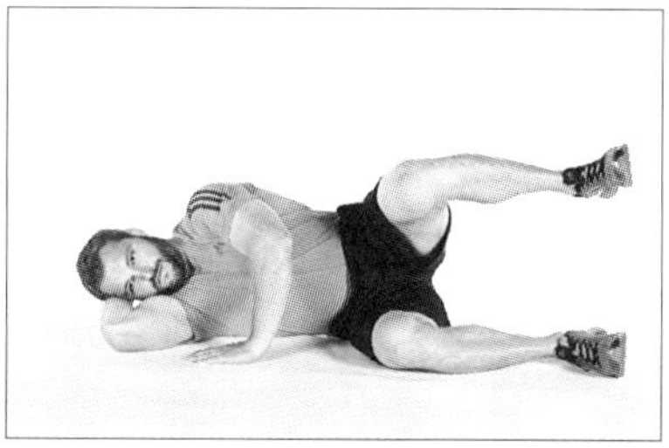

Rumpfdehnung zur Seite – stehend

AUSFÜHRUNG

1. Nehmen Sie einen aufrechten Stand ein und legen Sie ein Miniband um beide Handgelenke. Strecken Sie die Arme leicht V-förmig über den Kopf, bis das Band unter Spannung steht.
2. Während Sie den Rumpf gestreckt und das Band unter Spannung halten, atmen Sie entspannt weiter und beugen bei der Ausatmung den Rumpf zur Seite.
3. In der unteren Endposition sollten Sie spüren, wie sich die Rippen auf der gegenüberliegenden Seite beim Atmen heben und senken.

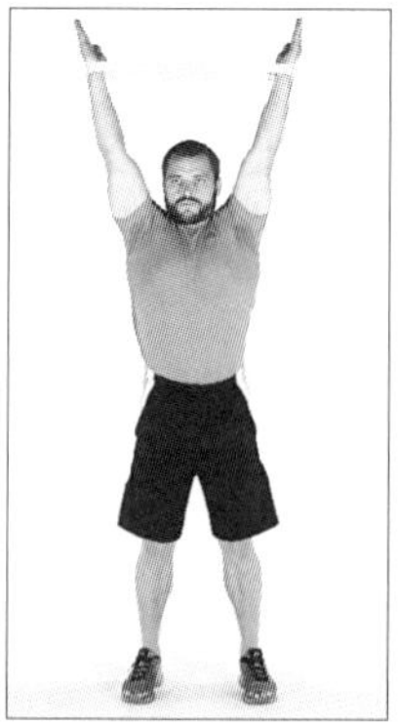

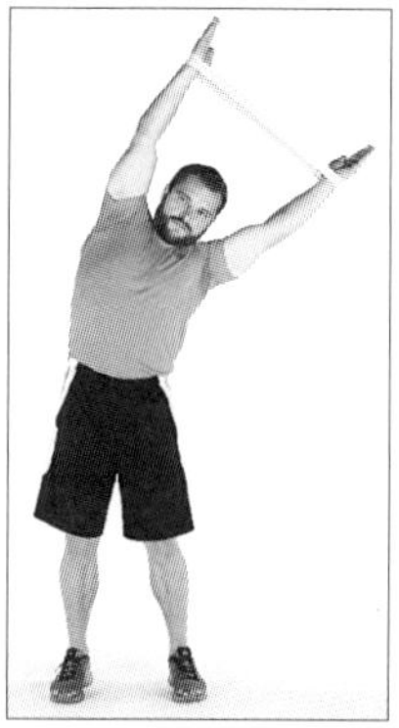

4. Kehren Sie ausatmend in die Ausgangsposition zurück.
5. Wiederholen Sie die Bewegung auf der anderen Seite.
6. Wiederholen Sie die Übung abwechselnd links und rechts, bis der Satz abgeschlossen ist.

TRAININGSTIPPS

Rippen und Becken bilden eine senkrechte Linie. Drehen Sie den Rumpf nicht zur Seite. Stellen Sie sich vor, Ihr Körper wäre vorne und hinten zwischen zwei Glasscheiben geklemmt.

DAS SOLLTEN SIE SPÜREN

Dehnt die linke bzw. rechte Flanke.

Seitstütz mit Rudern und Hüftflexion

AUSFÜHRUNG

1. Befestigen Sie den Griff an der unteren Umlenkrolle eines Kabelzuggeräts. Legen Sie sich auf die Seite, Ihre Brust zeigt frontal zur Maschine, und nehmen Sie eine Seitstütz-Position ein, d.h., Sie stützen sich mit dem Unterarm auf dem Boden ab, die Füße liegen aufeinander und der gestreckte obere Arm hält den Griff etwas mehr als eine Armlänge vom Körper entfernt.
2. Heben Sie das Becken vom Boden, so dass Sie vom Fußgelenk bis zur Schulter eine gerade Linie bilden.
3. Ziehen Sie den Griff zum Rumpf, während Sie gleichzeitig das Knie des oberen Beins in Richtung Brust heben.
4. Strecken Sie den Arm wieder nach vorne und bringen Sie gleichzeitig das Bein wieder in die Ausgangsposition zurück.
5. Wechseln Sie nach der vorgeschriebenen Anzahl von Wiederholungen die Seite.

TRAININGSTIPPS

Halten Sie den Rumpf und das Becken stabil; sie dürfen nicht nach unten sacken oder hin und her pendeln.

DAS SOLLTEN SIE SPÜREN

Kräftigt Rumpf, Schultern und oberen Rücken.

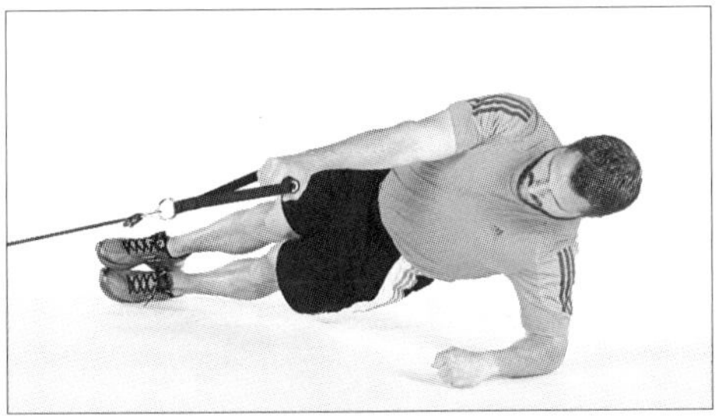

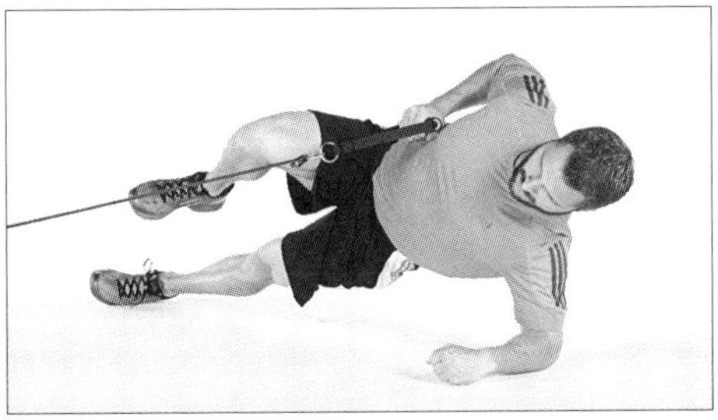

Unterarmstütz – dynamisch alternierend (Arme in TRX)

AUSFÜHRUNG

1. Legen Sie sich auf den Bauch und führen Sie Ihre Unterarme durch die TRX-Schlaufen, so dass die Riemen gerade nach unten hängen.
2. Halten Sie den Körper gerade, strecken Sie einen Arm nach vorne und bewegen Sie den anderen Arm dabei nicht.
3. Wiederholen Sie die Übung abwechselnd links und rechts, bis der Satz abgeschlossen ist.

TRAININGSTIPPS

Bewegen Sie die Arme nur so weit nach vorne, wie Sie vom Kopf bis zu den Fußgelenken eine gerade Linie beibehalten können.

DAS SOLLTEN SIE SPÜREN

Kräftigt den Rumpf.

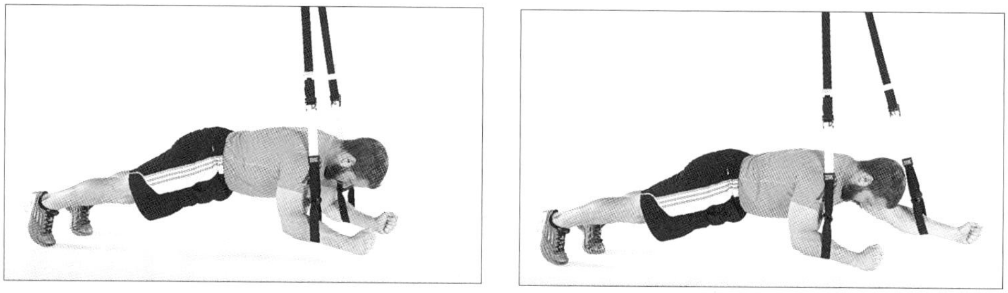

Unterarmstütz – Rudern mit Trizepsextension (Kabelzug)

AUSFÜHRUNG

1. Gehen Sie frontal zum Kabelzug in den Unterarmstütz und fassen Sie mit einer Hand einen Griff.
2. Halten Sie den Körper vom Kopf bis zu den Fußgelenken gerade und strecken Sie den Arm, der den Griff hält, möglichst weit nach vorne.

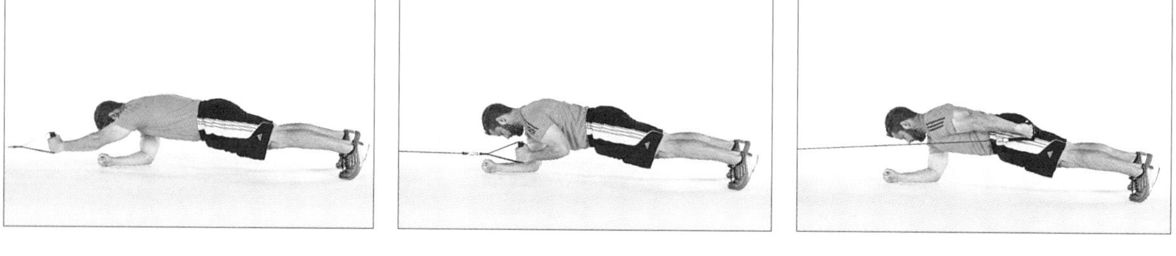

3. Ziehen Sie den Griff in einer fließenden Bewegung zur Schulter und dann zur Hüfte, indem Sie den Ellenbogen beugen und strecken.
4. Führen Sie die Bewegung in umgekehrter Reihenfolge aus und kehren Sie in die Ausgangsposition zurück.
5. Wechseln Sie nach der vorgeschriebenen Anzahl von Wiederholungen die Seite.

TRAININGSTIPPS

Halten Sie das Becken gerade. Die Übung wird schwieriger, wenn Sie die Füße weiter auseinander stellen.

DAS SOLLTEN SIE SPÜREN

Kräftigt Rumpf, Schultern und Arme.

Atmen in Bauchlage (Physioball)

AUSFÜHRUNG

1. Legen Sie sich bäuchlings auf einen Physioball, entspannen Sie sich und lassen Sie Kopf und Arme locker nach unten hängen.
2. Atmen Sie lang und möglichst vollständig aus. Dabei machen Sie automatisch einen Buckel.
3. Holen Sie anschließend tief Luft.
4. Wiederholen Sie die Übung, bis der Satz abgeschlossen ist.

TRAININGSTIPPS

Die Dehnung lässt sich variieren, indem Sie Ihre Position auf dem Ball verändern.

DAS SOLLTEN SIE SPÜREN

Dehnt die Rückseite des Rumpfs.

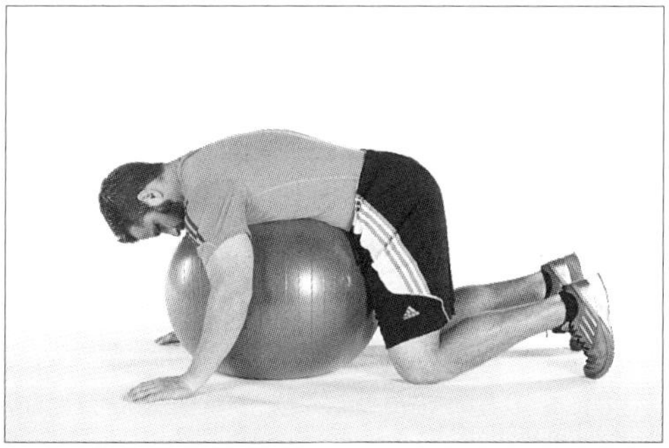

Knieanziehen (TRX)

AUSFÜHRUNG

1. Nehmen Sie die klassische Liegestütz-Position ein. Die Hände befinden sich unter den Schultern und die Füße in den TRX-Schlaufen, so dass die Riemen gerade nach unten hängen.
2. Halten Sie den Rumpf gespannt und ziehen Sie die Knie zur Brust.
3. Strecken Sie die Beine, bis sie wieder in der Ausgangsposition sind.
4. Wiederholen Sie die Übung, bis der Satz abgeschlossen ist.

TRAININGSTIPPS

Drücken Sie im Laufe der gesamten Bewegung die Schultern vom Boden weg.

DAS SOLLTEN SIE SPÜREN

Kräftigt Rumpf und Schultern.

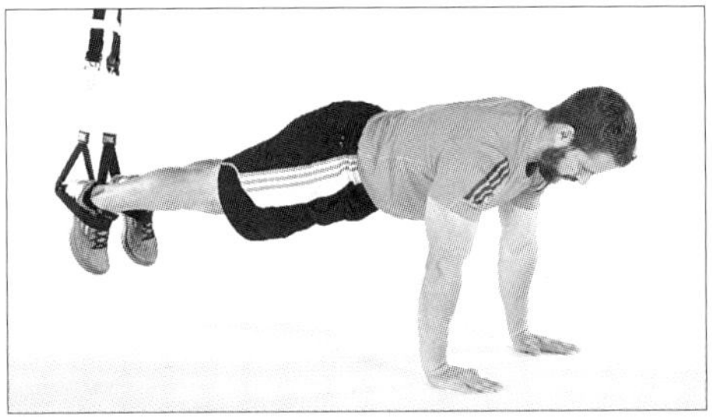

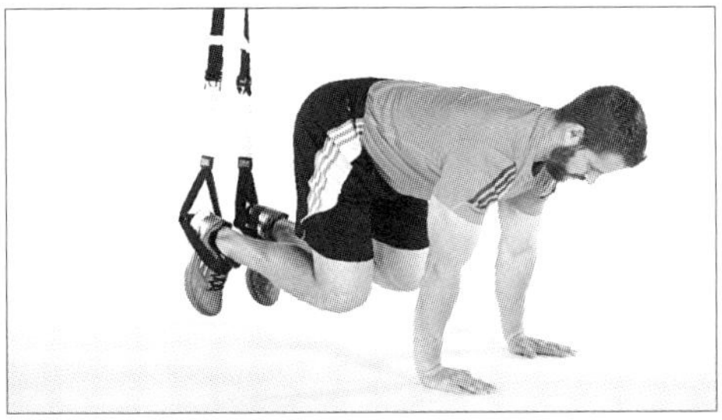

Wippen im Vierfüßlerstand

AUSFÜHRUNG

1. Gehen Sie in den Vierfüßlerstand. Die Hände sind unter den Schultern und die Knie unter den Hüften.
2. Ziehen Sie den Bauchnabel zur Wirbelsäule und behalten Sie die natürliche Lordose des unteren Rückens bei.
3. Schieben Sie das Becken zurück, der Rücken bleibt parallel zum Boden.
4. Kehren Sie in die Ausgangsposition zurück.
5. Wiederholen Sie die Übung, bis der Satz abgeschlossen ist.

TRAININGSTIPPS

Ziehen Sie den Bauchnabel ein, ohne ein Hohlkreuz bzw. einen Buckel zu machen oder den Brustkorb zu weiten. Versuchen Sie, das Becken ruhig zu halten.

DAS SOLLTEN SIE SPÜREN

Dehnt die Hüftgelenke und kräftigt den unteren Rücken.

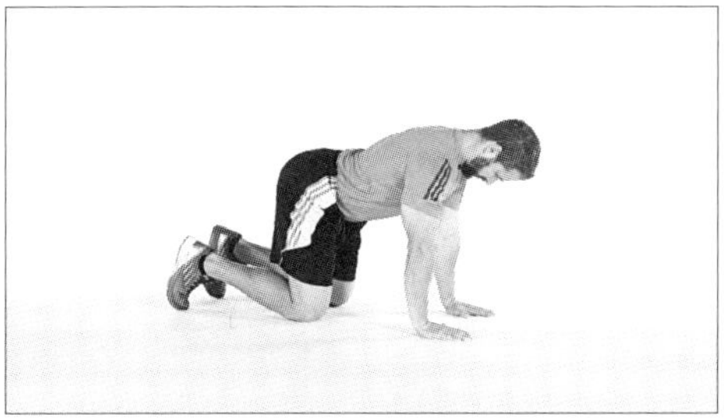
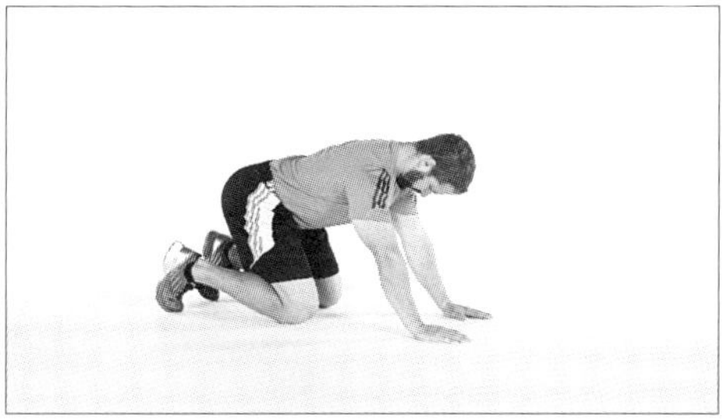

Wippen im Vierfüßlerstand – breiter Stand

AUSFÜHRUNG

1. Gehen Sie in den Vierfüßlerstand. Die Hände sind unter den Schultern und die Knie etwas weiter als hüftbreit auseinander.
2. Ziehen Sie den Bauchnabel zur Wirbelsäule und behalten Sie die natürliche Lordose des unteren Rückens bei.
3. Schieben Sie das Becken zurück, bis Sie merken, dass es nach vorne kippt.
4. Kehren Sie in die Ausgangsposition zurück.
5. Wiederholen Sie die Übung, bis der Satz abgeschlossen ist.

TRAININGSTIPPS

Ziehen Sie den Bauchnabel ein, ohne ein Hohlkreuz bzw. einen Buckel zu machen oder den Brustkorb zu weiten. Versuchen Sie, das Becken ruhig zu halten.

DAS SOLLTEN SIE SPÜREN

Dehnt die Hüften und kräftigt den unteren Rücken.

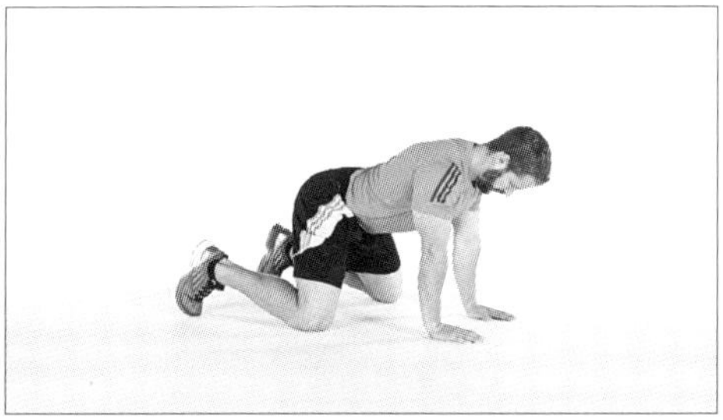
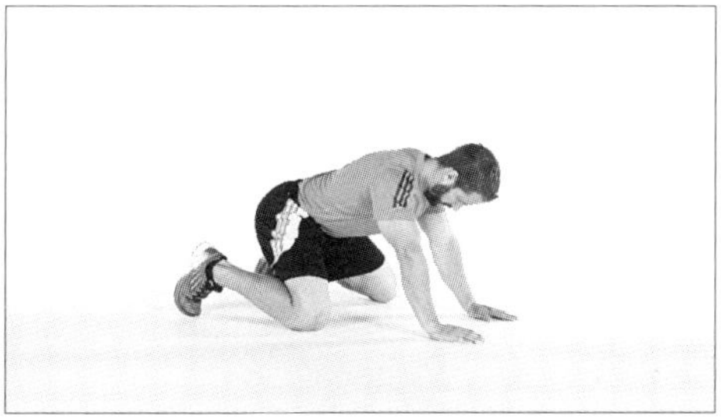

Rotation der Brustwirbelsäule im Vierfüßlerstand – 1 Bein abgespreizt

AUSFÜHRUNG

1. Gehen Sie parallel zur Wand in den Vierfüßlerstand. Die Hände sind unter den Schultern, das Knie des äußeren Beins befindet sich unter der Hüfte, das innere Bein ist abgespreizt, die Fußsohle berührt die untere Wandkante.
2. Ziehen Sie Kopf und Wirbelsäule durch das Straffen der Schulterblätter aufwärts. Sie bilden dabei vom Kopf bis zum Steißbein eine gerade Linie.
3. Strecken Sie den inneren Arm möglichst weit durch die Öffnung zwischen Stützarm und Knie. Dabei drehen Sie die Brust von der Wand weg und beugen den Ellenbogen des Stützarms, um tiefer in die Dehnung zu gehen.
4. Kehren Sie mit dem Rumpf in die Ausgangsposition zurück, drehen Sie sich diesmal jedoch so weit, bis die Brust zur Wand zeigt und der Arm nach oben gestreckt ist.
5. Kehren Sie mit dem Rumpf in die Ausgangsposition zurück.
6. Strecken Sie den äußeren Arm möglichst weit durch die Öffnung zwischen Stützarm und abgespreiztem Bein. Drehen Sie die Brust zur Wand und beugen Sie den inneren Ellenbogen, um tiefer in die Dehnung zu gehen.

TRAININGSTIPPS

Machen Sie sich lang und drücken Sie die Ferse fest gegen die Wand, wenn Sie sich mit dem Rumpf nach links bzw. rechts drehen. Das Becken bleibt immer über dem gebeugten Knie.

DAS SOLLTEN SIE SPÜREN

Mobilisiert Schultern, Rumpf und Oberschenkelinnenseite.

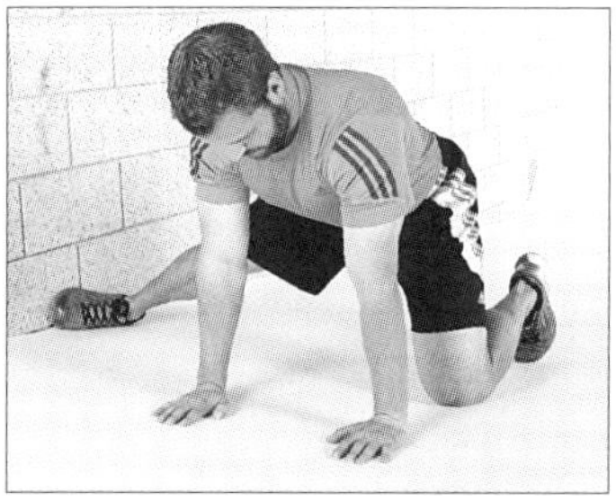
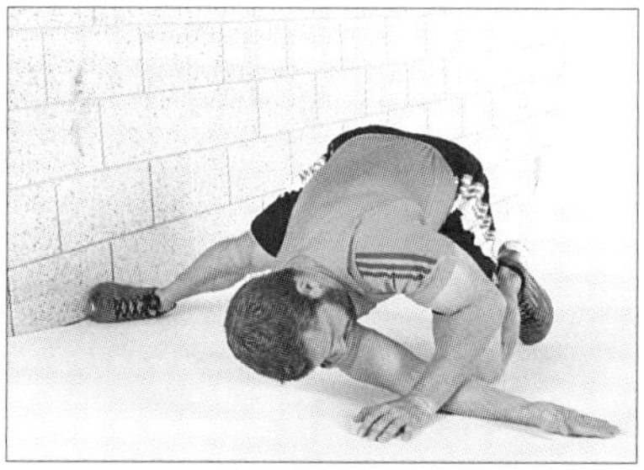
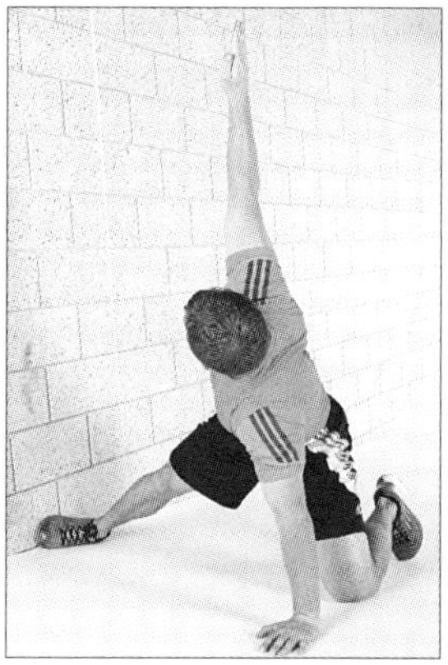
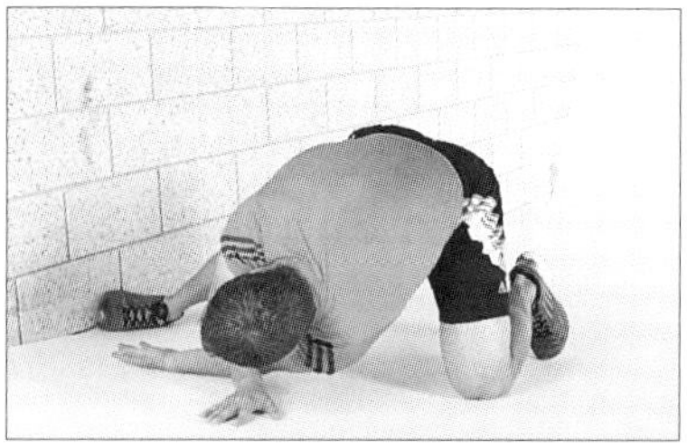
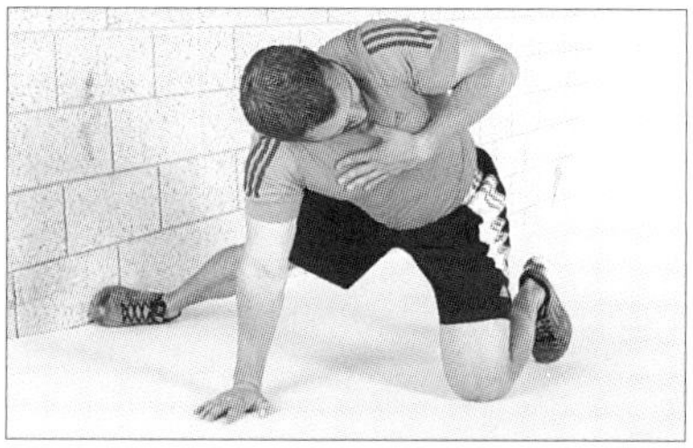

7. Kehren Sie mit dem Rumpf in die Ausgangsposition zurück, drehen Sie sich diesmal jedoch weiter, bis die Brust von der Wand wegzeigt. Berühren Sie die Brust mit der Hand.
8. Wechseln Sie nach der vorgeschriebenen Anzahl von Wiederholungen die Seite.

Rotation der Brustwirbelsäule im Vierfüßlerstand – 1 Bein nach hinten gestreckt

TRAININGSTIPPS

Machen Sie sich lang und drücken Sie die Ferse fest gegen die Wand, wenn Sie sich mit dem Rumpf nach links bzw. rechts drehen. Das Becken bleibt immer über dem gebeugten Knie.

DAS SOLLTEN SIE SPÜREN

Mobilisiert Schultern, Rumpf und Oberschenkelinnenseite.

AUSFÜHRUNG

1. Gehen Sie vor der Wand in den Vierfüßlerstand, die Hände sind unter den Schultern, ein Knie befindet sich unterhalb der Hüfte, das andere Bein ist gerade nach hinten gestreckt und berührt mit der Fußsohle die Wand.
2. Schieben Sie Kopf und Wirbelsäule durch Straffen der Schulterblätter aufwärts. Dabei bilden Sie vom Kopf bis zum Steißbein eine gerade Linie.
3. Strecken Sie den Arm auf der Seite des gebeugten Knies möglichst weit durch die Öffnung zwischen Stützarm und dem nach hinten gestreckten Bein, drehen Sie dabei die Brust einwärts und beugen Sie den äußeren Ellenbogen, um tiefer in die Dehnung zu gehen.
4. Kehren Sie mit dem Rumpf in die Ausgangsposition zurück, drehen Sie sich diesmal jedoch weiter, bis die Brust nach außen zeigt, und berühren Sie mit der Hand die Brust.
5. Kehren Sie in die Ausgangsposition zurück.
6. Wechseln Sie nach der vorgeschriebenen Anzahl von Wiederholungen die Seite.

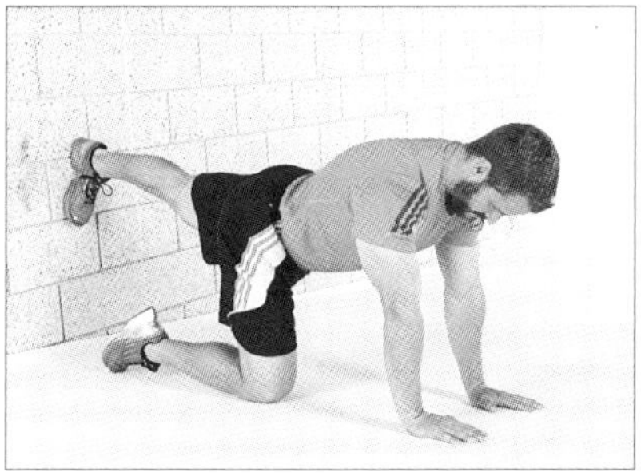

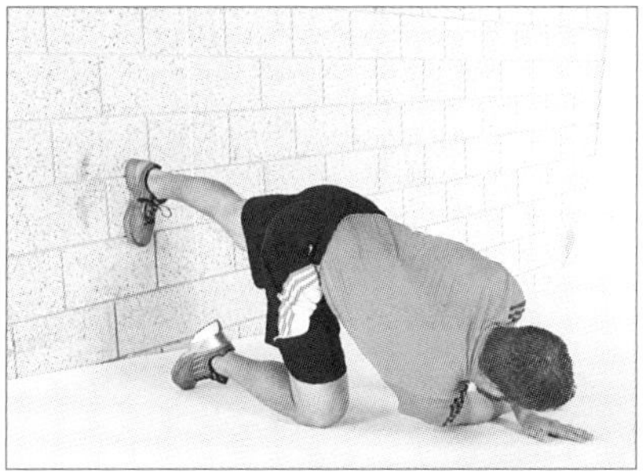

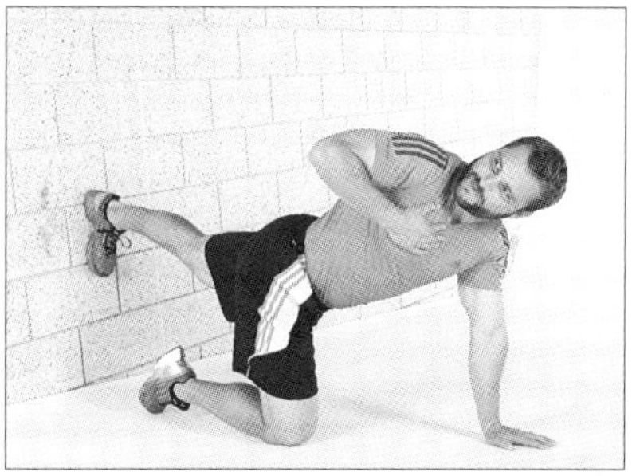

Gewichtsverlagerung im Vierfüßlerstand

AUSFÜHRUNG

1. Gehen Sie in den Vierfüßlerstand, die Hände sind unter den Schultern, die Knie unter den Hüften, die Schultern vom Boden weggedrückt.
2. Atmen Sie ein und verlagern Sie Ihr Gewicht auf eine Körperseite. Spüren Sie, wie Ihr Gewicht auf Schulterblatt, Rumpf und Hüfte lastet.
3. Atmen Sie aus und kehren Sie in die Ausgangsposition zurück.
4. Wiederholen Sie die Übung und verlagern Sie Ihr Gewicht diesmal auf die andere Seite.
5. Atmen Sie aus und kehren Sie in die Ausgangsposition zurück.
6. Wiederholen Sie die Übung abwechselnd links und rechts, bis der Satz abgeschlossen ist.

TRAININGSTIPPS

Drücken Sie bei der Gewichtsverlagerung die Ellenbogen nicht durch.

DAS SOLLTEN SIE SPÜREN

Kräftigt Hüften, Schultern und Rumpf.

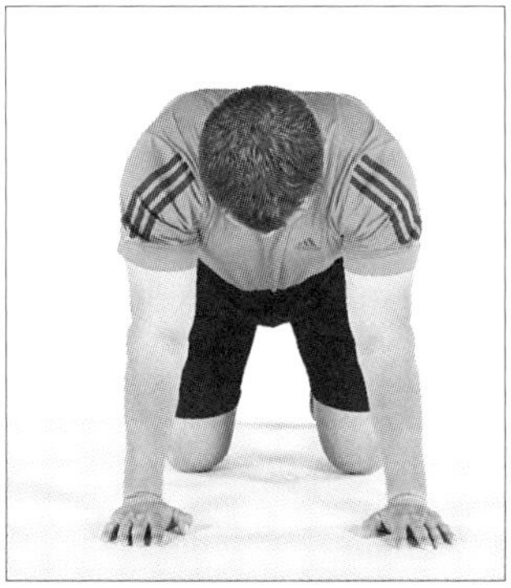

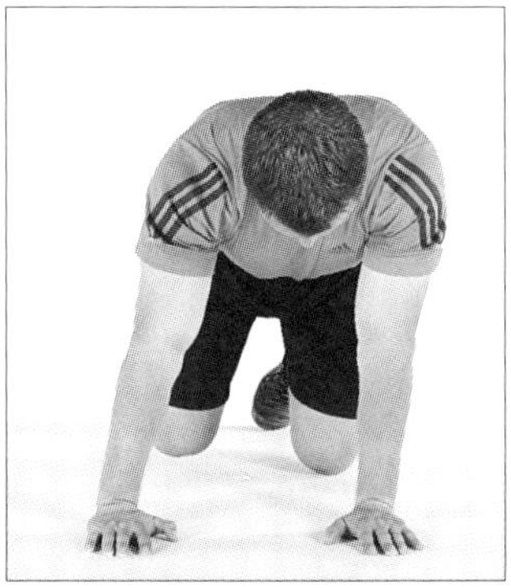

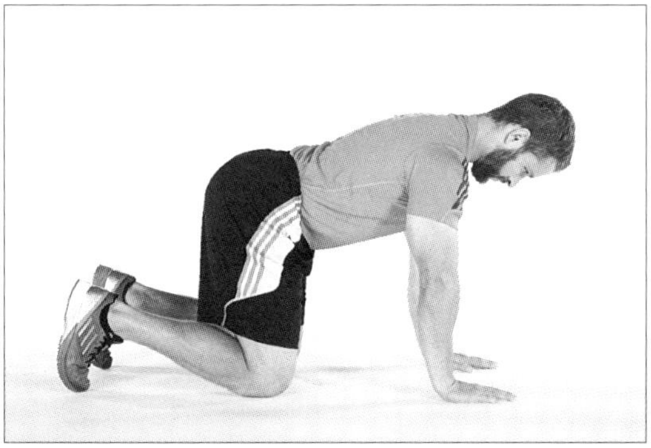

Stufenweises Beckenheben

AUSFÜHRUNG

1. Legen Sie sich auf den Rücken und halten Sie Hüften und Knie leicht gebeugt.
2. Atmen Sie aus und heben Sie das Becken leicht an, so dass das Gesäß den Boden gerade nicht mehr berührt.
3. Heben Sie die Wirbelsäule Stück für Stück vom Boden, bis Sie von den Schultern bis zu den Knien eine gerade Linie bilden.
4. Halten Sie in der oberen Endposition kurz inne und atmen Sie flach ein.
5. Atmen Sie aus und führen Sie den Bewegungsablauf in umgekehrter Reihenfolge aus, rollen Sie also einen Wirbelsäulenabschnitt nach dem anderen ab, bis Sie wieder in der Ausgangsposition sind.
6. Wiederholen Sie die Übung, bis der Satz abgeschlossen ist.

TRAININGSTIPPS

Entspannen Sie Nacken und Schultern. Stellen Sie sich vor, Ihre Wirbelsäule wäre eine Kette, die Sie Glied für Glied heben. Atmen Sie falls nötig mehrmals, bewegen Sie sich beim Ausatmen und halten Sie beim Einatmen inne.

DAS SOLLTEN SIE SPÜREN

Kräftigt Bauch, Gesäß, Oberschenkelrückseite und Wirbelsäule.

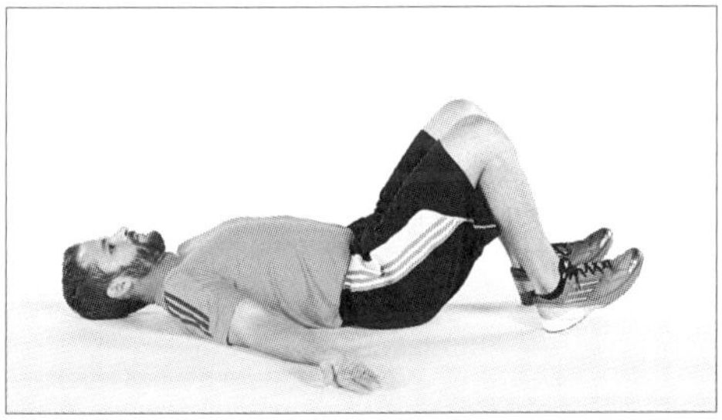
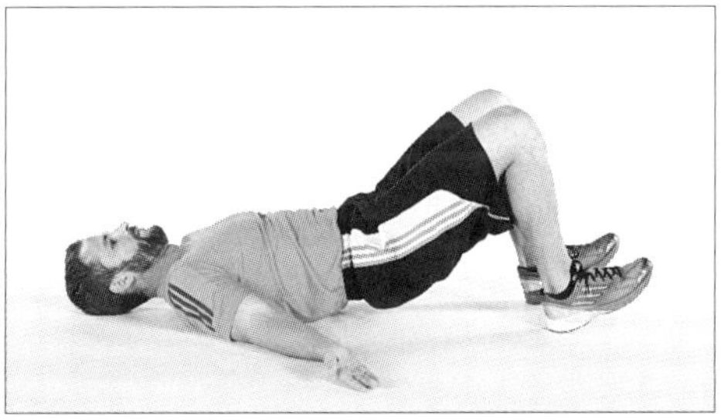
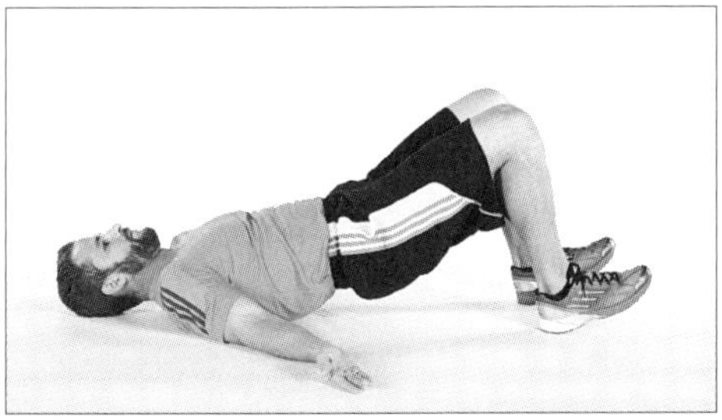
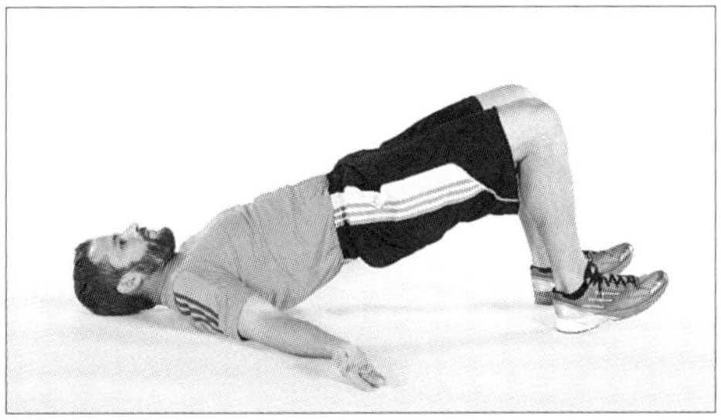

Stufenweises Beckenheben – mit Verlagerung zur Seite

AUSFÜHRUNG

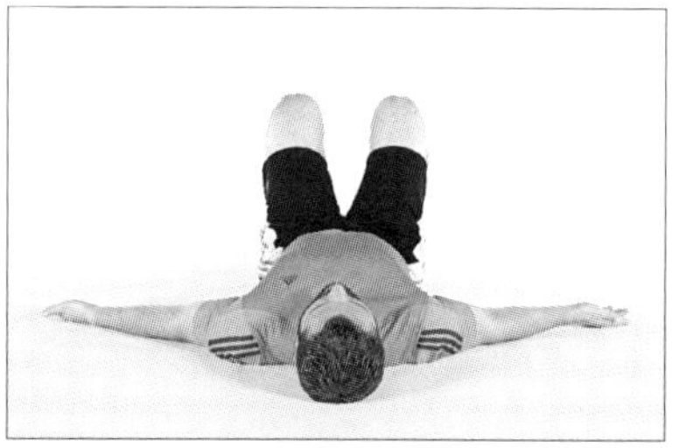

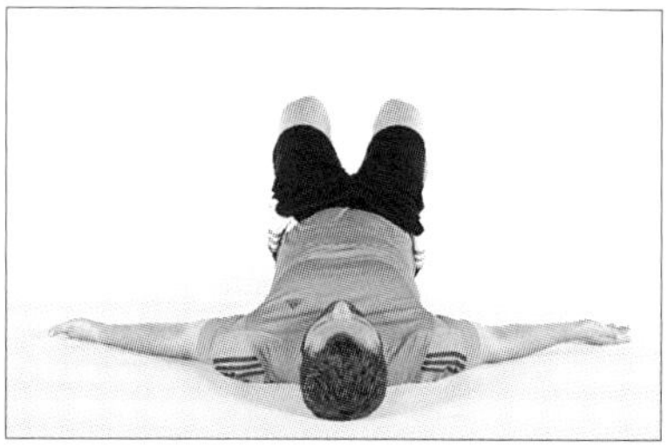

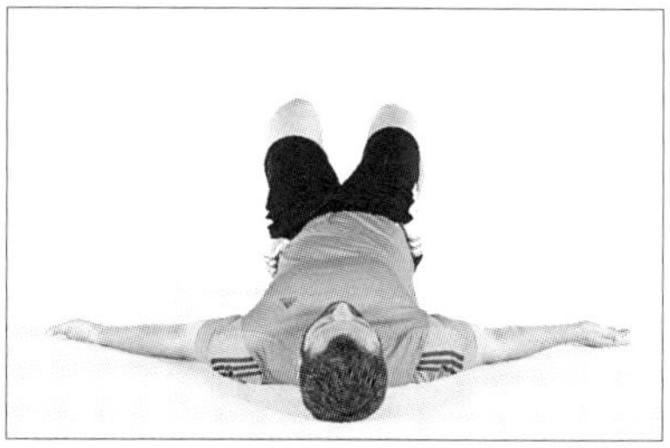

1. Legen Sie sich auf den Rücken und halten Sie Hüften und Knie leicht gebeugt.
2. Atmen Sie aus und heben Sie das Becken leicht an, so dass das Gesäß den Boden nicht mehr berührt.
3. Heben Sie die Wirbelsäule Stück für Stück vom Boden, bis Sie von den Schultern bis zu den Knien eine gerade Linie bilden.
4. Halten Sie in der oberen Endposition kurz inne und atmen Sie flach ein.
5. Schieben Sie das Becken nach links bzw. rechts, ohne es dabei zu senken oder zur Seite zu drehen.
6. Halten Sie inne und schieben Sie das Becken dann auf die andere Seite.
7. Atmen Sie aus und führen Sie den Bewegungsablauf in umgekehrter Reihenfolge aus, rollen Sie also einen Wirbelsäulenabschnitt nach dem anderen ab, bis Sie wieder in der Ausgangsposition sind.
8. Wiederholen Sie die Übung, bis der Satz abgeschlossen ist.

TRAININGSTIPPS

Entspannen Sie Nacken und Schultern und halten Sie das Becken während der Übung auf derselben Höhe.

DAS SOLLTEN SIE SPÜREN

Kräftigt Bauch, Gesäß, Oberschenkelrückseite und Wirbelsäule.

Dehnung Quadrizeps/Hüftbeuger in Seitenlage mit Rotation

AUSFÜHRUNG

1. Legen Sie sich auf die Seite und ziehen Sie beide Knie zur Brust. Fassen Sie mit der oben liegenden Hand das Fußgelenk des unten liegenden Beins.
2. Spannen Sie den unteren Gesäßmuskel an und ziehen Sie das untere Bein nach hinten, bis Sie eine Dehnung im Oberschenkel und/oder der Hüfte spüren.
3. Atmen Sie ein und halten Sie die Dehnung zwei Sekunden lang.
4. Halten Sie das Fußgelenk weiterhin umklammert und atmen Sie aus, während Sie den Rumpf in Richtung Boden drehen.
5. Atmen Sie ein und halten Sie die Dehnung für eine Dauer von zwei Sekunden.
6. Atmen Sie aus und kehren Sie in die Ausgangsposition zurück.
7. Wechseln Sie nach der vorgeschriebenen Anzahl von Wiederholungen die Seite.

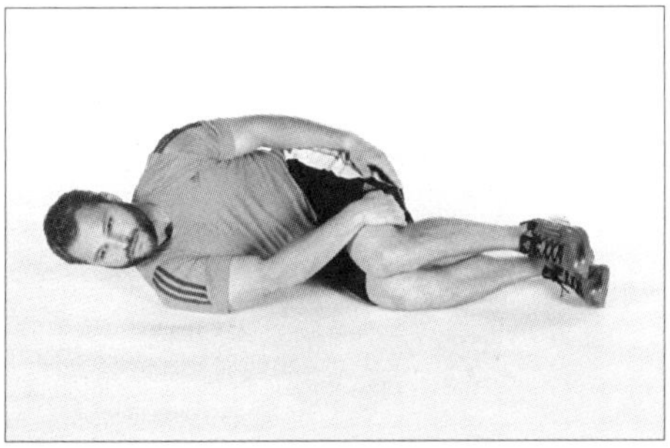

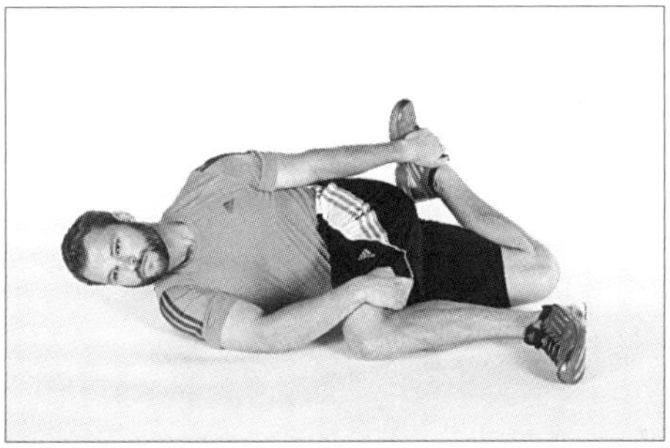

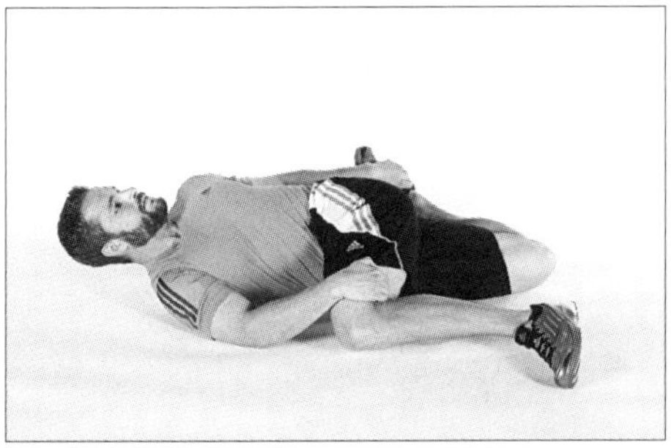

TRAININGSTIPPS

Spannen Sie den Gesäßmuskel des unteren Beins an und halten Sie während der gesamten Dehnung die Hüften senkrecht zum Boden.

DAS SOLLTEN SIE SPÜREN

Dehnt Quadrizeps und Hüftbeuger.

Fußübung stehend

AUSFÜHRUNG

1. Nehmen Sie einen hüftbreiten Stand ein und verlagern Sie Ihr Körpergewicht auf den Mittelfuß.
2. Heben Sie die Zehen leicht an, ohne dabei Ausgleichsbewegungen mit dem Körper zu machen.
3. Legen Sie einen Zeh nach dem anderen auf dem Boden ab, beginnend mit dem kleinen Zeh.
4. Sobald Sie beim großen Zeh angelangt sind, kehren Sie die Bewegungsrichtung um und arbeiten sich wieder bis zum kleinen Zeh vor.

TRAININGSTIPPS

Versuchen Sie, die Zehen beim Heben und Senken möglichst weit zu spreizen.

DAS SOLLTEN SIE SPÜREN

Kräftigt die kleinen Muskeln an der Fußsohle.

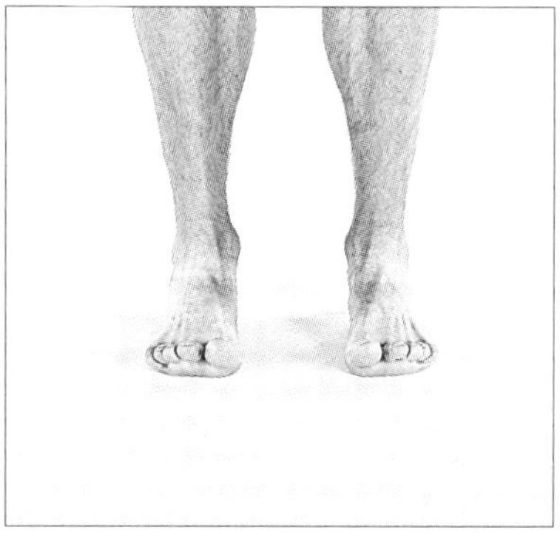

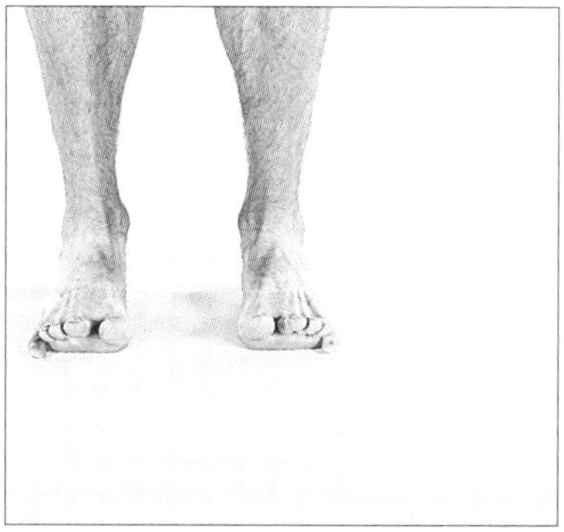

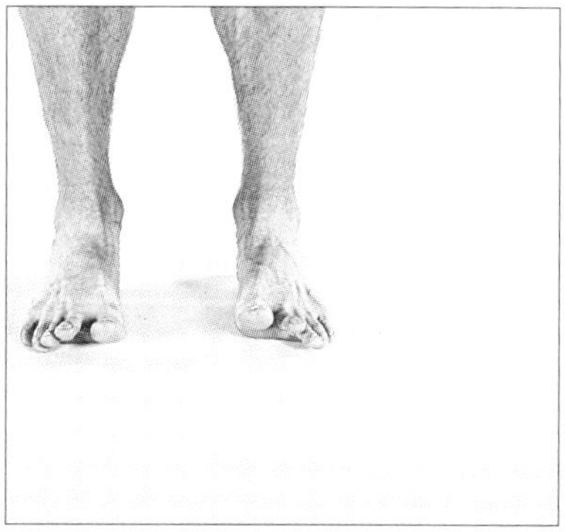

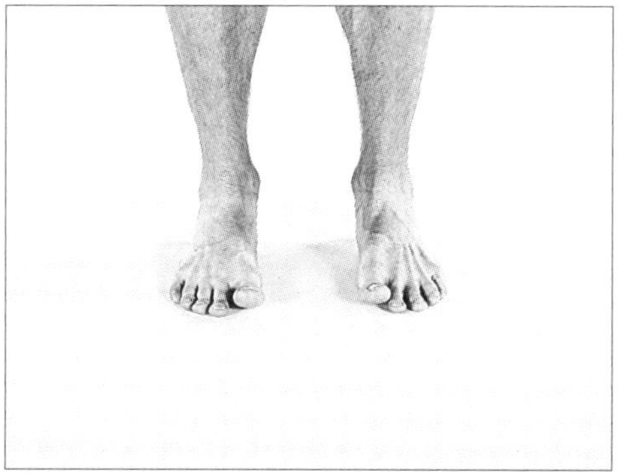

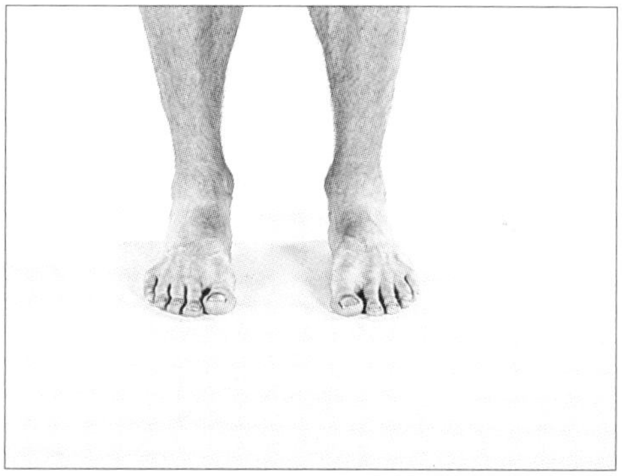

Standwaage

AUSFÜHRUNG

1. Nehmen Sie einen aufrechten Stand ein und halten Sie den Brustkorb aufrecht.
2. Lehnen Sie sich von den Fußgelenken aufwärts nach vorne, bis Sie einen Schritt nach vorne machen müssen, um das Gleichgewicht nicht zu verlieren.
3. Beugen Sie während des Schritts den Oberkörper nach vorne und heben Sie gleichzeitig das andere Bein gestreckt nach hinten.
4. Sobald Sie eine Dehnung der Oberschenkelrückseite spüren, kehren Sie in die Ausgangsposition zurück, indem Sie das Gesäß und die Oberschenkelrückseite des Standbeins anspannen.
5. Wiederholen Sie die Bewegung, machen Sie diesmal aber mit dem anderen Fuß einen Schritt nach vorne.
6. Wiederholen Sie die Übung abwechselnd links und rechts, bis der Satz abgeschlossen ist.

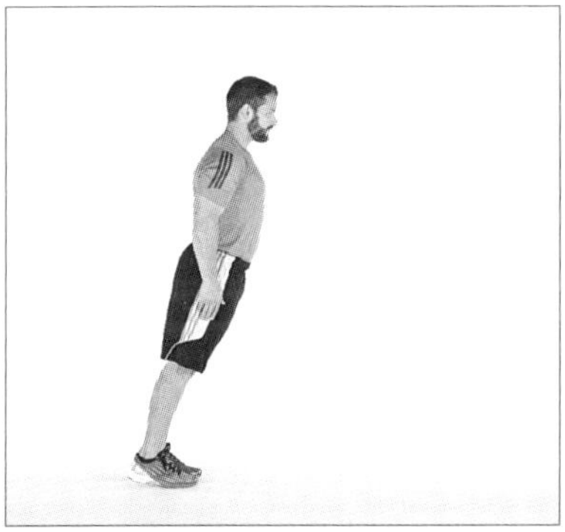

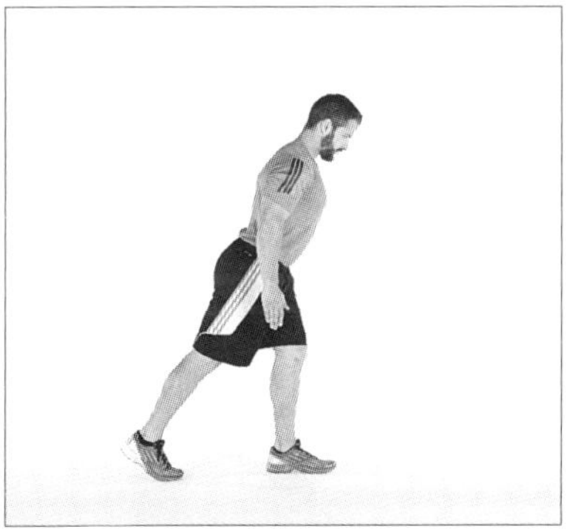

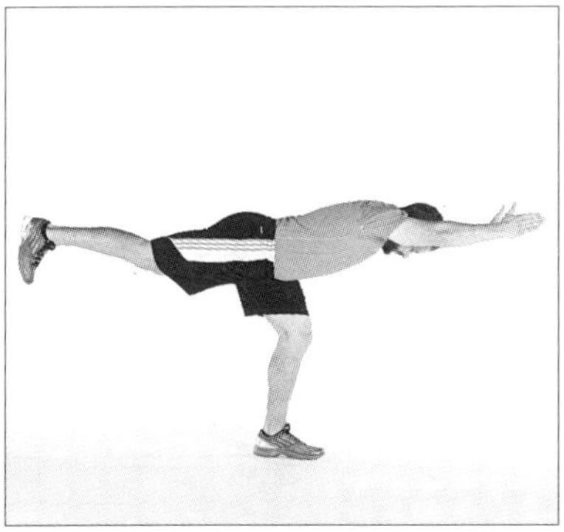

TRAININGSTIPPS

Halten Sie den Rücken gerade. Wenn man in der unteren Endposition einen Besenstil auf Ihrem Rücken ablegen würde, dürfte dieser nicht herunterfallen.

DAS SOLLTEN SIE SPÜREN

Fördert das Gleichgewicht, dehnt die Oberschenkelrückseite und kräftigt die Fußgelenke.

Beinsenken

AUSFÜHRUNG

1. Legen Sie sich auf den Rücken, strecken Sie die Arme seitlich aus und heben Sie beide Beine senkrecht nach oben, so dass sie direkt über den Hüften sind.
2. Halten Sie ein Bein oben und senken Sie das andere langsam ab, bis es den Boden fast berührt.
3. Kehren Sie in die Ausgangsposition zurück und wiederholen Sie die Bewegung mit dem anderen Bein.
4. Wiederholen Sie die Übung abwechselnd links und rechts, bis der Satz abgeschlossen ist.

TRAININGSTIPPS

Ziehen Sie die Zehen zum Schienbein und halten Sie den Rücken flach auf dem Boden. Die Füße dürfen den Boden nicht berühren.

DAS SOLLTEN SIE SPÜREN

Dehnt die Oberschenkelrückseite und kräftigt den Rumpf.

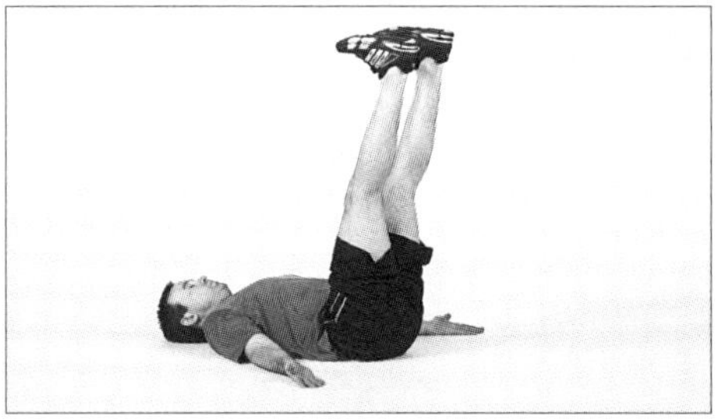

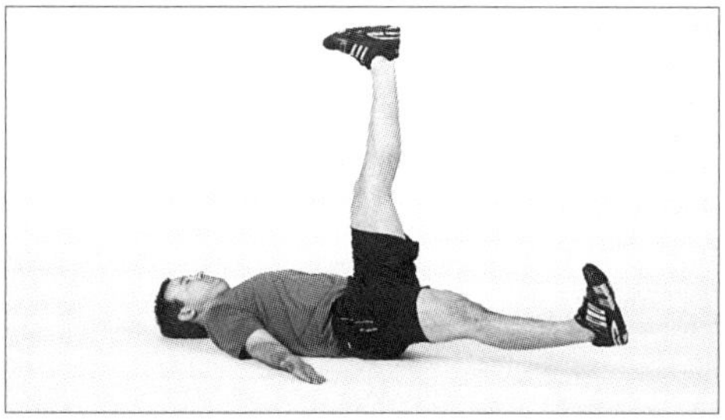

Aktive Dehnung der Hüftrotatoren in Rückenlage

AUSFÜHRUNG

1. Legen Sie sich auf den Rücken. Die Hüften und Knie sind gebeugt, die Fersen berühren den Boden, die Zehen sind aufgestellt.
2. Halten Sie das Becken gerade, heben Sie ein Bein und legen Sie das Fußgelenk auf dem Knie des auf dem Boden aufgestellten Beins ab.

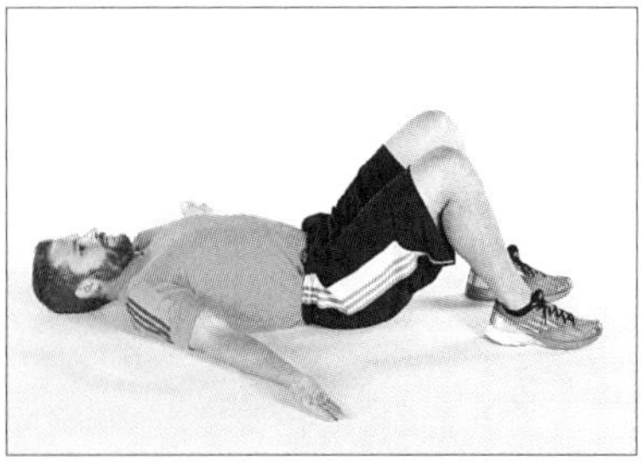

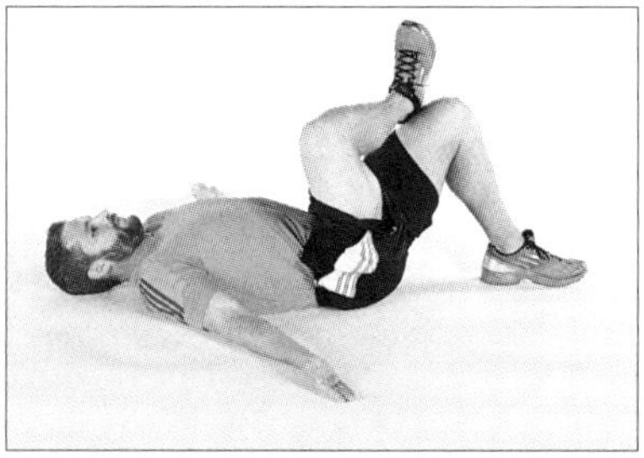

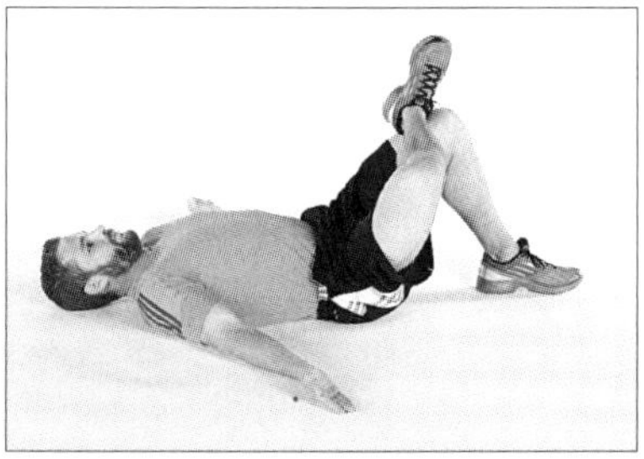

3. Atmen Sie ein und heben Sie die Zehen des übergeschlagenen Beins an.
4. Atmen Sie aus und drücken Sie das Knie vom Körper weg.
5. Atmen Sie ein und lösen Sie die Dehnung.
6. Wechseln Sie nach der vorgeschriebenen Anzahl von Wiederholungen die Seite.

TRAININGSTIPPS

Achten Sie auf eine Dorsalflexion des Fußgelenks (Zehen zeigen nach oben), um das Kniegelenk zu schonen.

DAS SOLLTEN SIE SPÜREN

Dehnt die Hüfte und kräftigt den Rumpf.

Beinpendeln

AUSFÜHRUNG

1. Legen Sie sich auf den Rücken, die Hüften und Knie sind gebeugt, die Beine schulterbreit auseinander, die Fersen berühren den Boden.
2. Heben Sie einatmend ein Bein, bis Hüfte und Knie im 90-Grad-Winkel gebeugt sind. Atmen Sie aus.
3. Atmen Sie ein und heben Sie das andere Bein auf dieselbe Weise an. Atmen Sie aus.

TRAININGSTIPPS

Senken Sie das Bein kontrolliert ab, damit sich das Becken und der untere Rücken nicht bewegen.

DAS SOLLTEN SIE SPÜREN

Kräftigt Bauch und Hüften.

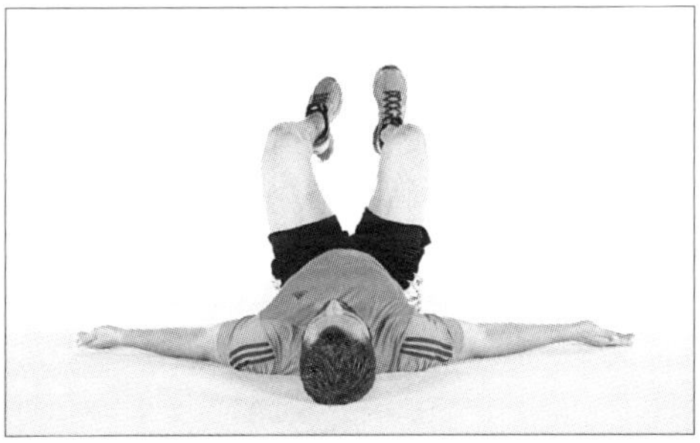

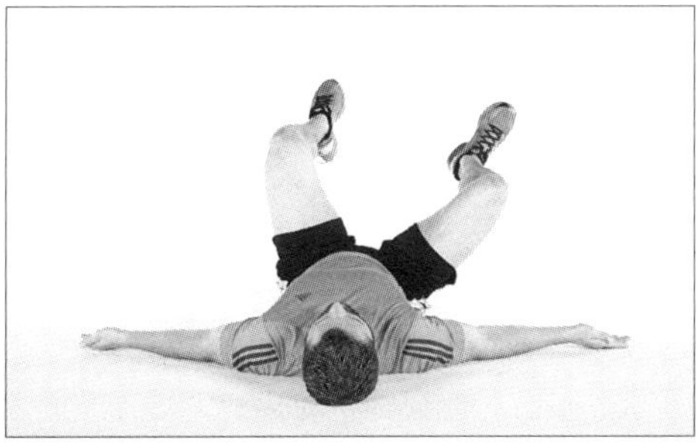

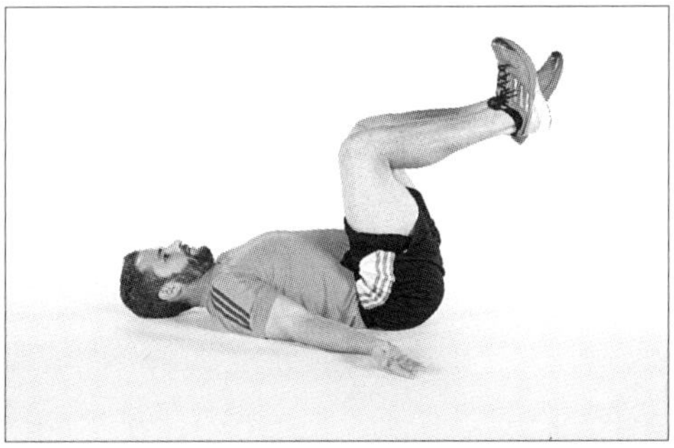

4. Strecken Sie ein Fußgelenk (Zehen zeigen nach vorne), während Sie gleichzeitig das andere beugen (Zehen zeigen nach oben).
5. Atmen Sie ein und lassen Sie das Bein mit den angezogenen Zehen möglichst weit nach außen sinken, ohne dabei den Rumpf oder das Becken zu bewegen.
6. Atmen Sie aus und bringen Sie das Bein zur Mitte zurück. Senken Sie das Bein einatmend wieder zur Seite ab.
7. Wechseln Sie nach der vorgeschriebenen Anzahl von Wiederholungen die Seite.

Fußkreisen

AUSFÜHRUNG

1. Setzen Sie sich auf den Boden und legen Sie ein Fußgelenk auf dem Oberschenkel der anderen Seite ab.
2. Stützen Sie sich mit einer Hand auf dem Boden ab und fassen Sie mit der anderen zwischen die Zehen.
3. Entspannen Sie Fuß und Fußgelenk und benutzen Sie die Hand, um mit dem Fuß kreisende Bewegungen auszuführen.
4. Lassen Sie den Fuß für die vorgeschriebene Anzahl an Wiederholungen im Uhrzeigersinn kreisen und wechseln Sie dann die Richtung.
5. Wechseln Sie nach der vorgeschriebenen Anzahl von Wiederholungen die Seite.

TRAININGSTIPPS

Halten Sie den Arm entspannt und achten Sie darauf, dass die Hand- und Fußbewegung von der Schulter ausgeht.

DAS SOLLTEN SIE SPÜREN

Dehnt Zehen und Fußgelenk und mobilisiert das Schulterblatt.

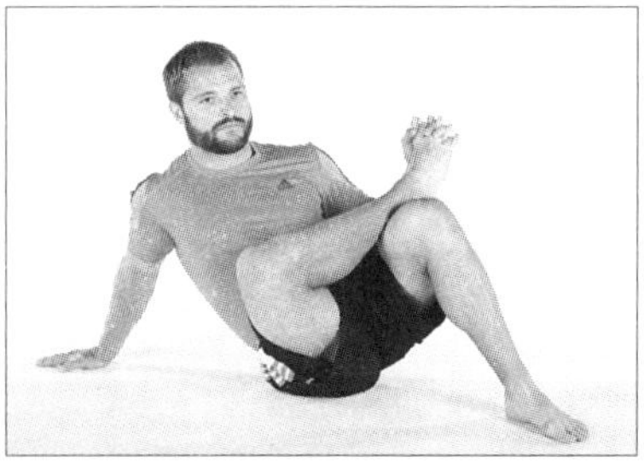
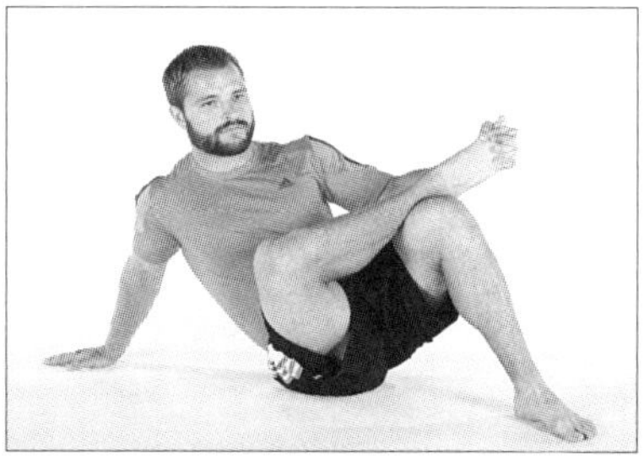
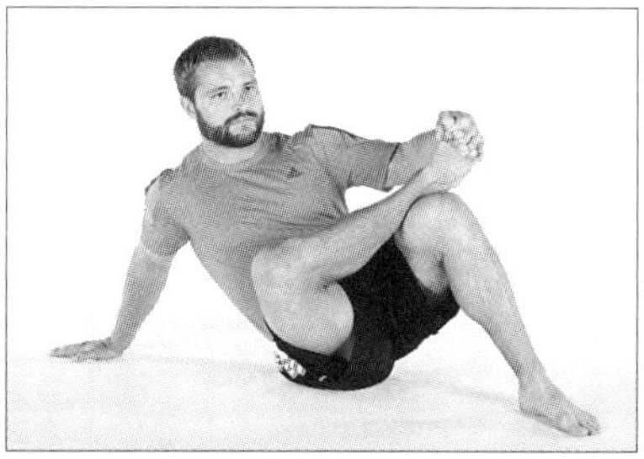

Wandlauf

AUSFÜHRUNG

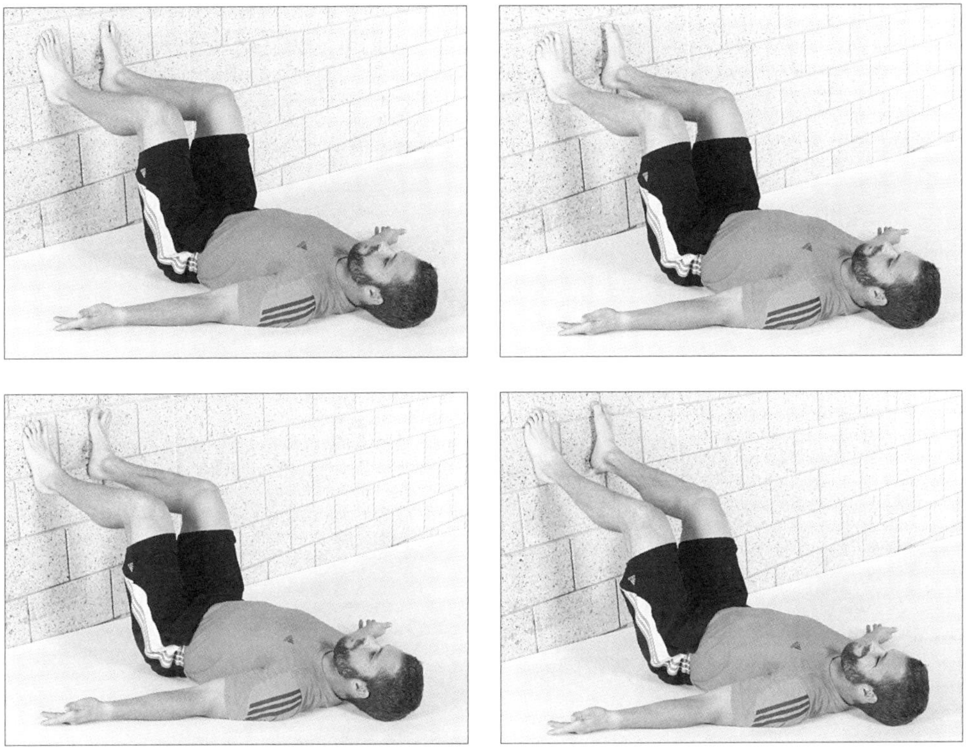

1. Legen Sie sich auf den Rücken und beugen Sie Knie und Hüften im 90-Grad-Winkel. Stellen Sie die Füße flach auf der Wand ab, die Arme sind seitlich ausgestreckt.
2. Halten Sie den Kontakt zur Wand und wandern Sie mit den Füßen aufwärts, indem Sie die Zehen krallenartig einrollen und die Fersen nachziehen. Achten Sie auf ein sauberes Abrollen.
3. Oben angekommen kehren Sie die Bewegungsrichtung um und arbeiten sich wieder nach unten.
4. Wiederholen Sie die Übung so oft wie vorgeschrieben.

TRAININGSTIPPS

Die Zehen zeigen durchgehend zur Decke, der Rumpf bleibt fest.

DAS SOLLTEN SIE SPÜREN

Kräftigt die kleinen Fußmuskeln und dehnt die Vorderseite des Fußgelenks.

Zehenwellen

AUSFÜHRUNG

1. Setzen Sie sich ohne Schuhe auf den Boden und entspannen Sie die Füße.
2. Leiten Sie die Bewegung mit den Zehen ein, indem Sie sie nach vorne ausstrecken, anschließend beugen Sie den gesamten Fuß nach oben.
3. Kehren Sie die Bewegungsrichtung um und strecken Sie zunächst das Fußgelenk und anschließend die Zehen.
4. Wiederholen Sie diese Wellenbewegung, bis der Satz abgeschlossen ist.

TRAININGSTIPPS

Fuß und Fußgelenk zeigen gerade nach vorne.

DAS SOLLTEN SIE SPÜREN

Dehnt die kleinen Muskeln an der Fußsohle.

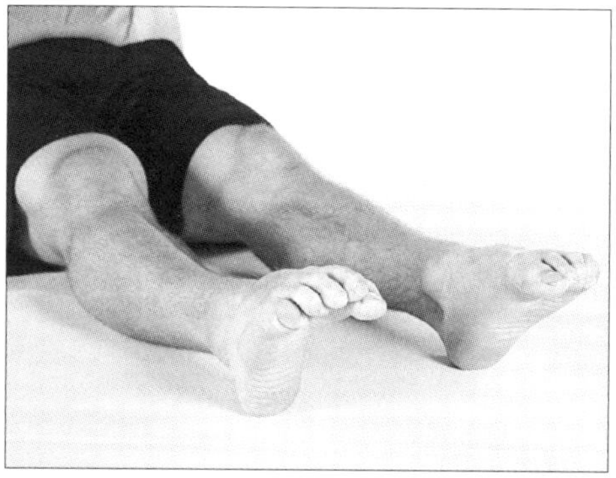

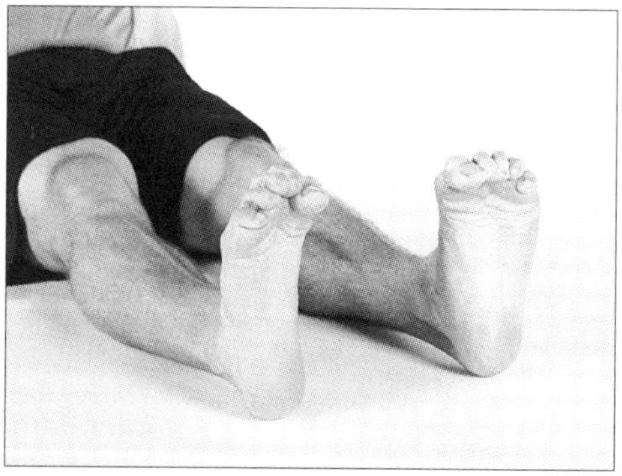

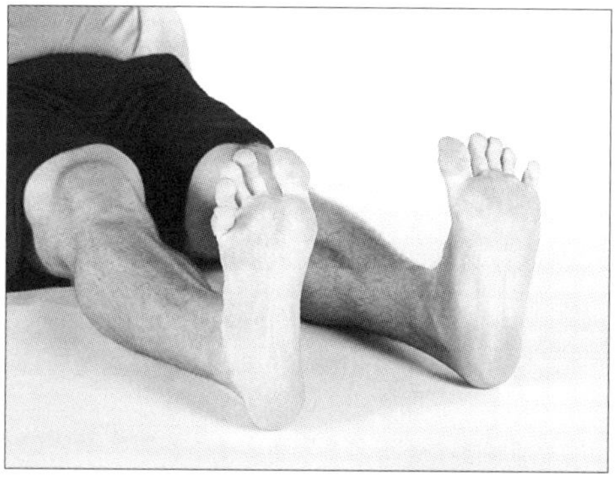

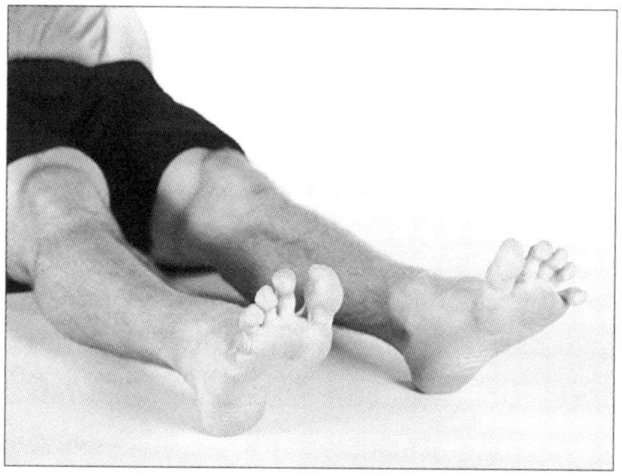

Minisprints am Platz

AUSFÜHRUNG

1. Nehmen Sie eine dynamische Grundstellung ein und gehen Sie leicht in die Knie. Schieben Sie die Hüften nach hinten und halten Sie die Arme leicht gebeugt.
2. Sprinten Sie am Platz, indem Sie möglichst kleine und schnelle Trippelschritte machen. Bewegen Sie die Arme gegengleich mit.
3. Führen Sie die Übung für die vorgeschriebene Dauer aus.

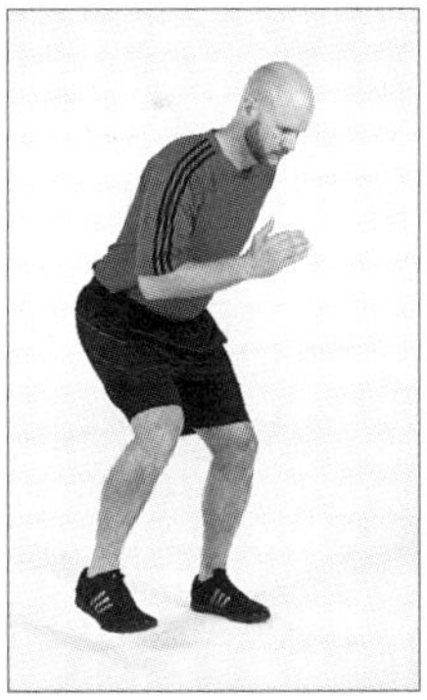

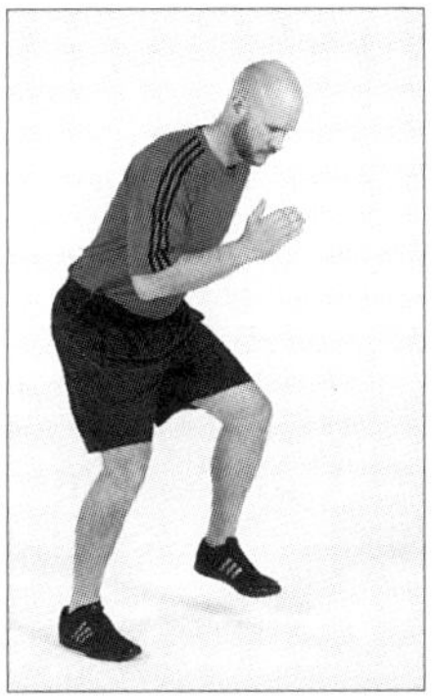

TRAININGSTIPPS

Versuchen Sie, die Füße möglichst senkrecht aufzusetzen, sie sollten also nicht »schleifen«.

DAS SOLLTEN SIE SPÜREN

Kräftigt Hüften, Knie und Fußgelenke und fördert die Koordination.

Gesprungene Hüftrotationen

AUSFÜHRUNG

1. Nehmen Sie eine dynamische Grundstellung ein und gehen Sie leicht in die Knie. Schieben Sie die Hüften nach hinten und halten Sie die Arme leicht gebeugt.
2. Stoßen Sie sich kraftvoll vom Boden ab und drehen Sie dabei das Becken nach rechts, während Sie die Arme gleichzeitig nach links reißen. Die Brust pendelt nicht mit, sondern zeigt gerade nach vorne.
3. Sobald Sie landen, springen Sie umgehend nach links, wobei Sie die Arme diesmal nach rechts bewegen.
4. Führen Sie die Übung für die vorgeschriebene Dauer aus.

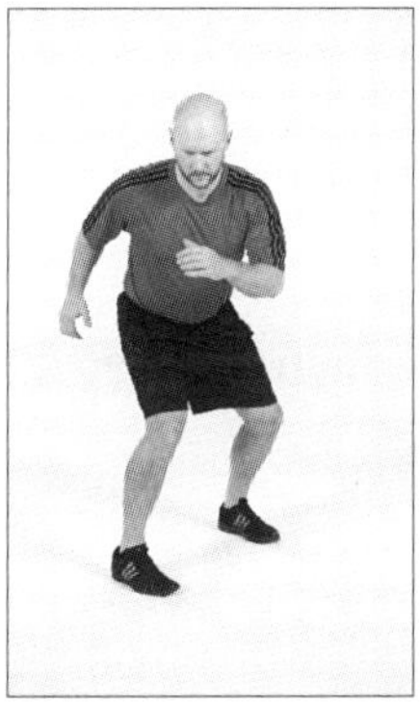

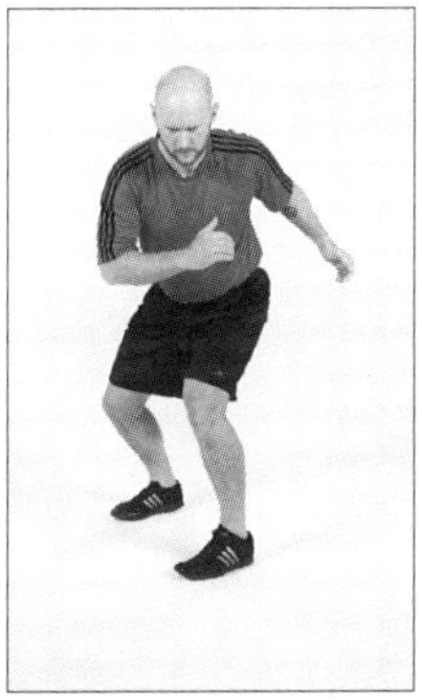

TRAININGSTIPPS

Bewegen Sie die Arme gegengleich mit, um sich zu stabilisieren, und bewegen Sie nur das Becken, nicht aber Schultern und Rumpf.

DAS SOLLTEN SIE SPÜREN

Kräftigt Hüften, Knie sowie Sprunggelenke und fördert die Koordination.

Gekreuzter Hopserlauf

AUSFÜHRUNG

1. Nehmen Sie einen aufrechten Stand ein, die Arme hängen locker an den Seiten.
2. Ziehen Sie ein Knie hoch und quer vor den Körper.
3. Setzen Sie das angehobene Bein neben dem Außenrist des anderen Fußes ab, so dass beide Füße den Boden berühren.
4. Stoßen Sie sich mit beiden Füßen ab und richten Sie dabei schwungvoll Ihr Becken nach vorne aus. Gleichzeitig ziehen Sie das hintere Bein zur Seite und wiederholen dieses Bewegungsmuster umgehend, so dass Sie sich weiter seitwärtsbewegen.
5. Wechseln Sie nach der vorgeschriebenen Anzahl von Wiederholungen die Seite.

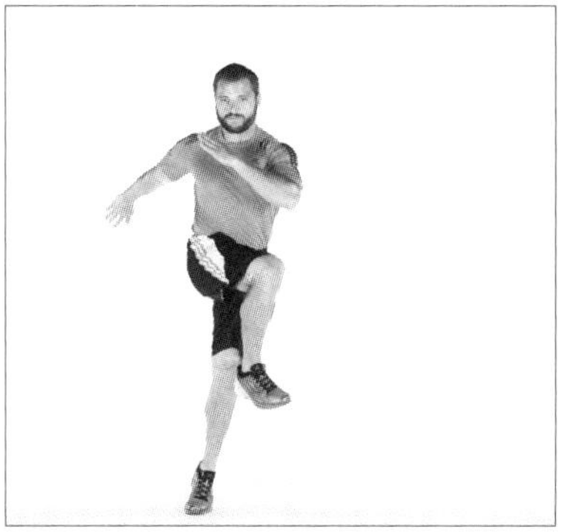

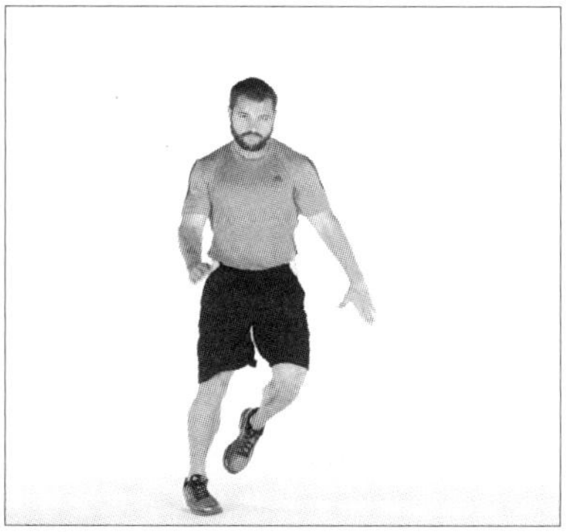

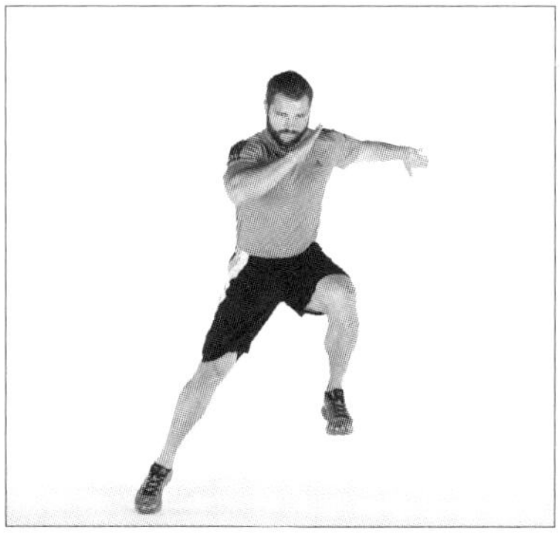

TRAININGSTIPPS

Die Brust zeigt dauerhaft nach vorne. Nur das Becken dreht sich, wenn Sie das Knie vor den Körper bzw. zurück in die Ausgangsposition bringen.

DAS SOLLTEN SIE SPÜREN

Kräftigt den ganzen Körper.

Gekreuzter Ausfallschritt

AUSFÜHRUNG

1. Nehmen Sie einen aufrechten Stand ein, die Arme sind seitlich am Körper.
2. Machen Sie mit einem Fuß einen großen Schritt schräg hinter den anderen Fuß.
3. Drehen Sie die Hüften in die Ausgangsposition zurück, schieben Sie das Becken nach hinten-unten und beugen Sie dabei die Knie.
4. Drücken Sie die Hüften aufwärts, um sich wieder aufzurichten.
5. Wechseln Sie nach der vorgeschriebenen Anzahl von Wiederholungen die Seite.

TRAININGSTIPPS

Halten Sie die Brust aufrecht und bringen Sie das Becken nach hinten.

DAS SOLLTEN SIE SPÜREN

Dehnung der Außenseite der Hüfte.

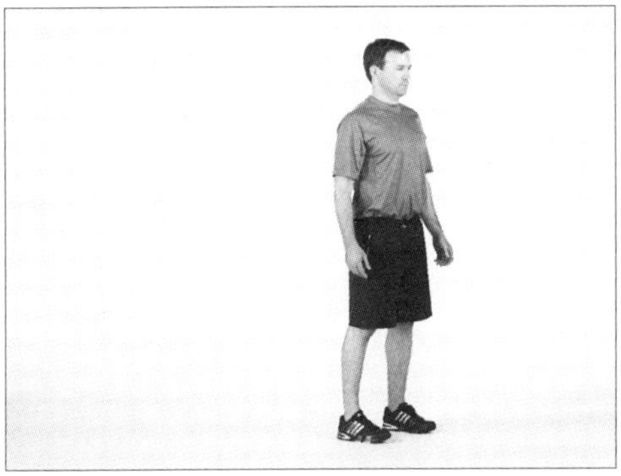

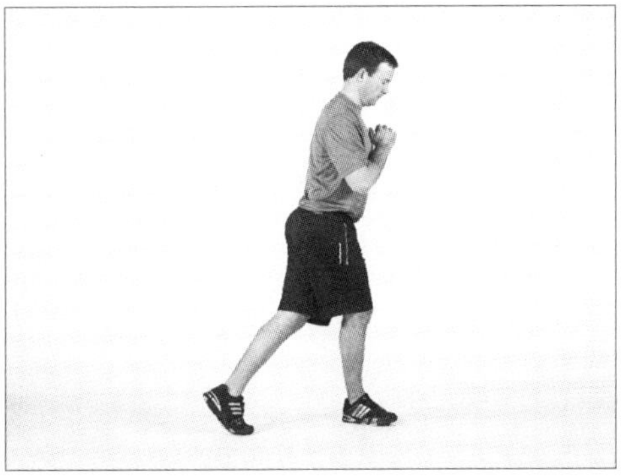

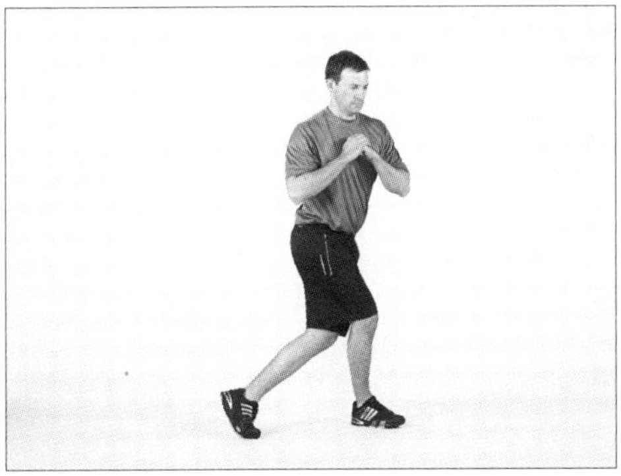

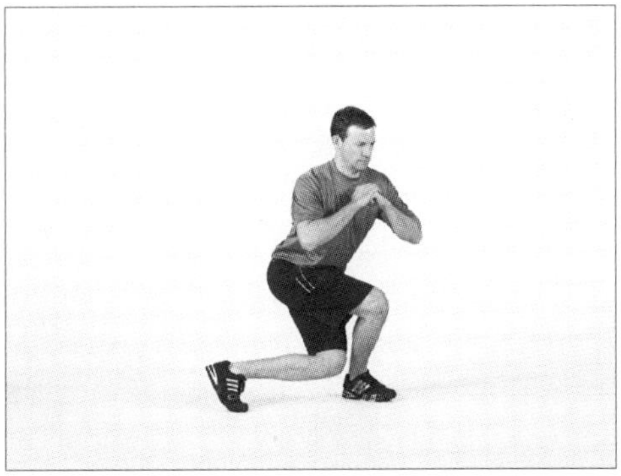

Hopserlauf mit Außenrotation der Hüfte

AUSFÜHRUNG

1. Nehmen Sie einen aufrechten Stand ein, die Füße sind hüftbreit auseinander, die Knie leicht gebeugt, das Becken nach hinten geschoben und die Ellenbogen im 90-Grad-Winkel.
2. Heben Sie ein Knie auf Hüfthöhe an und ziehen Sie es halbkreisförmig nach außen. Zugleich schwingen Sie den gegenüberliegenden Arm nach vorne.
3. Setzen Sie nun den Fuß hinter Ihrem Körper auf und heben Sie anschließend das andere Knie.
4. Wiederholen Sie dieses Bewegungsmuster, bis der Satz abgeschlossen ist.

TRAININGSTIPPS

Halten Sie Ihren Körper aufrecht, die Schultern zeigen nach vorne.

DAS SOLLTEN SIE SPÜREN

Dehnt die Hüften und fördert die Koordination.

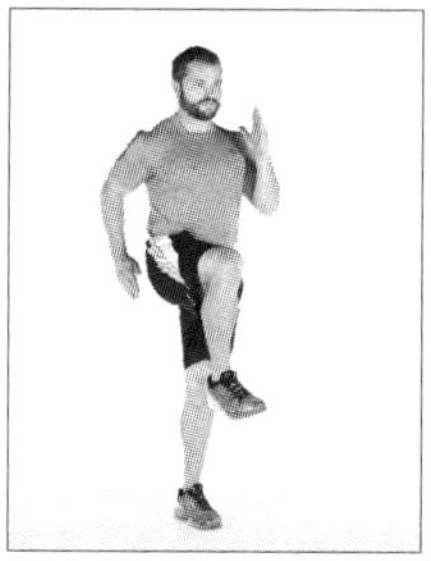

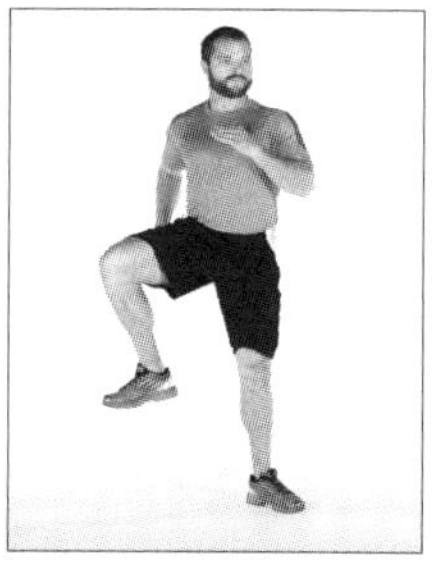

Sumo-Kniebeuge

AUSFÜHRUNG

1. Nehmen Sie einen aufrechten, schmalen Stand ein.
2. Machen Sie mit einem Fuß einen großen Schritt zur Seite und lassen Sie die Zehenspitzen wie in einer klassischen Sumo-Position nach außen zeigen.
3. Senken Sie das Becken ab und machen Sie eine Kniebeuge, bis Sie eine Dehnung in den Oberschenkelinnenseiten spüren.
4. Richten Sie sich auf und kehren Sie in die Ausgangsposition zurück.
5. Wechseln Sie nach der vorgeschriebenen Anzahl von Wiederholungen die Seite.

TRAININGSTIPPS

Halten Sie die Brust aufrecht und achten Sie darauf, dass die Knie nicht über die Zehen ragen bzw. nach innen nachgeben.

DAS SOLLTEN SIE SPÜREN

Dehnt die Oberschenkelinnenseite.

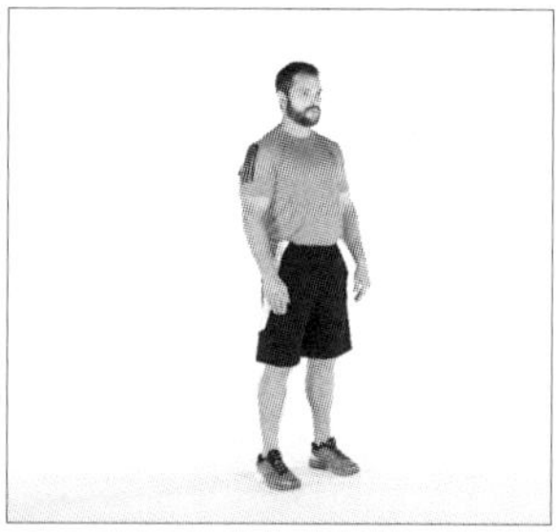

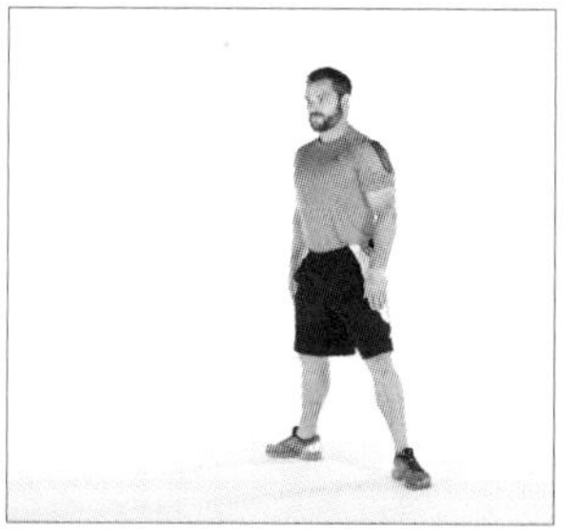

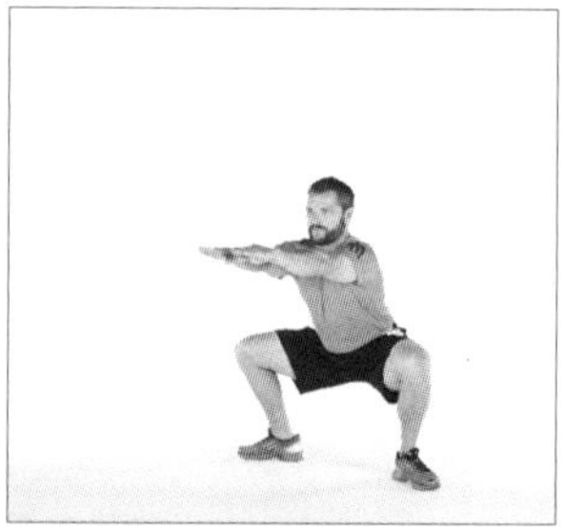

Handlauf

AUSFÜHRUNG

1. Gehen Sie in eine Rumpfbeuge und stützen Sie sich mit den Händen auf dem Boden ab.
2. Mit gestreckten Beinen und angespanntem Bauch bewegen Sie die Hände vorwärts, bis Sie eine Liegestütz-Position einnehmen.
3. Bringen Sie die Füße mit kleinen Trippelschritten zu den Händen und halten Sie die Beine dabei weiterhin gestreckt.
4. Wiederholen Sie die Übung, bis der Satz abgeschlossen ist.

TRAININGSTIPPS

Machen Sie kleine, vom Fußgelenk ausgehende Schritte, sobald Sie die Füße in der zweiten Hälfte der Bewegung zu den Händen bringen. Benutzen Sie dabei nur die Fußgelenke, nicht aber die Knie, Hüften oder Oberschenkel.

DAS SOLLTEN SIE SPÜREN

Dehnt Oberschenkelrückseite, Gesäßmuskeln und Waden und kräftigt Schultern und Rumpf.

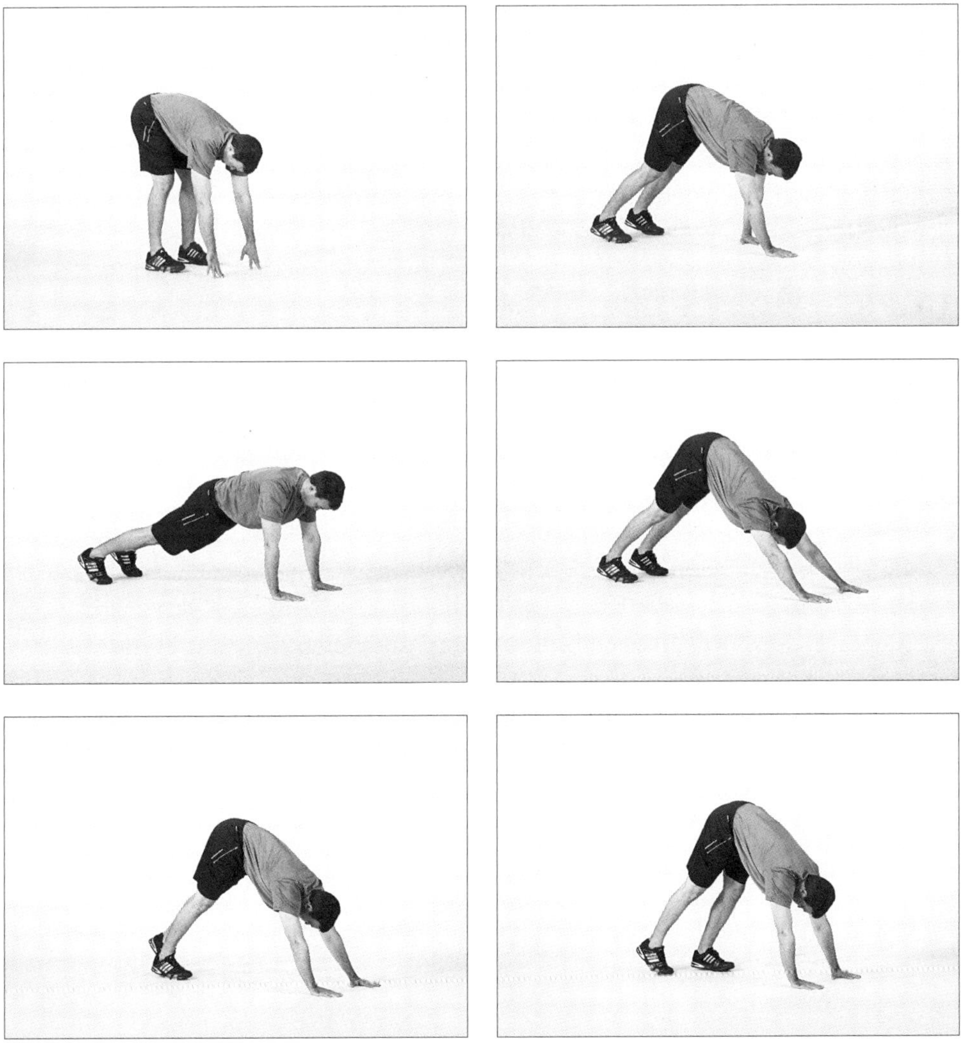

Standwaage mit Gummiband

TRAININGSTIPPS

Halten Sie den Rücken gerade. Wenn man in der unteren Endposition einen Besenstiel auf Ihrem Rücken ablegen würde, dürfte dieser nicht herunterfallen.

DAS SOLLTEN SIE SPÜREN

Dehnt die Oberschenkelrückseite.

AUSFÜHRUNG

1. Stellen Sie sich auf ein Bein, halten Sie den Brustkorb aufrecht und ziehen Sie die Schulterblätter nach hinten-unten. Schlaufen Sie ein Gummiband zwischen Schulter und dem angehobenen Fuß.
2. Heben Sie die Arme T-förmig nach außen, die Daumen zeigen nach oben.
3. Halten Sie den Körper von Kopf bis Fuß gerade, beugen Sie sich mit dem Oberkörper aus den Hüften nach vorne und führen Sie das Bein mit dem Gummiband gestreckt nach hinten.
4. Sobald Sie eine Dehnung der Oberschenkelrückseite spüren, kehren Sie in die Ausgangsposition zurück, indem Sie das Gesäß und die Oberschenkelrückseite des Standbeins anspannen.
5. Wechseln Sie nach der vorgeschriebenen Anzahl von Wiederholungen die Seite.

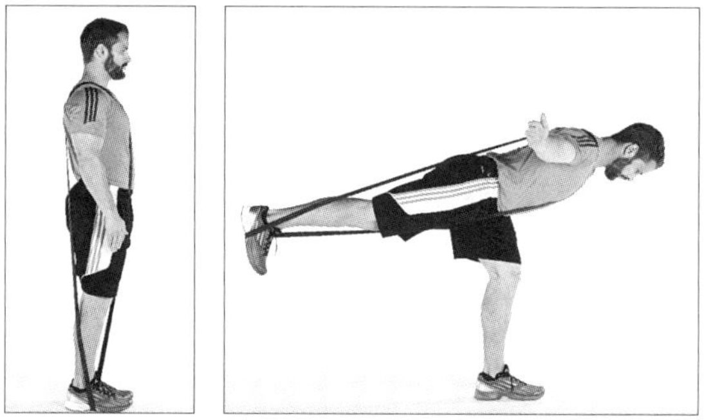

Knie umarmen

TRAININGSTIPPS

Halten Sie die Brustwirbelsäule aufrecht und spannen Sie den Gesäßmuskel des Standbeins an.

DAS SOLLTEN SIE SPÜREN

Dehnt Gesäß, Oberschenkelrückseite und Hüftbeuger.

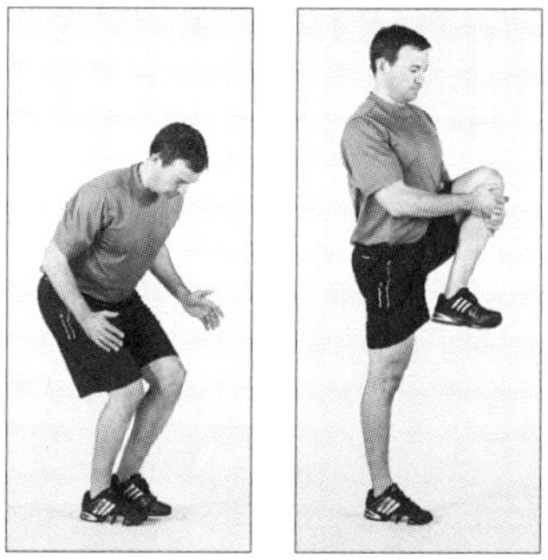

AUSFÜHRUNG

1. Nehmen Sie einen aufrechten Stand ein, die Arme hängen locker herab.
2. Heben Sie einen Fuß vom Boden, schieben Sie das Becken nach hinten-unten und beugen Sie das Standbein einige Zentimeter wie bei einer Kniebeuge.
3. Spannen Sie den Gesäßmuskel des Standbeins an, fassen Sie das Knie des angehobenen Beins mit beiden Händen und ziehen Sie es zur Brust, während Sie gleichzeitig das andere Bein strecken. Halten Sie diese Position 1 bis 2 Sekunden.
4. Entspannen Sie sich und kehren Sie in die Ausgangsposition zurück.
5. Führen Sie die Bewegung auf der anderen Seite aus.
6. Wiederholen Sie die Übung abwechselnd links und rechts, bis der Satz abgeschlossen ist.

Ausfallschritt zur Seite

AUSFÜHRUNG

1. Machen Sie einen Schritt zur Seite, beugen Sie dabei das Knie und senken Sie das Becken, indem Sie es nach hinten-unten schieben; das andere Bein bleibt gestreckt.
2. Kehren Sie in die Ausgangsposition zurück, indem Sie sich mit dem gebeugten Knie hochdrücken, und führen Sie die Bewegung mit dem anderen Bein aus.
3. Wiederholen Sie die Übung abwechselnd links und rechts, bis der Satz abgeschlossen ist.

TRAININGSTIPPS

Halten Sie die Brust aufrecht und den Rücken gerade.

DAS SOLLTEN SIE SPÜREN

Kräftigt Gesäß, Oberschenkelrückseite und Quadrizeps des Standbeins und dehnt die Oberschenkelinnenseite des gestreckten Beins.

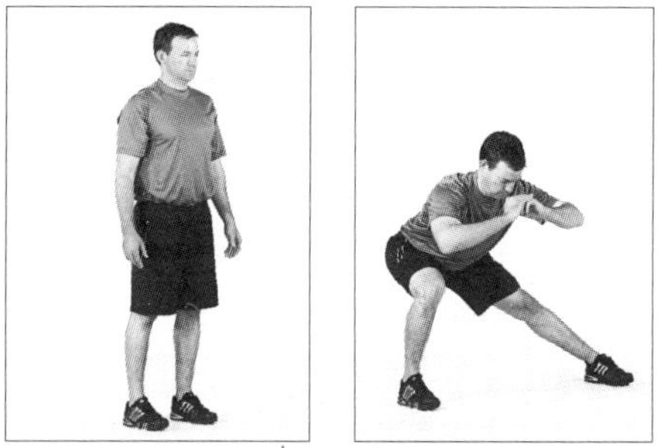

Beinschaukeln

AUSFÜHRUNG

1. Nehmen Sie einen schmalen Stand ein, halten Sie den Rücken gerade, die Knie leicht gebeugt und die Arme locker an den Seiten.
2. Heben Sie ein Bein an und ziehen Sie den Unterschenkel bei gebeugtem Knie quer vor den Körper. Schieben Sie dabei das Becken zurück und beugen Sie das Standbein.
3. Umfassen Sie Knie und Fußgelenk des angehobenen Beins mit beiden Händen und spannen Sie dabei auf der Seite des Standbeins das Gesäß an.
4. Strecken Sie das Standbein, während Sie gleichzeitig das Knie der Gegenseite zur Brust ziehen, bis Sie an der Außenseite der Hüfte ein leichtes Ziehen spüren.
5. Kehren Sie in die Ausgangsposition zurück und wiederholen Sie die Übung mit dem anderen Bein.
6. Wiederholen Sie die Übung abwechselnd links und rechts, bis der Satz abgeschlossen ist.

TRAININGSTIPPS

Achten sie auf einen aufrechten Stand und halten Sie die Brust durchgehend aufrecht.

DAS SOLLTEN SIE SPÜREN

Dehnt die Außenseite der Hüfte.

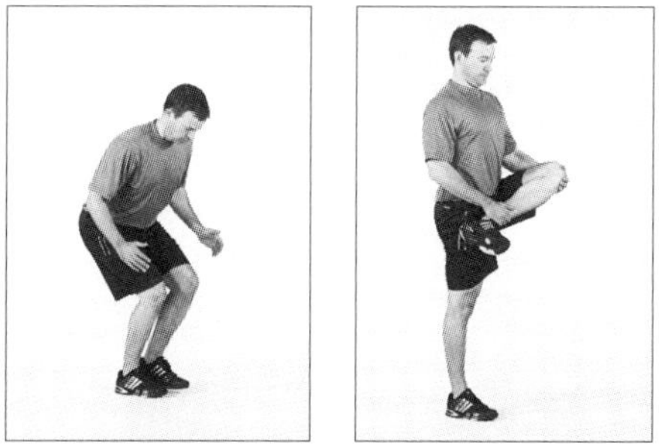

Gehen mit Miniband – zur Seite, mit gebeugten Knien

AUSFÜHRUNG

1. Nehmen Sie ein Miniband und streifen Sie es über Ihre Beine, so dass es oberhalb der Knie auf den Oberschenkeln sitzt. Beugen Sie die Knie, halten Sie den Rücken gerade und schieben Sie das Becken zurück.
2. Machen Sie kleine, maximal 15 cm große Schritte zur Seite, indem Sie sich mit dem hinteren Bein abstoßen.
3. Wechseln Sie nach der vorgeschriebenen Anzahl von Schritten die Richtung.

TRAININGSTIPPS

Der Rücken ist gerade und das Becken hinten. Das Knie des vorderen Beins befindet sich über dem Fußgelenk. Schwingen Sie die Arme gegengleich mit.

DAS SOLLTEN SIE SPÜREN

Kräftigt die Gesäßmuskulatur.

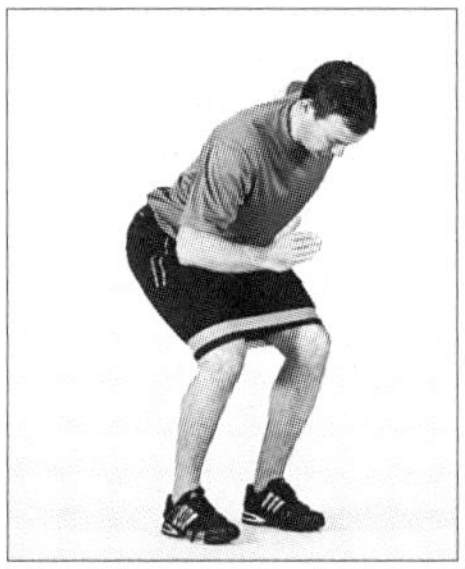

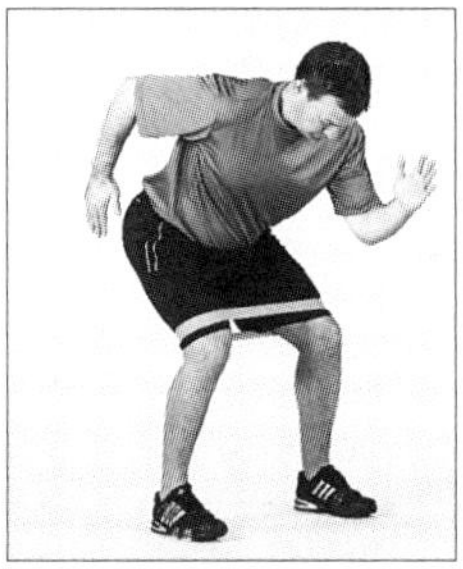

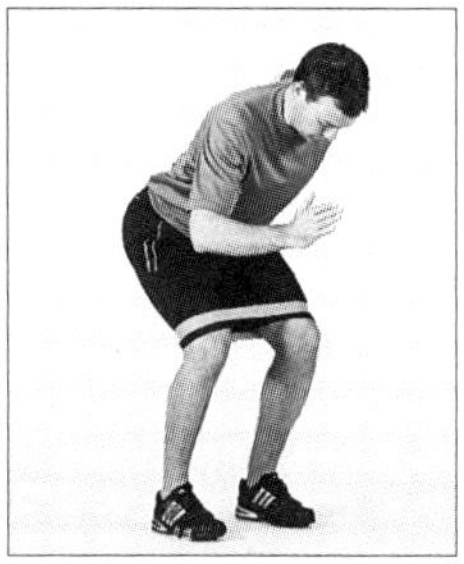

Gehen mit Miniband – linear, mit gebeugten Knien

AUSFÜHRUNG

1. Nehmen Sie ein Miniband und streifen Sie es über Ihre Beine, so dass es oberhalb der Fußgelenke sitzt. Beugen Sie die Knie, halten Sie den Rücken gerade und schieben Sie das Becken zurück.

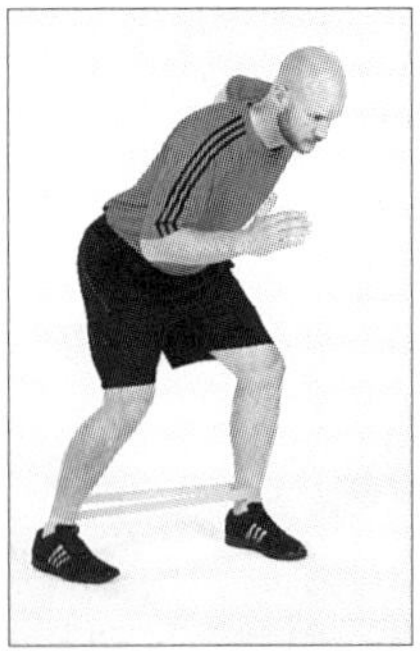

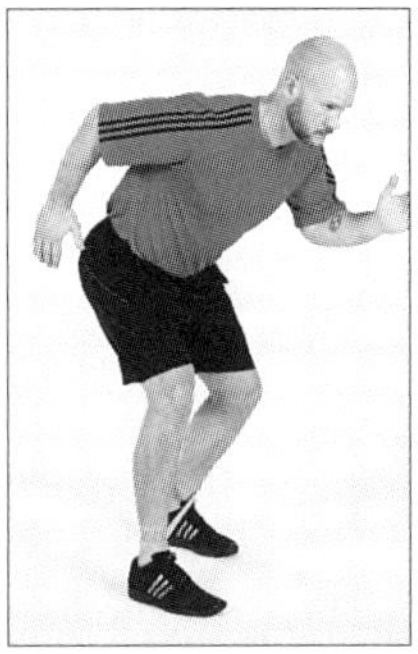

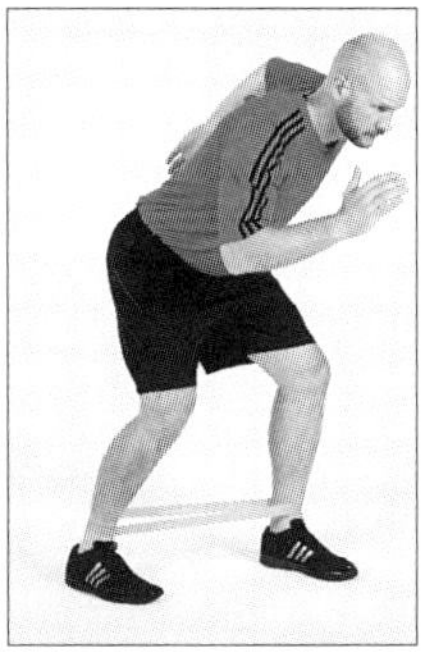

TRAININGSTIPPS

Halten Sie den Rücken gerade und das Becken hinten. Halten sie das Miniband ständig unter Spannung. Setzen Sie die Arme ein, indem Sie sie gegengleich mitschwingen.

DAS SOLLTEN SIE SPÜREN

Kräftigt die Gesäßmuskulatur.

2. Machen Sie kleine Schritte vorwärts und variieren Sie dabei nicht die Schrittbreite. Achten Sie darauf, dass die Füße direkt unter den Hüften bleiben.
3. Wechseln Sie nach der vorgeschriebenen Anzahl von Schritten die Richtung, d.h. gehen Sie dann rückwärts.

Marschieren – zur Seite

AUSFÜHRUNG

1. Nehmen Sie einen aufrechten Stand ein, die Arme sind seitlich am Körper und die Ellenbogen im 90-Grad-Winkel gebeugt.
2. Ziehen Sie jeweils ein Knie zur Brust, während Sie die Arme gegengleich mitschwingen.
3. Machen Sie einen Schritt zur Seite, indem Sie einen Fuß kraftvoll aufsetzen, dabei das andere Bein heben und die Haltung der Arme wechseln.
4. Bewegen Sie sich auf diese Weise seitwärts fort und wechseln Sie nach der vorgeschriebenen Anzahl von Schritten die Richtung.

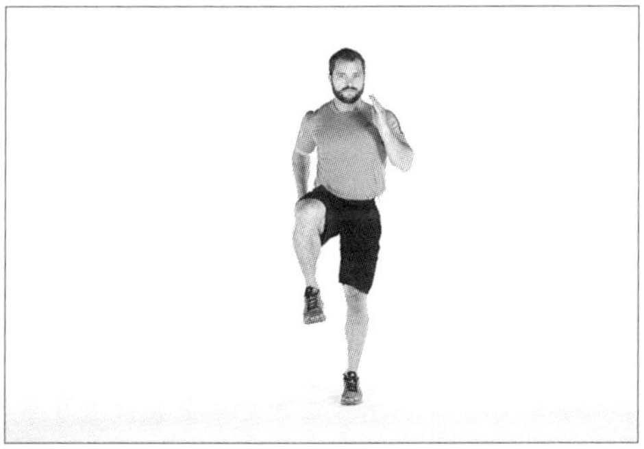

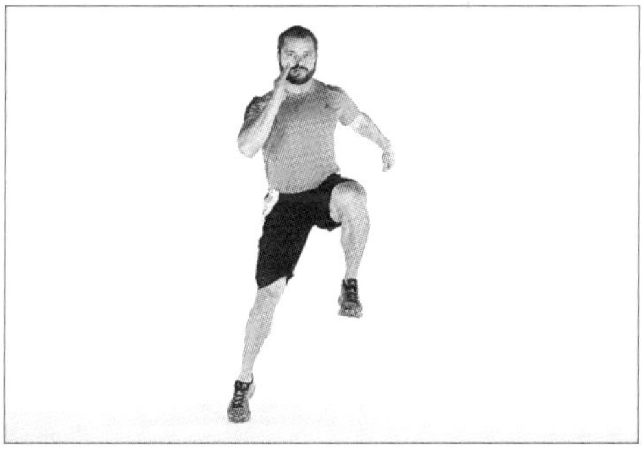

TRAININGSTIPPS

Strecken Sie sich und stoßen Sie sich mit dem hinteren Bein kraftvoll vom Boden ab.

DAS SOLLTEN SIE SPÜREN

Kräftigt den ganzen Körper.

Marschieren – linear

AUSFÜHRUNG

1. Nehmen Sie einen aufrechten Stand ein, die Arme sind seitlich am Körper und die Ellenbogen im 90-Grad-Winkel gebeugt.
2. Ziehen Sie je ein Knie zur Brust, während Sie die Arme gegengleich mitschwingen.
3. Machen Sie einen Schritt vorwärts, indem Sie einen Fuß kraftvoll aufsetzen, dabei das andere Bein heben und die Haltung der Arme wechseln.
4. Wiederholen Sie die Übung so oft wie vorgeschrieben.

TRAININGSTIPPS

Leiten Sie die Bewegung mit dem Gesäß ein und stellen Sie sich vor, Sie treten mit dem hinteren Fuß ein Loch in den Boden, sobald Sie die Hüften durchstrecken.

DAS SOLLTEN SIE SPÜREN

Kräftigt den ganzen Körper.

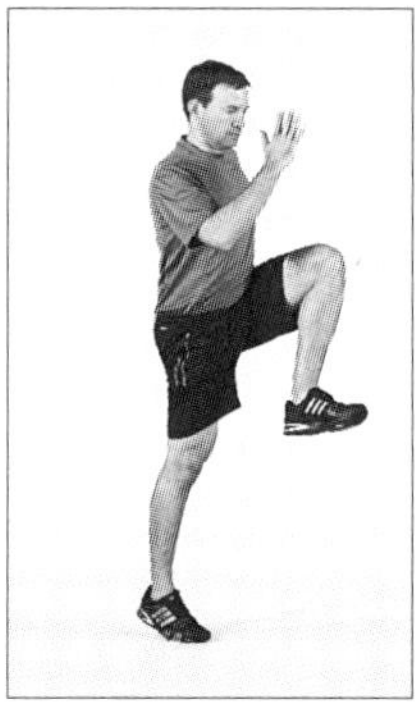

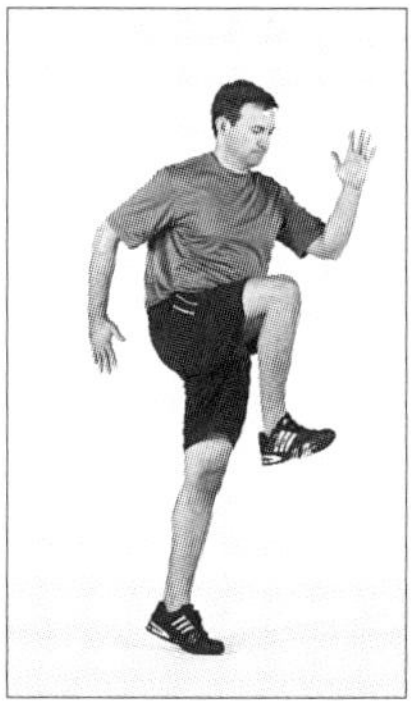

Hopserlauf – zur Seite

AUSFÜHRUNG

1. Nehmen Sie einen aufrechten Stand ein, die Arme sind seitlich am Körper und die Ellenbogen im 90-Grad-Winkel gebeugt.
2. Ziehen Sie ein Knie zur Brust, während Sie die Arme gegengleich mitschwingen.
3. Bewegen Sie sich seitwärts fort, indem Sie das angehobene Bein kraftvoll auf dem Boden aufsetzen und sich dann wieder damit abstoßen. Dabei heben Sie gleichzeitig das andere

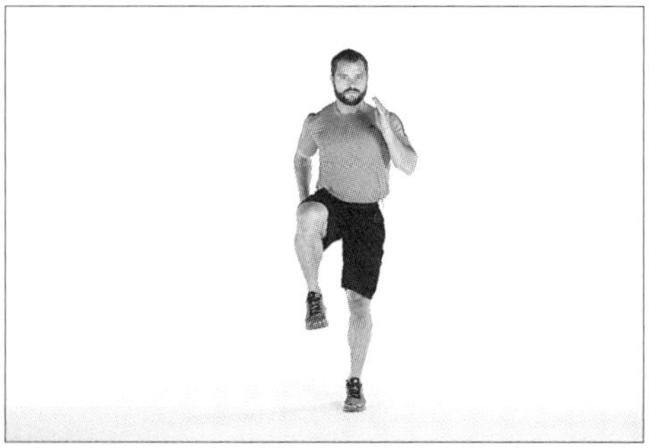

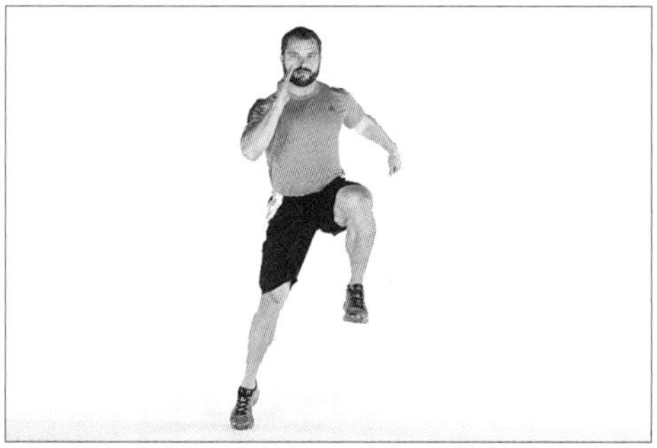

Bein mit gebeugtem Knie und Fußgelenk zur Brust und schwingen die Arme gegengleich mit.

4. Bewegen Sie sich auf diese Weise seitwärts fort und wechseln Sie nach der vorgeschriebenen Anzahl von Schritten die Richtung.

TRAININGSTIPPS

Strecken Sie sich und stoßen Sie sich mit dem hinteren Bein kraftvoll vom Boden ab.

DAS SOLLTEN SIE SPÜREN

Kräftigt den ganzen Körper.

Hopserlauf – linear

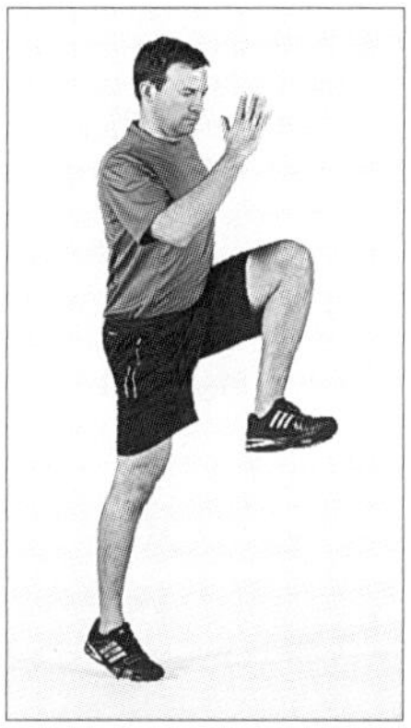

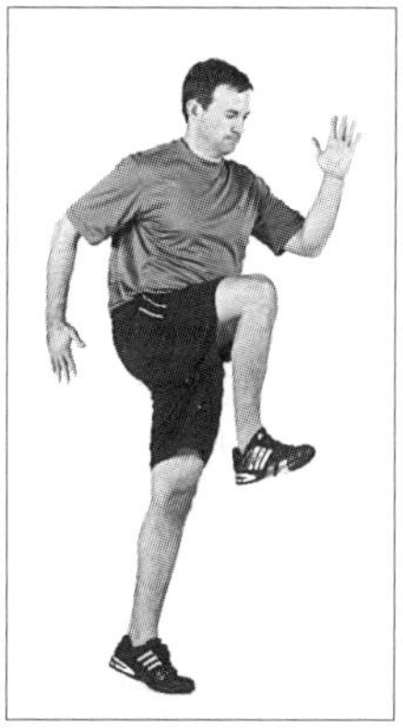

AUSFÜHRUNG

1. Nehmen Sie einen aufrechten Stand ein, die Arme sind seitlich am Körper und die Ellenbogen im 90-Grad-Winkel gebeugt.
2. Ziehen Sie ein Knie zur Brust, während Sie die Arme gegengleich mitschwingen.
3. Bewegen Sie sich vorwärts, indem Sie das angehobene Bein kraftvoll auf dem Boden aufsetzen und sich sogleich wieder damit abstoßen. Dabei heben Sie gleichzeitig das andere Bein mit gebeugtem Knie und Fußgelenk zur Brust und schwingen die Arme gegengleich mit.
4. Setzen Sie den Hopserlauf fort, indem Sie die Bewegung mit dem anderen Bein wiederholen.
5. Wiederholen Sie die Übung abwechselnd links und rechts, bis der Satz abgeschlossen ist.

TRAININGSTIPPS

Strecken Sie sich und stoßen Sie sich mit dem hinteren Bein kraftvoll vom Boden ab.

DAS SOLLTEN SIE SPÜREN

Kräftigt den ganzen Körper.

Ausfallschritt rückwärts – Ellenbogen zum Fuß mit Oberkörperrotation

AUSFÜHRUNG

1. Nehmen Sie einen aufrechten Stand ein, die Arme sind seitlich am Körper.
2. Machen Sie mit dem rechten Fuß einen Ausfallschritt nach hinten.
3. Stützen Sie sich mit der rechten Hand auf dem Boden ab und bringen Sie den linken Ellenbogen zum Spann des vorderen Fußes. Halten Sie diese Position 1 bis 2 Sekunden.
4. Drehen Sie den Oberkörper nach links und strecken Sie den linken Arm nach oben. Halten Sie diese Position weitere 1 bis 2 Sekunden.
5. Senken Sie den linken Arm wieder und strecken Sie ihn unter dem Rumpf hindurch nach rechts.
6. Richten Sie sich wieder auf und wiederholen Sie die Übung abwechselnd links und rechts, bis der Satz abgeschlossen ist.

TRAININGSTIPPS

Spannen Sie beim Ausfallschritt den Gesäßmuskel des hinteren Beins an, um die Hüftvorderseite stärker zu dehnen.

DAS SOLLTEN SIE SPÜREN

Dehnt Leiste, Hüftbeuger des hinteren Beins, Gesäß und Oberschenkelrückseite des vorderen Beins.

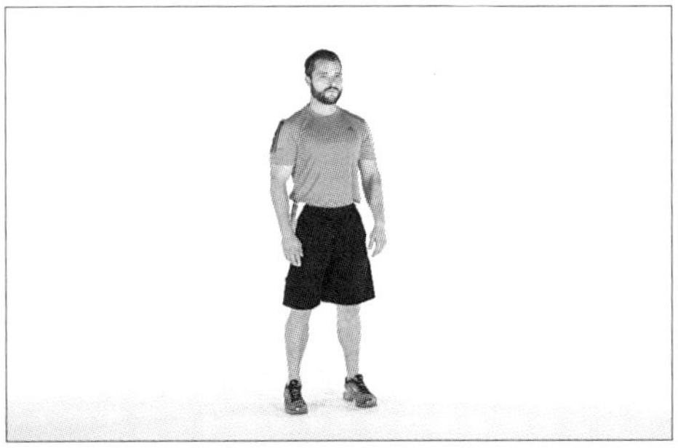

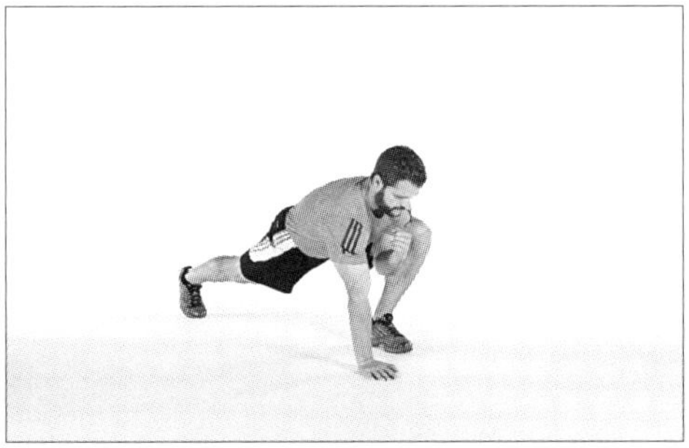

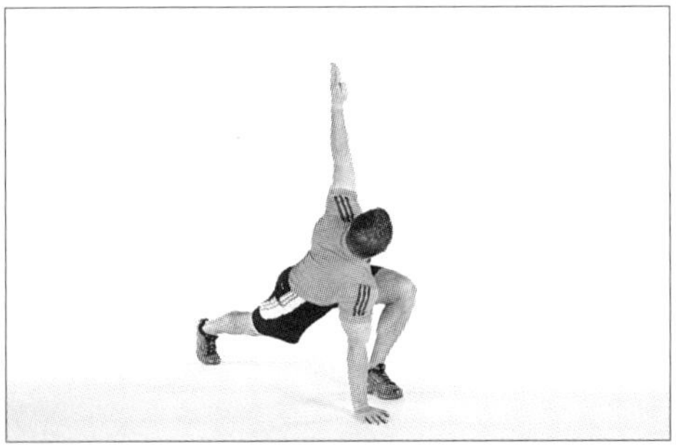

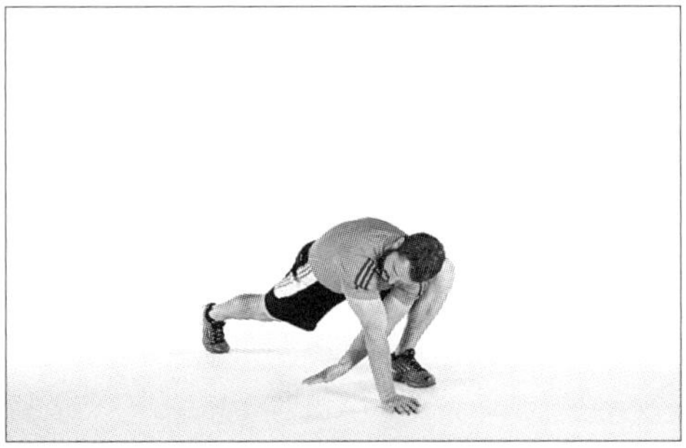

Tinioca

AUSFÜHRUNG

1. Nehmen Sie einen schulterbreiten Stand ein und heben Sie die Arme auf Schulterhöhe.
2. Setzen Sie das rechte Bein schräg vor das linke, während Sie Hüften und Arme in die Gegenrichtung eindrehen, und bewegen Sie sich nach links.
3. Kehren Sie mit dem Becken und dem linken Bein in die Ausgangsposition des parallelen Stands zurück, während Sie sich mit dem rechten Bein abstoßen und die Arme nach links drehen.
4. Setzen Sie das rechte Bein jetzt schräg hinter das linke, drehen Sie Hüften und Arme in die Gegenrichtung und bewegen Sie sich dabei weiterhin nach links.
5. Wechseln Sie nach der vorgeschriebenen Anzahl von Wiederholungen die Richtung.

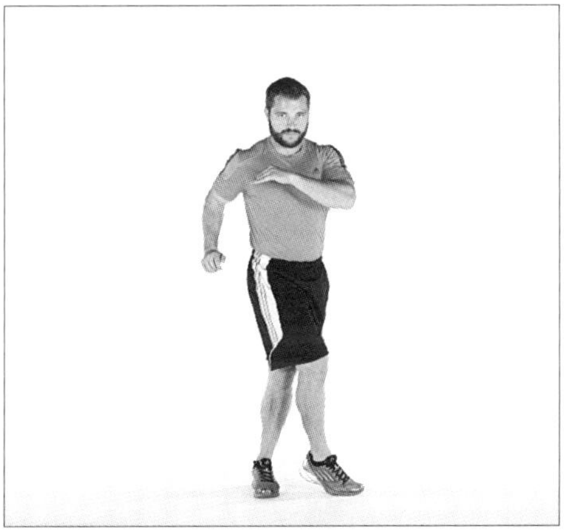

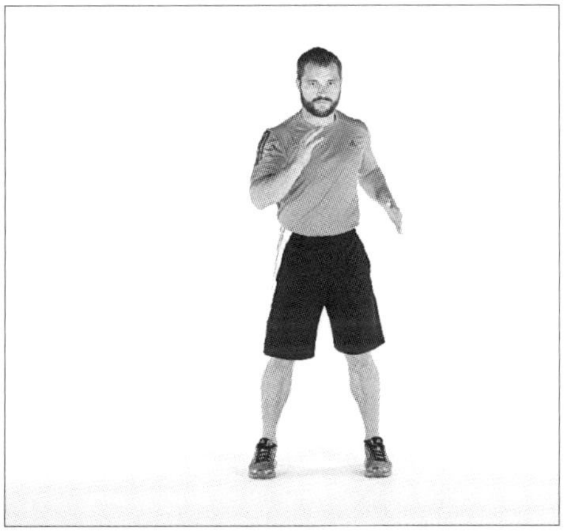

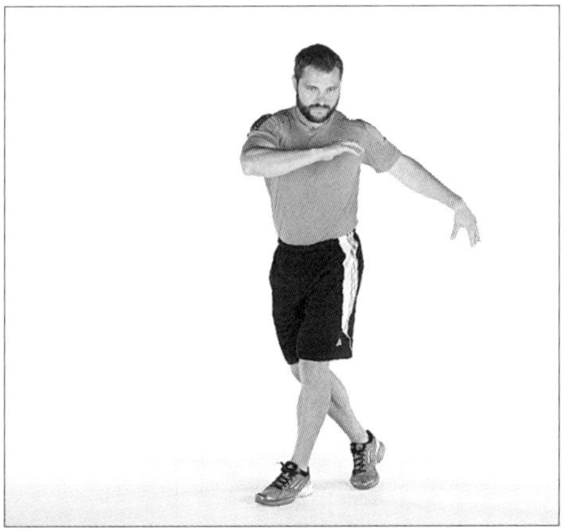

TRAININGSTIPPS

Machen Sie kurze, schnelle Schritte. Obwohl die Hüften ständig in Bewegung sind, zeigen die Schultern dauerhaft nach vorne.

DAS SOLLTEN SIE SPÜREN

Kräftigt den ganzen Körper.

Box Jumps

TRAININGSTIPPS

Halten Sie in der unteren Position (Kniebeuge) nicht inne.

DAS SOLLTEN SIE SPÜREN

Kräftigt Hüften, Knie und Fußgelenke.

AUSFÜHRUNG

1. Nehmen Sie einen etwas mehr als schulterbreiten Stand ein. Um die Übung schwieriger zu gestalten, können Sie auch eine Gewichtsweste verwenden.
2. Halten Sie die Brustwirbelsäule aufrecht, beugen Sie die Knie, schieben Sie gleichzeitig das Becken zurück und springen Sie auf den Kasten. Strecken Sie im Sprung die Hüften und ziehen Sie dabei die Zehen an.
3. Federn Sie Ihre Landung ab, indem Sie in die Knie gehen.
4. Richten Sie sich auf und kehren Sie in die Ausgangsposition zurück.
5. Wiederholen Sie die Übung so oft wie vorgeschrieben.

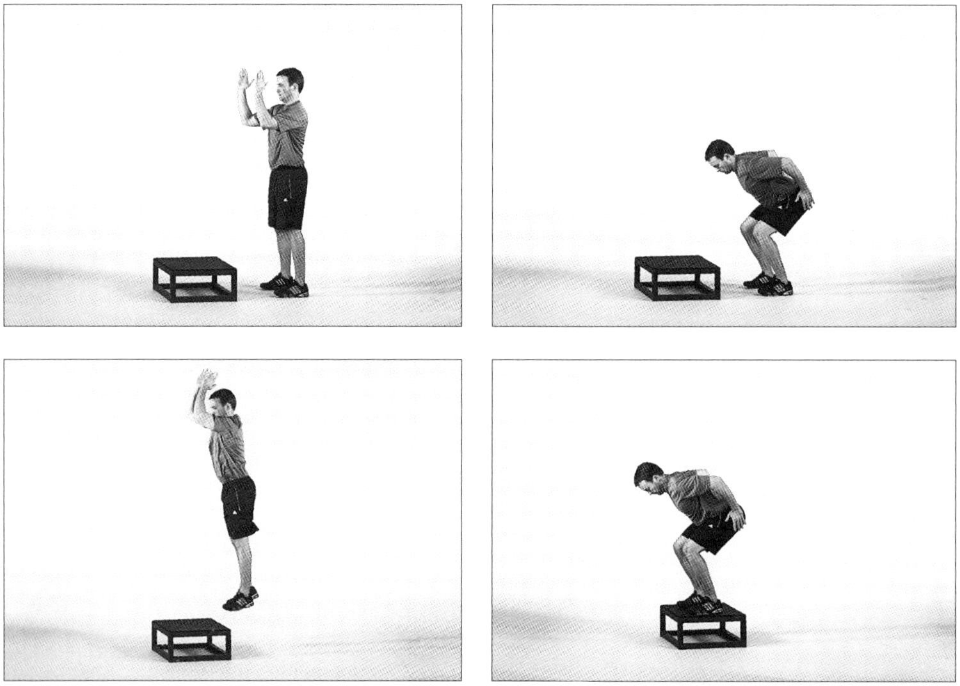

Kniebeuge – von 2 auf 1

AUSFÜHRUNG

1. Nehmen Sie einen etwas mehr als schulterbreiten Stand ein und halten Sie die im 90-Grad-Winkel gebeugten Arme auf Schulterhöhe vor dem Körper.
2. Stoßen Sie sich kraftvoll vom Boden ab und reißen Sie die Arme nach hinten, während Sie gleichzeitig das Becken nach hinten-unten bringen und in einer Viertelkniebeuge auf einem Bein landen.
3. Richten Sie sich wieder auf und wiederholen Sie den Bewegungsablauf; landen Sie diesmal aber auf dem anderen Bein.
4. Wiederholen Sie die Übung abwechselnd links und rechts, bis der Satz abgeschlossen ist.

TRAININGSTIPPS

Bewegen Sie sich schnell, aber achten Sie auf eine saubere Landung.

DAS SOLLTEN SIE SPÜREN

Kräftigt Hüften und Beine.

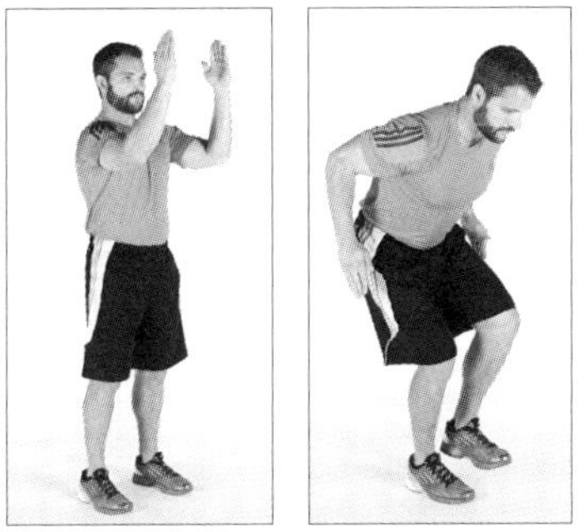

Weitsprung

AUSFÜHRUNG

1. Nehmen Sie einen etwas mehr als schulterbreiten Stand ein und halten Sie die im 90-Grad-Winkel gebeugten Arme auf Schulterhöhe vor dem Körper.
2. Ziehen Sie die Ellenbogen energisch nach hinten, während Sie das Becken nach hinten-unten bewegen und dabei die Knie beugen.
3. Stoßen Sie sich kraftvoll vom Boden ab und springen Sie so hoch und weit, wie Sie können.
4. Federn Sie die Landung ab, indem Sie in die Knie gehen, und kehren Sie in die Ausgangsposition zurück.
5. Wiederholen Sie die Übung so oft wie vorgeschrieben.

TRAININGSTIPPS

Setzen Sie die Arme ein, um Schwung zu holen und möglichst hoch bzw. weit zu springen.

DAS SOLLTEN SIE SPÜREN

Kräftigt den ganzen Körper.

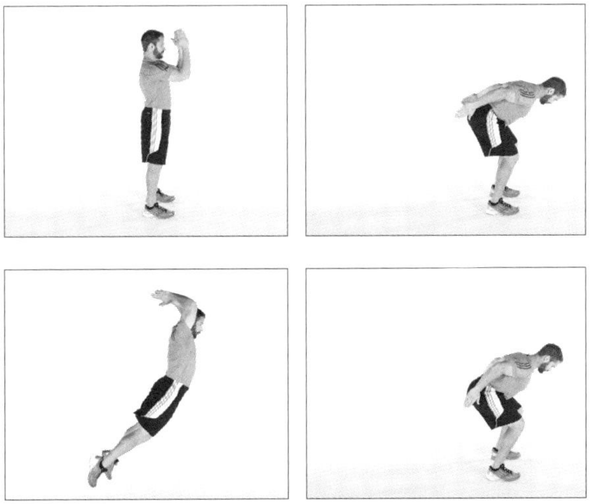

Wechselsprung zur Seite – fortlaufend

AUSFÜHRUNG

1. Nehmen Sie eine dynamische Ausgangsposition ein, bei der die Hüften und Knie leicht gebeugt sind.
2. Holen Sie mit den Armen Schwung und machen Sie einen Wechselsprung zur Seite, indem Sie sich mit einem Bein abstoßen und dabei Hüfte, Knie und Fußgelenk strecken.
3. Landen Sie auf dem anderen Bein und springen Sie ohne Pause gleich wieder in die andere Richtung.
4. Wiederholen Sie die Übung abwechselnd links und rechts, bis der Satz abgeschlossen ist.

TRAININGSTIPPS

Versuchen Sie, möglichst hoch und weit zu springen, achten Sie dabei auf eine stabile Landung.

DAS SOLLTEN SIE SPÜREN

Kräftigt Hüften und Beine.

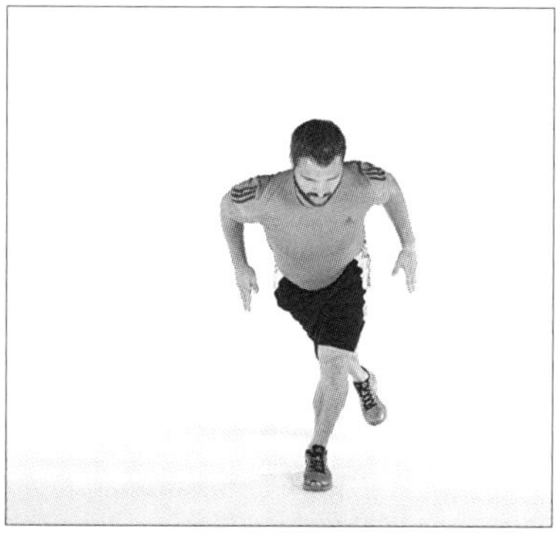

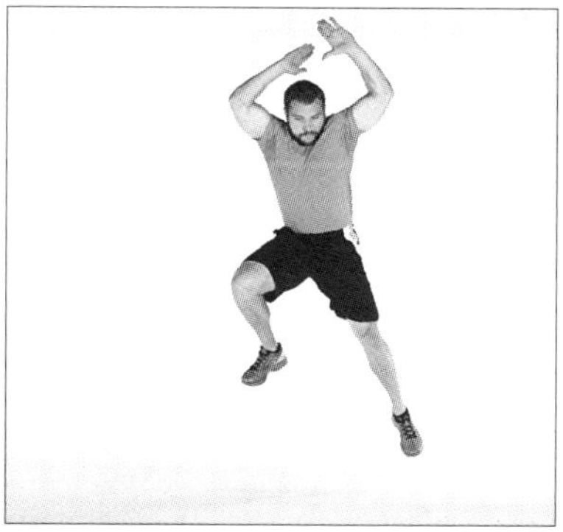

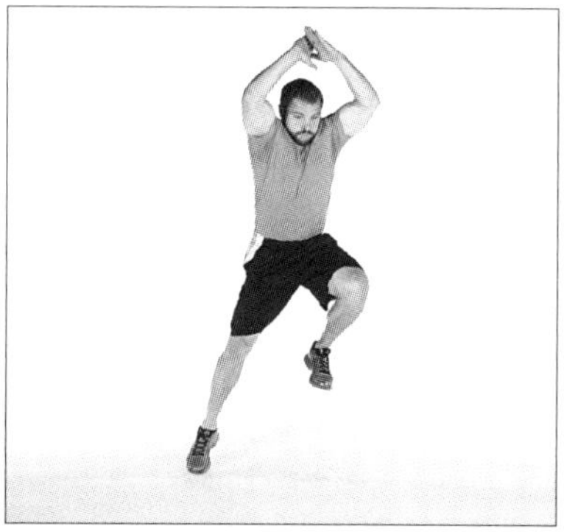

Wechselsprung zur Seite – schnell mit Stabilisierung

AUSFÜHRUNG

1. Nehmen Sie eine dynamische Ausgangsposition ein, bei der die Hüften und Knie leicht gebeugt sind. Um die Übung schwieriger zu gestalten, können Sie auch eine Gewichtsweste verwenden.
2. Holen Sie mit den Armen Schwung und machen Sie einen Wechselsprung zur Seite, indem Sie sich mit einem Bein abstoßen und dabei Hüfte, Knie und Fußgelenk strecken.
3. Landen Sie auf dem anderen Bein und springen Sie ohne Pause gleich wieder in die andere Richtung.
4. Federn Sie die Landung ab, indem Sie in die Knie gehen und das Becken nach hinten schieben, und halten Sie die Position dieses Mal 3 Sekunden.
5. Wiederholen Sie die Übung abwechselnd links und rechts, bis der Satz abgeschlossen ist.

■ TRAININGSTIPPS

Versuchen Sie, möglichst hoch und weit zu springen, achten Sie dabei auf eine saubere Landung.

■ DAS SOLLTEN SIE SPÜREN

Kräftigt Hüften und Beine.

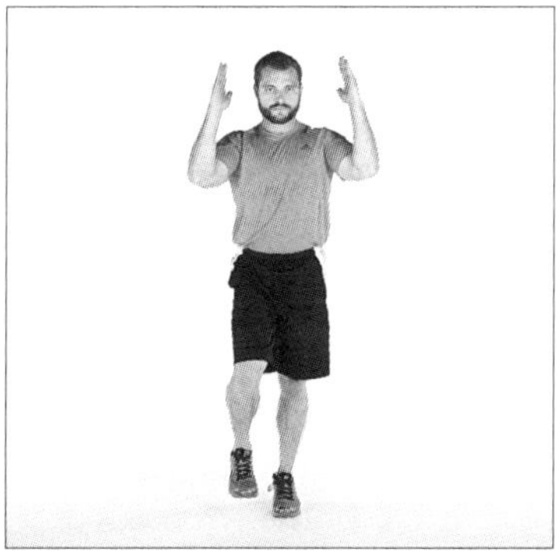
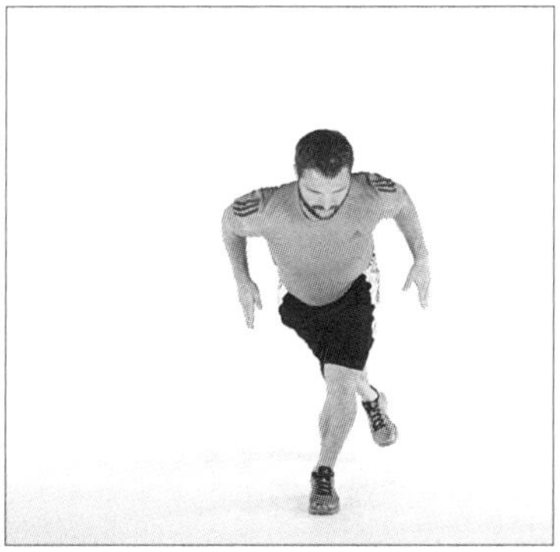
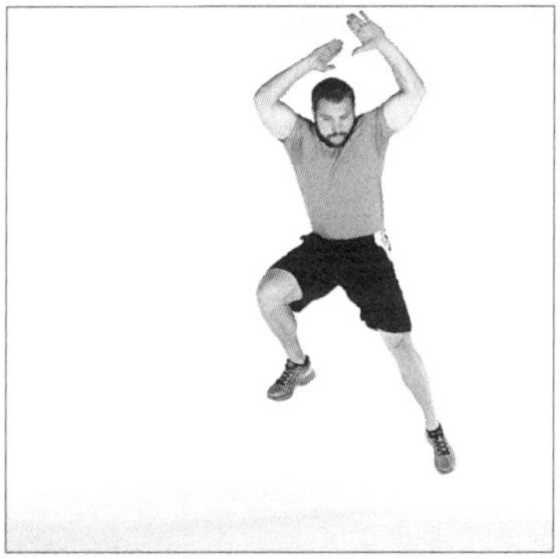
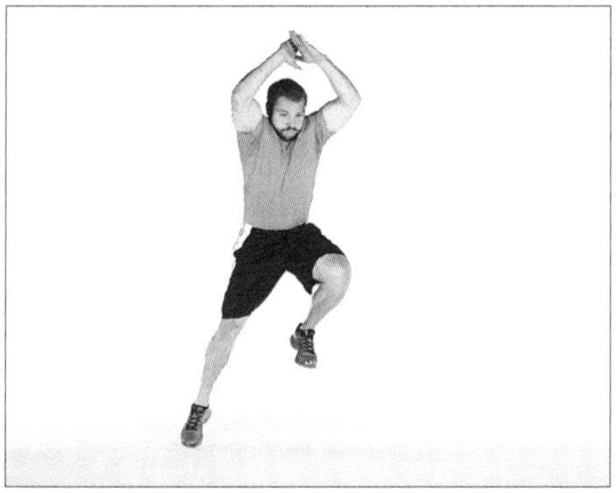
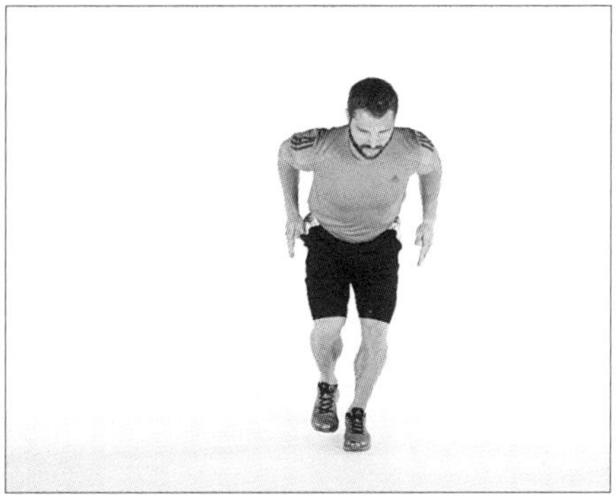

Wechselsprung zur Seite – mit Stabilisierung (Miniband)

AUSFÜHRUNG

1. Streifen Sie ein Miniband über Ihre Beine, so dass es oberhalb der Knie auf den Oberschenkeln sitzt, und nehmen Sie eine dynamische Ausgangsposition ein, bei der die Hüften und Knie leicht gebeugt sind. Um die Übung schwieriger zu gestalten, können Sie auch eine Gewichtsweste verwenden.
2. Holen Sie mit den Armen Schwung und machen Sie einen Wechselsprung zur Seite, indem Sie sich mit einem Bein abstoßen und dabei Hüfte, Knie und Fußgelenk des Sprungbeins strecken.
3. Landen Sie auf dem anderen Fuß und federn Sie die Landung ab, indem Sie die Hüften kraftvoll nach hinten schieben und dabei in die Knie gehen. Halten Sie diese Position 3 Sekunden.
4. Richten Sie sich wieder auf und wiederholen Sie die Bewegung in die entgegengesetzte Richtung, indem Sie sich mit dem anderen Bein abstoßen.
5. Wiederholen Sie die Übung abwechselnd links und rechts, bis der Satz abgeschlossen ist.

TRAININGSTIPPS

Versuchen Sie, möglichst hoch und weit zu springen, achten Sie dabei auf eine saubere Landung.

DAS SOLLTEN SIE SPÜREN

Kräftigt Hüften und Beine.

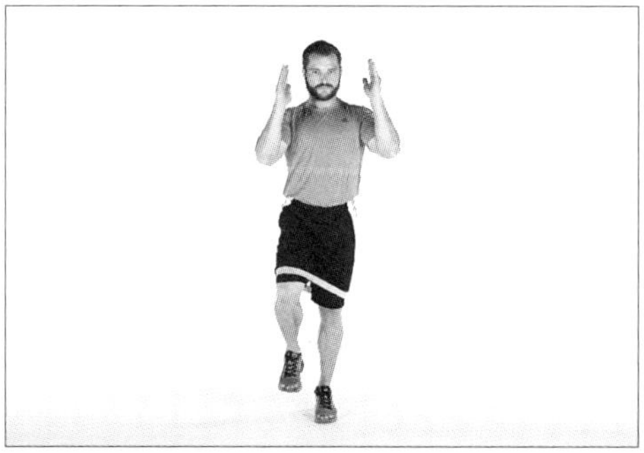

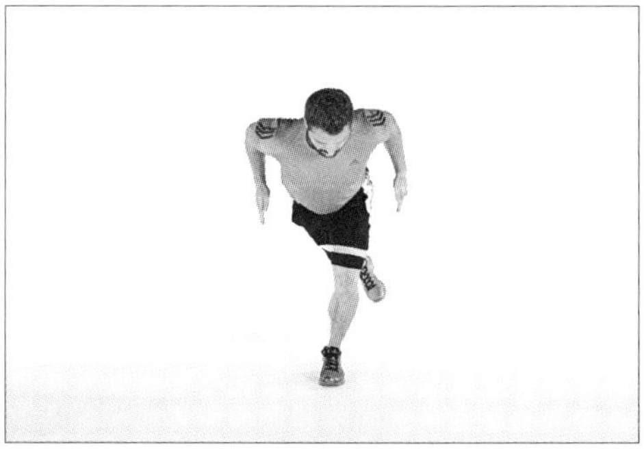

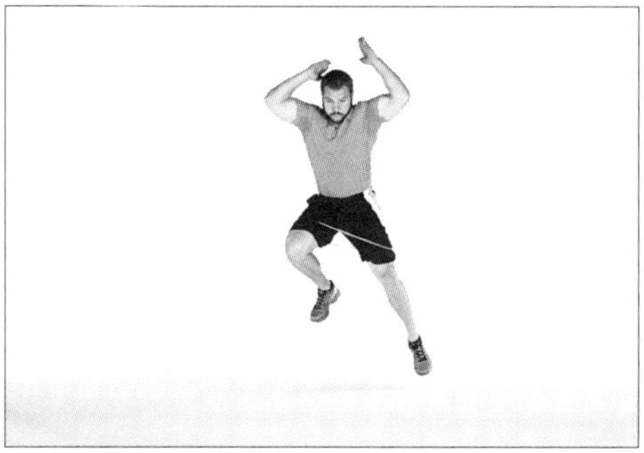

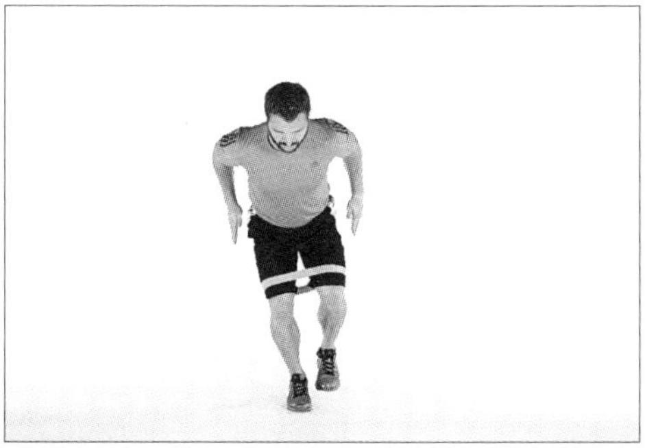

Hürdensprung zur Seite – fortlaufend

AUSFÜHRUNG

1. Positionieren Sie sich parallel zu einer Reihe von Hürden und stellen Sie sich auf das äußere Bein. Beugen Sie die Arme im 90-Grad-Winkel. Um die Übung schwieriger zu gestalten, können Sie auch eine Gewichtsweste verwenden.
2. Holen Sie mit den Armen und Hüften Schwung, indem Sie sie nach hinten reißen, und springen Sie ohne Pause über alle Hürden, stabilisieren Sie sich also nicht nach der Landung.
3. Wechseln Sie nach der letzten Hürde das Bein und wiederholen Sie die Bewegung in die entgegengesetzte Richtung.
4. Wiederholen Sie die Übung so oft wie vorgeschrieben.

TRAININGSTIPPS

Federn Sie die Landung ab, indem Sie das Becken nach hinten schieben, und springen Sie gleich weiter.

DAS SOLLTEN SIE SPÜREN

Kräftigt Hüften und Beine.

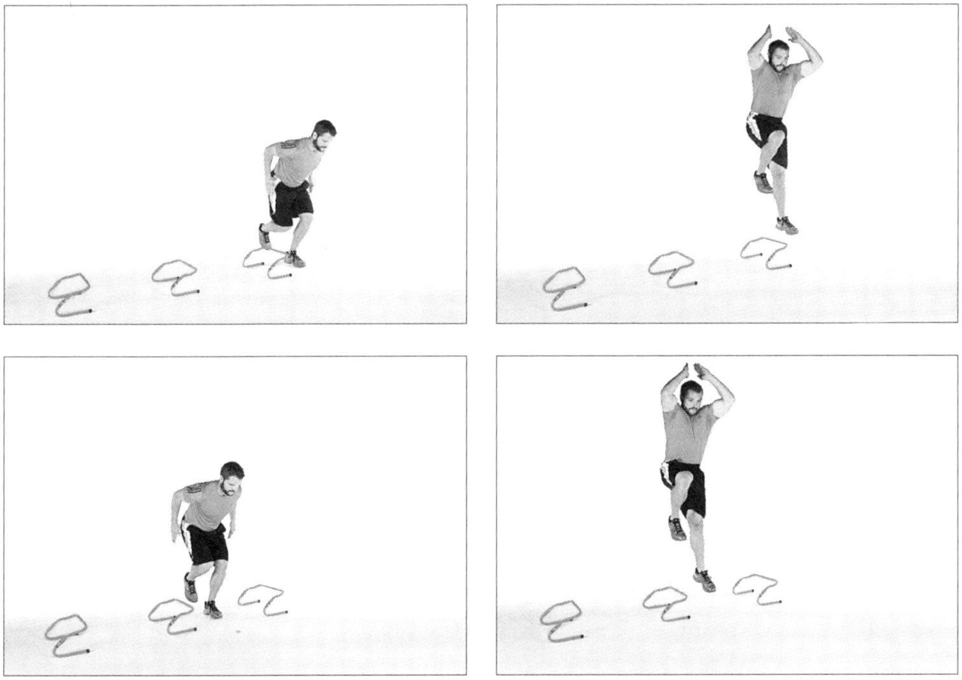

Hürdensprung zur Seite – mit doppeltem Bodenkontakt und Stabilisierung

AUSFÜHRUNG

1. Positionieren Sie sich seitlich zu einer Reihe von Hürden und stellen Sie sich auf das äußere Bein. Beugen Sie die Arme im 90-Grad-Winkel. Um die Übung schwieriger zu gestalten, können Sie auch eine Gewichtsweste verwenden.
2. Holen Sie mit den Armen und Hüften Schwung, indem Sie sie nach hinten reißen. Stoßen Sie sich zuerst mit dem Standbein einmal kurz ab und springen Sie dann seitwärts über die erste Hürde – auf diese Weise berührt Ihr Fuß den Boden zwei Mal in kurzer Folge.
3. Federn Sie die Landung ab, indem Sie in die Knie gehen und das Becken nach hinten schieben, und halten Sie diese Position 1 bis 2 Sekunden.
4. Springen Sie auf dieselbe Weise über die anderen Hürden.
5. Stabilisieren Sie sich nach der letzten Hürde, wechseln Sie das Bein und wiederholen Sie die Bewegung in die entgegengesetzte Richtung.
6. Wiederholen Sie die Übung so oft wie vorgeschrieben.

TRAININGSTIPPS

Strecken Sie die Hüfte bei jedem Sprung ganz durch.

DAS SOLLTEN SIE SPÜREN

Kräftigt Hüften und Beine.

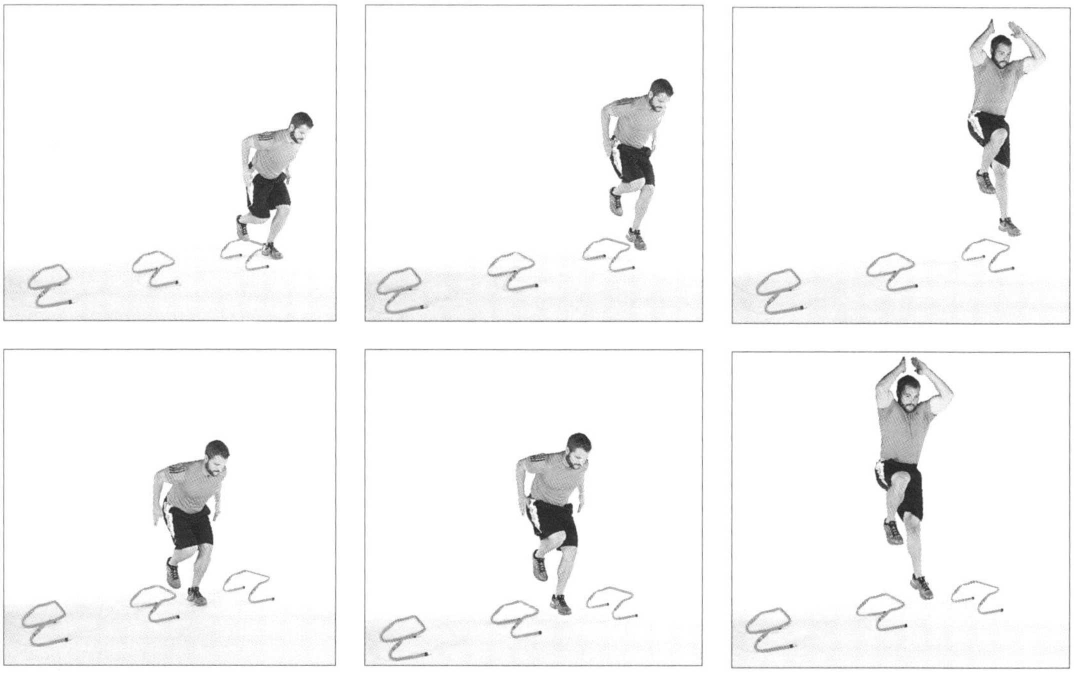

Linearer Wechselsprung – schnell mit Stabilisierung

AUSFÜHRUNG

1. Nehmen Sie einen aufrechten, hüftbreiten Stand ein und heben Sie ein Bein. Halten Sie die im 90-Grad-Winkel gebeugten Arme auf Schulterhöhe vor dem Körper.
2. Beugen Sie Hüfte und Knie leicht und ziehen Sie die Ellenbogen hinter den Körper.
3. Holen Sie Schwung, indem Sie die Arme aufwärts reißen und sich dabei gleichzeitig vom Boden abstoßen, und springen Sie vorwärts.
4. Landen Sie auf dem anderen Bein und stoßen Sie sich gleich wieder damit ab.
5. Federn Sie die Landung ab, indem Sie das Becken nach hinten schieben. Halten Sie diese Position 2 bis 3 Sekunden und richten Sie sich auf.
6. Beginnen Sie bei der nächsten Wiederholung mit dem anderen Bein.
7. Wiederholen Sie die Übung so oft wie vorgeschrieben.

TRAININGSTIPPS

Versuchen Sie, möglichst hoch und weit zu springen, achten Sie dabei auf eine saubere Landung.

DAS SOLLTEN SIE SPÜREN

Kräftigt Hüften und Beine.

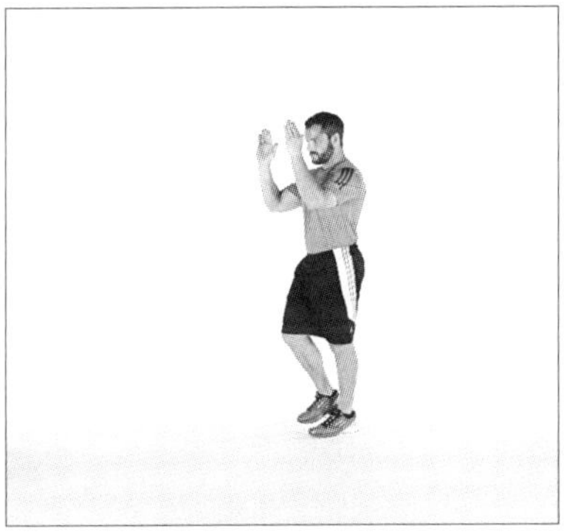

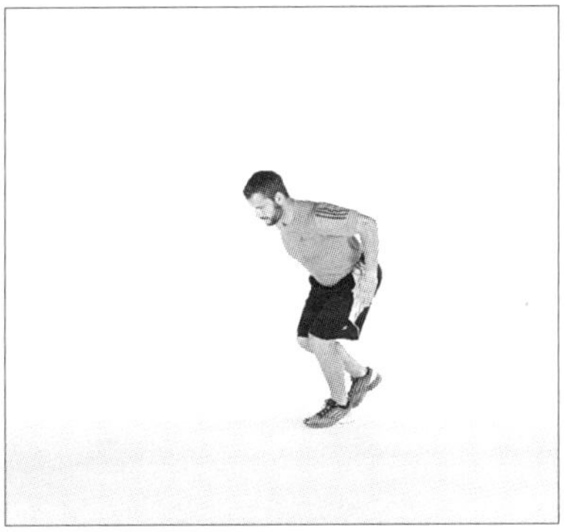

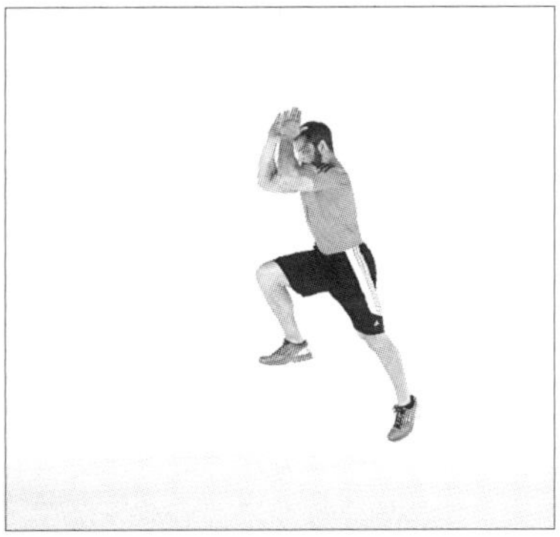

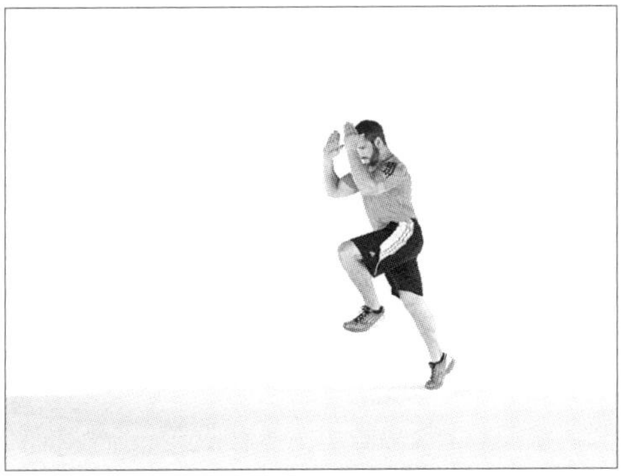

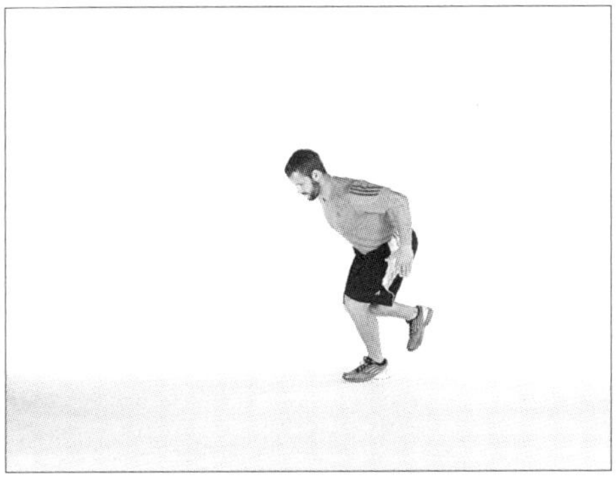

Linearer Hürdensprung – fortlaufend

AUSFÜHRUNG

1. Stellen Sie sich frontal vor eine Reihe von Hürden und heben Sie ein Bein an. Halten Sie die im 90-Grad-Winkel gebeugten Arme auf Schulterhöhe vor dem Körper. Um die Übung schwieriger zu gestalten, können Sie auch eine Gewichtsweste verwenden.
2. Ziehen Sie die Ellenbogen hinter den Körper und schieben Sie dabei das Becken kraftvoll nach hinten.
3. Holen Sie mit den Armen und Hüften Schwung und springen Sie über die erste Hürde.
4. Landen Sie mit gebeugtem Knie auf demselben Bein und springen Sie gleich weiter.
5. Springen Sie auf dieselbe Weise über die anderen Hürden und leiten Sie jeden Sprung ein, indem Sie das Becken kraftvoll nach hinten-unten schieben.
6. Wechseln Sie nach der letzten Hürde das Bein und wiederholen Sie die Bewegung in die entgegengesetzte Richtung.

TRAININGSTIPPS

Federn Sie die Landung ab, indem Sie das Becken nach hinten schieben und die Knie beugen. Diese dürfen nicht nach innen nachgeben.

DAS SOLLTEN SIE SPÜREN

Kräftigt Hüften und Beine.

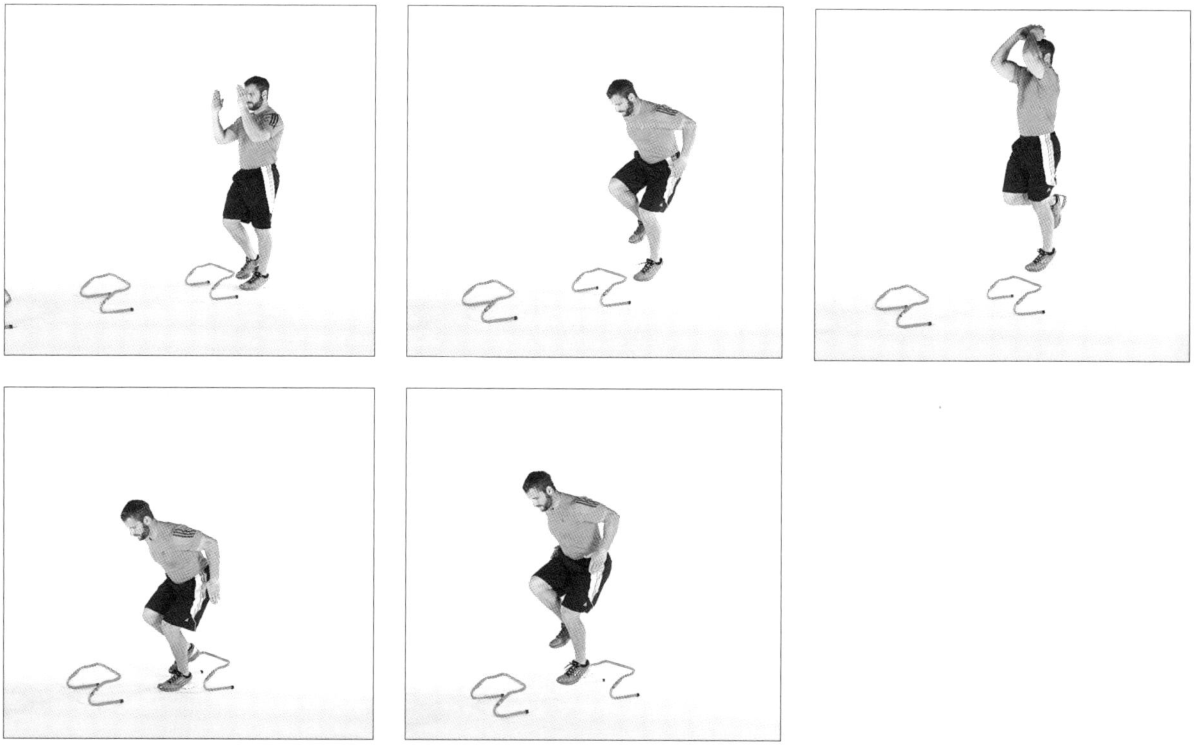

Linearer Hürdensprung – mit Ausholen

AUSFÜHRUNG

1. Stellen Sie sich frontal vor eine Reihe von Hürden und heben Sie ein Bein an. Halten Sie die im 90-Grad-Winkel gebeugten Arme auf Schulterhöhe vor dem Körper. Um die Übung schwieriger zu gestalten, können Sie auch eine Gewichtsweste verwenden.
2. Ziehen Sie die Ellenbogen hinter den Körper und schieben Sie dabei das Becken kraftvoll nach hinten.
3. Holen Sie mit den Armen und Hüften Schwung und springen Sie über die erste Hürde.
4. Stabilisieren Sie sich nach der Landung und richten Sie sich wieder auf.
5. Springen Sie auf dieselbe Weise über die anderen Hürden und leiten Sie jeden Sprung ein, indem Sie das Becken kraftvoll nach hinten-unten schieben.
6. Wechseln Sie nach der letzten Hürde das Bein und wiederholen Sie die Bewegung in die entgegengesetzte Richtung.

TRAININGSTIPPS

Federn Sie die Landung ab, indem Sie das Becken nach hinten schieben und die Knie beugen. Diese dürfen nicht nach innen nachgeben.

DAS SOLLTEN SIE SPÜREN

Kräftigt Hüften und Beine.

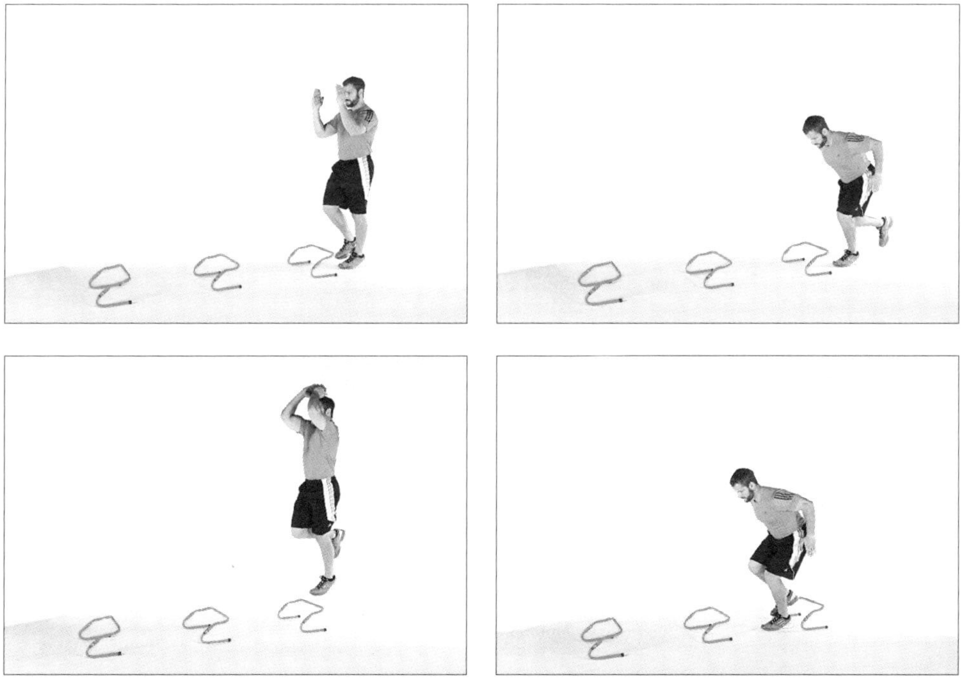

Linearer Hürdensprung – mit doppeltem Bodenkontakt und Stabilisierung

AUSFÜHRUNG

1. Stellen Sie sich frontal vor eine Reihe von Hürden und heben Sie ein Bein an. Halten Sie die im 90-Grad-Winkel gebeugten Arme auf Schulterhöhe vor dem Körper. Um die Übung schwieriger zu gestalten, können Sie auch eine Gewichtsweste verwenden.
2. Holen Sie mit den Armen und Hüften Schwung, stoßen Sie sich zuerst mit dem Standbein einmal kurz ab und springen Sie dann über die erste Hürde – auf diese Weise berührt Ihr Fuß den Boden zwei Mal in kurzer Folge.
3. Federn Sie die Landung ab, indem Sie das Becken nach hinten schieben, und halten Sie diese Position 1 bis 2 Sekunden.
4. Springen Sie auf dieselbe Weise über die anderen Hürden.
5. Stabilisieren Sie sich nach der letzten Hürde, wechseln Sie das Bein und wiederholen Sie die Bewegung in die entgegengesetzte Richtung.

TRAININGSTIPPS

Strecken Sie bei jedem Sprung die Hüfte und achten Sie darauf, dass das Knie bei Absprung und Landung nicht nach innen nachgibt.

DAS SOLLTEN SIE SPÜREN

Kräftigt Hüften und Beine.

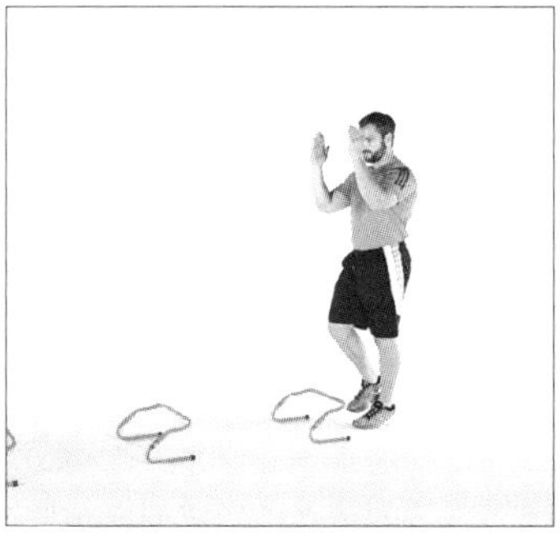
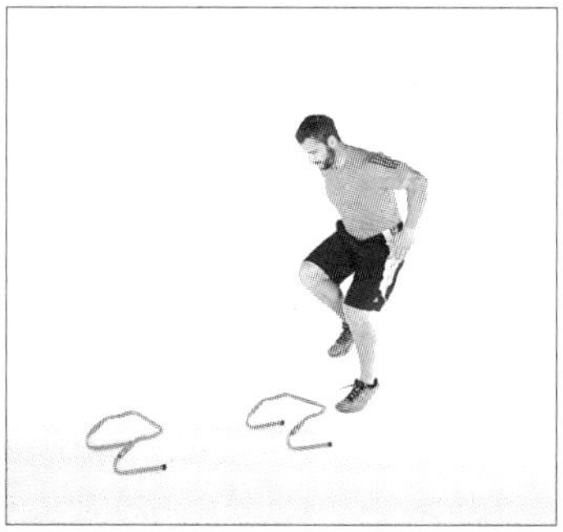
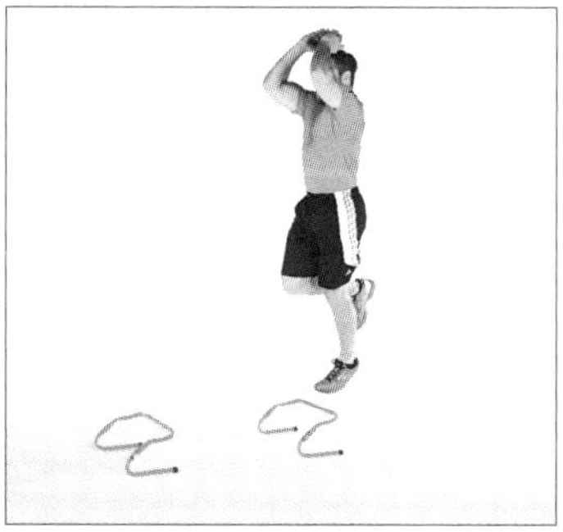
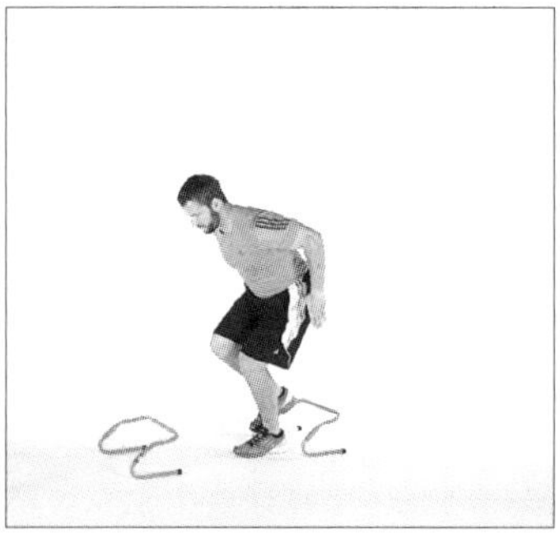
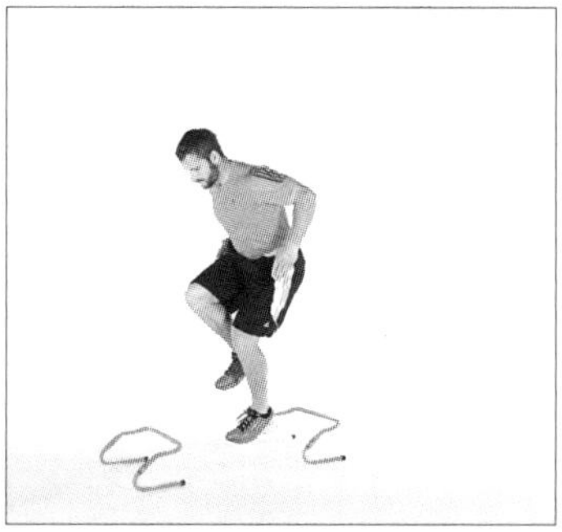

Wechselsprung mit Rotation – schnell mit Stabilisierung

AUSFÜHRUNG

1. Stellen Sie sich auf ein Bein.
2. Holen Sie mit den Armen und Hüften Schwung, beugen Sie das Knie und drehen Sie sich im Sprung um 90 Grad.
3. Landen Sie auf dem anderen Bein und springen Sie gleich wieder in die Ausgangsposition zurück.
4. Federn Sie die Landung ab, indem Sie in die Knie gehen, halten Sie die Position 3 Sekunden.
5. Wechseln Sie nach der vorgeschriebenen Anzahl von Wiederholungen die Seite.

TRAININGSTIPPS

Achten Sie darauf, dass das Knie bei Absprung und Landung nicht nach innen nachgibt.

DAS SOLLTEN SIE SPÜREN

Kräftigt Hüften und Beine.

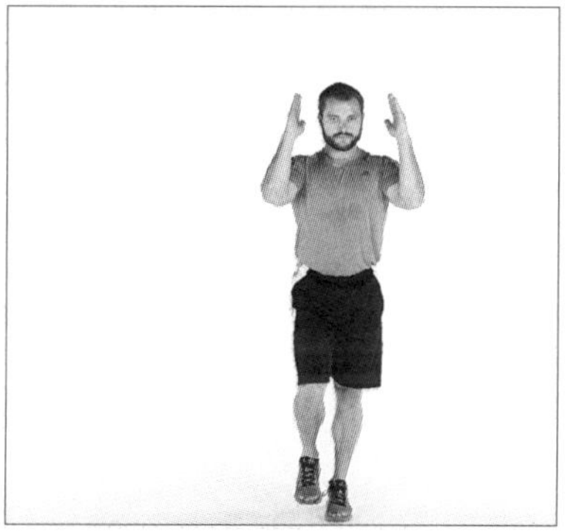
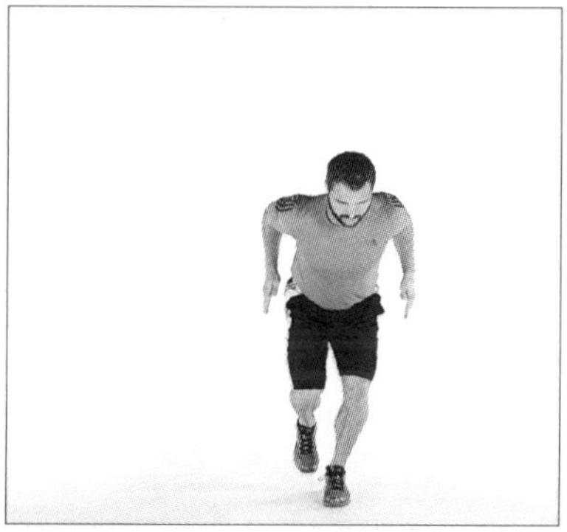
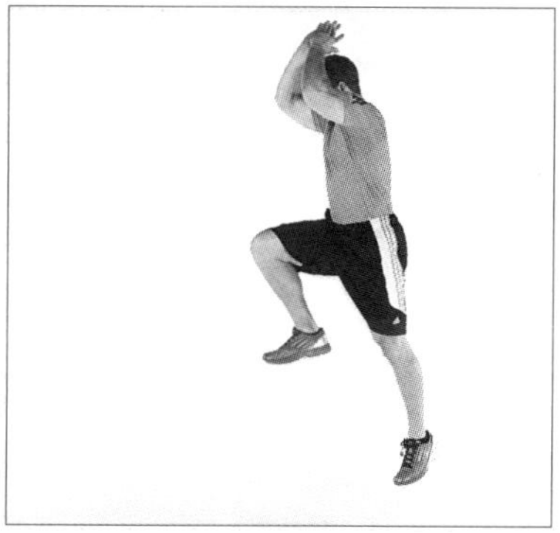
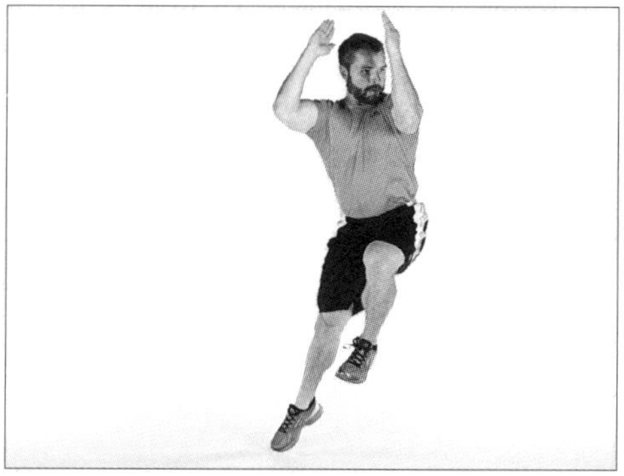
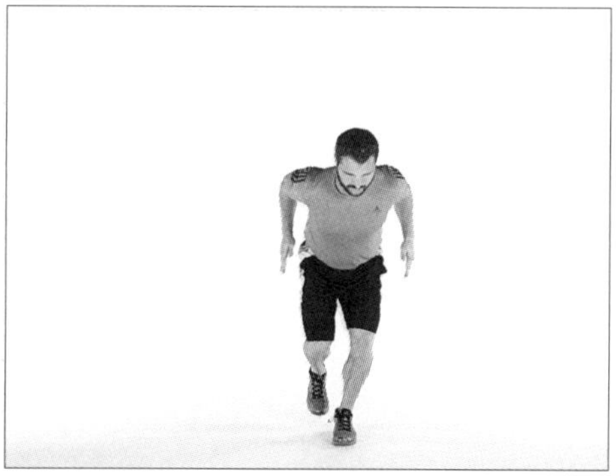

Strecksprung – mit Ausholen

AUSFÜHRUNG

1. Nehmen Sie einen etwas mehr als schulterbreiten Stand ein. Halten Sie die im 90-Grad-Winkel gebeugten Arme auf Schulterhöhe vor dem Körper. Um die Übung schwieriger zu gestalten, können Sie auch eine Gewichtsweste verwenden.
2. Halten Sie die Brust aufrecht, beugen Sie die Knie, ziehen Sie die Ellenbogen hinter den Körper und stoßen Sie sich mit beiden Beinen kraftvoll vom Boden ab. Strecken Sie dabei die Hüften und reißen Sie gleichzeitig die Ellenbogen nach vorne.
3. Federn Sie die Landung ab, indem Sie in die Knie gehen.
4. Richten Sie sich auf und kehren Sie in die Ausgangsposition zurück.
5. Wiederholen Sie die Übung so oft wie vorgeschrieben.

TRAININGSTIPPS

Strecken Sie bei jedem Sprung die Hüfte und achten Sie darauf, dass das Knie bei Absprung und Landung nicht nach innen nachgibt.

DAS SOLLTEN SIE SPÜREN

Kräftigt Hüften und Beine.

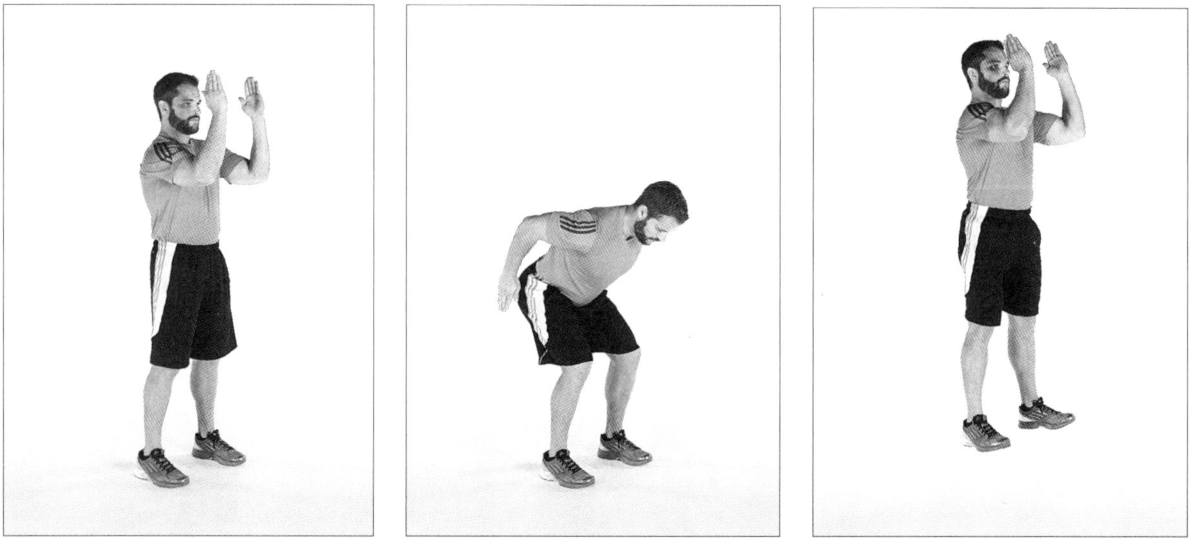

Strecksprung – ohne Ausholen

AUSFÜHRUNG

1. Nehmen Sie einen etwas mehr als schulterbreiten Stand ein. Um die Übung schwieriger zu gestalten, können Sie auch eine Gewichtsweste verwenden.
2. Schieben Sie das Becken nach hinten-unten und beugen Sie dabei die Knie. Ziehen Sie gleichzeitig die Ellenbogen hinter den Körper und halten Sie kurz inne.
3. Stoßen Sie sich mit beiden Beinen kraftvoll vom Boden ab und ziehen Sie die Zehen zu den Schienbeinen.
4. Federn Sie die Landung ab, indem Sie in die Knie gehen, und halten Sie diese Position 3 Sekunden.
5. Wiederholen Sie die Übung so oft wie vorgeschrieben.

TRAININGSTIPPS

Halten Sie die Brust aufrecht und strecken Sie im Sprung die Hüften.

DAS SOLLTEN SIE SPÜREN

Kräftigt Hüften, Knie und Fußgelenke.

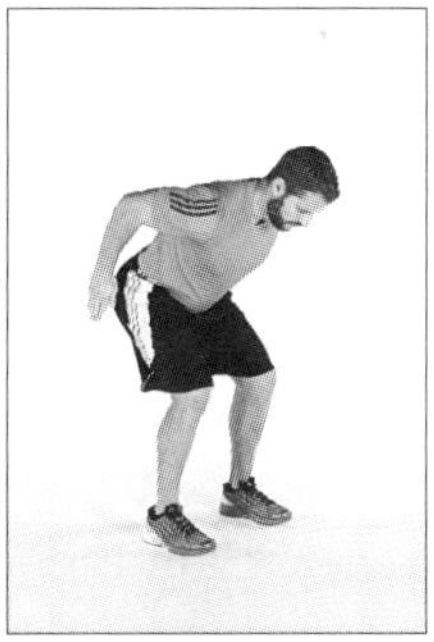

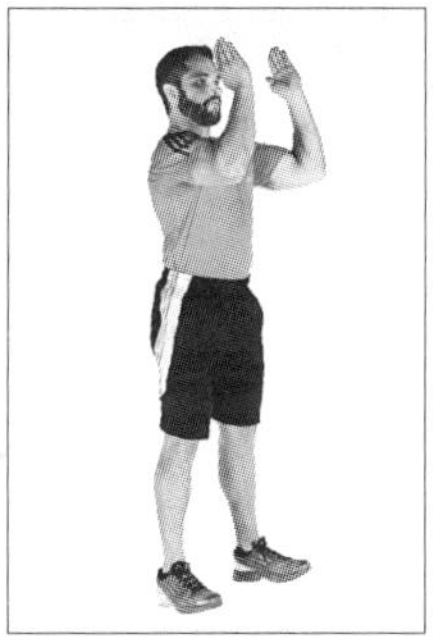

Hopserlauf mit gestreckten Beinen

AUSFÜHRUNG

1. Nehmen Sie einen aufrechten Stand ein, die Arme hängen locker an den Seiten herab.
2. Schwingen Sie ein Bein gestreckt nach vorne und schwingen Sie die Arme gegengleich mit.
3. Spannen Sie das Gesäß an, um die Ferse wieder nach unten zu bringen, setzen Sie den Fuß auf und stoßen Sie sich gleich wieder mit ihm ab, während Sie das andere Bein nach oben ziehen. Schwingen Sie Ihre oberen Gliedmaßen gegengleich mit und bewegen Sie sich vorwärts.
4. Wiederholen Sie die Übung so oft wie vorgeschrieben.

TRAININGSTIPPS

Halten Sie die Brust aufrecht und die Zehen zu den Schienbeinen gezogen. Versuchen Sie keine zu großen Schritte zu machen.

DAS SOLLTEN SIE SPÜREN

Dehnt und kräftigt Gesäß und Oberschenkelrückseite.

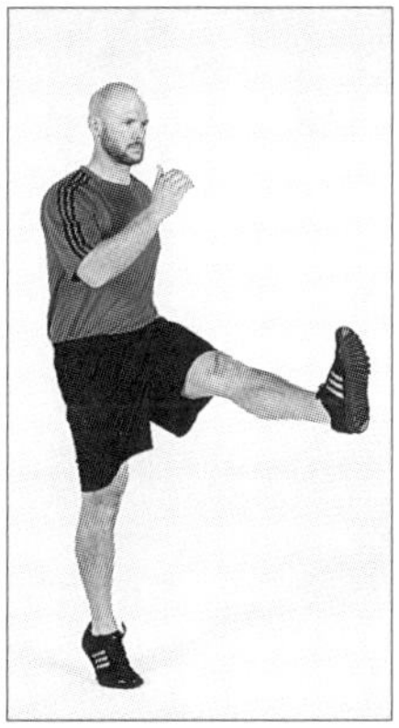

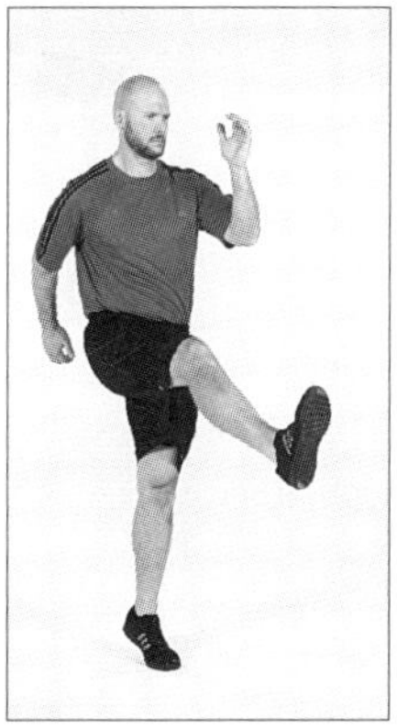

Beschleunigung Zugschlitten – Sprint

AUSFÜHRUNG

1. Nehmen Sie eine dynamische Grundstellung ein, bei der die Knie und Hüften leicht gebeugt sind, die Arme hängen locker an den Seiten herab. Ein Zugschlitten ist mit einem Gurt an Ihrer Taille befestigt.
2. Sprinten Sie los, wobei Sie Arme und Beine gegengleich bewegen. Achten Sie auf eine gerade, aufrechte Körperhaltung.
3. Setzen Sie den einen Fuß kraftvoll auf und heben Sie dabei Fuß bzw. Knie der Gegenseite.
4. Wiederholen Sie die Übung abwechselnd links und rechts, bis der Satz abgeschlossen ist.

TRAININGSTIPPS

Leiten Sie die Bewegung mit dem Gesäß ein und stellen Sie sich vor, Sie treten mit dem hinteren Fuß ein Loch in den Boden, sobald Sie die Hüften durchstrecken.

DAS SOLLTEN SIE SPÜREN

Kräftigt den ganzen Körper.

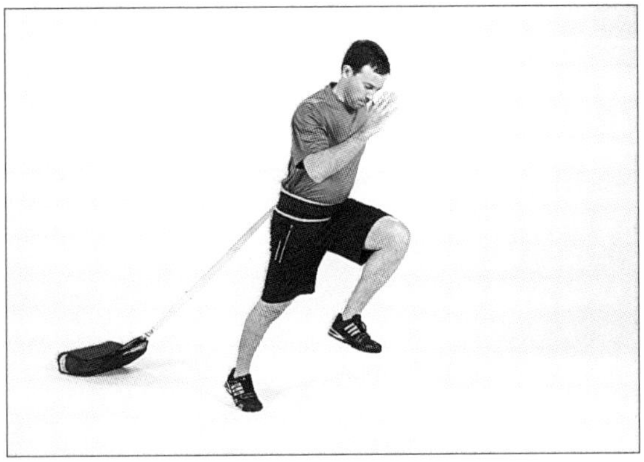

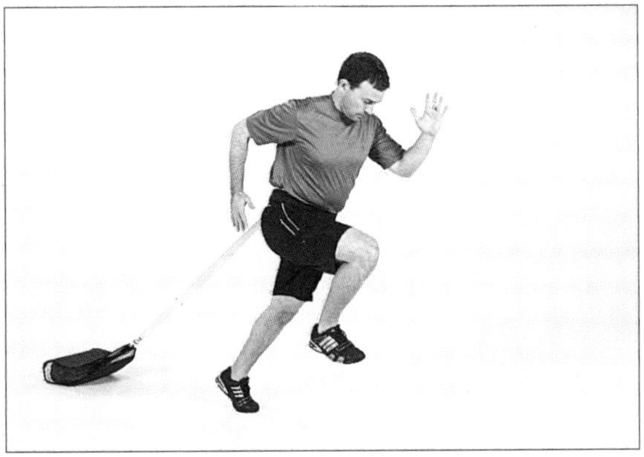

Beschleunigung Wandübung – Bein heben und nach vorne ziehen

TRAININGSTIPPS

Der Fuß des Standbeins befindet sich direkt unter dem Oberschenkel. Die Zehen des Spielbeins bleiben angezogen.

DAS SOLLTEN SIE SPÜREN

Kräftigt Hüften, Beine und Rumpf.

AUSFÜHRUNG

1. Nehmen Sie die Ausgangsposition eines Wandliegestütz ein. Dabei bilden Sie von Kopf bis Fuß eine gerade Linie.
2. Heben Sie ein Bein gerade nach hinten, beugen Sie das jeweils andere Knie und schieben Sie dabei das Becken nach hinten-unten.
3. Heben Sie das gestreckte Bein zur Wand und beugen Sie in der Vorwärtsbewegung das Knie. Halten Sie diese Position 1 bis 2 Sekunden.
4. Wechseln Sie nach der vorgeschriebenen Anzahl von Wiederholungen die Seite.

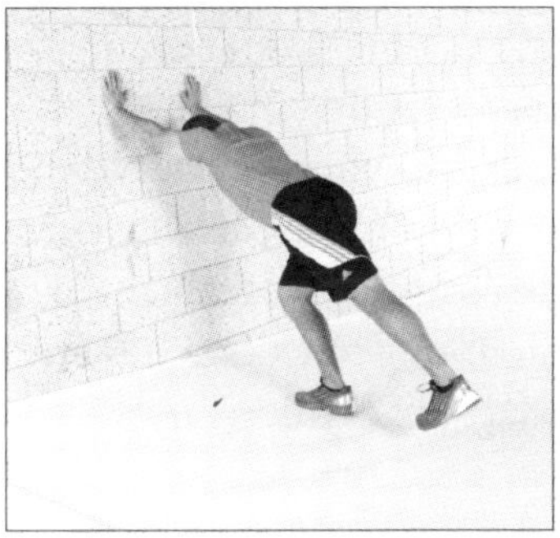

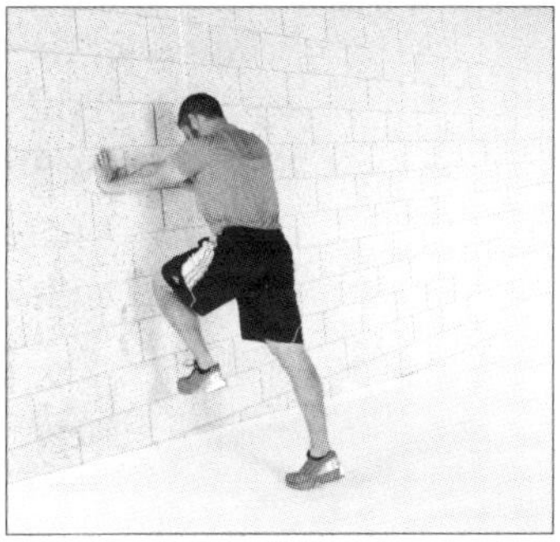

Beschleunigung Wandübung – Position halten

TRAININGSTIPPS

Der Fuß des Standbeins befindet sich direkt unter dem Oberschenkel. Die Zehen des Spielbeins bleiben angezogen.

DAS SOLLTEN SIE SPÜREN

Kräftigt Schultern, Rumpf und Hüften.

AUSFÜHRUNG

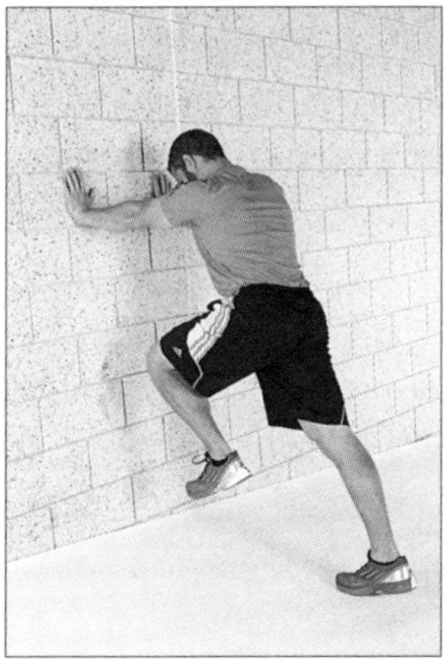

1. Nehmen Sie die Ausgangsposition eines Wandliegestütz ein. Dabei bilden Sie von Kopf bis Fuß eine gerade Linie.
2. Heben Sie ein Bein zur Wand und beugen Sie in der Vorwärtsbewegung Knie und Fußgelenk im 90-Grad-Winkel.
3. Halten Sie diese Position für die vorgeschriebene Dauer.
4. Wechseln Sie nach der vorgeschriebenen Anzahl von Wiederholungen die Seite.

Beschleunigung Wandübung – einzelner Wechsel

AUSFÜHRUNG

1. Nehmen Sie die Ausgangsposition eines Wandliegestütz ein. Dabei bilden Sie von Kopf bis Fuß eine gerade Linie.
2. Heben Sie ein Bein zur Wand und beugen Sie in der Vorwärtsbewegung Knie und Fußgelenk im 90-Grad-Winkel. Halten Sie diese Position kurz.
3. Bringen Sie den Fuß mit einer kraftvollen, schnellen Rückwärtsbewegung in die Ausgangsposition zurück, während Sie gleichzeitig das andere Bein zur Wand heben, und halten Sie diese Position wieder.
4. Wiederholen Sie die Übung abwechselnd links und rechts, bis der Satz abgeschlossen ist.

TRAININGSTIPPS

Verändern Sie die Körperposition nicht. Die Zehen des Spielbeins bleiben angezogen.

DAS SOLLTEN SIE SPÜREN

Kräftigt Schultern, Rumpf und Hüften.

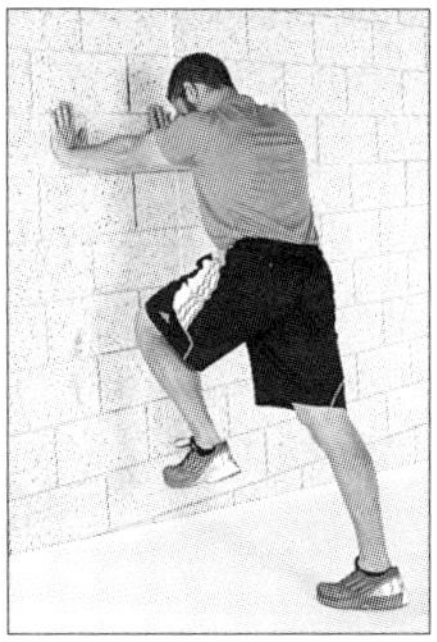

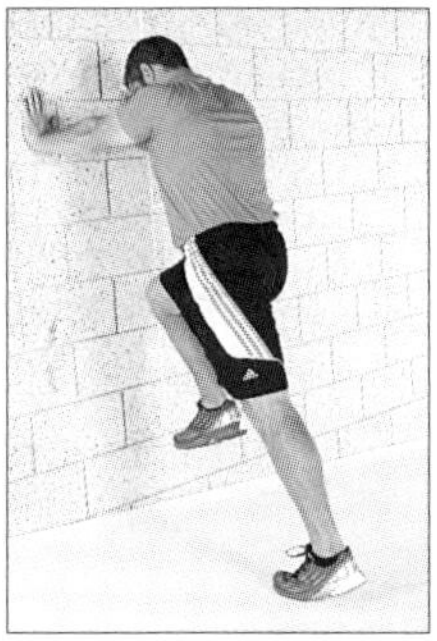

Beschleunigungen

AUSFÜHRUNG

1. Nehmen Sie eine hüftbreite Schrittstellung ein.
2. Sprinten Sie aus dem Stand heraus los, indem Sie mit der vorderen Hüfte explosiv nach vorne schnellen. Halten Sie dabei den Rücken gerade.
3. Legen Sie die vorgeschriebene Strecke im Sprint zurück.
4. Wechseln Sie beim nächsten Sprint das vordere Bein.
5. Wiederholen Sie die Übung abwechselnd links und rechts, bis der Satz abgeschlossen ist.

TRAININGSTIPPS

Sobald Sie sich mit einem Bein abstoßen, schwingen die Arme gegengleich mit, um die Hüftstreckung und damit die Vorwärtsbewegung zu unterstützen.

DAS SOLLTEN SIE SPÜREN

Kräftigt den ganzen Körper.

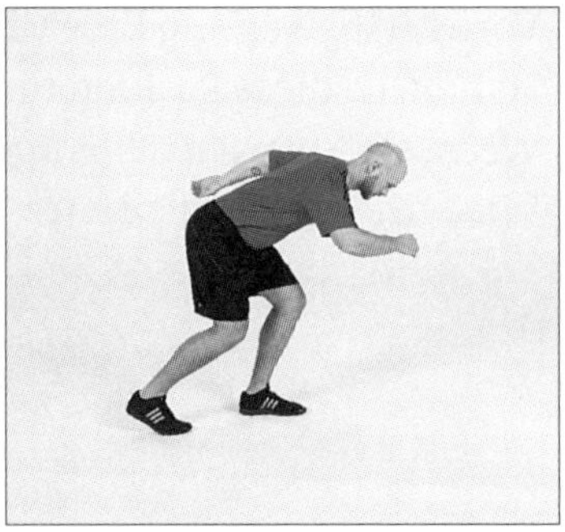

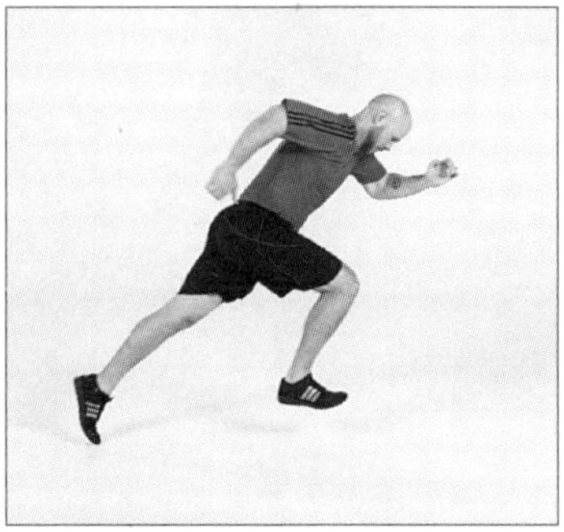

Überkreuz-Übung – schnell mit Stabilisierung

AUSFÜHRUNG

1. Stellen Sie zwei Markierungshütchen im Abstand von 3 Metern auf. Stellen Sie sich hinter eines der beiden Hütchen und nehmen Sie eine dynamische, parallele Grundstellung ein.
2. Stoßen Sie sich mit dem vorderen Bein ab, ziehen Sie gleichzeitig das Knie des hinteren Beins quer vor den Körper und setzen Sie es überkreuz auf dem Boden auf.
3. Bringen Sie dabei das Becken mit einer kraftvollen Drehung nach vorne, um an dem anderen Hütchen wieder in die parallele Grundstellung zu kommen.
4. Springen Sie sofort wieder in die andere Richtung zurück und halten Sie erst dort wieder in der Ausgangsposition kurz inne.
5. Wechseln Sie nach der vorgeschriebenen Anzahl von Wiederholungen die Seite.

TRAININGSTIPPS

Halten Sie die Brust aufrecht, die Schultern zeigen gerade nach vorne.

DAS SOLLTEN SIE SPÜREN

Kräftigt Hüften, Beine und Rumpf.

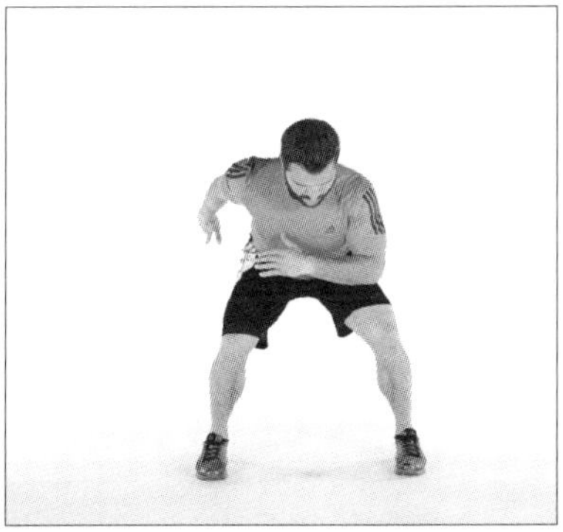
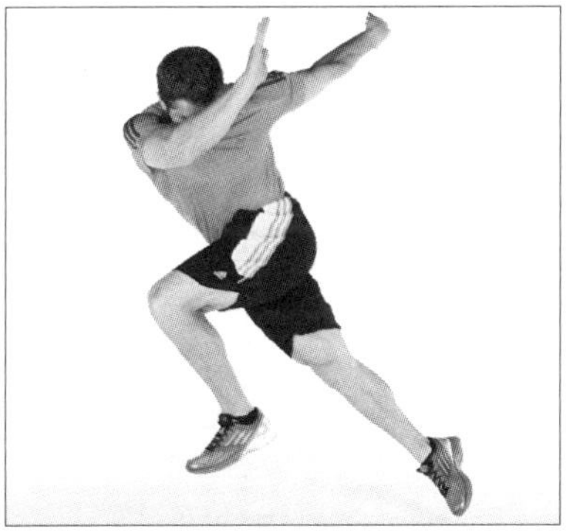
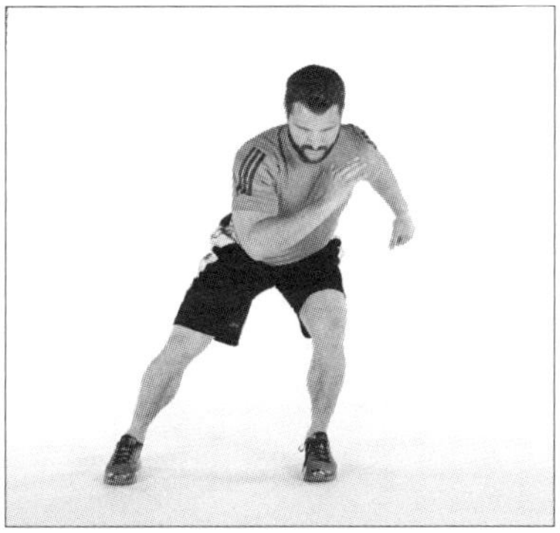
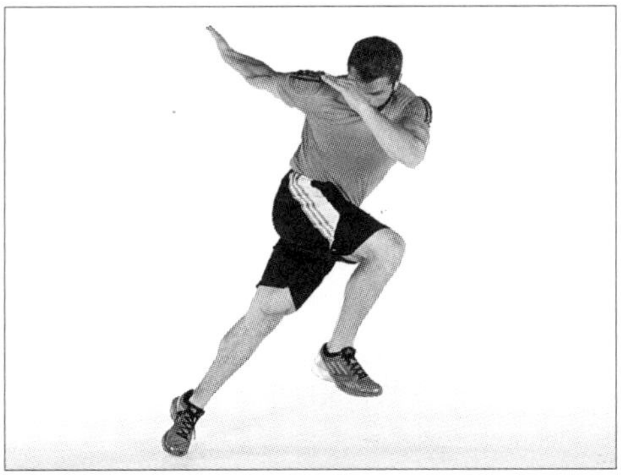
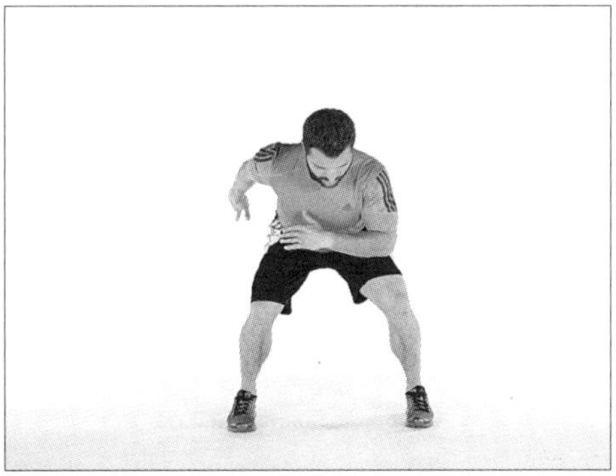

Überkreuz-Übung – fortlaufend mit Widerstand

AUSFÜHRUNG

1. Befestigen Sie ein elastisches Seil an Ihrer Taille und nehmen Sie eine dynamische, parallele Grundstellung ein.
2. Ziehen Sie gegen den Widerstand des Seils ein Knie quer vor den Körper und setzen Sie das Bein überkreuz auf dem Boden auf. Stoßen Sie sich dabei mit dem anderen Bein kraftvoll ab.
3. Drehen Sie das Becken mit einer kraftvollen Drehung nach vorne, um wieder in die parallele Grundstellung zu kommen.
4. Wiederholen Sie die Bewegung in die entgegengesetzte Richtung, um in die Ausgangsposition zurückzukehren.
5. Wechseln Sie nach der vorgeschriebenen Anzahl von Wiederholungen die Seite.

TRAININGSTIPPS

Versuchen Sie, das Knie in der Aufwärtsbewegung möglichst nah am Körper zu halten.

DAS SOLLTEN SIE SPÜREN

Kräftigt den ganzen Körper.

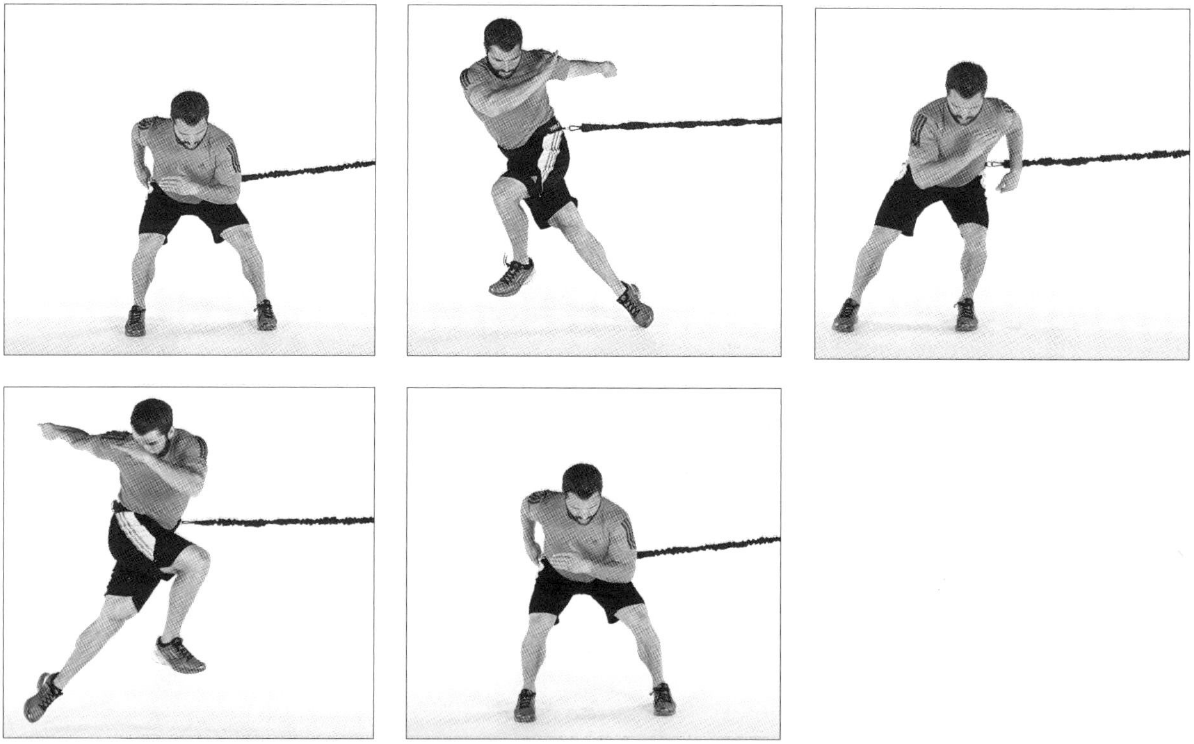

Seitwärtslauf – fortlaufend

AUSFÜHRUNG

1. Stellen Sie zwei Markierungshütchen im Abstand von 3 Metern auf. Stellen Sie sich hinter eines der beiden Hütchen und nehmen Sie eine dynamische, parallele Grundstellung ein.
2. Bewegen Sie sich mit mehreren, nicht zu großen Schritten seitwärts zum anderen Hütchen, indem Sie sich mit dem hinteren Bein abstoßen und mit dem vorderen abbremsen. Sie behalten also die parallele Position durchgehend bei.
3. Wiederholen Sie den Ablauf ohne zu pausieren in die entgegengesetzte Richtung, um in die Ausgangsposition zurückzukehren.
4. Bewegen Sie sich immer wieder von einem Hütchen zum anderen, bis der Satz abgeschlossen ist.

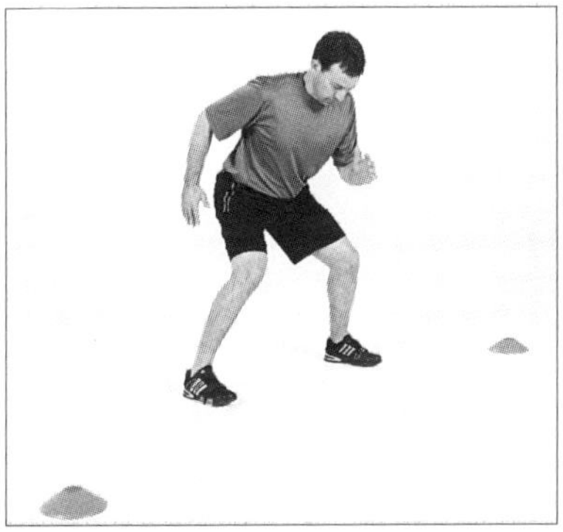

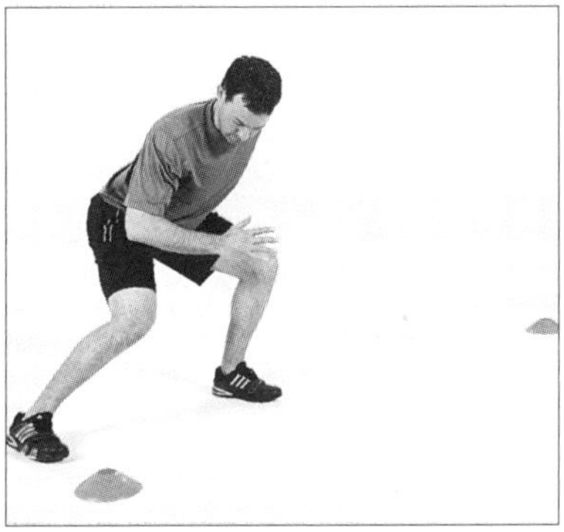

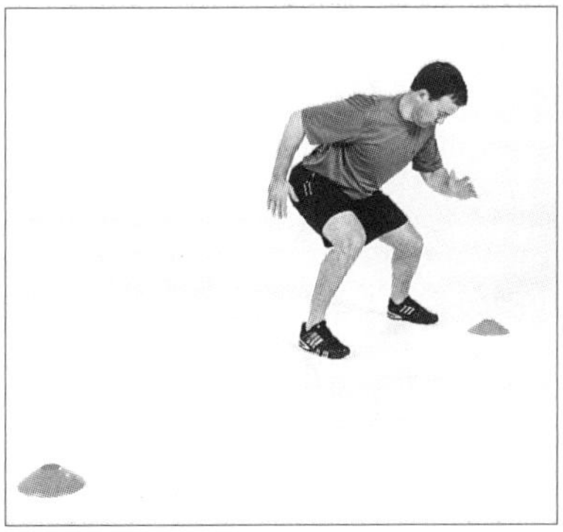

TRAININGSTIPPS

Die Füße dürfen sich nicht berühren. Wechseln Sie die Richtung möglichst zügig.

DAS SOLLTEN SIE SPÜREN

Kräftigt den ganzen Körper.

Seitwärtslauf – schnell mit Stabilisierung

AUSFÜHRUNG

1. Stellen Sie zwei Markierungshütchen im Abstand von 3 Metern auf. Stellen Sie sich hinter eines der beiden Hütchen und nehmen Sie eine dynamische, parallele Grundstellung ein.
2. Bewegen Sie sich zum anderen Hütchen, indem Sie sich mit dem hinteren Bein abstoßen und mit dem vorderen abbremsen. Sie behalten also die parallele Position durchgehend bei.
3. Wiederholen Sie den gesamten Ablauf ohne zu pausieren in die entgegengesetzte Richtung, um in die Ausgangsposition zurückzukehren, und halten Sie diese Position 3 Sekunden.
4. Bewegen Sie sich immer wieder von einem Hütchen zum anderen, bis der Satz abgeschlossen ist, und wechseln Sie dann die Seite.

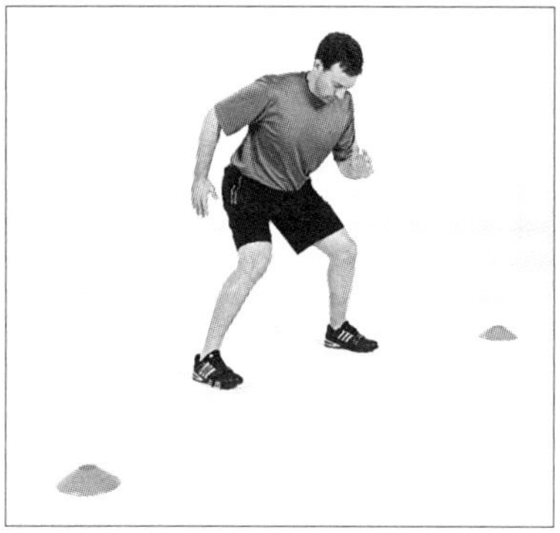

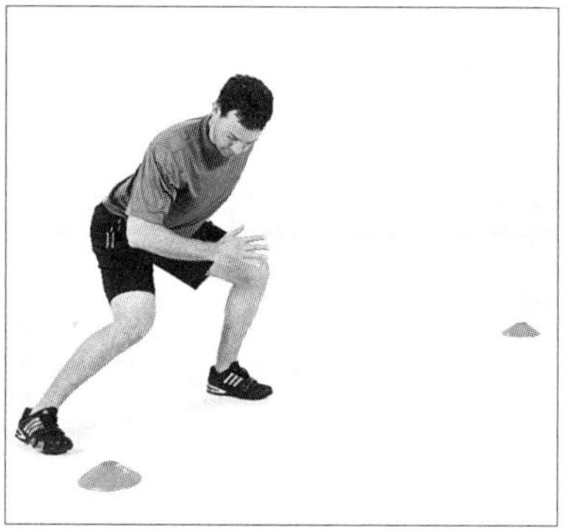

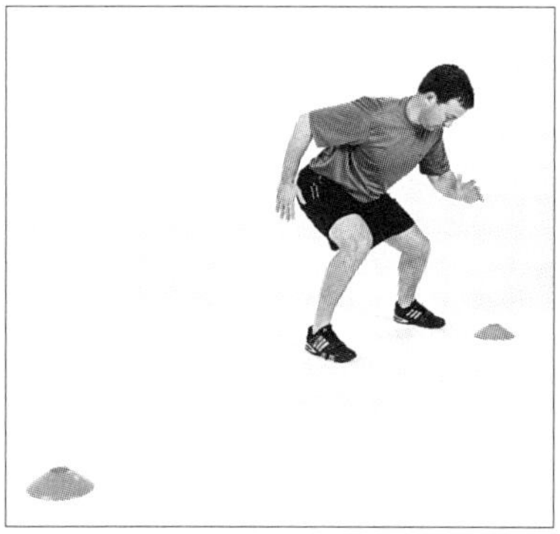

TRAININGSTIPPS

Die Füße dürfen sich nicht berühren. Wechseln Sie die Richtung möglichst zügig.

DAS SOLLTEN SIE SPÜREN

Kräftigt den ganzen Körper.

Seitwärtslauf – fortlaufend mit Widerstand

AUSFÜHRUNG

1. Stellen Sie zwei Markierungshütchen im Abstand von 3 Metern auf. Stellen Sie sich hinter eines der beiden Hütchen und nehmen Sie eine dynamische, parallele Grundstellung ein. Dabei ist ein gespanntes, elastisches Seil an Ihrer Taille befestigt, das Sie zur Seite zieht.
2. Bewegen Sie sich zum anderen Hütchen, indem Sie sich mit dem hinteren Bein abstoßen und mit dem vorderen abbremsen. Sie behalten also die parallele Position durchgehend bei.
3. Wiederholen Sie den gesamten Ablauf ohne zu pausieren in die entgegengesetzte Richtung, um in die Ausgangsposition zurückzukehren.
4. Bewegen Sie sich immer wieder von einem Hütchen zum anderen, bis der Satz abgeschlossen ist.
5. Ändern Sie die Richtung des Widerstands und wiederholen Sie die Übung.

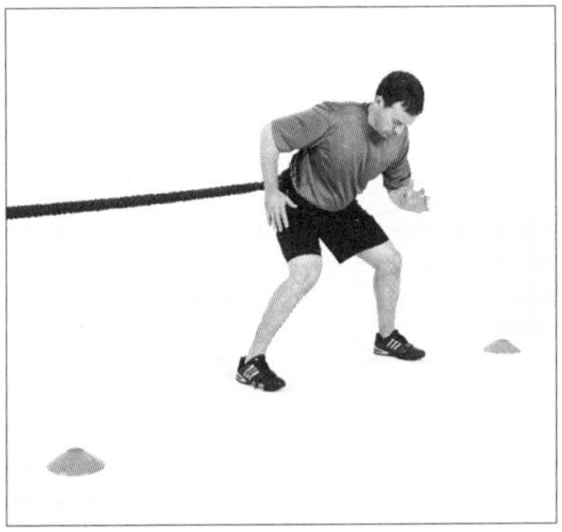

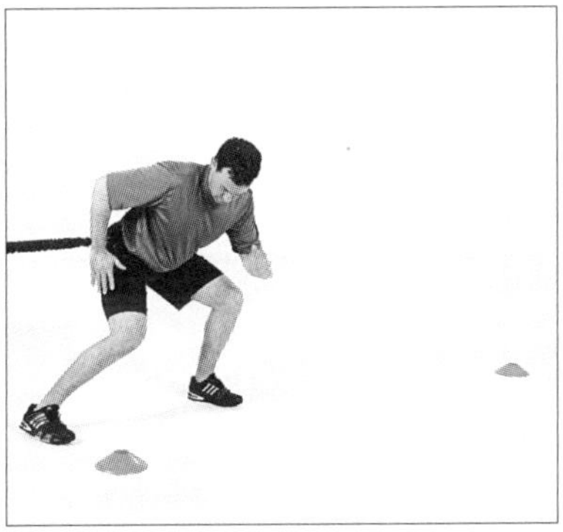

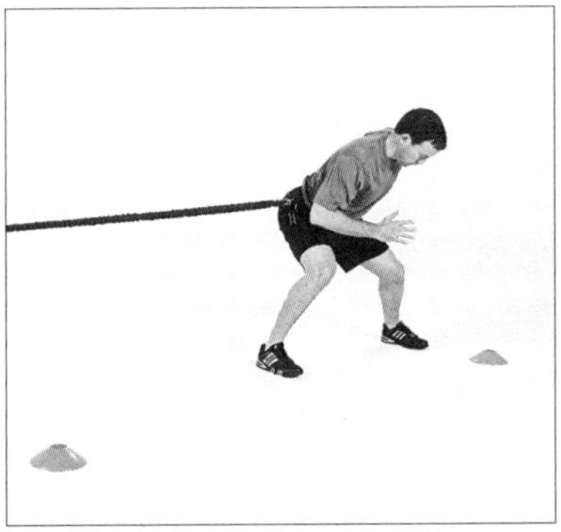

TRAININGSTIPPS

Die Füße dürfen sich nicht berühren. Wechseln Sie die Richtung möglichst zügig.

DAS SOLLTEN SIE SPÜREN

Kräftigt den ganzen Körper.

Seitwärtslauf – schnell mit Stabilisierung und Widerstand

AUSFÜHRUNG

1. Stellen Sie zwei Markierungshütchen im Abstand von 3 Metern auf. Stellen Sie sich hinter eines der beiden Hütchen und nehmen Sie eine dynamische, parallele Grundstellung ein. Dabei ist ein gespanntes, elastisches Seil an Ihrer Taille befestigt, das Sie zur Seite zieht.
2. Bewegen Sie sich zum anderen Hütchen, indem Sie sich mit dem hinteren Bein abstoßen und mit dem vorderen abbremsen. Sie behalten also die parallele Position durchgehend bei.
3. Wiederholen Sie den gesamten Ablauf ohne zu pausieren in die entgegengesetzte Richtung, um in die Ausgangsposition zurückzukehren, und halten Sie die Position 3 Sekunden.
4. Bewegen Sie sich immer wieder von einem Hütchen zum anderen, bis der Satz abgeschlossen ist, und wechseln Sie dann die Seite.

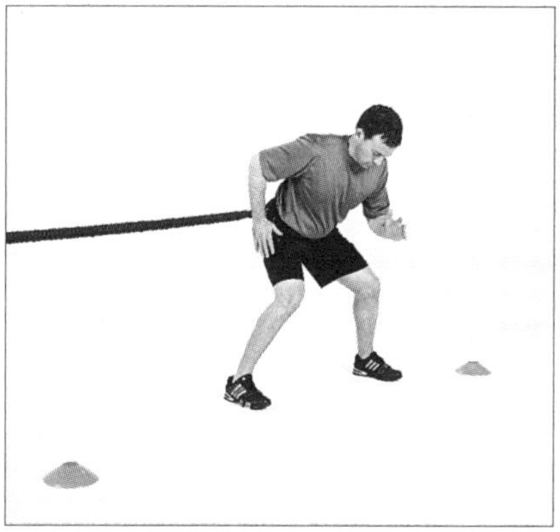

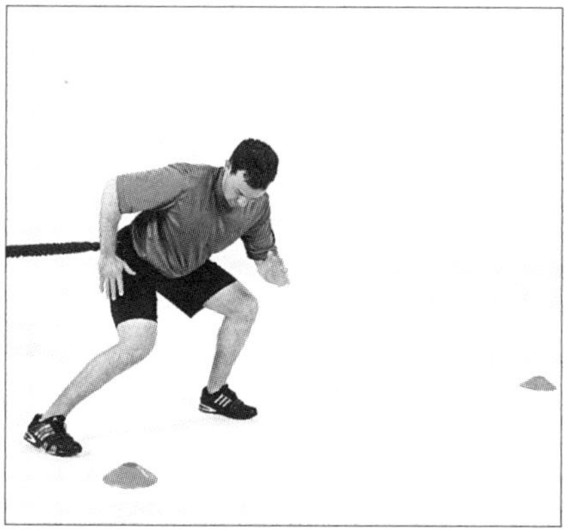

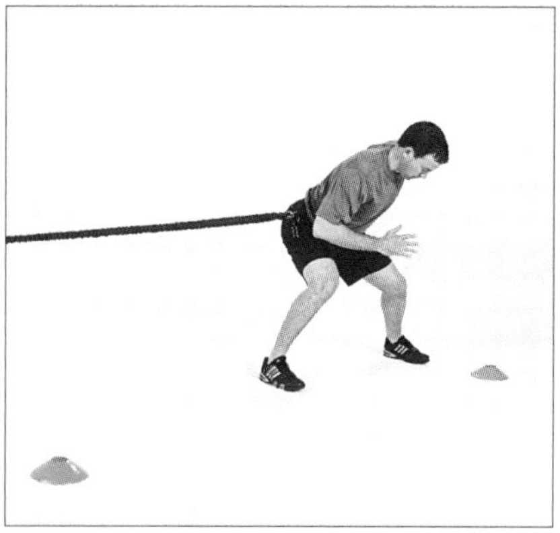

TRAININGSTIPPS

Die Füße dürfen sich nicht berühren. Wechseln Sie die Richtung möglichst zügig.

DAS SOLLTEN SIE SPÜREN

Kräftigt den ganzen Körper.

Marschieren mit Zugschlitten – vorgebeugt

AUSFÜHRUNG

1. Gehen Sie in eine Kniebeuge in Schrittstellung. Dabei ist ein Zugschlitten an Ihrer Taille befestigt.
2. Marschieren Sie los, indem Sie die Füße fest in den Boden stemmen und sich nach vorne lehnen. Wippen Sie beim Mitschwingen der Arme nicht mit dem Körper auf und ab, sondern bleiben Sie durchgehend unten.
3. Bewegen Sie bei jedem Schritt die Arme gegengleich mit.
4. Setzen Sie abwechselnd einen Fuß vor den anderen, bis der Satz abgeschlossen ist.

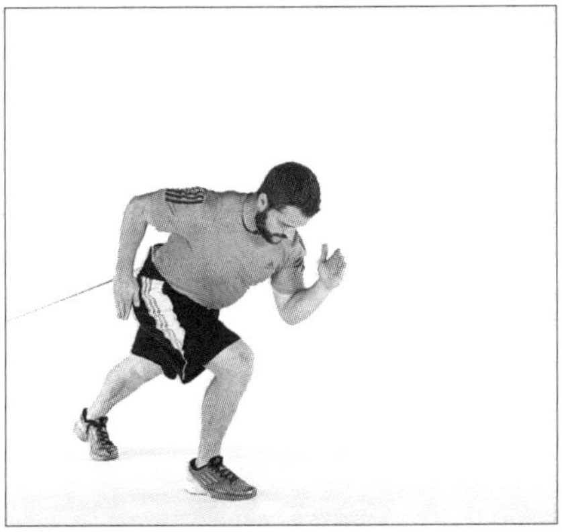

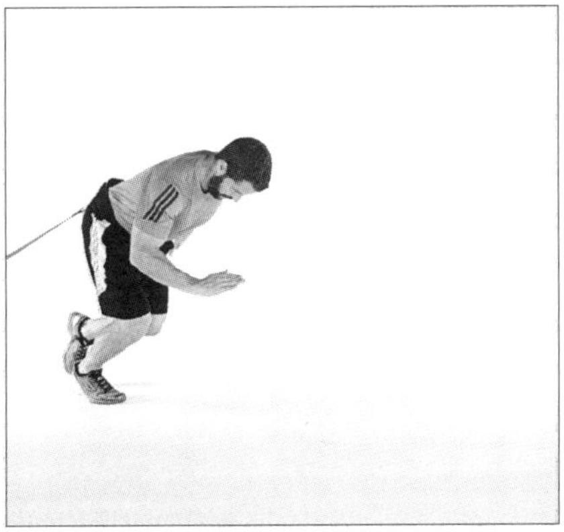

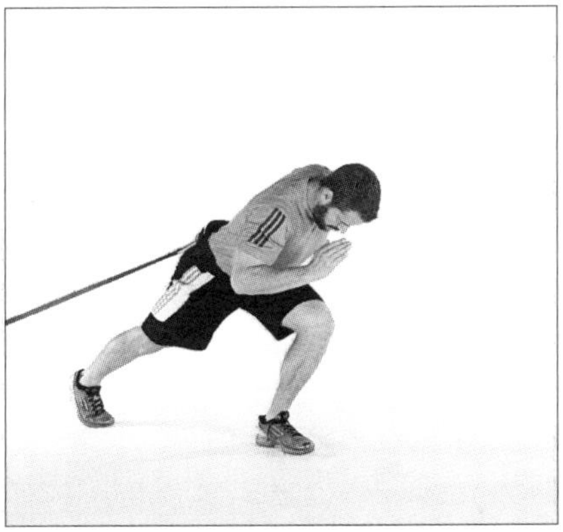

TRAININGSTIPPS

Strecken Sie bei jedem Schritt die Hüften durch, halten Sie dabei den Körper tief und den Rücken gerade.

DAS SOLLTEN SIE SPÜREN

Kräftigt den ganzen Körper.

Brustpass – einbeinig

TRAININGSTIPPS

Halten Sie die Brust aufrecht, das Standbein leicht gebeugt und das Becken hinten.

DAS SOLLTEN SIE SPÜREN

Kräftigt den ganzen Körper.

AUSFÜHRUNG

1. Nehmen Sie ca. 1 Meter vor einer Wand eine dynamische Grundstellung ein (Viertelkniebeuge) und heben Sie anschließend ein Bein leicht an. Halten Sie mit gestreckten Armen einen Medizinball vor der Brust.
2. Ziehen Sie den Ball zur Brust und werfen Sie ihn möglichst fest gegen die Wand.
3. Fangen Sie den Ball auf und werfen Sie ihn gleich wieder.
4. Wechseln Sie nach der vorgeschriebenen Anzahl von Wiederholungen das Bein.

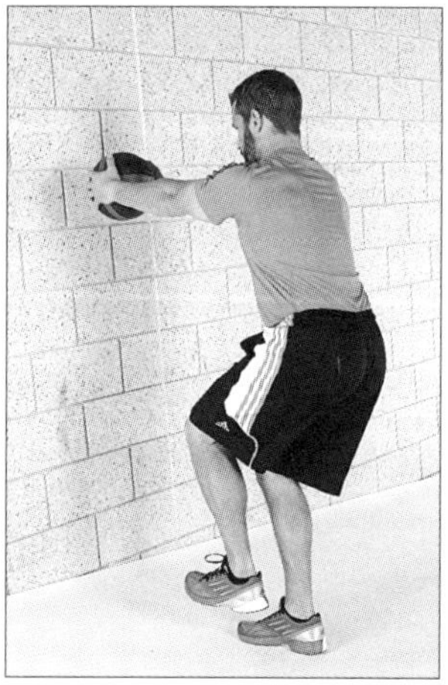

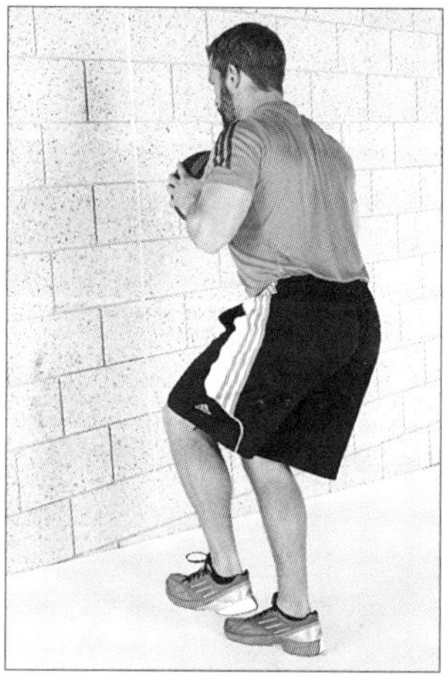

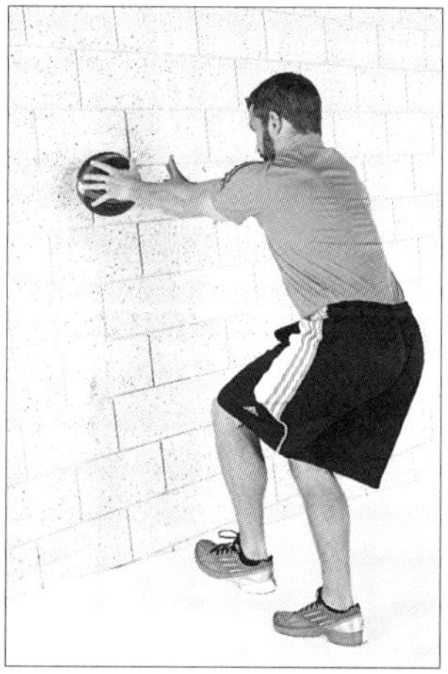

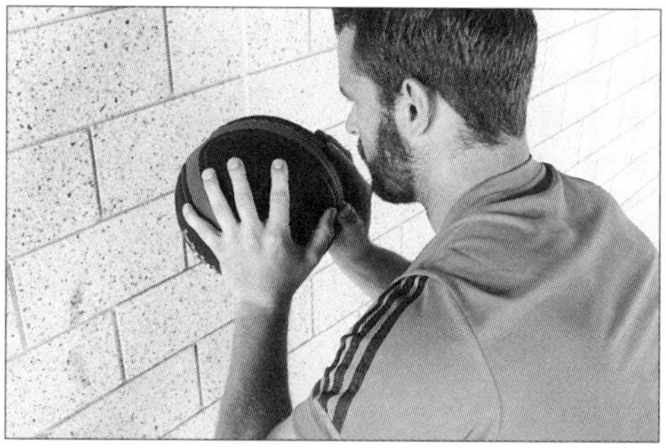

Brustpass – Kniebeuge in Schrittstellung

AUSFÜHRUNG

1. Gehen Sie ca. 1 Meter vor einer Wand in die untere Endposition einer Kniebeuge in Schrittstellung. Halten Sie mit gestreckten Armen einen Medizinball vor der Brust.
2. Ziehen Sie den Ball zur Brust und werfen Sie ihn möglichst fest gegen die Wand.
3. Fangen Sie den Ball auf und werfen Sie ihn gleich wieder.
4. Wechseln Sie nach der vorgeschriebenen Anzahl von Wiederholungen das Bein.

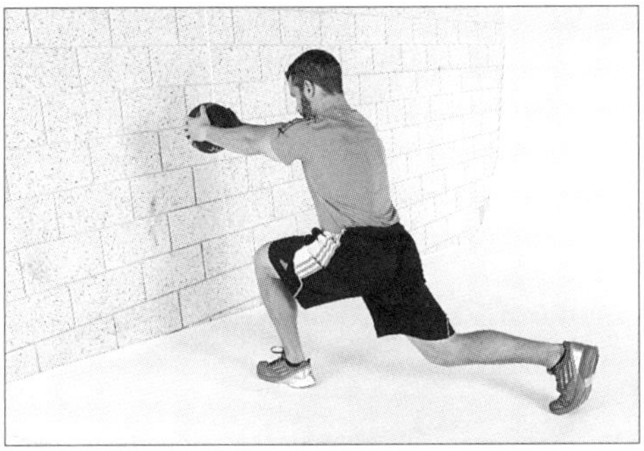

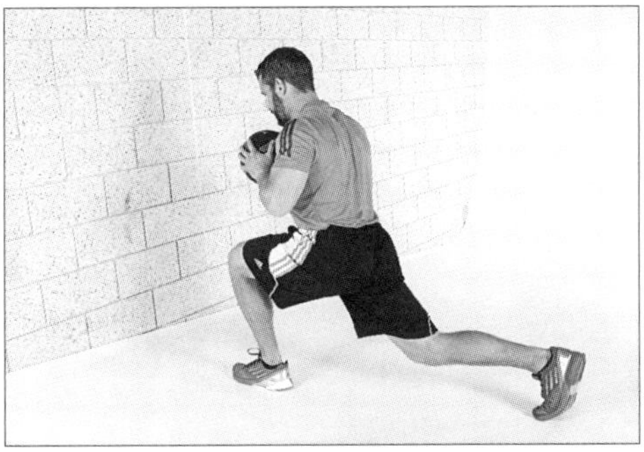

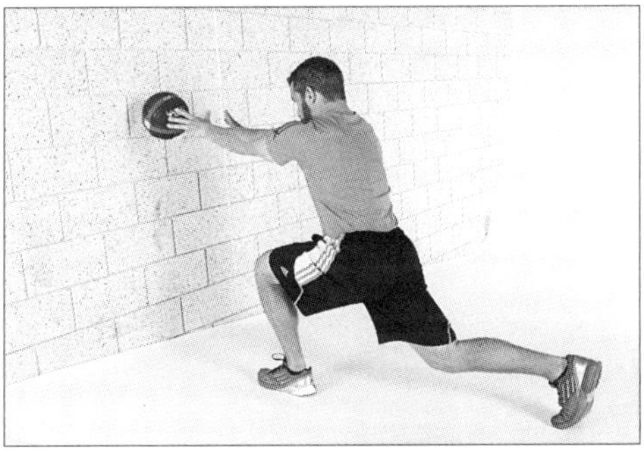

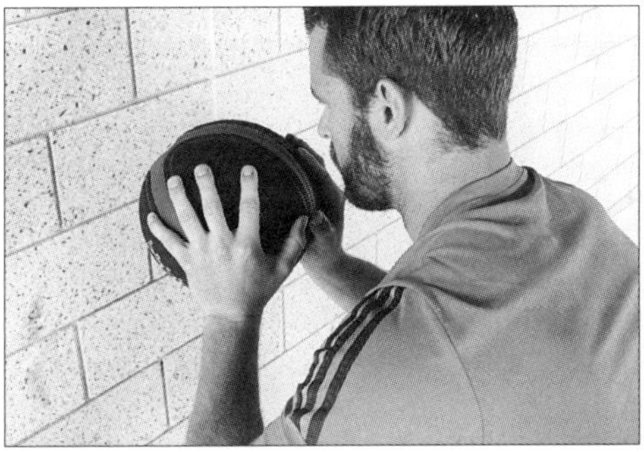

TRAININGSTIPPS

Das hintere Knie darf den Boden nicht berühren.

DAS SOLLTEN SIE SPÜREN

Kräftigt den ganzen Körper.

Brustpass – stehend

AUSFÜHRUNG

1. Nehmen Sie ca. 1 Meter vor einer Wand eine dynamische Grundstellung ein (Viertelkniebeuge). Halten Sie mit gestreckten Armen einen Medizinball vor der Brust.
2. Ziehen Sie den Ball zur Brust und werfen Sie ihn möglichst fest gegen die Wand.
3. Fangen Sie den Ball auf und werfen Sie ihn gleich wieder.
4. Wiederholen Sie die Übung so oft wie vorgeschrieben.

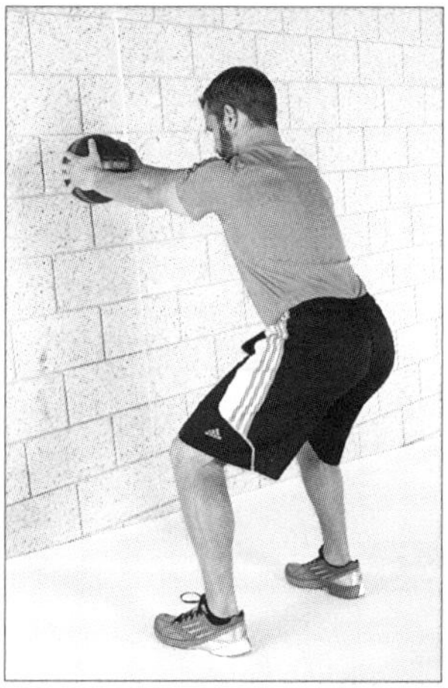

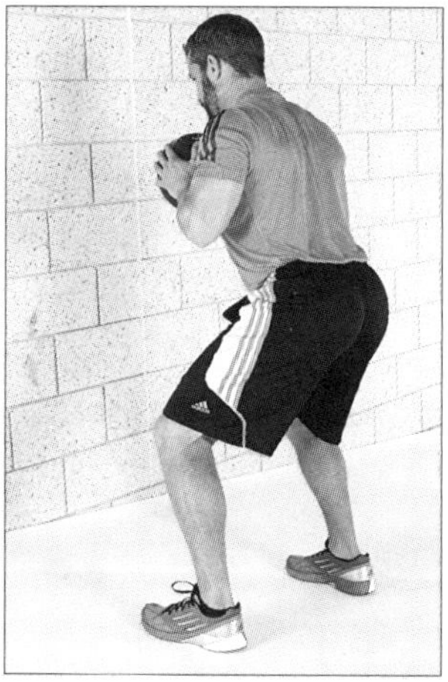

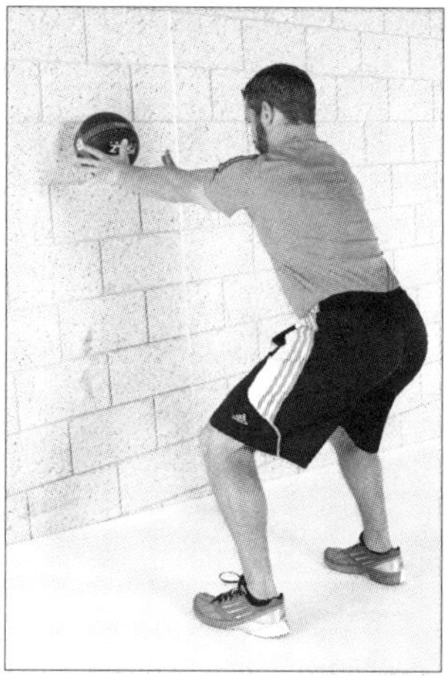

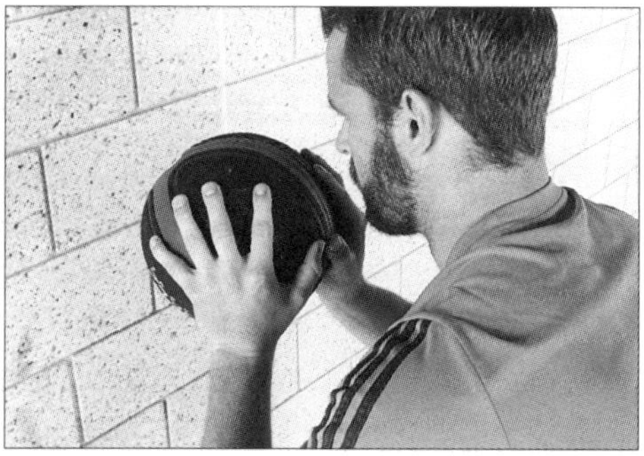

TRAININGSTIPPS

Halten Sie die Brust aufrecht, das Standbein leicht gebeugt und das Becken hinten.

DAS SOLLTEN SIE SPÜREN

Kräftigt den ganzen Körper.

Streckwurf

TRAININGSTIPPS

Strecken Sie beim Sprung Hüften und Arme, und halten Sie die Brust aufrecht.

DAS SOLLTEN SIE SPÜREN

Kräftigt den ganzen Körper.

AUSFÜHRUNG

1. Nehmen Sie eine dynamische Grundstellung ein, bei der die Knie leicht gebeugt sind und die Hüften nach hinten geschoben. Halten Sie mit gestreckten Armen einen Medizinball über dem Kopf.
2. Halten Sie die Arme gestreckt und machen Sie eine Kniebeuge, während Sie den Ball gleichzeitig zwischen die Beine bringen.
3. Stoßen Sie sich aus der Kniebeuge heraus kraftvoll ab, springen Sie senkrecht nach oben und werfen Sie den Medizinball möglichst hoch.
4. Lassen Sie den Ball auf dem Boden aufprallen, heben Sie ihn auf und kehren Sie in die Ausgangsposition zurück.
5. Wiederholen Sie die Übung so oft wie vorgeschrieben.

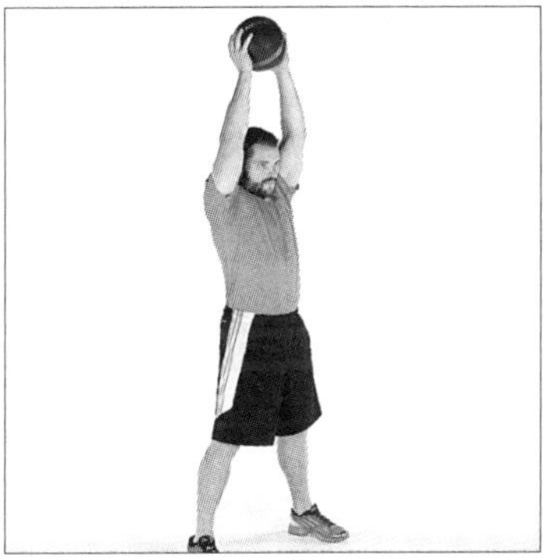

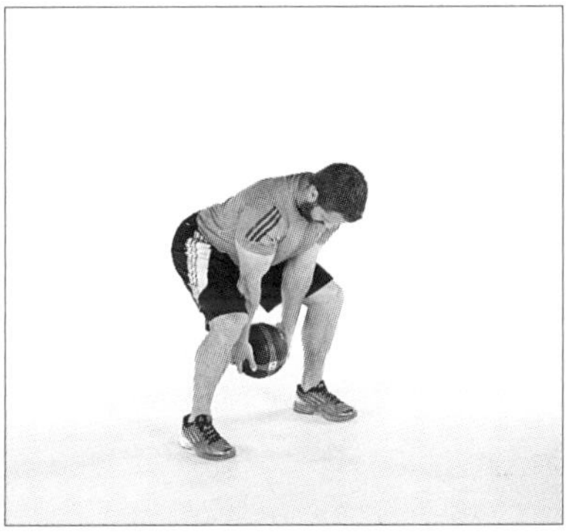

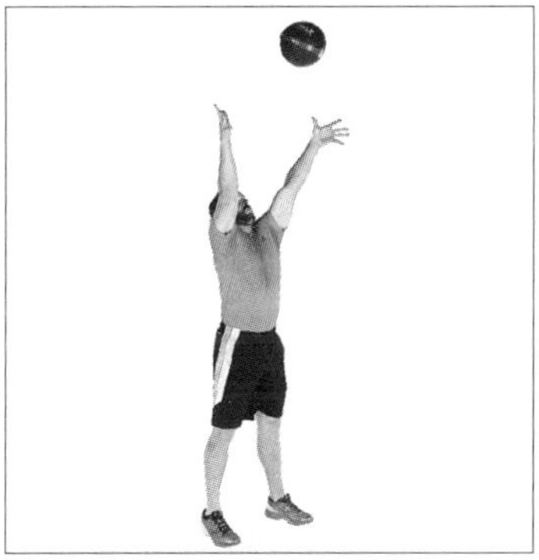

Überkopfpass – einbeinig

AUSFÜHRUNG

1. Nehmen Sie etwa einen halben Meter vor der Wand einen schulterbreiten Stand ein, stellen Sie sich auf ein Bein und halten Sie einen Medizinball mit gestreckten Armen über dem Kopf.
2. Beugen Sie die Ellenbogen, holen Sie aus, indem Sie den Ball hinter den Kopf bringen, und werfen Sie ihn an die Wand.
3. Fangen Sie den Ball über Kopf und werfen Sie ihn gleich wieder.
4. Wechseln Sie nach der vorgeschriebenen Anzahl von Wiederholungen das Bein.

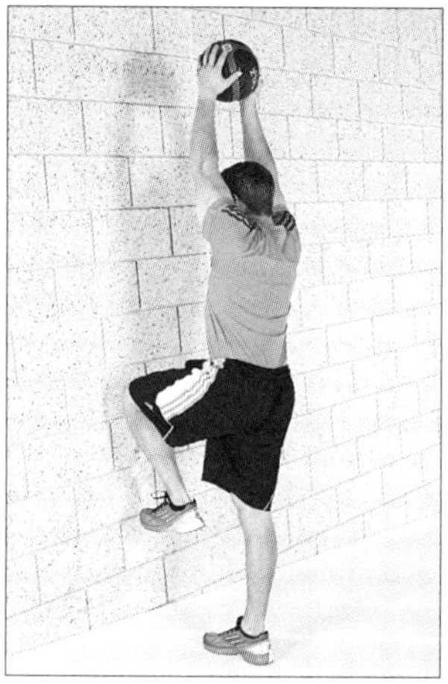
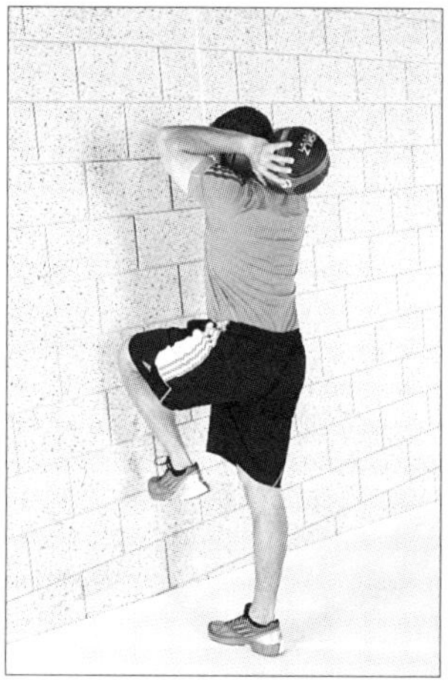
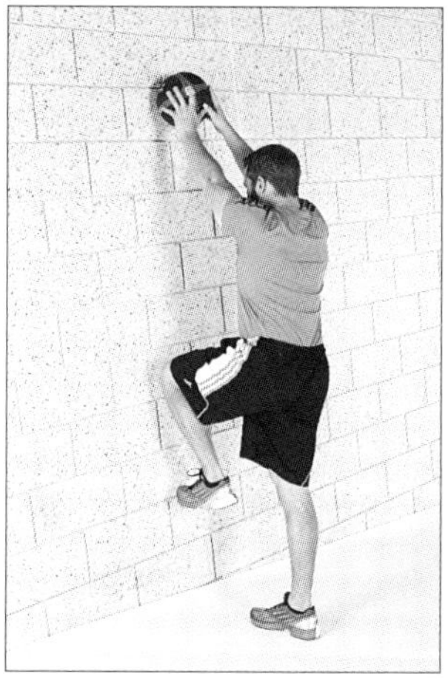

TRAININGSTIPPS

Halten Sie die Brust aufrecht, den Bauch gespannt und den Rumpf ruhig.

DAS SOLLTEN SIE SPÜREN

Kräftigt Rumpf und Gliedmaßen.

Überkopfpass – Kniebeuge in Schrittstellung

AUSFÜHRUNG

1. Gehen Sie etwa einen halben Meter vor der Wand in eine Kniebeuge in Schrittstellung und halten Sie einen Medizinball mit gestreckten Armen über dem Kopf.
2. Beugen Sie die Ellenbogen, holen Sie aus, indem Sie den Ball hinter den Kopf bringen, und werfen Sie ihn an die Wand.
3. Fangen Sie den Ball über Kopf und werfen Sie ihn gleich wieder.
4. Wechseln Sie nach der vorgeschriebenen Anzahl von Wiederholungen das Bein.

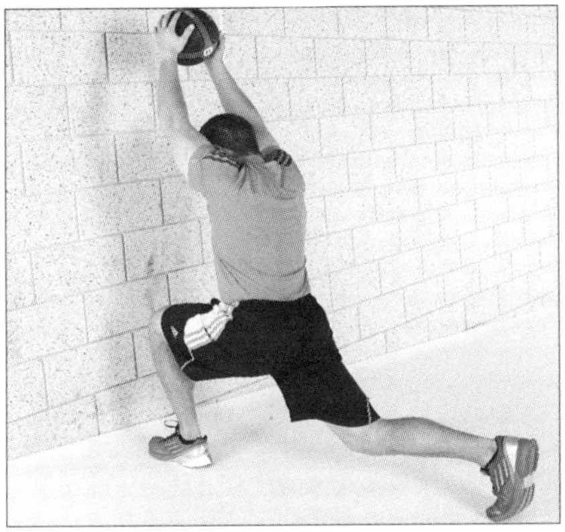

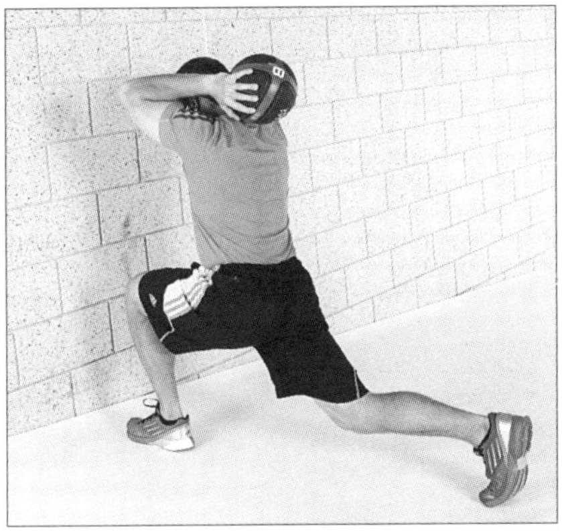

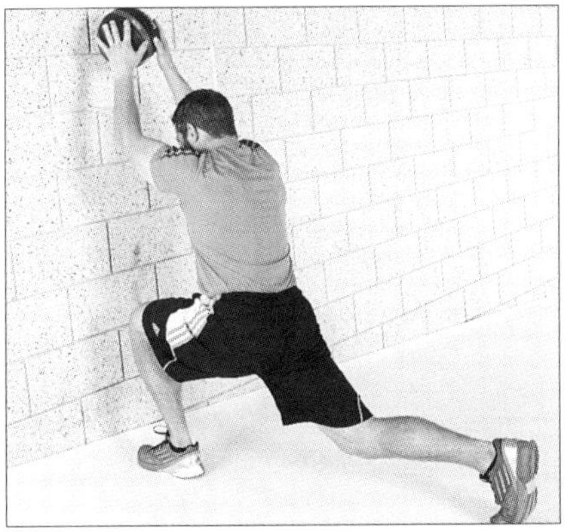

TRAININGSTIPPS

Das hintere Knie darf den Boden nicht berühren.

DAS SOLLTEN SIE SPÜREN

Kräftigt Rumpf und Gliedmaßen.

Überkopfwurf

AUSFÜHRUNG

1. Stellen Sie sich im Abstand von ca. 10 Metern im 90-Grad-Winkel zu einer Wand auf und halten Sie mit beiden Händen einen Medizinball auf Hüfthöhe.
2. Gehen Sie leicht in die Knie und drehen Sie dabei Hüften und Schultern nach außen, also von der Wand weg.
3. Stoßen Sie sich mit dem hinteren Bein ab und drehen Sie sich explosiv zur Wand, während Sie den Ball über den Kopf heben und gegen die Wand werfen.
4. Heben Sie den Ball auf und kehren Sie in die Ausgangsposition zurück.
5. Wechseln Sie nach der vorgeschriebenen Anzahl von Wiederholungen die Seite.

TRAININGSTIPPS

Werfen Sie den Ball nicht über Kopfhöhe, sondern eher auf Brusthöhe bzw. an den unteren Abschnitt der Wand.

DAS SOLLTEN SIE SPÜREN

Kräftigt den ganzen Körper.

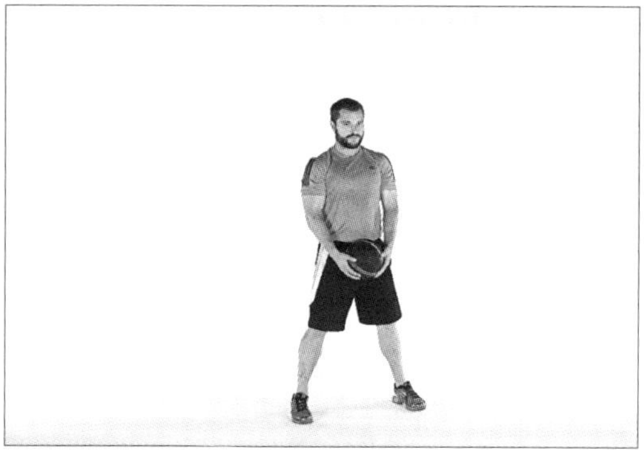

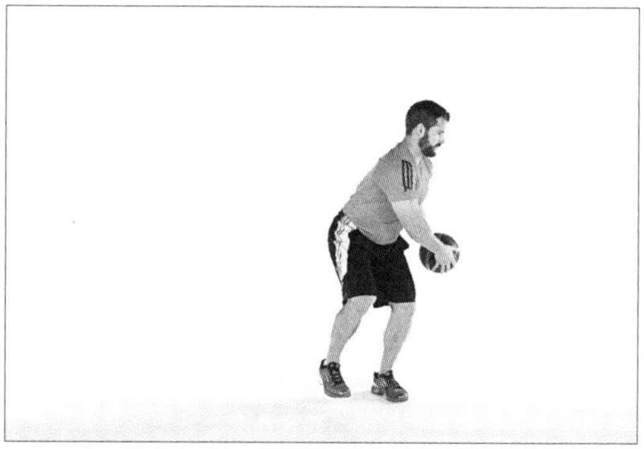

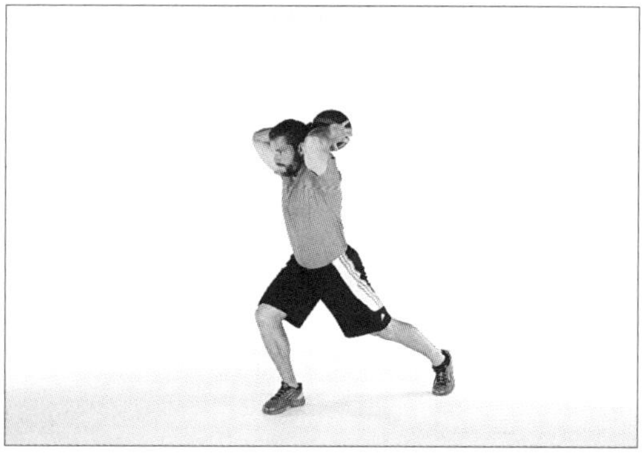

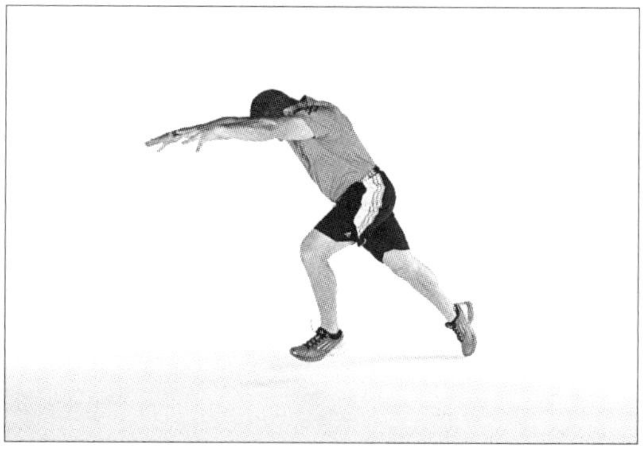

Paralleler Rotationswurf – Kniestand

AUSFÜHRUNG

1. Gehen Sie ca. 1 Meter vor einer Wand in den Kniestand, benutzen Sie hierfür am besten eine Matte oder ein Polster. Halten Sie einen Medizinball mit gestreckten Armen vor der Brust.
2. Drehen Sie Schultern, Rumpf und Hüften von der Wand weg und bringen Sie den Ball so auf Hüfthöhe hinter den Körper.
3. Werfen Sie den Ball gegen die Wand, indem Sie die Hüften explosiv nach vorne drehen. Rumpf, Arme und Ball folgen der Bewegung.
4. Fangen Sie den Ball und beginnen Sie sofort mit der nächsten Wurfbewegung.
5. Wechseln Sie nach der vorgeschriebenen Anzahl von Wiederholungen die Seite.

TRAININGSTIPPS

Leiten Sie die Wurfbewegung mit den Hüften ein.

DAS SOLLTEN SIE SPÜREN

Kräftigt den ganzen Körper.

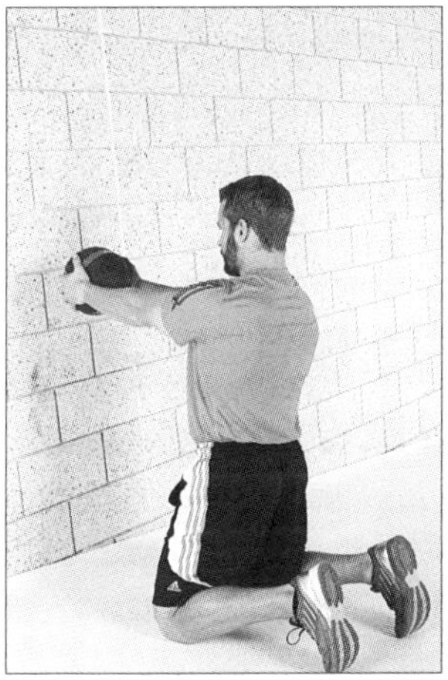

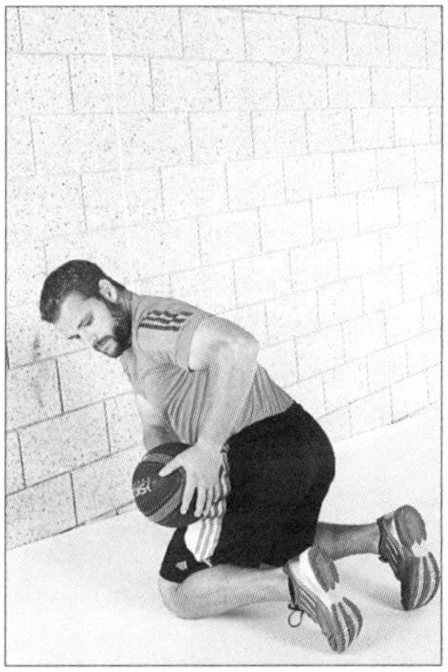

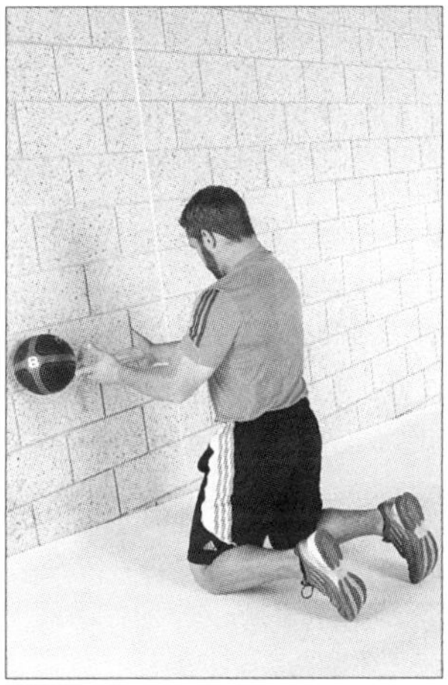

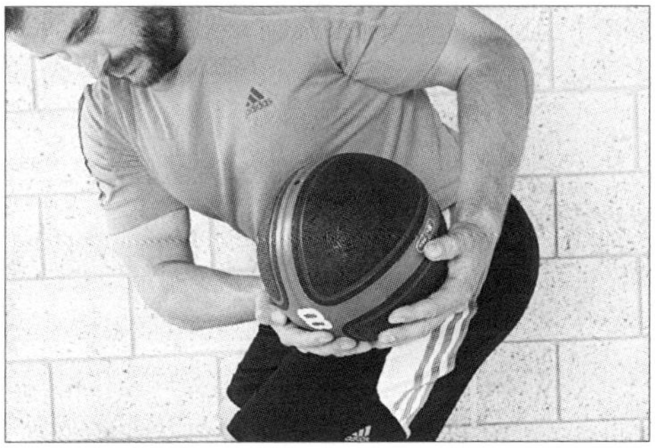

Paralleler Rotationswurf – Kniebeuge in Schrittstellung

AUSFÜHRUNG

1. Gehen Sie ca. 1 Meter vor einer Wand in eine Kniebeuge in Schrittstellung. Halten Sie den Medizinball auf Taillenhöhe.
2. Drehen Sie Schultern, Rumpf und Hüften von der Wand weg und bringen Sie den Ball so hinter den Körper.
3. Werfen Sie den Ball gegen die Wand, indem Sie die Hüften explosiv nach vorne drehen.
4. Fangen Sie den Ball und beginnen Sie sofort mit der nächsten Wiederholung.
5. Wechseln Sie nach der vorgeschriebenen Anzahl von Wiederholungen das Bein.

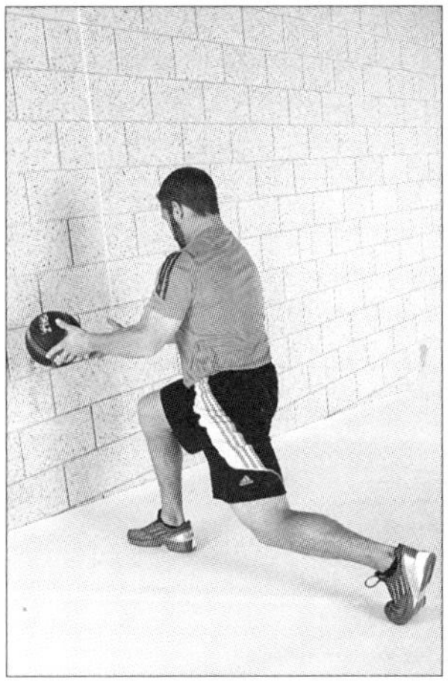

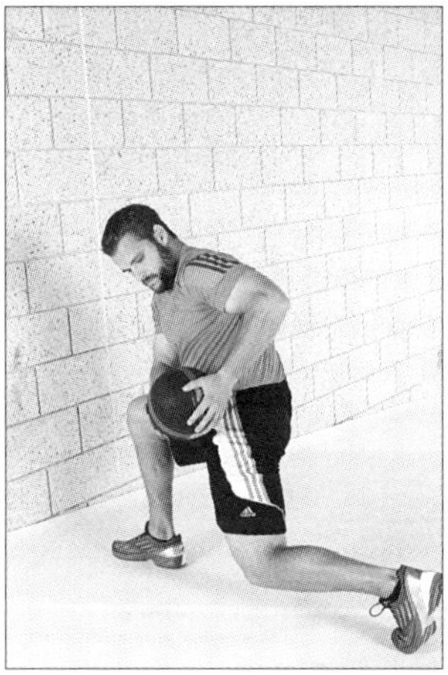

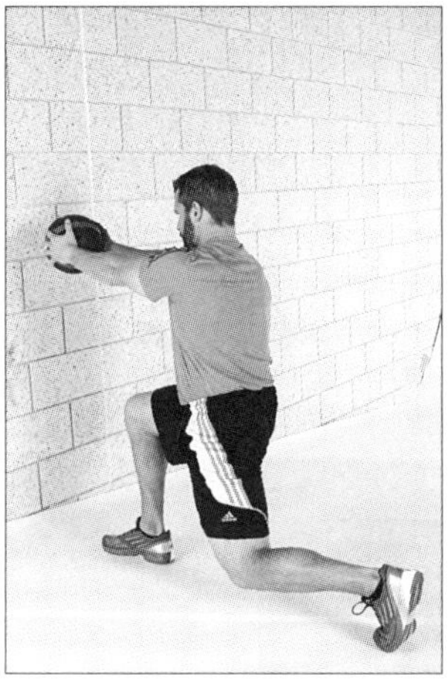

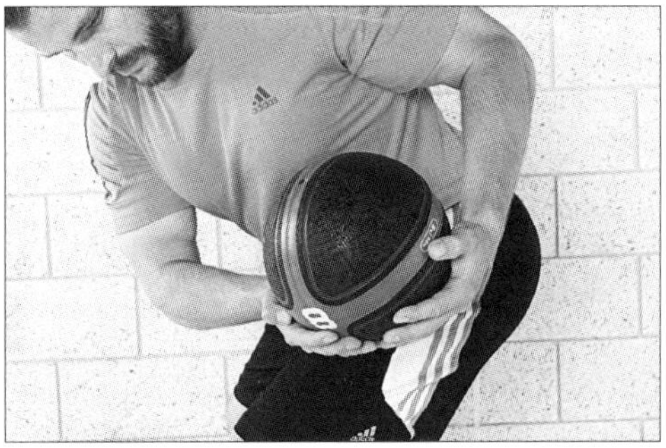

TRAININGSTIPPS

Das hintere Knie darf den Boden nicht berühren.

DAS SOLLTEN SIE SPÜREN

Kräftigt den ganzen Körper.

Paralleler Rotationswurf – stehend

AUSFÜHRUNG

1. Nehmen Sie ca. 1 Meter vor der Wand eine etwas mehr als schulterbreite, dynamische Grundstellung ein und halten Sie einen Medizinball mit gestreckten Armen vor der Brust.
2. Drehen Sie Schultern, Rumpf und Hüften von der Wand weg und bringen Sie den Ball so auf Hüfthöhe hinter den Körper.
3. Werfen Sie den Ball gegen die Wand, indem Sie die Hüften explosiv nach vorne drehen. Rumpf, Arme und Ball folgen der Bewegung.
4. Fangen Sie den Ball mit leicht gebeugten Armen und leiten Sie ohne Pause den nächsten Wurf ein.
5. Wechseln Sie nach der vorgeschriebenen Anzahl von Wiederholungen die Seite.

TRAININGSTIPPS

Auch hier geht der Wurf von den Hüften aus.

DAS SOLLTEN SIE SPÜREN

Kräftigt den ganzen Körper.

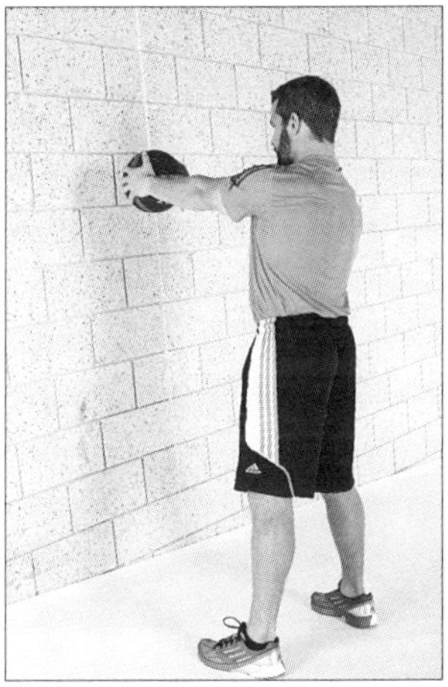

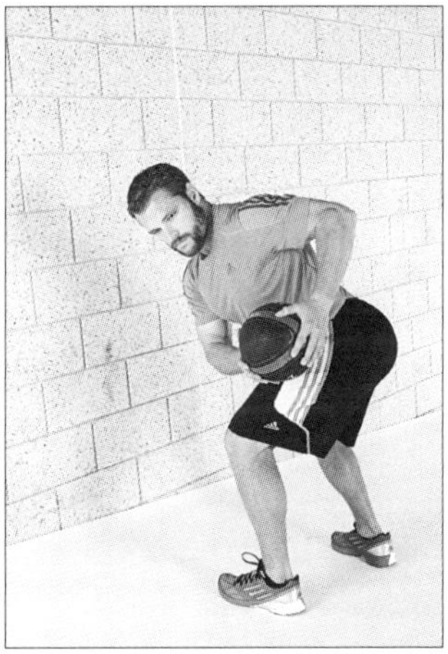

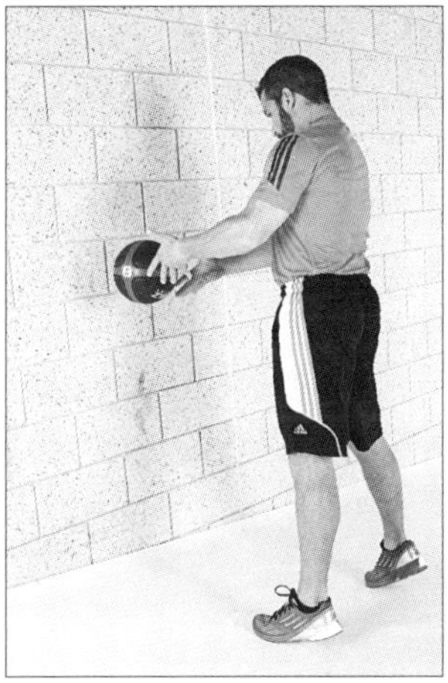

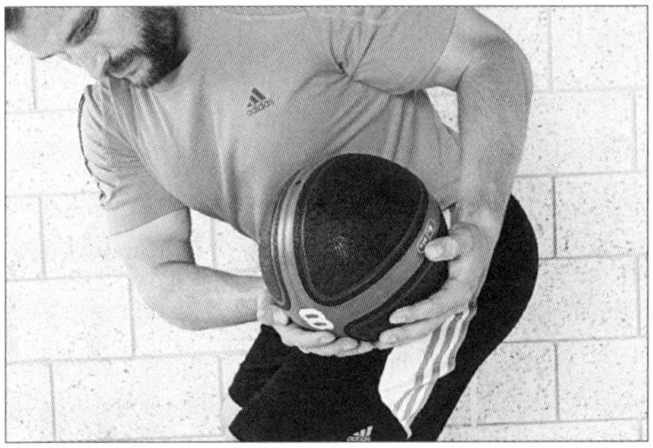

Rotationswurf im 90-Grad-Winkel – einbeinig

AUSFÜHRUNG

1. Stellen Sie sich ca. 1 Meter vor der Wand im 90-Grad-Winkel zu ihr auf, heben Sie das innere Bein und halten Sie einen Medizinball mit gestreckten Armen vor der Brust.
2. Beugen Sie das Standbein und holen Sie dabei mit dem Spielbein aus. Drehen Sie gleichzeitig Schultern, Rumpf und Hüften von der Wand weg und bringen Sie den Ball so auf Hüfthöhe hinter den Körper.
3. Werfen Sie den Ball gegen die Wand, indem Sie die Hüften explosiv zur Seite drehen. Rumpf, Arme und Ball folgen der Bewegung. Ziehen Sie dabei das Knie des Spielbeins an die Brust.
4. Fangen Sie den Ball und beginnen Sie umgehend mit dem nächsten Wurf..
5. Wechseln Sie nach der vorgeschriebenen Anzahl von Wiederholungen das Bein.

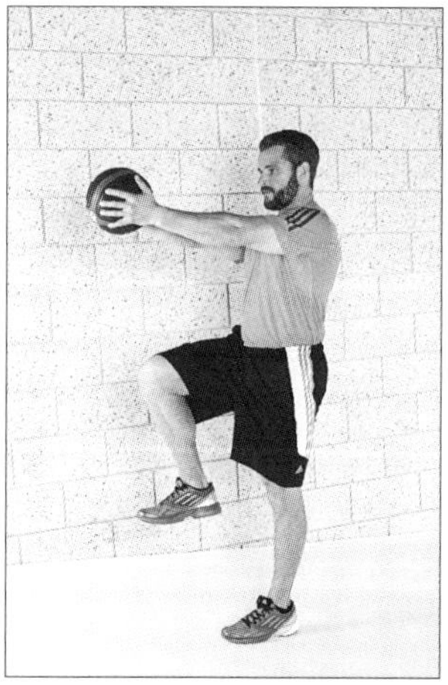

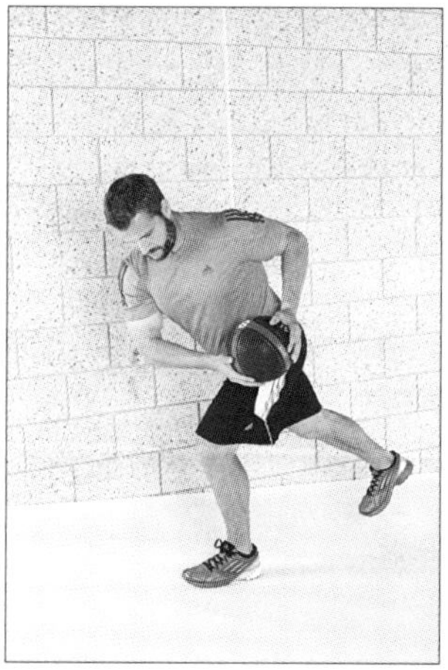

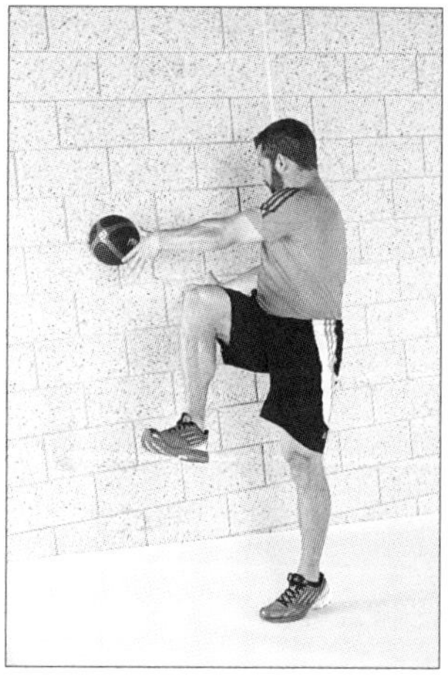

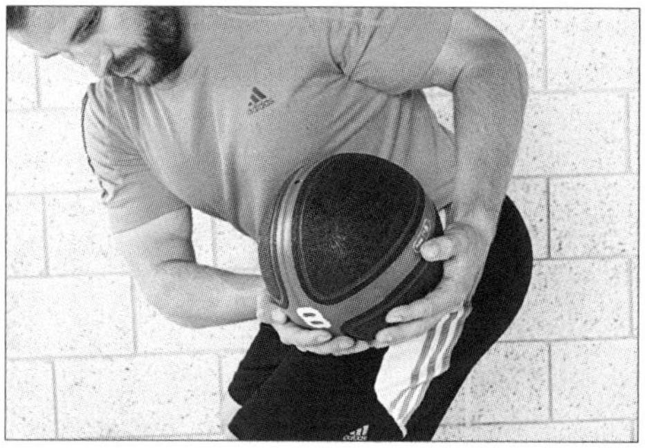

TRAININGSTIPPS

Leiten Sie den Wurf mit den Hüften ein.

DAS SOLLTEN SIE SPÜREN

Kräftigt den ganzen Körper.

Rotationswurf im 90-Grad-Winkel – stehend

AUSFÜHRUNG

1. Stellen Sie sich ca. 1 Meter vor der Wand im 90-Grad-Winkel zu ihr auf, nehmen Sie einen etwas mehr als schulterbreiten Stand ein und halten Sie einen Medizinball mit gestreckten Armen vor der Brust.
2. Drehen Sie Schultern, Rumpf und Hüften von der Wand weg und bringen Sie den Ball so auf Hüfthöhe hinter den Körper.
3. Werfen Sie den Ball gegen die Wand, indem Sie die Hüften explosiv zur Seite drehen. Rumpf, Arme und Ball folgen der Bewegung.
4. Fangen Sie den Ball und beginnen Sie sofort mit dem nächsten Wurf.
5. Wechseln Sie nach der vorgeschriebenen Anzahl von Wiederholungen die Seite.

TRAININGSTIPPS

Leiten Sie den Wurf mit den Hüften ein.

DAS SOLLTEN SIE SPÜREN

Kräftigt den ganzen Körper.

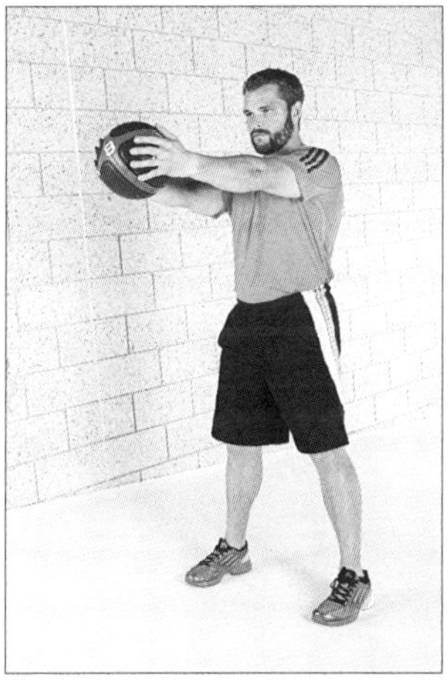

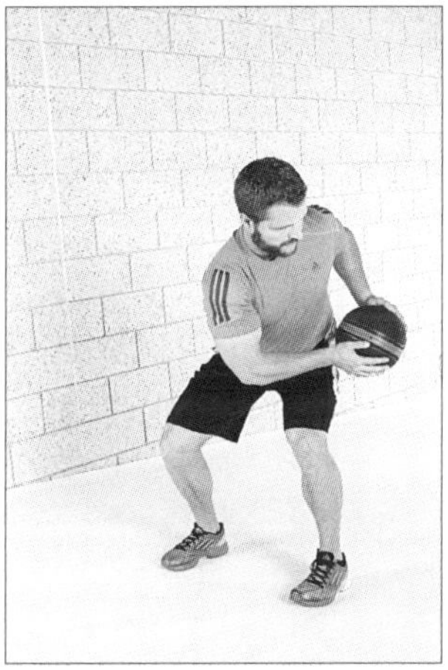

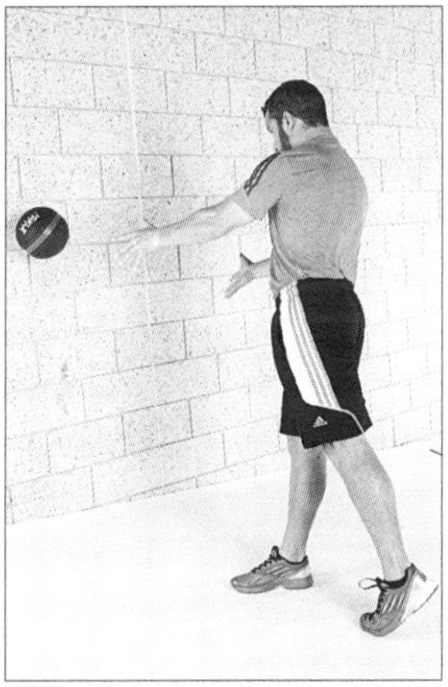

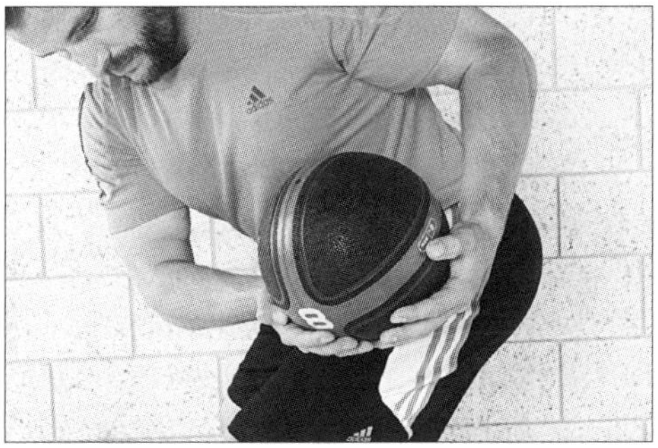

Ausfallschritt vorwärts mit Brustpass

AUSFÜHRUNG

1. Halten Sie einen Medizinball mit gebeugten Armen vor der Brust.
2. Machen Sie einen Ausfallschritt vorwärts. Sobald Sie mit dem Spielbein landen, stoßen Sie sich explosiv ab und machen einen Vorwärtssprung. Schleudern Sie dabei den Medizinball in einem 45-Grad-Winkel möglichst weit von sich in die Luft.
3. Lassen Sie den Ball auf dem Boden ausrollen.
4. Heben Sie ihn auf, kehren Sie in die Ausgangsposition zurück und machen Sie diesmal den Ausfallschritt mit dem anderen Bein.
5. Wiederholen Sie die Übung abwechselnd links und rechts, bis der Satz abgeschlossen ist.

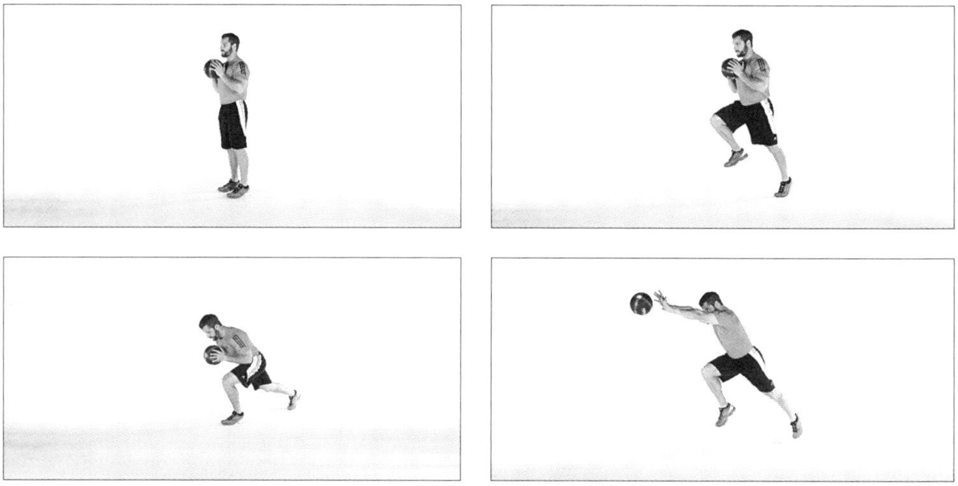

TRAININGSTIPPS

Stoßen Sie sich nach dem Ausfallschritt mit dem vorderen Bein ab.

DAS SOLLTEN SIE SPÜREN

Kräftigt den ganzen Körper.

Ausfallschritt vorwärts mit Brustpass – ohne Ausholen

AUSFÜHRUNG

1. Halten Sie einen Medizinball mit gebeugten Armen vor der Brust und gehen Sie in eine Kniebeuge in Schrittstellung.
2. Machen Sie einen Ausfallschritt vorwärts, indem Sie sich explosiv abstoßen. Schleudern Sie dabei den Medizinball in einem 45-Grad-Winkel möglichst weit von sich.
3. Lassen Sie den Ball auf dem Boden aufrollen.
4. Heben Sie ihn auf, kehren Sie in die Ausgangsposition zurück und machen Sie diesmal den Ausfallschritt mit dem anderen Bein.
5. Wiederholen Sie die Übung abwechselnd links und rechts, bis der Satz abgeschlossen ist.

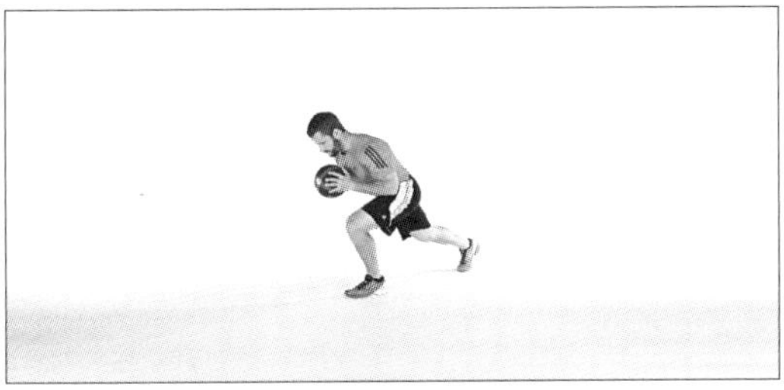

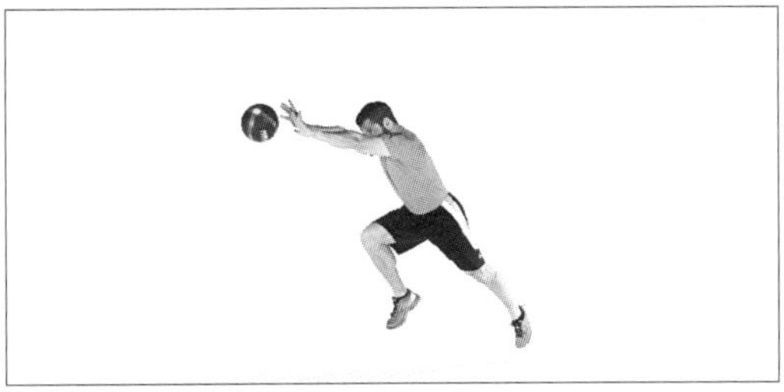

TRAININGSTIPPS

Stoßen Sie sich beim Ausfallschritt mit dem vorderen Bein ab.

DAS SOLLTEN SIE SPÜREN

Kräftigt den ganzen Körper.

Chop am Kabelzug – zur Seite, Halbkniestand

AUSFÜHRUNG

1. Befestigen Sie einen Seilgriff an der Umlenkrolle eines Kabelzuggeräts und fassen Sie ihn mit beiden Händen. Gehen Sie seitlich neben der Maschine in einen Halbkniestand, bei der das äußere Bein gebeugt ist, das innere aufgestellt.
2. Wenden Sie in einer fließenden Bewegung Hüften und Schultern von der Maschine ab, ziehen Sie den Griff zuerst zur Brust und drücken Sie das Seil dann schräg nach unten.
3. Führen Sie die Bewegung in umgekehrter Reihenfolge aus und kehren Sie in die Ausgangsposition zurück.
4. Wechseln Sie nach der vorgeschriebenen Anzahl von Wiederholungen die Seite.

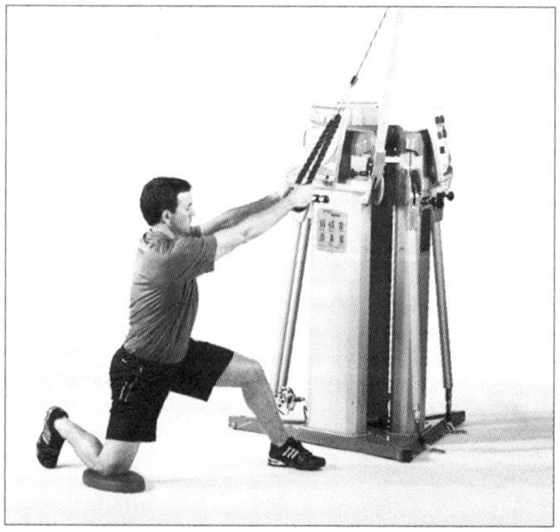

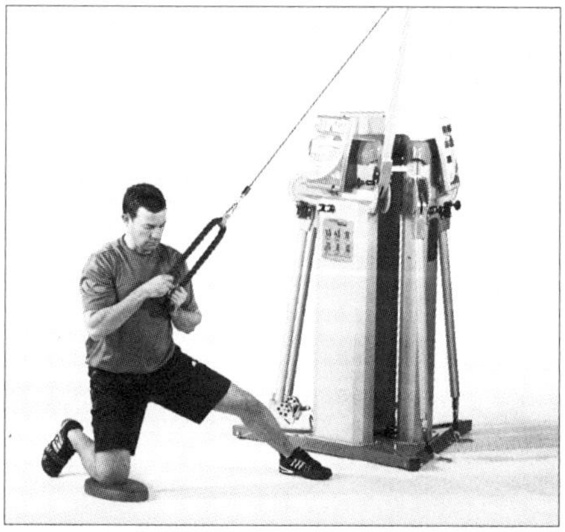

TRAININGSTIPPS

Halten Sie die Brustwirbelsäule aufrecht und wenden Sie sich bei jeder Wiederholung der Maschine zu bzw. von ihr ab.

DAS SOLLTEN SIE SPÜREN

Kräftigt Hüften, Schultern, Trizeps und Bauchmuskeln.

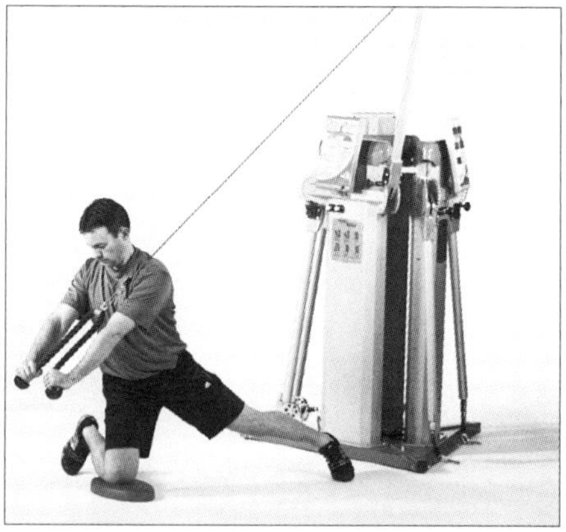

Hang Snatch

AUSFÜHRUNG

1. Nehmen Sie einen schulterbreiten Stand ein und halten Sie eine Langhantel in einem breiten Obergriff auf Hüfthöhe.
2. Schieben Sie mit geradem Rücken und aufrechter Brust das Becken nach hinten-unten, um die Hantel bis knapp über dem Knie abzusenken.
3. Strecken Sie in einer explosiven Bewegung die Hüften durch und reißen Sie die Hantel gerade aufwärts.
4. Durch den Schwung bewegt sich die Langhantel am Oberkörper entlang aufwärts. Sobald sie den höchsten Punkt ihrer Flugbahn erreicht hat, beugen Sie Hüften und Knie und »fangen« die Hantel über dem Kopf ab.
5. Bringen Sie die Hantel in die Ausgangsposition zurück.
6. Wiederholen Sie die Übung so oft wie vorgeschrieben.

TRAININGSTIPPS

Während Sie die Hantel nach oben reißen, sollten Sie sich mit den Beinen aktiv vom Boden wegdrücken und das Gefühl haben, Sie würden gleich abheben, damit sich Ihre Fußgelenke, Knie und Hüften ganz strecken. Führen Sie die Zugbewegung erst dann mit dem Oberkörper aus, wenn die Hüften ganz gestreckt sind.

DAS SOLLTEN SIE SPÜREN

Kräftigt den ganzen Körper.

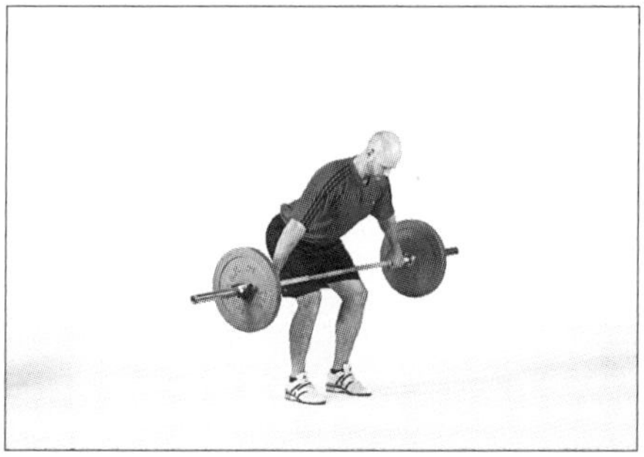

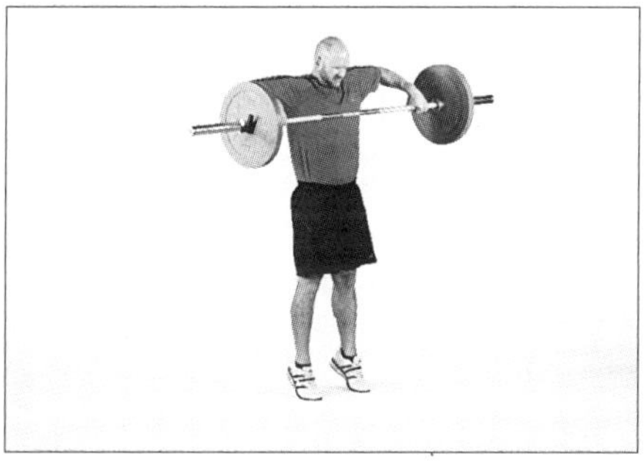

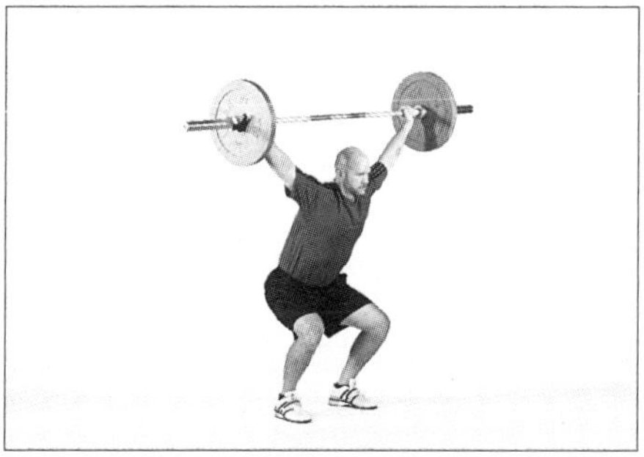

Hang Snatch Pull [Dynamisches Schulterheben]

AUSFÜHRUNG

1. Nehmen Sie einen schulterbreiten Stand ein und halten Sie eine Langhantel in einem breiten Obergriff auf Hüfthöhe.
2. Schieben Sie das Becken mit geradem Rücken und aufrechter Brust nach hinten-unten, um die Hantel bis knapp über dem Knie abzusenken.
3. Strecken Sie die Hüften in einer explosiven Bewegung.
4. Ziehen Sie die Hantel in die Ausgangsposition zurück.
5. Wiederholen Sie die Übung so oft wie vorgeschrieben.

TRAININGSTIPPS

Während Sie die Hantel nach oben reißen, sollten Sie sich mit den Beinen aktiv vom Boden wegdrücken und das Gefühl haben, Sie würden gleich abheben, damit sich Ihre Fußgelenke, Knie und Hüften ganz strecken. Führen Sie die Zugbewegung erst dann mit dem Oberkörper aus, wenn die Hüften ganz gestreckt sind.

DAS SOLLTEN SIE SPÜREN

Kräftigt den ganzen Körper.

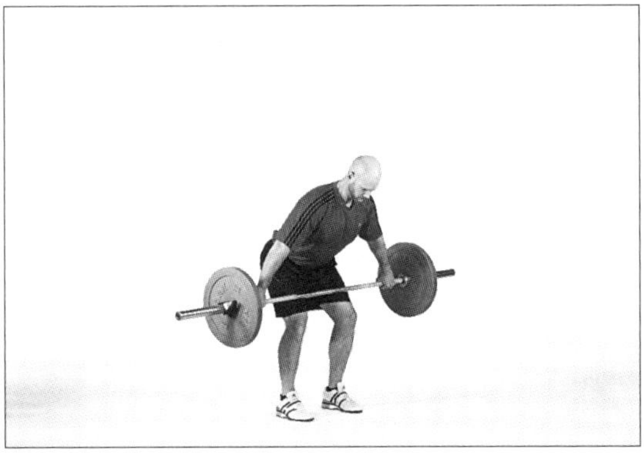

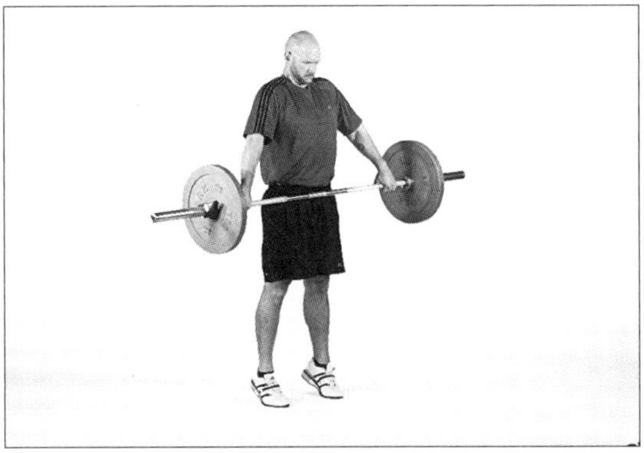

Hang Snatch – einarmig (Kurzhantel)

AUSFÜHRUNG

1. Nehmen Sie einen schulterbreiten Stand ein und halten Sie eine Kurzhantel in einem breiten Obergriff auf Oberschenkelhöhe.
2. Schieben Sie das Becken mit geradem Rücken und aufrechter Brust nach hinten-unten, um die Hantel knapp unter Kniehöhe abzusenken.
3. Strecken Sie die Hüften in einer explosiven Bewegung und reißen Sie die Hantel gerade aufwärts.
4. Durch den Schwung bewegt sich die Kurzhantel am Oberkörper entlang aufwärts. Sobald sie den höchsten Punkt ihrer Flugbahn erreicht hat, beugen Sie Hüften und Knie und »fangen« die Hantel über dem Kopf ab.
5. Bringen Sie die Hantel in die Ausgangsposition zurück.
6. Wechseln Sie nach der vorgeschriebenen Anzahl von Wiederholungen die Seite.

TRAININGSTIPPS

Während Sie die Hantel nach oben reißen, sollten Sie sich mit den Beinen aktiv vom Boden wegdrücken und das Gefühl haben, Sie würden gleich abheben, damit sich Ihre Fußgelenke, Knie und Hüften ganz strecken.

DAS SOLLTEN SIE SPÜREN

Kräftigt den ganzen Körper.

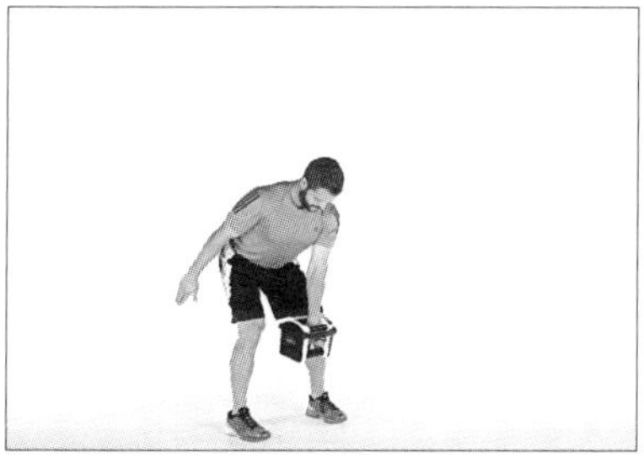

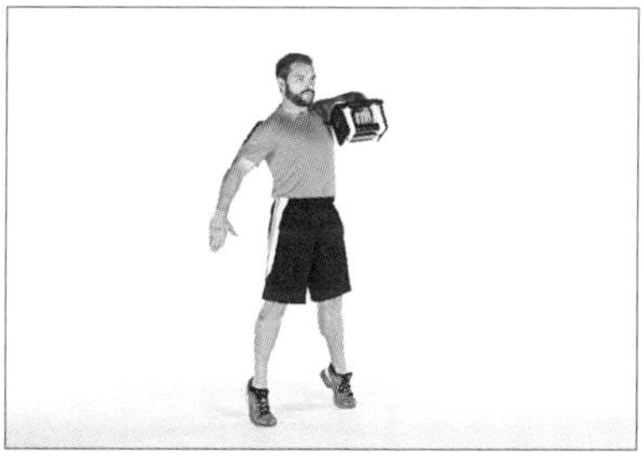

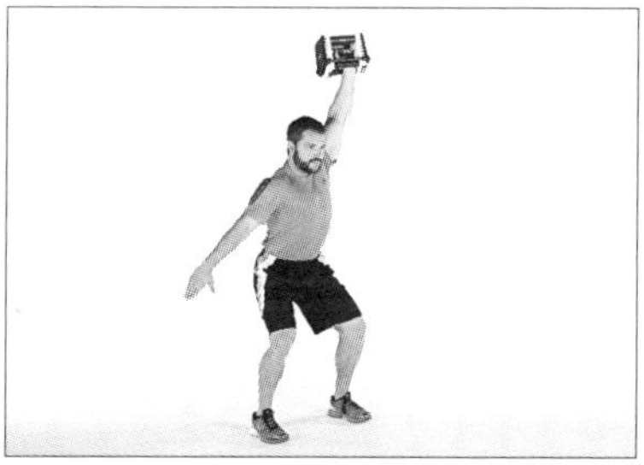

Kettlebell-Swing

■ **TRAININGSTIPPS**

Halten Sie während der gesamten Bewegung die Arme gerade und die Schulterblätter hinten-unten.

■ **DAS SOLLTEN SIE SPÜREN**

Kräftigt Gesäß, Oberschenkelrückseite und Rücken.

AUSFÜHRUNG

1. Nehmen Sie einen aufrechten Stand ein und lassen Sie eine Kettlebell mit gestreckten Armen vor dem Körper herabhängen.
2. Schieben Sie das Becken kraftvoll nach hinten und gehen Sie dabei leicht in die Knie. Dabei bewegt sich die Kettlebell zwischen Ihren Beinen hindurch.
3. Stoßen Sie die Hüften explosiv vorwärts und schwingen Sie die Kettlebell in einer halbkreisförmigen Flugbahn aufwärts, bis die Arme parallel zum Boden sind.
4. Wiederholen Sie die Übung so oft wie vorgeschrieben und machen Sie dabei keine Pausen.

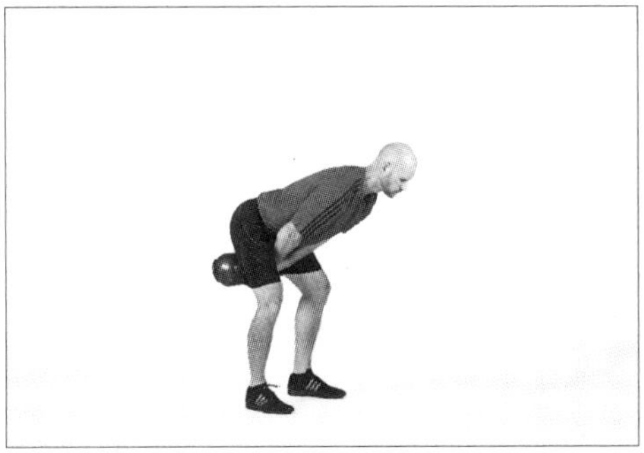

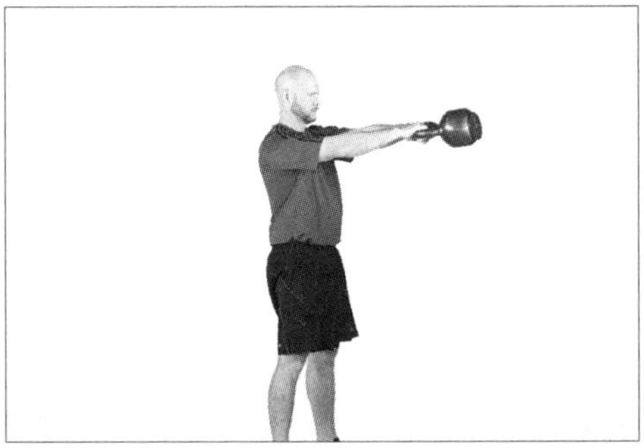

Kniebeuge mit Rumpfdrehung – einarmig (Kettlebell)

AUSFÜHRUNG

1. Halten Sie eine Kettlebell in einer Hand und drücken Sie sie gerade über den Kopf, so dass sie sich direkt über der Schulter befindet.
2. Schieben Sie das Becken nach hinten-unten und gehen Sie dabei in die Knie, während Sie Ihre Schultern zur Kettlebell drehen. Berühren Sie dabei mit der anderen Hand den Fuß derselben Seite.

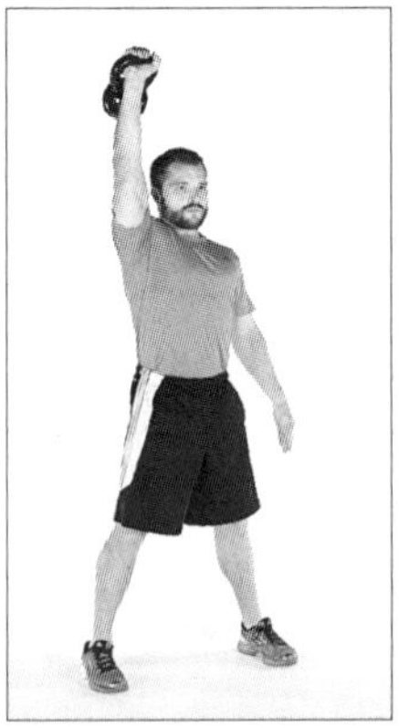

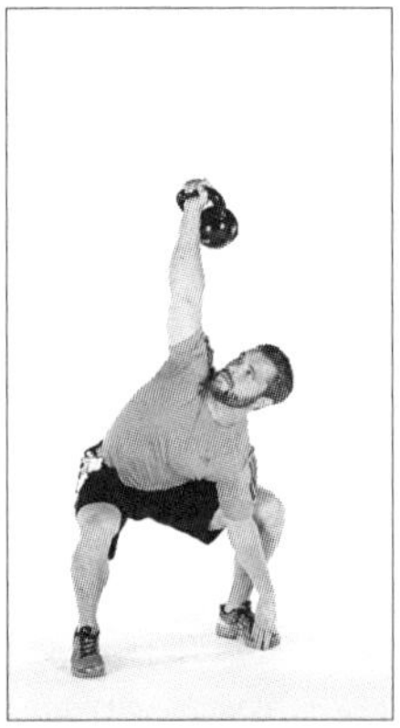

3. Führen Sie die Bewegung in umgekehrter Reihenfolge aus, um in die Ausgangsposition zurückzukehren.
4. Wechseln Sie nach der vorgeschriebenen Anzahl von Wiederholungen die Seite.

TRAININGSTIPPS

Halten Sie während der gesamten Bewegung den Rücken gerade und die Brust aufrecht.

DAS SOLLTEN SIE SPÜREN

Kräftigt den ganzen Körper.

Schleudern über Kopf (Medizinball)

AUSFÜHRUNG

1. Nehmen Sie eine dynamische Ausgangsposition ein, gehen Sie leicht in die Knie und bringen Sie das Becken nach hinten. Halten Sie einen Medizinball auf Hüfthöhe.
2. Holen Sie aus, indem Sie die Hüften strecken, sich auf die Zehenspitzen stellen und dabei den Ball hinter den Kopf führen.
3. Schleudern Sie den Ball explosiv auf den Boden und gehen Sie dabei in die Knie.
4. Lassen Sie den Ball ausrollen, heben Sie ihn auf und kehren Sie in die Ausgangsposition zurück.
5. Wiederholen Sie die Übung so oft wie vorgeschrieben.

TRAININGSTIPPS

Leiten Sie den Wurf ein, indem Sie Ihre Fersen vom Boden heben.

DAS SOLLTEN SIE SPÜREN

Kräftigt den ganzen Körper.

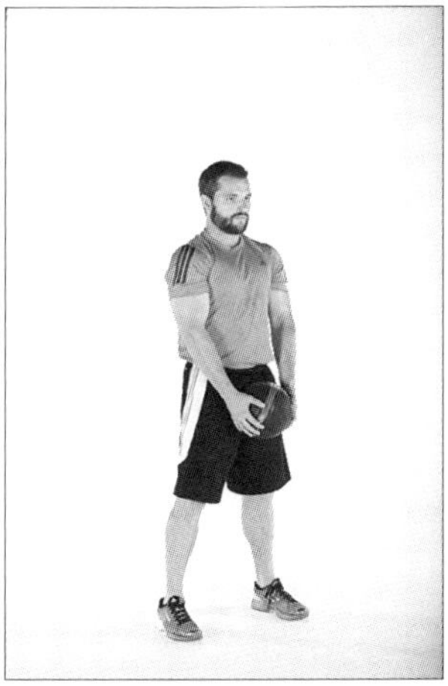
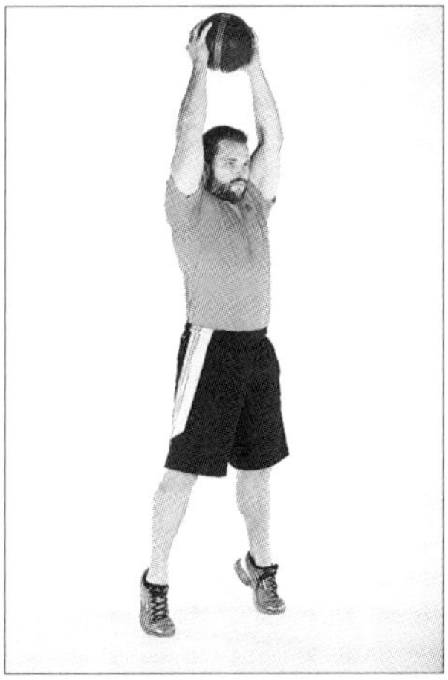
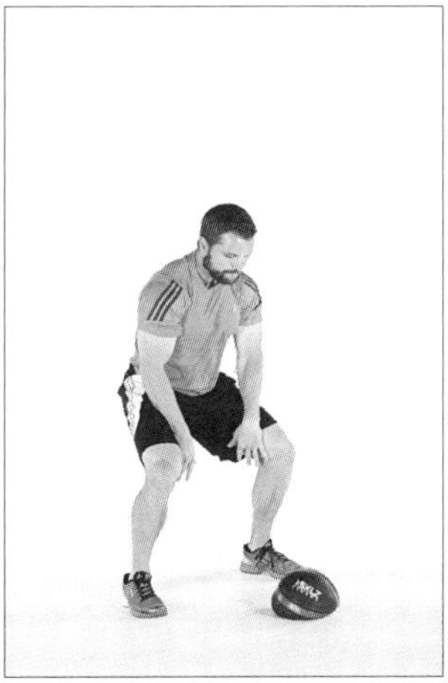

Kniebeuge mit über Kopf gestreckten Armen (Slide)

AUSFÜHRUNG

1. Nehmen Sie einen aufrechten Stand ein, stellen Sie sich auf Slides und streifen Sie ein Miniband über Ihre Handgelenke. Strecken Sie die Arme V-förmig über den Kopf, damit sich das Band spannt.
2. Behalten Sie diese Spannung bei und leiten Sie die Abwärtsbewegung mit den Hüften ein. Schieben Sie das Becken nach hinten-unten, bis die Oberschenkel nahezu parallel zum Boden sind oder die Slides anfangen sich zu bewegen.
3. Kehren Sie in die Ausgangsstellung zurück, indem Sie die Hüften strecken.
4. Wiederholen Sie die Übung so oft wie vorgeschrieben.

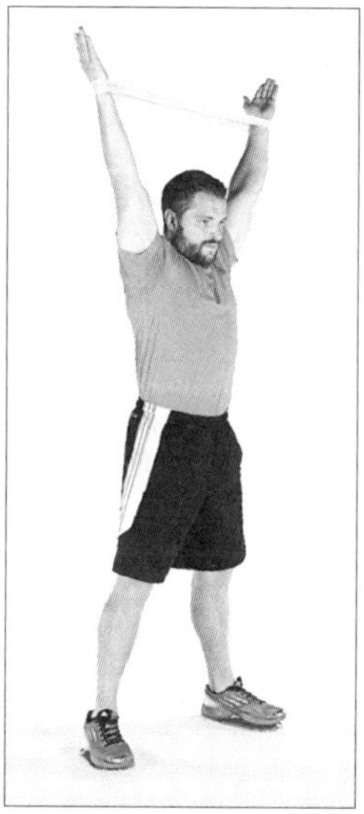

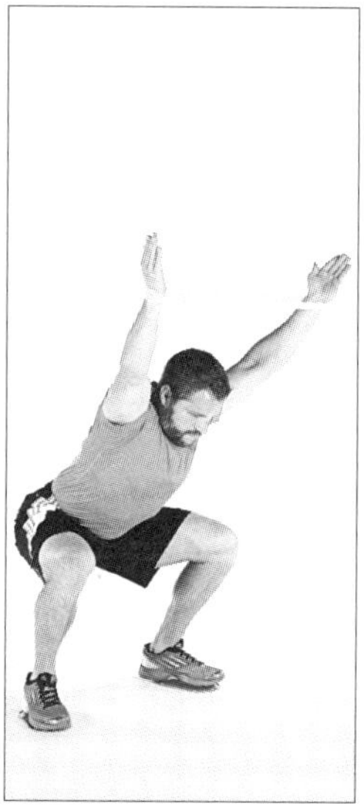

TRAININGSTIPPS

Halten Sie den Rücken gerade, das Miniband gespannt und achten Sie darauf, nicht mit den Füßen wegzurutschen, wenn Sie in die Kniebeuge gehen.

DAS SOLLTEN SIE SPÜREN

Kräftigt den ganzen Körper.

Push Press

AUSFÜHRUNG

1. Nehmen Sie eine Langhantel und legen Sie sie vor der Brust auf den Schultern ab.
2. Beugen Sie Hüften und Knie.
3. Drücken Sie sich durch Strecken der Hüften explosiv hoch und bringen Sie die Hantel über den Kopf. Achten Sie darauf, dass die Knie gerade nach vorne zeigen und nicht zueinander.
4. »Fangen« Sie die Stange über dem Kopf auf, halten Sie die Arme gerade und Hüften und Knie gestreckt.
5. Senken Sie die Hantel in die Ausgangsposition ab.
6. Wiederholen Sie die Übung so oft wie vorgeschrieben.

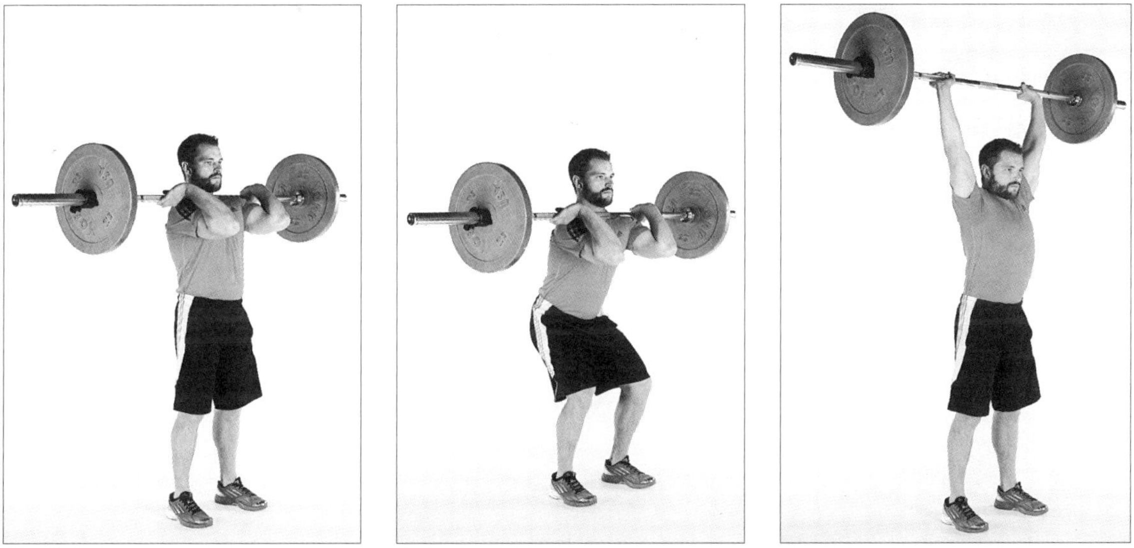

TRAININGSTIPPS

Leiten Sie die Bewegung mit den Beinen ein; drücken Sie die Hantel erst dann mit den Armen hoch, wenn die Hüften ganz gestreckt sind.

DAS SOLLTEN SIE SPÜREN

Kräftigt den ganzen Körper.

Ausfallschritt rückwärts mit Rudern (Kabelzug)

AUSFÜHRUNG

1. Stellen Sie sich frontal vor einen Kabelzug und fassen Sie mit einer Hand einen auf mittlerer Höhe fixierten Griff.
2. Machen Sie auf derselben Seite einen Ausfallschritt rückwärts und strecken Sie dabei gleichzeitig den Arm, der das Kabel festhält, nach vorne.
3. Stoßen Sie sich ab und drücken Sie die Hüften kraftvoll nach vorne, um in die Ausgangsposition zurückzukehren, und ziehen Sie zugleich das Kabel in einer Ruderbewegung zum Körper.
4. Wechseln Sie nach der vorgeschriebenen Anzahl von Wiederholungen die Seite.

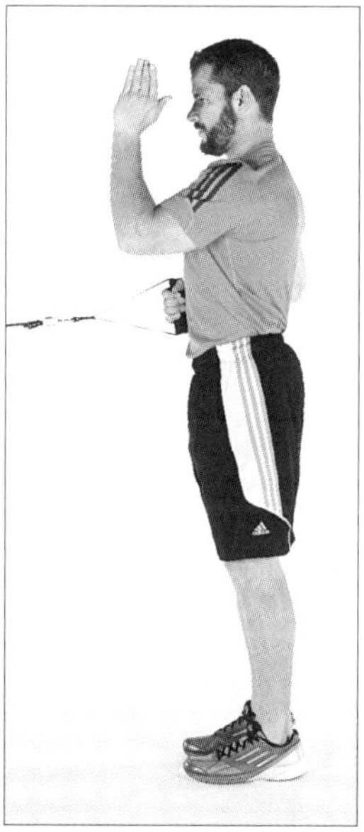

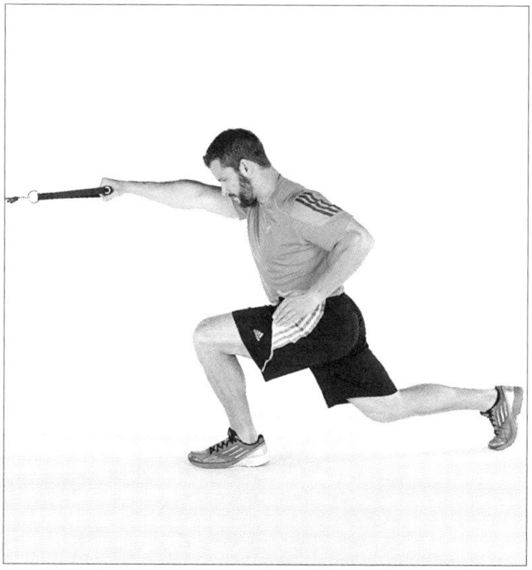

■ **TRAININGSTIPPS**

Halten Sie den Rücken gerade und spannen Sie die Gesäßmuskeln an, sobald Sie in die Ausgangsposition zurückkehren.

■ **DAS SOLLTEN SIE SPÜREN**

Kräftigt Gesäß und Oberschenkelrückseite des Standbeins und die Schulter des Haltearms.

Rumänisches Kreuzheben [RKH] mit Rudern – einarmig, einbeinig (Kabelzug)

AUSFÜHRUNG

1. Stellen Sie sich frontal vor einem Kabelzug auf ein Bein und fassen Sie mit einer Hand einen auf mittlerer Höhe fixierten Griff.
2. Halten Sie das Knie des Standbeins leicht gebeugt und beugen Sie den Oberkörper aus den Hüften heraus nach vorne, während Sie gleichzeitig die Hand mit dem Kabel nach vorne strecken und das freie Bein gerade nach hinten ziehen.
3. Spannen Sie das Gesäß und die Oberschenkelrückseite an, um in die Ausgangsposition zurückzukehren, während Sie gleichzeitig das Kabel in einer Ruderbewegung zum Körper ziehen.
4. Wechseln Sie nach der vorgeschriebenen Anzahl von Wiederholungen die Seite.

TRAININGSTIPPS

Halten Sie den Rücken gerade, drücken Sie das Standbein nicht durch und bewegen Sie Rumpf und Bein als eine Einheit.

DAS SOLLTEN SIE SPÜREN

Kräftigt Gesäß und Oberschenkelrückseite des Standbeins und die Schulter des Haltearms.

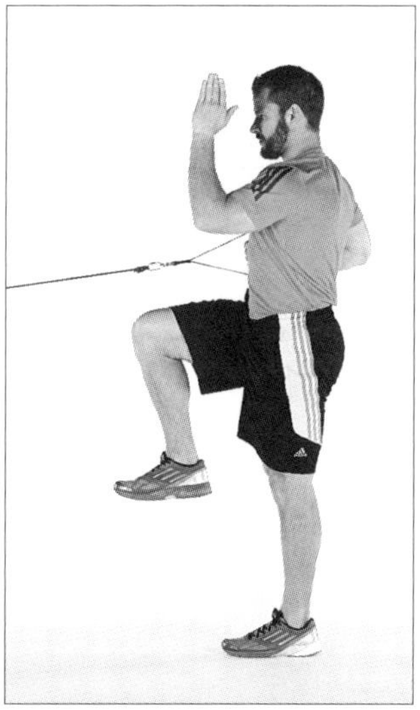

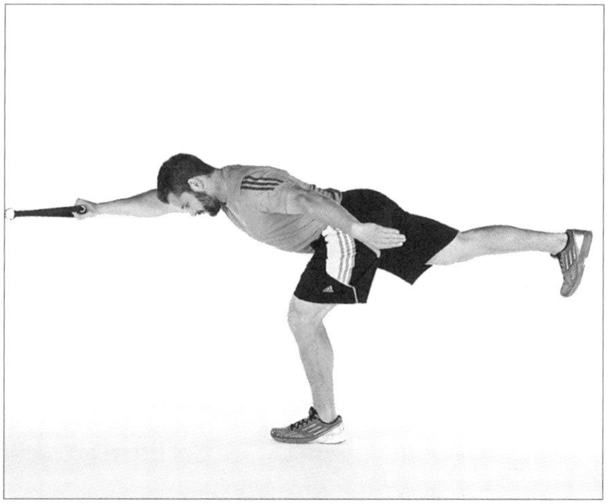

Chop mit Rumpfrotation – einarmig, stehend, reaktiv

AUSFÜHRUNG

1. Befestigen Sie einen Seilgriff an der oberen Umlenkrolle eines Kabelzuggeräts und fassen Sie ihn mit der äußeren Hand. Stellen Sie sich seitlich zur Maschine auf und halten Sie den äußeren Arm quer vor den Körper gestreckt.
2. Stoßen Sie sich in einer fließenden Bewegung mit dem inneren Fuß ab, drehen Sie Hüften und Schultern von der Maschine weg, ziehen Sie den Griff zuerst zur Brust und strecken Sie den Arm dann zur Seite.
3. Kehren Sie sofort in die Ausgangsposition zurück, indem Sie die Bewegung in umgekehrter Reihenfolge ausführen.
4. Machen Sie die Wiederholungen möglichst zügig, bis der Satz abgeschlossen ist.
5. Wechseln Sie nach der vorgeschriebenen Anzahl von Wiederholungen die Seite.

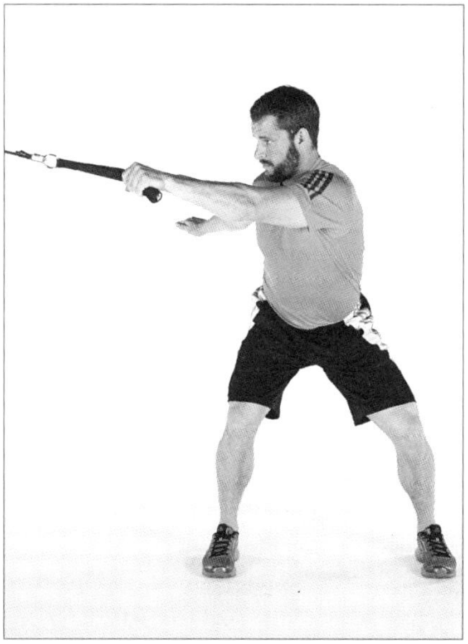

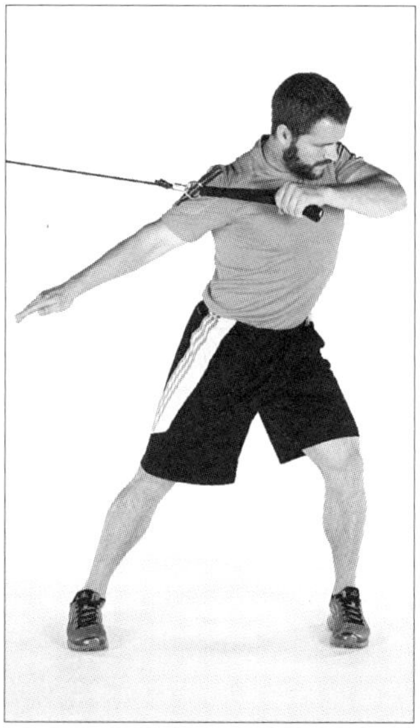

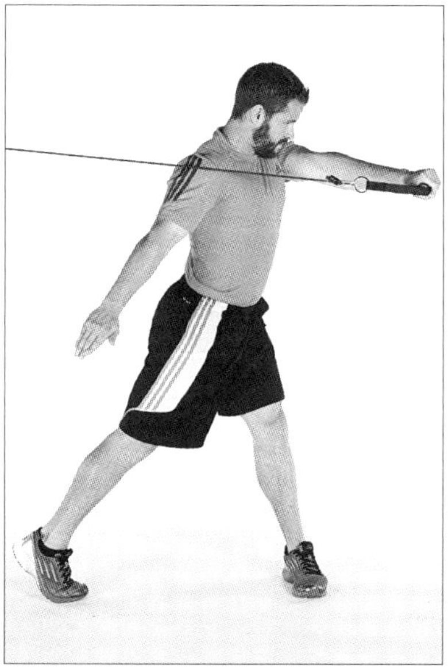

TRAININGSTIPPS

Halten Sie die Brust aufrecht und wenden Sie sich bei jeder Wiederholung der Maschine zu bzw. von ihr ab.

DAS SOLLTEN SIE SPÜREN

Kräftigt Hüften, Schultern, Trizeps und Bauchmuskeln.

Chop mit Rumpfrotation – stehend

AUSFÜHRUNG

1. Befestigen Sie einen Seilgriff an der oberen Umlenkrolle eines Kabelzuggeräts und fassen Sie ihn mit beiden Händen. Stellen Sie sich seitlich zur Maschine auf und halten Sie beide Arme quer vor den Körper gestreckt.
2. Stoßen Sie sich in einer fließenden Bewegung mit dem inneren Fuß ab, drehen Sie Hüften und Schultern von der Maschine weg, ziehen Sie den Griff zuerst zur Brust und strecken Sie die Arme dann zur Seite.
3. Führen Sie die Bewegung in umgekehrter Reihenfolge aus und kehren Sie so in die Ausgangsposition zurück.
4. Wechseln Sie nach der vorgeschriebenen Anzahl von Wiederholungen die Seite.

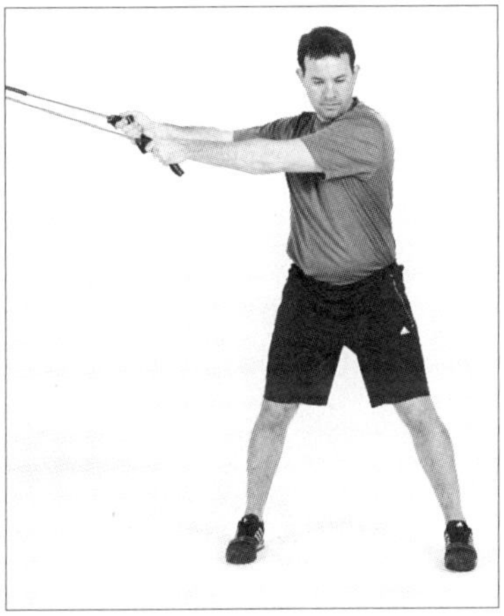
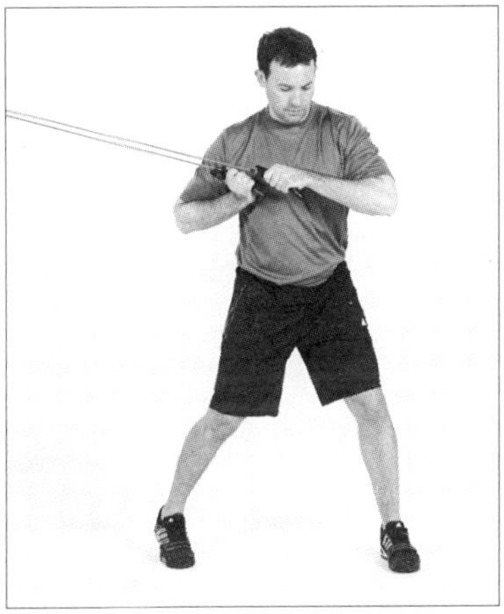
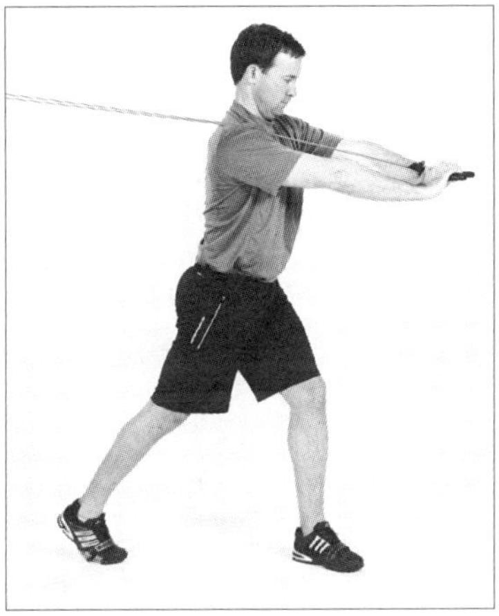

TRAININGSTIPPS

Halten Sie die Brust aufrecht und wenden Sie sich bei jeder Wiederholung der Maschine zu bzw. von ihr ab.

DAS SOLLTEN SIE SPÜREN

Kräftigt Hüften, Schultern, Trizeps und Bauchmuskeln.

Lift mit Rumpfrotation

AUSFÜHRUNG

1. Befestigen Sie einen Seilgriff an der unteren Umlenkrolle eines Kabelzuggeräts und fassen Sie ihn mit beiden Händen. Stellen Sie sich seitlich zur Maschine auf, die Füße sind etwas mehr als schulterbreit auseinander.
2. Drehen Sie sich mit Hüften und Schultern zur Maschine, während Sie das Becken nach hinten-unten schieben.
3. Stoßen Sie sich in einer fließenden Bewegung mit dem inneren Fuß ab. Ziehen Sie den Griff zur Brust, drehen Sie sich von der Maschine weg und ziehen Sie das Kabel schräg nach oben.
4. Führen Sie die Bewegung in umgekehrter Reihenfolge aus und kehren Sie in die Ausgangsposition zurück.
5. Wechseln Sie nach der vorgeschriebenen Anzahl von Wiederholungen die Seite.

TRAININGSTIPPS

Wenden Sie sich bei jeder Wiederholung der Maschine zu bzw. von ihr ab. Halten Sie den inneren Ellenbogen oben und achten Sie darauf, dass sich das Kabel unter dem Arm hindurch nach oben bewegt.

DAS SOLLTEN SIE SPÜREN

Kräftigt Schultern, Trizeps, Rumpf und Bauchmuskeln.

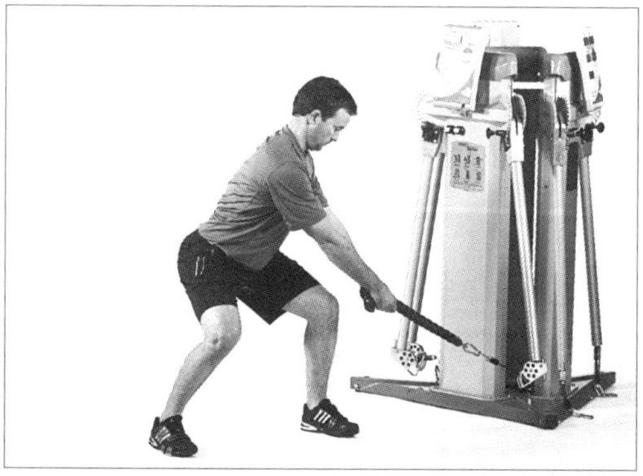

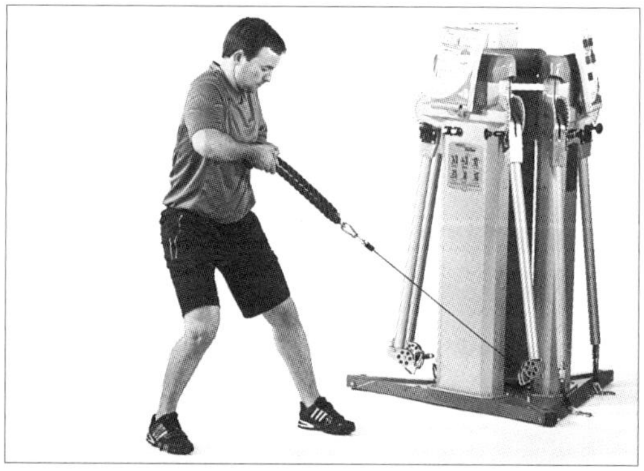

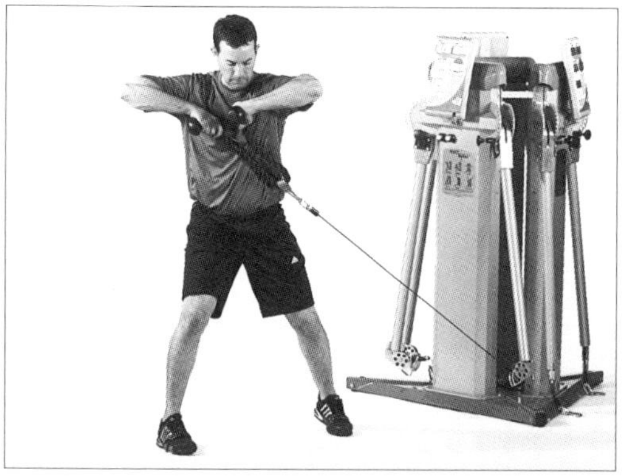

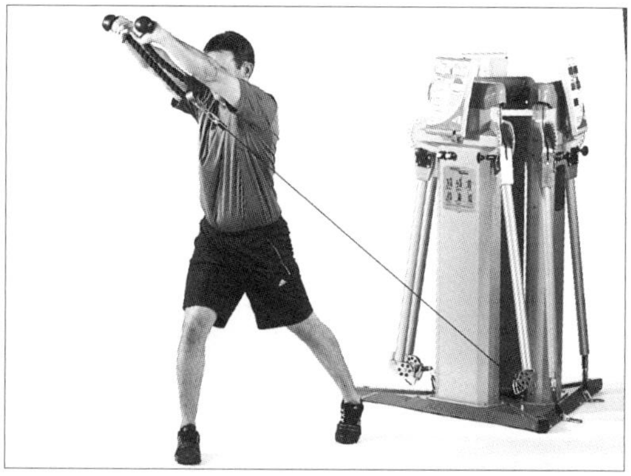

Lift mit Rumpfrotation – reaktiv

AUSFÜHRUNG

1. Befestigen Sie einen Seilgriff an der unteren Umlenkrolle eines Kabelzuggeräts, stellen Sie sich seitlich zur Maschine auf und fassen Sie den Seilgriff mit beiden Händen. Die Füße sind etwas mehr als schulterbreit auseinander.
2. Drehen Sie sich mit Hüften und Schultern zur Maschine, während Sie das Becken nach hinten-unten schieben.
3. Stoßen Sie sich in einer explosiven, aber fließenden Bewegung mit dem inneren Fuß ab, bringen Sie den Griff zur Brust, drehen Sie sich von der Maschine weg und ziehen Sie das Kabel schräg nach oben.
4. Kehren Sie sofort in die Ausgangsposition zurück, indem Sie die Bewegung in umgekehrter Reihenfolge ausführen.
5. Machen Sie die Wiederholungen möglichst zügig, bis der Satz abgeschlossen ist.
6. Wechseln Sie nach der vorgeschriebenen Anzahl von Wiederholungen die Seite.

TRAININGSTIPPS

Wenden Sie sich bei jeder Wiederholung der Maschine zu bzw. von ihr ab. Halten Sie den inneren Ellenbogen oben und achten Sie darauf, dass sich das Kabel unter dem Arm hindurch nach oben bewegt.

DAS SOLLTEN SIE SPÜREN

Kräftigt Schultern, Trizeps, Rumpf und Bauchmuskeln.

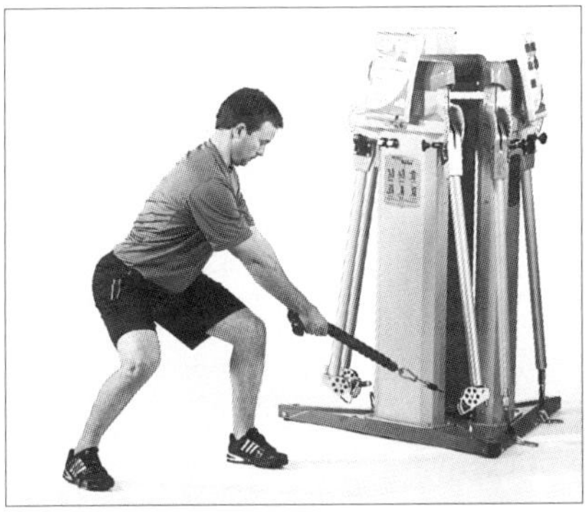
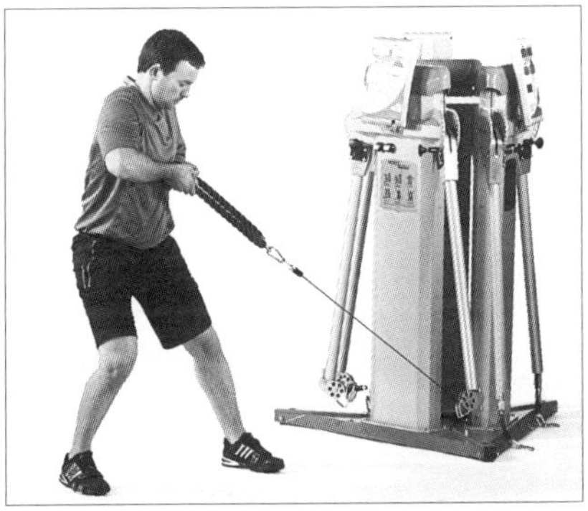
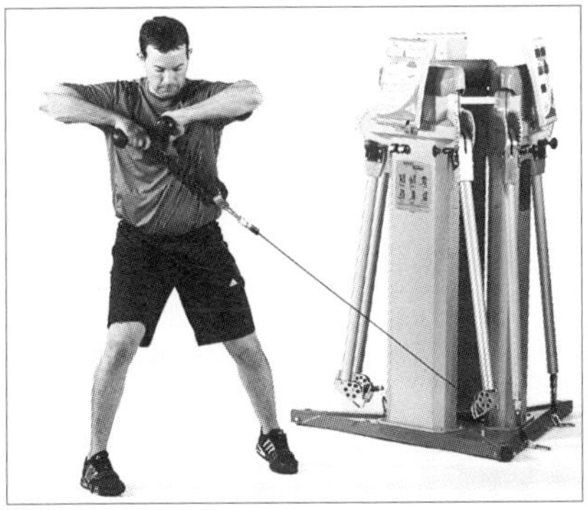
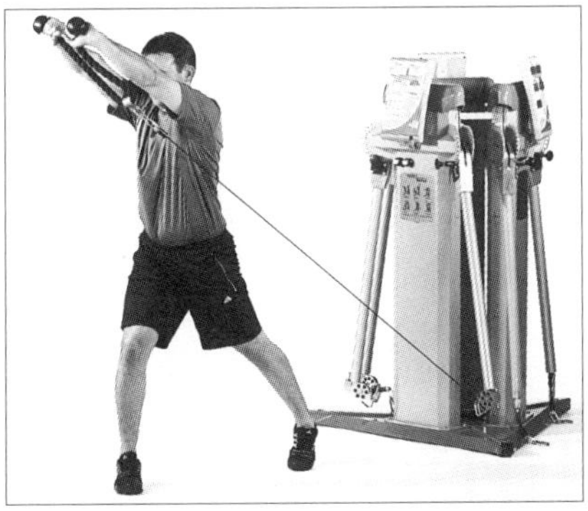

Druck/Zug mit Rumpfrotation

AUSFÜHRUNG

1. Stellen Sie die Griffe einer Kabelzugmaschine auf mittlerer Höhe ein. Stellen Sie sich seitlich zur Maschine auf, die Füße sind etwas mehr als schulterbreit auseinander.
2. Der äußere Arm ist gestreckt und hält den vorderen Griff, der innere Arm ist gebeugt und umfasst den hinteren Griff.
3. Schieben Sie das Becken nach hinten und gehen Sie dabei in eine halbe Kniebeuge.
4. Stoßen Sie sich in einer fließenden Bewegung aufwärts, indem Sie die innere Hüfte nach vorne drehen. Drücken Sie gleichzeitig den inneren Arm nach vorne und ziehen Sie den äußeren nach hinten.
5. Führen Sie die Bewegung in umgekehrter Reihenfolge aus und kehren Sie in die Ausgangsposition zurück.
6. Wechseln Sie nach der vorgeschriebenen Anzahl von Wiederholungen die Seite.

TRAININGSTIPPS

Halten Sie den Rumpf stabil und versuchen Sie, die Schultern möglichst nicht hin und her zu bewegen.

DAS SOLLTEN SIE SPÜREN

Kräftigt Schultern, Trizeps, Rumpf und Hüften.

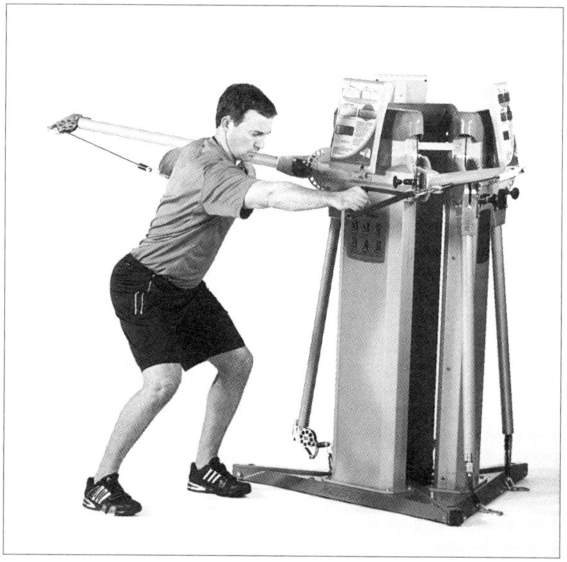

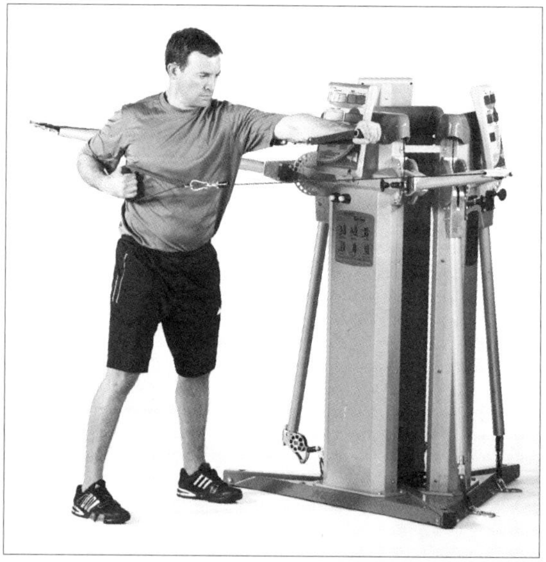

Druck/Zug mit Rumpfrotation – reaktiv

AUSFÜHRUNG

1. Stellen Sie die Griffe einer Kabelzugmaschine auf mittlerer Höhe ein. Stellen Sie sich seitlich zur Maschine auf, die Füße sind etwas mehr als schulterbreit auseinander.
2. Der äußere Arm ist gestreckt und hält den vorderen Griff, der innere Arm ist gebeugt und umfasst den hinteren Griff.
3. Schieben Sie das Becken nach hinten und gehen Sie dabei in eine halbe Kniebeuge.
4. Stoßen Sie sich in einer explosiven, aber fließenden Bewegung aufwärts, indem Sie die innere Hüfte nach vorne drehen. Drücken Sie gleichzeitig den inneren Arm nach vorne und ziehen Sie den äußeren nach hinten.
5. Kehren Sie sofort in die Ausgangsposition zurück, indem Sie die Bewegung in umgekehrter Reihenfolge ausführen.
6. Machen Sie die Wiederholungen möglichst zügig und ohne Pause, bis der Satz abgeschlossen ist.
7. Wechseln Sie nach der vorgeschriebenen Anzahl von Wiederholungen die Seite.

TRAININGSTIPPS

Halten Sie den Rumpf stabil und versuchen Sie, die Schultern möglichst nicht hin und her zu bewegen.

DAS SOLLTEN SIE SPÜREN

Kräftigt Schultern, Trizeps, Rumpf und Hüften.

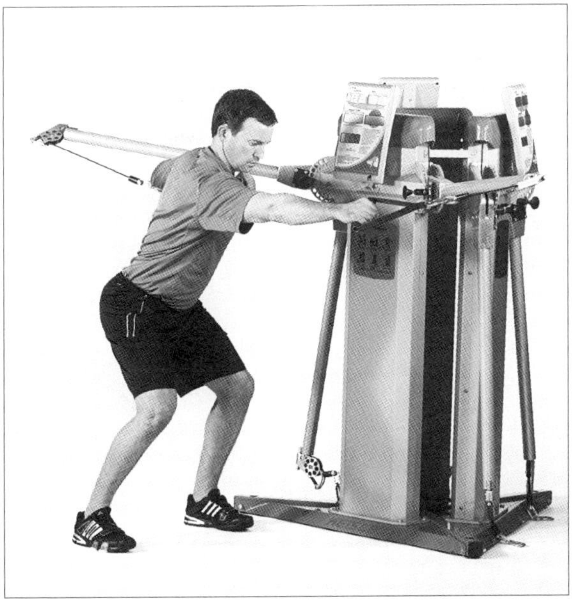

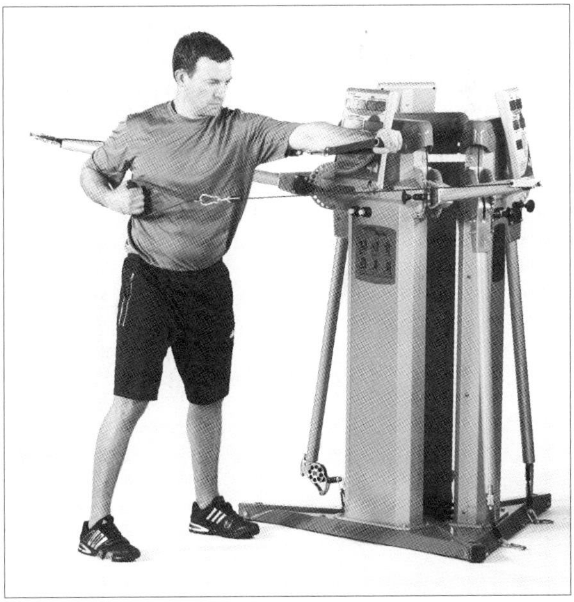

Rudern mit Rumpfrotation

AUSFÜHRUNG

1. Befestigen Sie einen Griff an der unteren Umlenkrolle eines Kabelzuggeräts und fassen Sie ihn mit der äußeren Hand. Stellen Sie sich seitlich zur Maschine auf, die Füße sind etwas mehr als schulterbreit auseinander.
2. Drehen Sie die Hüften und Schultern zur Maschine und schieben Sie das Becken nach hinten-unten. Der Arm ist quer vor den Körper gestreckt und in direkter Verlängerung zum Griff.
3. Drehen Sie in einer fließenden Bewegung die äußere Schulter nach hinten, ziehen Sie den Griff zur äußeren Hüfte und stoßen Sie sich mit dem inneren Fuß nach außen ab. Drücken Sie sich dabei gleichzeitig aufwärts.
4. Führen Sie die Bewegung in umgekehrter Reihenfolge aus und kehren Sie in die Ausgangsposition zurück.
5. Wechseln Sie nach der vorgeschriebenen Anzahl von Wiederholungen die Seite.

TRAININGSTIPPS

Wenden Sie sich bei jeder Wiederholung der Maschine zu bzw. von ihr ab.

DAS SOLLTEN SIE SPÜREN

Kräftigt Arme, Schultern, oberen Rücken, Rumpf und Beine.

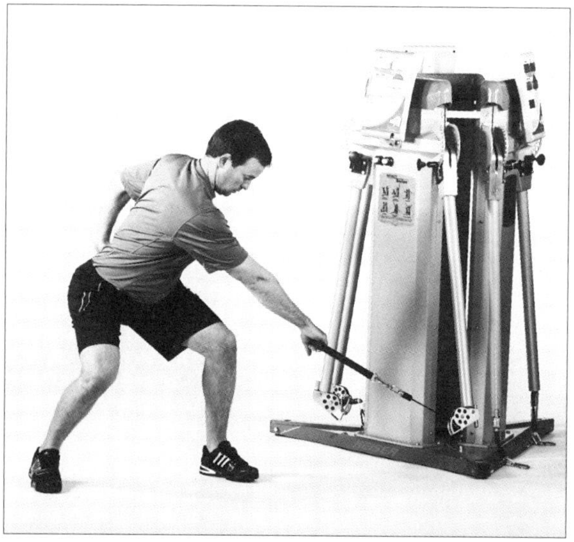

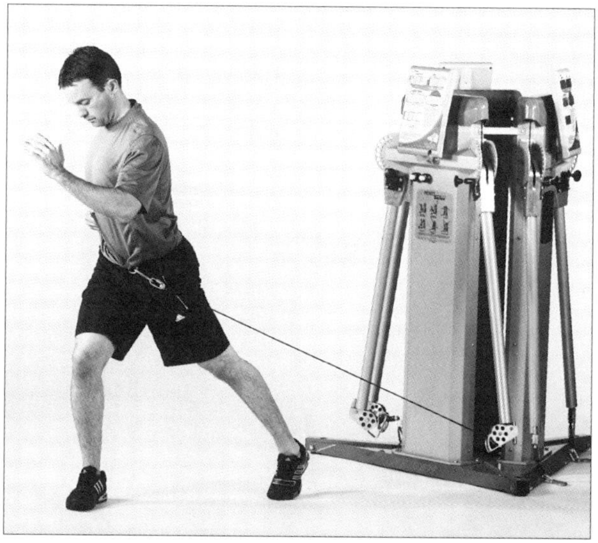

Rudern mit Rumpfrotation – reaktiv

AUSFÜHRUNG

1. Befestigen Sie einen Griff an der unteren Umlenkrolle eines Kabelzuggeräts und fassen Sie ihn mit der äußeren Hand. Stellen Sie sich seitlich zur Maschine auf, die Füße sind etwas mehr als schulterbreit auseinander.
2. Drehen Sie die Hüften und Schultern zur Maschine und schieben Sie das Becken nach hinten-unten. Der Arm ist quer vor den Körper gestreckt und in direkter Verlängerung zum Griff.
3. Drehen Sie in einer dynamischen, aber fließenden Bewegung die äußere Schulter nach hinten, ziehen Sie den Griff zur äußeren Hüfte und stoßen Sie sich mit dem inneren Fuß nach außen ab. Drücken Sie sich dabei gleichzeitig aufwärts.
4. Kehren Sie sofort in die Ausgangsposition zurück, indem Sie die Bewegung in umgekehrter Reihenfolge ausführen.
5. Machen Sie die Wiederholungen möglichst zügig und ohne Pause, bis der Satz abgeschlossen ist.
6. Wechseln Sie nach der vorgeschriebenen Anzahl von Wiederholungen die Seite.

TRAININGSTIPPS

Wenden Sie sich bei jeder Wiederholung der Maschine zu bzw. von ihr ab.

DAS SOLLTEN SIE SPÜREN

Kräftigt Arme, Schultern, oberen Rücken, Rumpf und Beine.

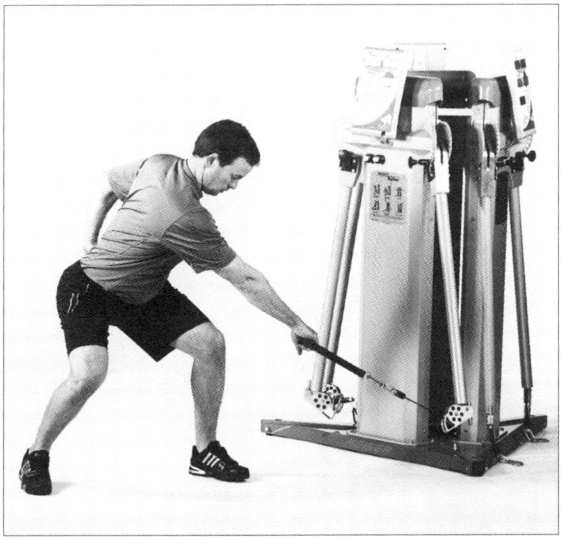

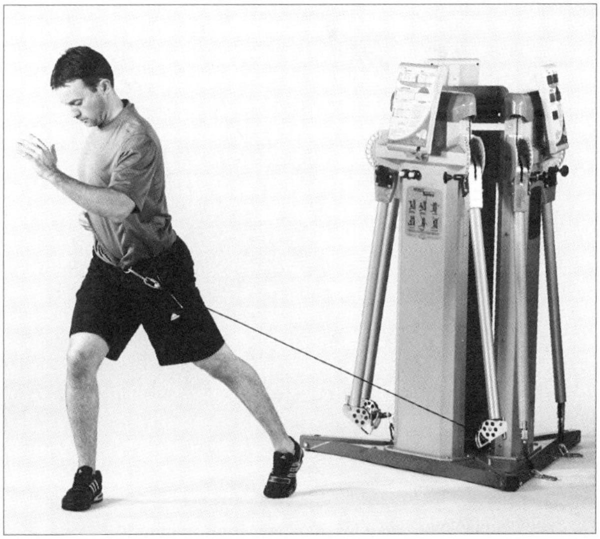

Bent Press (Kettlebell)

AUSFÜHRUNG

1. Nehmen Sie einen mehr als schulterbreiten Stand ein und bringen Sie eine Kettlebell in die Rack-Position.
2. Beugen Sie den Rumpf zur Kettlebell und strecken Sie den freien Arm gerade nach oben.
3. Beugen Sie den Rumpf nun in die entgegengesetzte Richtung, also von der Kettlebell weg, und drücken Sie diese gerade aufwärts, während Sie mit der freien Hand den Fuß auf derselben Seite berühren.
4. Führen Sie die Bewegung in umgekehrter Reihenfolge aus und kehren Sie so in die Ausgangsposition zurück.
5. Wechseln Sie nach der vorgeschriebenen Anzahl von Wiederholungen die Seite.

TRAININGSTIPPS

Halten Sie während der Übung den Brustkorb sowie den Rücken gerade und die Beine gestreckt.

DAS SOLLTEN SIE SPÜREN

Kräftigt Schultern und Rumpf.

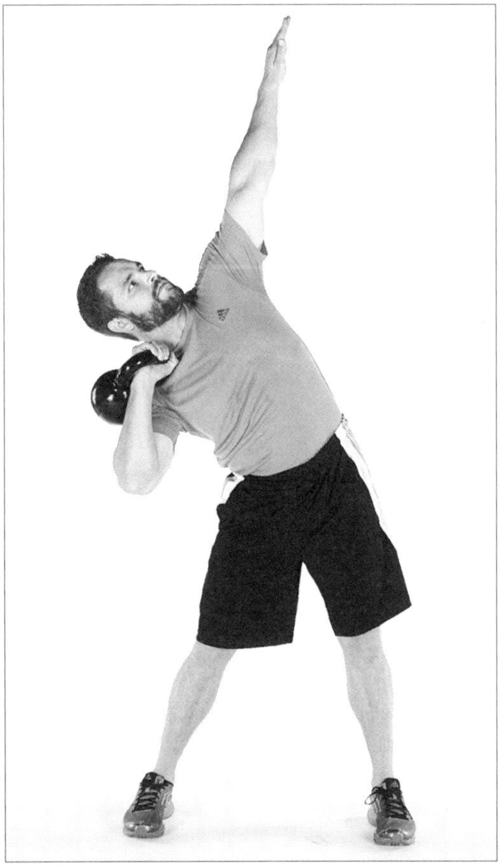

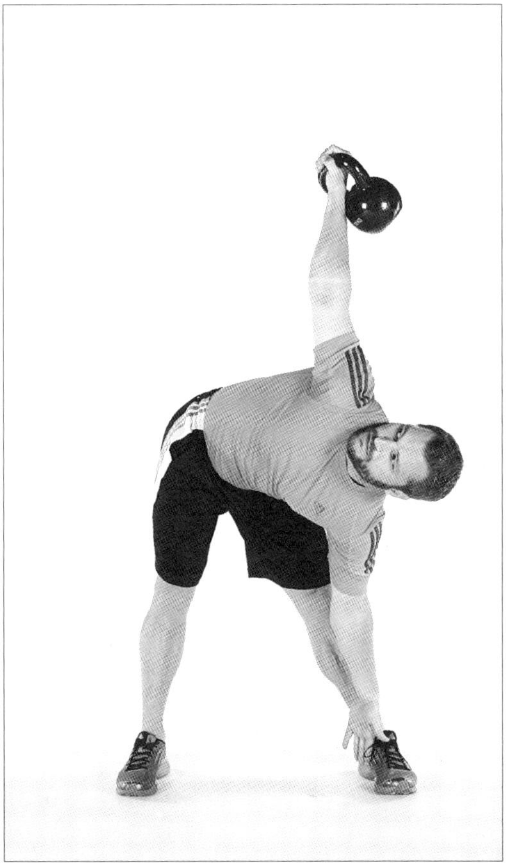

Kniebeuge mit Ballwurf

AUSFÜHRUNG

1. Nehmen Sie eine dynamische Grundstellung ein, bei der die Füße schulterbreit auseinander sind, und halten Sie einen Medizinball mit gebeugten Armen vor der Brust.
2. Gehen Sie in die Kniebeuge, indem Sie das Becken nach hinten-unten schieben. Achten Sie darauf, nicht das Gleichgewicht zu verlieren, und halten Sie den Körperschwerpunkt über den Füßen.
3. Strecken Sie explosiv Hüften, Beine und Arme und werfen Sie den Ball in die Luft.
4. Lassen Sie den Ball auf dem Boden aufprallen und ausrollen.
5. Heben Sie ihn auf und kehren Sie in die Ausgangsposition zurück.
6. Wiederholen Sie die Übung so oft wie vorgeschrieben.

TRAININGSTIPPS

Setzen Sie vor allem den Unterkörper ein, um den Ball kraftvoll von sich wegzustoßen; verlassen Sie sich nicht ausschließlich auf den Oberkörper.

DAS SOLLTEN SIE SPÜREN

Kräftigt den ganzen Körper.

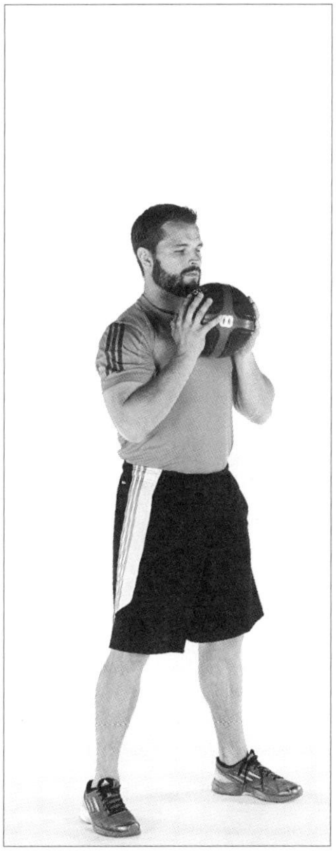

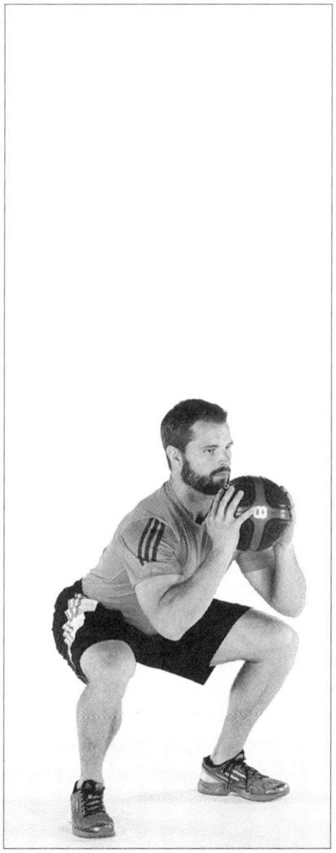

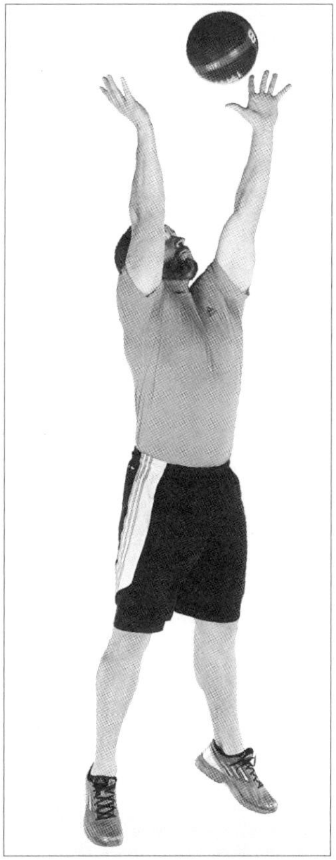

Kniebeuge mit Schulterdrücken – einarmig (Kurzhantel)

AUSFÜHRUNG

1. Nehmen Sie einen schulterbreiten Stand ein, greifen Sie eine Kurzhantel und heben Sie sie zur Schulter. Der Ellenbogen zeigt dabei gerade nach unten.
2. Schieben Sie das Becken nach hinten-unten und gehen Sie in die Kniebeuge, bis die Oberschenkel parallel zum Boden sind.
3. Richten Sie sich wieder auf, indem Sie die Hüften kraftvoll durchstrecken und dabei die Kurzhantel über den Kopf drücken.
4. Senken Sie die Hantel und kehren Sie in die Ausgangsposition zurück.
5. Wechseln Sie nach der vorgeschriebenen Anzahl von Wiederholungen die Seite.

TRAININGSTIPPS

Die Schultern bleiben parallel zum Boden. Behalten Sie Ihre Haltung bei, wenn Sie die Kurzhantel aufwärtsdrücken.

DAS SOLLTEN SIE SPÜREN

Kräftigt Gesäß, Oberschenkelrückseite, Quadrizeps und Schultern.

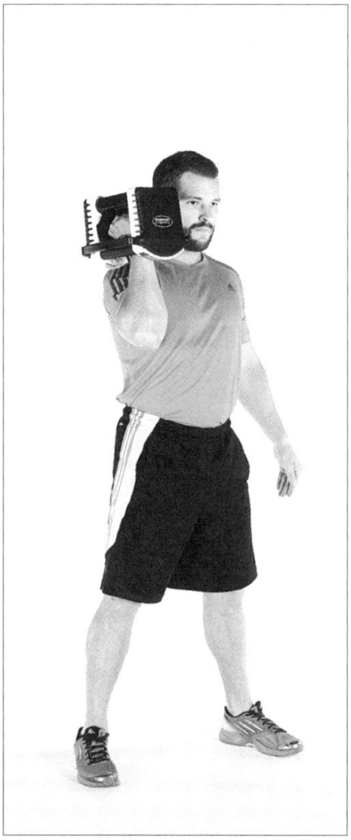

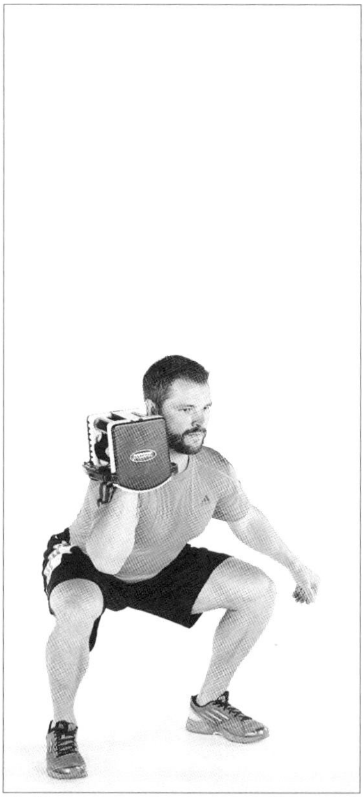

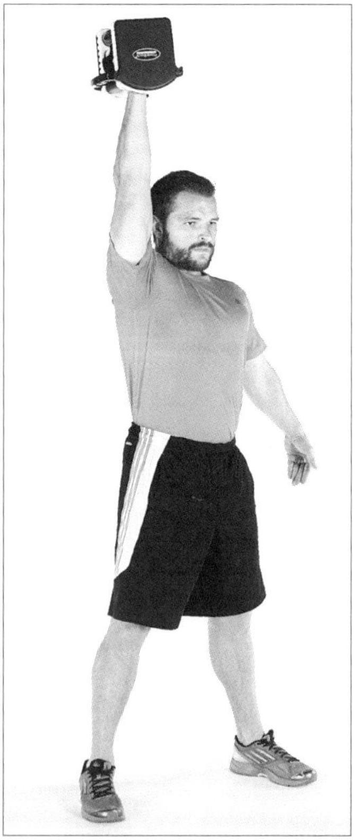

Stabilitäts-Chop – Halbkniestand (Kabelzug)

AUSFÜHRUNG

1. Befestigen Sie eine Griffstange an der oberen Umlenkrolle eines Kabelzuggeräts und fassen Sie sie mit beiden Händen. Gehen Sie seitlich neben der Maschine in einen Halbkniestand, bei dem das äußere Bein gebeugt ist und das Knie auf einer Matte oder einem Polster aufliegt. Das innere Bein ist aufgestellt und zeigt gerade nach vorne.
2. Die äußere Hand fasst die Stange unten, die innere Hand oben. Halten Sie in der Ausgangsposition die Stange entspannt.
3. Ziehen Sie die Stange vor dem Körper schräg nach unten und strecken Sie den inneren Arm dann gerade nach vorne bzw. unten, während Sie gleichzeitig den äußeren Arm hinter den Körper ziehen.
4. Führen Sie die Bewegung in umgekehrter Reihenfolge aus und kehren Sie in die Ausgangsposition zurück.
5. Wechseln Sie nach der vorgeschriebenen Anzahl von Wiederholungen die Seite.

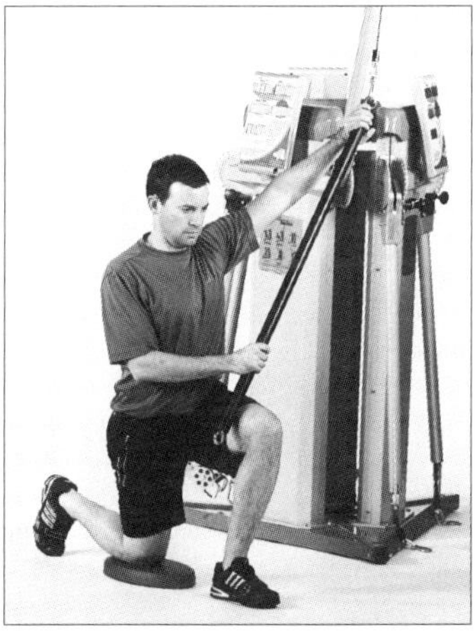
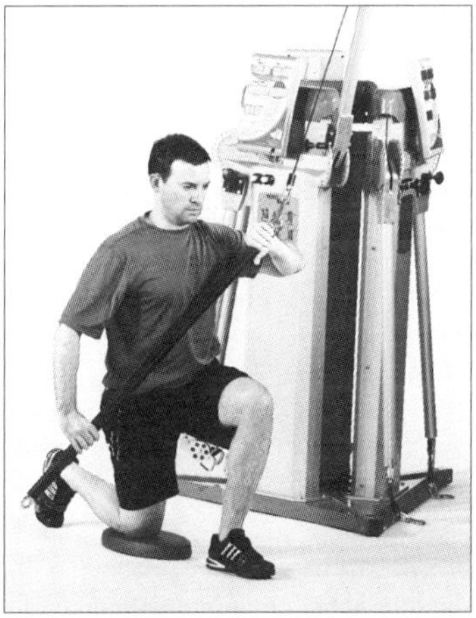
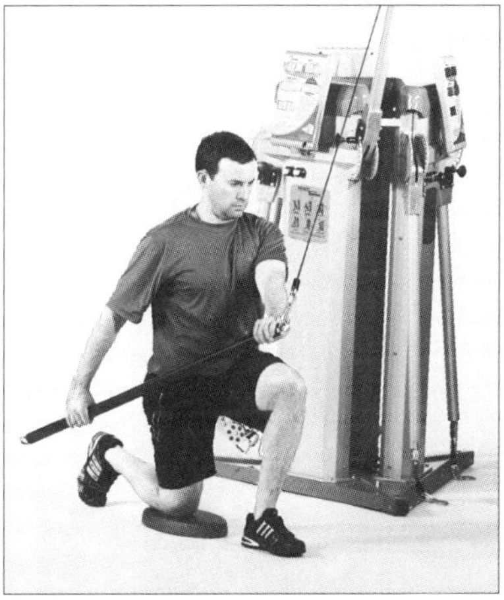

TRAININGSTIPPS

Halten Sie den Oberkörper aufrecht und die Hüften gerade. Der Rumpf darf sich nicht hin und her bewegen.

DAS SOLLTEN SIE SPÜREN

Kräftigt Schultern und Rumpf.

Stabilitäts-Lift – Halbkniestand (Kabelzug)

AUSFÜHRUNG

1. Befestigen Sie eine Griffstange an der unteren Umlenkrolle eines Kabelzuggeräts und fassen Sie sie mit beiden Händen. Gehen Sie seitlich neben der Maschine in einen Halbkniestand, bei der das innere Bein gebeugt ist und das Knie auf einer Matte oder einem Polster aufliegt. Das äußere Bein ist aufgestellt und zeigt gerade nach vorne.
2. Die innere Hand fasst die Stange unten, die äußere Hand oben. Halten Sie in der Ausgangsposition die Stange entspannt.
3. Ziehen Sie die Stange vor dem Körper schräg nach oben und strecken Sie den inneren Arm dann gerade nach vorne bzw. oben. In der oberen Endposition befindet sich der innere Arm über Schulterhöhe.
4. Führen Sie die Bewegung in umgekehrter Reihenfolge aus und kehren Sie in die Ausgangsposition zurück.
5. Wechseln Sie nach der vorgeschriebenen Anzahl von Wiederholungen die Seite.

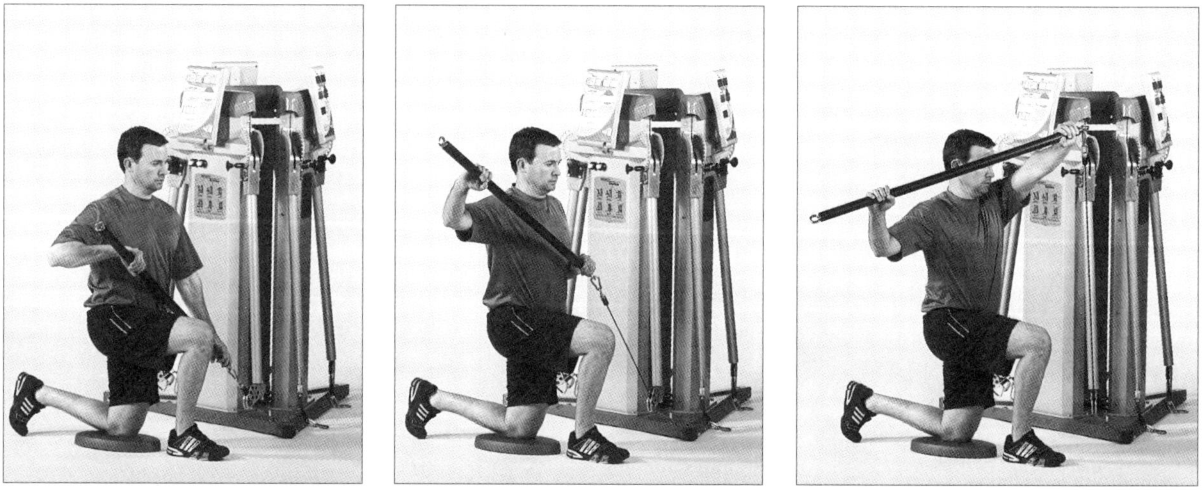

TRAININGSTIPPS

Halten Sie den Oberkörper aufrecht und die Hüften gerade. Der Rumpf darf sich nicht hin und her bewegen.

DAS SOLLTEN SIE SPÜREN

Kräftigt Schultern und Rumpf.

Turkish Get-Up (Kettlebell)

AUSFÜHRUNG

1. Legen Sie sich auf den Boden und nehmen Sie eine Fötusstellung ein. Halten Sie mit der unteren Hand eine Kettlebell vor der Brust und stabilisieren Sie den Griff mit der oberen Hand.
2. Rollen Sie sich auf den Rücken, so dass Sie die Kettlebell mit der vormals unteren Hand nun direkt über der Schulter halten. Der andere Arm liegt im 45-Grad-Winkel gestreckt auf dem Boden. Das Bein auf der Kettlebell-Seite ist aufgestellt, die Fußsohle liegt flach auf dem Boden auf.
3. Drücken Sie die Kettlebell gerade nach oben, während Sie sich gleichzeitig mit dem abgelegten Arm abstützen und den Oberkörper aufrichten.
4. Drücken Sie das Becken hoch, so dass Sie von Kopf bis Fuß eine gerade Linie bilden.
5. Halten Sie die Kettlebell weiter über dem Kopf und ziehen Sie das gestreckte Bein unter dem Körper hindurch hinter das gebeugte Bein und legen Sie das Knie auf dem Boden ab.
6. Halten Sie die Kettlebell weiter über dem Kopf und richten Sie Oberkörper und Beine gerade nach vorne aus. Sie sollten jetzt einen Halbkniestand einnehmen.
7. Halten Sie die Kettlebell weiter über dem Kopf und richten Sie sich auf, indem Sie die Hüften kraftvoll nach vorne strecken.
8. Führen Sie die Bewegung in umgekehrter Reihenfolge aus und kehren Sie somit in die Ausgangsposition zurück.
9. Wechseln Sie nach der vorgeschriebenen Anzahl von Wiederholungen die Seite.

TRAININGSTIPPS

Halten Sie während der gesamten Übung den Rücken gerade.

DAS SOLLTEN SIE SPÜREN

Kräftigt den ganzen Körper.

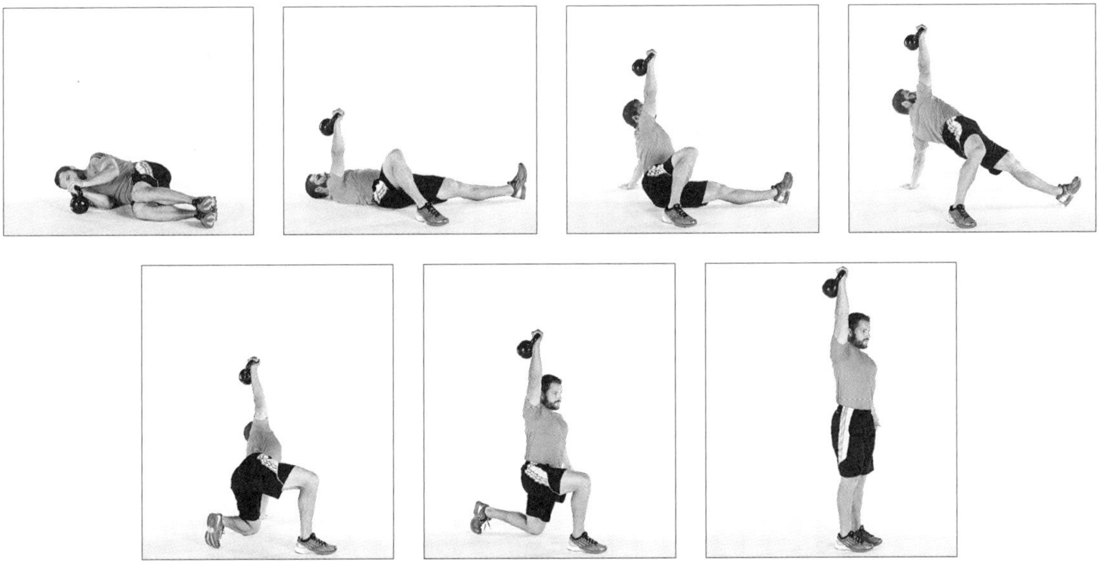

SCHNELLKRAFT: DRUCKBEWEGUNGEN FÜR DEN OBERKÖRPER

Bankdrücken

AUSFÜHRUNG

1. Legen Sie sich auf eine Trainingsbank und halten Sie eine Langhantel mit gestreckten Armen über der Brust (im Obergriff, d.h. die Handflächen zeigen nach vorne).
2. Senken Sie die Hantel kontrolliert zur Brust ab.
3. Drücken Sie sie in die Ausgangsposition zurück.
4. Wiederholen Sie die Übung so oft wie vorgeschrieben.

TRAININGSTIPPS

Achten Sie darauf, dass die Füße durchgehend Bodenkontakt halten. Hüften und Schultern liegen flach auf der Bank auf. Machen Sie kein Hohlkreuz.

DAS SOLLTEN SIE SPÜREN

Kräftigt Brust, Schultern und Trizeps.

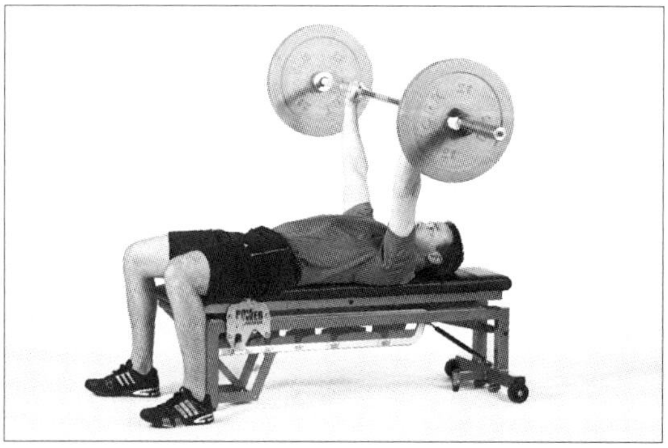

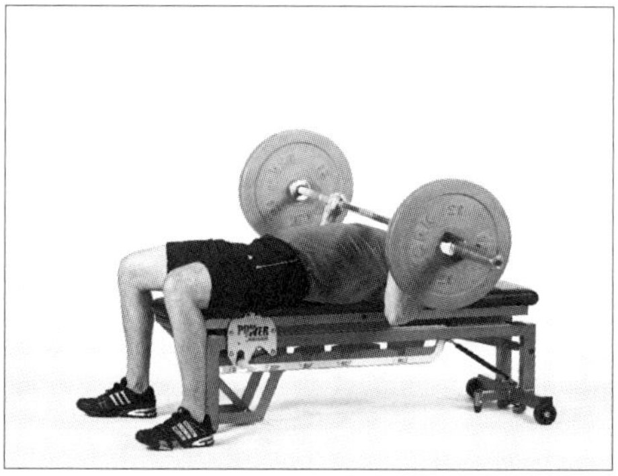

Bankdrücken (Kurzhanteln)

AUSFÜHRUNG

1. Legen Sie sich auf eine Trainingsbank und halten Sie zwei Kurzhanteln mit gebeugten Armen vor den Schultern (im Obergriff, d.h. die Handflächen zeigen nach vorne).
2. Strecken Sie die Arme und drücken Sie die Hanteln aufwärts, bis sie über der Brust sind.
3. Senken Sie die Hanteln kontrolliert zur Brust ab, bis die Oberarme parallel zum Boden oder etwas tiefer sind.
4. Wiederholen Sie die Übung so oft wie vorgeschrieben.

TRAININGSTIPPS

Achten Sie darauf, dass die Füße durchgehend Bodenkontakt halten. Hüften und Schultern liegen flach auf der Bank auf. Machen Sie kein Hohlkreuz.

DAS SOLLTEN SIE SPÜREN

Kräftigt Brust, Schultern und Trizeps.

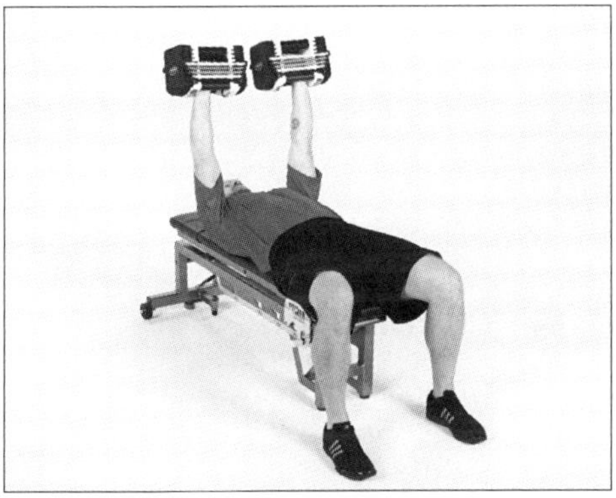

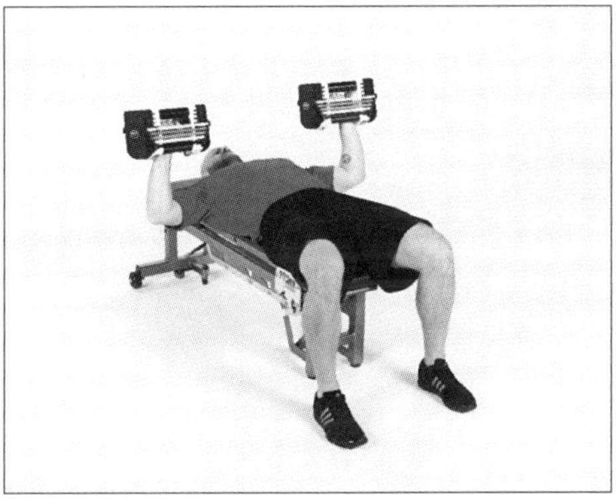

Bankdrücken – einarmig (Kurzhantel)

AUSFÜHRUNG

1. Legen Sie sich mit der rechten Körperhälfte auf eine Trainingsbank. Die linke Körperhälfte liegt nicht auf.
2. Halten Sie eine Kurzhantel mit gestrecktem linken Arm über der Schulter und strecken Sie den freien rechten Arm zur Decke.
3. Senken Sie die Hantel kontrolliert zur Brust ab, bis der Oberarm parallel zum Boden oder etwas tiefer ist.
4. Drücken Sie die Hantel in die Ausgangsposition zurück.
5. Wechseln Sie nach der vorgeschriebenen Anzahl von Wiederholungen die Seite.

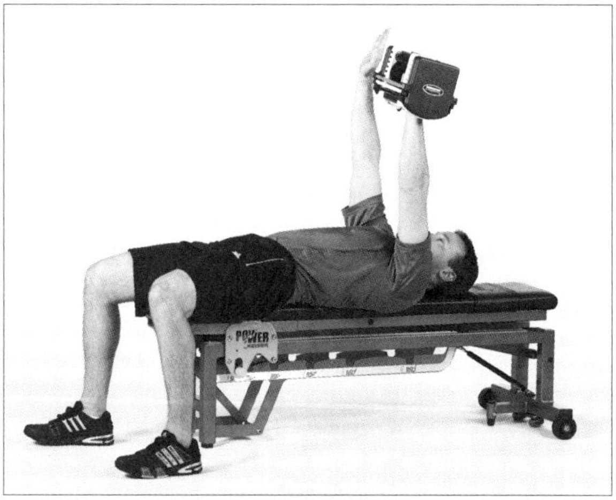

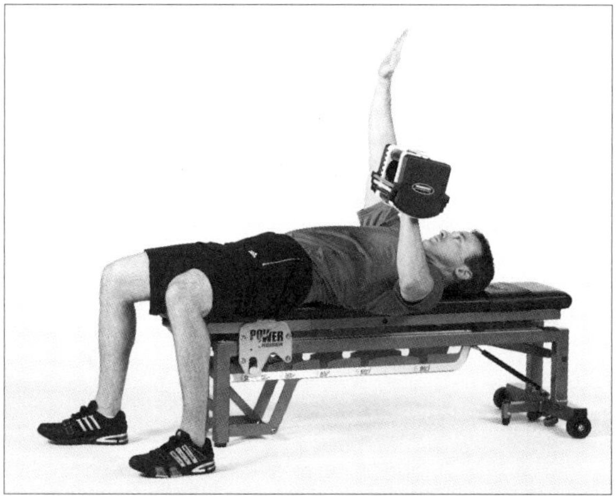

TRAININGSTIPPS

Spannen Sie den Bauch an und bewegen Sie nur den Arm, der die Hantel hält.

DAS SOLLTEN SIE SPÜREN

Kräftigt Brust und Rumpf.

Bankdrücken – einarmig, mit Schultern auf der Bank

AUSFÜHRUNG

1. Legen Sie sich auf eine Trainingsbank, nehmen Sie eine Kurzhantel in die linke Hand und halten Sie sie mit gebeugtem Arm oberhalb der Schulter. Strecken Sie den freien rechten Arm zur Decke. Nur die Schultern sollten auf der Bank aufliegen, das Becken ist frei in der Luft und die Oberschenkel sind parallel zum Boden.
2. Halten Sie das Becken oben und drücken Sie die Kurzhantel über die Brust.
3. Senken Sie die Hantel kontrolliert zur Schulter ab, bis der Oberarm parallel zum Boden ist.
4. Wechseln Sie nach der vorgeschriebenen Anzahl von Wiederholungen die Seite.

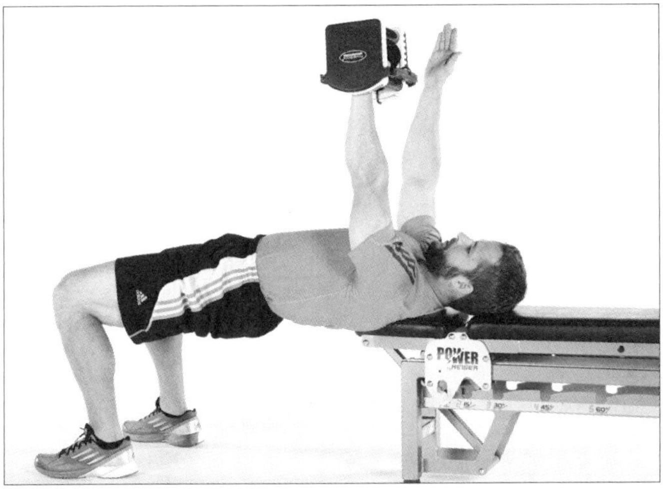

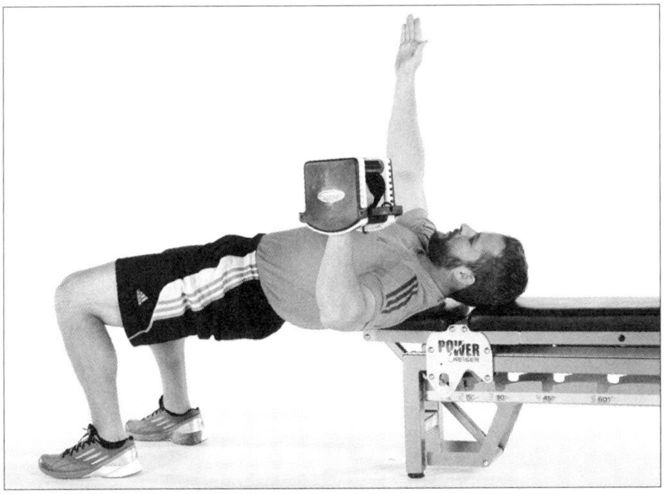

TRAININGSTIPPS

Spannen Sie Gesäß und Bauch an, um den Rumpf zu stabilisieren.

DAS SOLLTEN SIE SPÜREN

Kräftigt Gesäß, Rumpf, Brust, Schultern und Trizeps.

Alternierendes Bankdrücken – mit Beinsenken

AUSFÜHRUNG

1. Legen Sie sich auf eine Trainingsbank und halten Sie zwei Kurzhanteln mit gestreckten Armen über der Brust (im Obergriff, d. h. die Handflächen zeigen nach vorne). Die Hüften und Knie sind im 90-Grad-Winkel gebeugt. Um die Übung schwieriger zu gestalten, können Sie auch Fußgelenkgewichte verwenden.
2. Senken Sie nun eine Hantel zur Schulter ab, bis der Oberarm parallel zum Boden ist. Senken Sie gleichzeitig das Bein der Gegenseite ab, wobei das Knie gebeugt bleibt.
3. Drücken Sie das Gewicht wieder hoch und heben Sie gleichzeitig das Bein in die Ausgangsposition zurück.
4. Wiederholen Sie die Bewegung auf der anderen Seite.
5. Wiederholen Sie die Übung abwechselnd links und rechts, bis der Satz abgeschlossen ist.

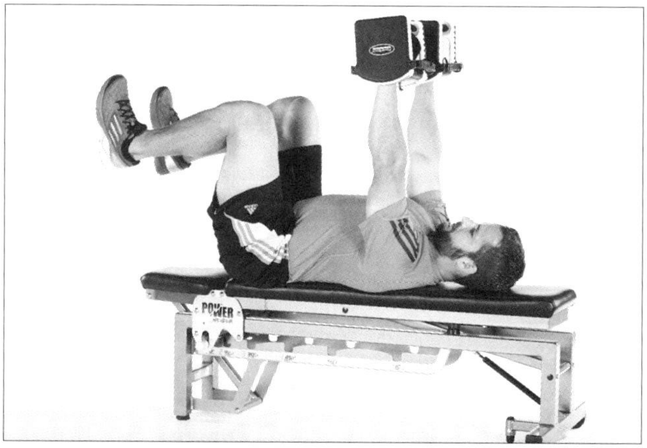

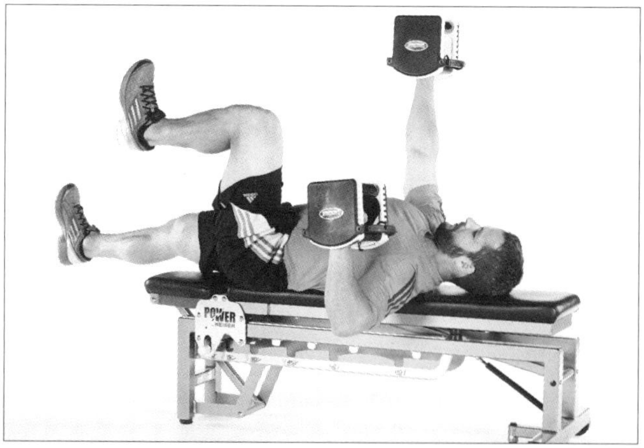

TRAININGSTIPPS

Spannen Sie den Bauch an. Hüften und Schultern liegen flach auf der Bank auf.

DAS SOLLTEN SIE SPÜREN

Kräftigt Brust, Schulter und Trizeps.

Alternierendes Bankdrücken – mit Schrägbank

AUSFÜHRUNG

1. Legen Sie sich auf eine Schrägbank und halten Sie in jeder Hand eine Kurzhantel im Obergriff. Drücken Sie die Hanteln senkrecht nach oben.
2. Halten Sie den rechten Arm über Kopf gestreckt und senken Sie die Kurzhantel in der linken Hand, bis der Oberarm parallel zum Boden ist.
3. Kehren Sie in die Ausgangsposition zurück und wiederholen Sie die Übung auf der anderen Seite.
4. Wiederholen Sie die Übung abwechselnd links und rechts, bis der Satz abgeschlossen ist.

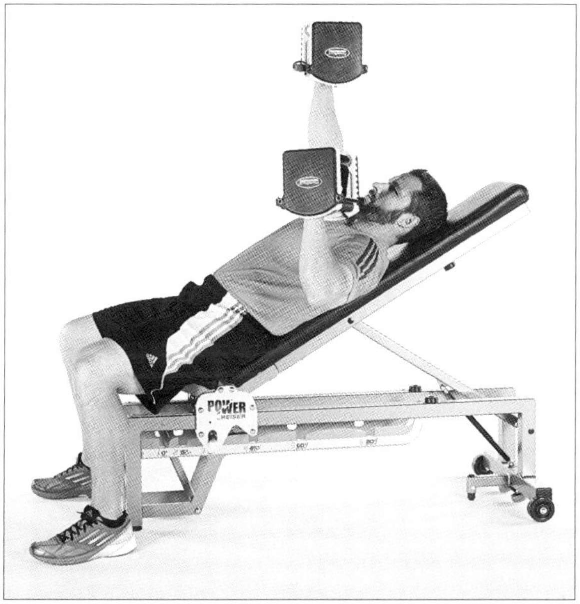

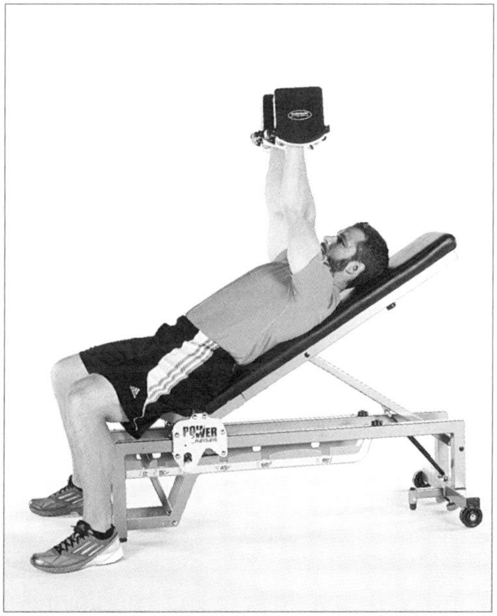

TRAININGSTIPPS

Achten Sie darauf, dass die Füße durchgehend Bodenkontakt halten. Spannen Sie den Bauch an. Hüften und Schultern liegen flach auf der Bank auf.

DAS SOLLTEN SIE SPÜREN

Kräftigt Brust, Schulter und Trizeps.

Liegestütz

AUSFÜHRUNG

1. Beginnen Sie in der klassischen Liegestützposition, bei der die Hände unter den Schultern sind und die Füße gerade nach hinten gestreckt.
2. Halten Sie den Rumpf stabil und die Hüften gerade. Beugen Sie die Ellenbogen, um den Körper zum Boden zu senken.
3. Drücken Sie sich hoch, ohne sich mit dem Rumpf oder den Knien auf dem Boden abzustützen.
4. Wiederholen Sie die Übung so oft wie vorgeschrieben.

TRAININGSTIPPS

Ihr Körper sollte von Kopf bis Fuß eine gerade Linie bilden. Drücken Sie die Brust möglichst weit von den Händen weg.

DAS SOLLTEN SIE SPÜREN

Kräftigt Brust, Arme und Rumpf.

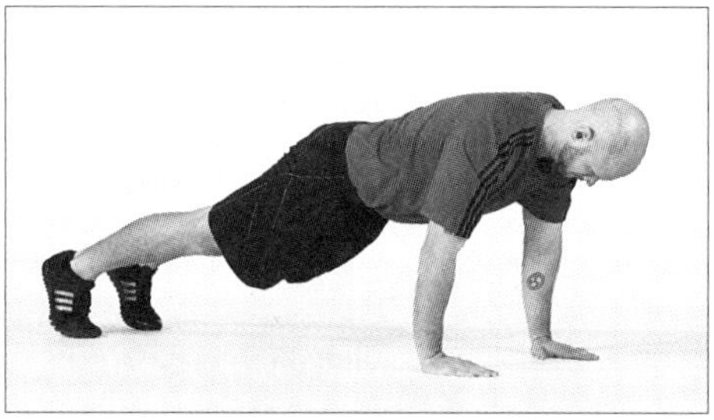

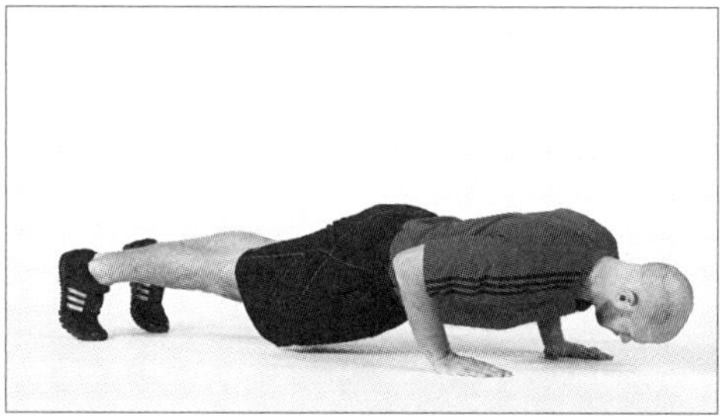

Liegestütz (TRX)

AUSFÜHRUNG

1. Beginnen Sie in einer modifizierten Liegestützposition, bei der die Hände unter den Schultern sind und die Füße gerade nach hinten gestreckt. Fassen Sie die Griffe der TRX-Riemen so, dass diese senkrecht nach unten hängen. Die Füße sind schulterbreit auseinander und der Körper nach vorne gelehnt.

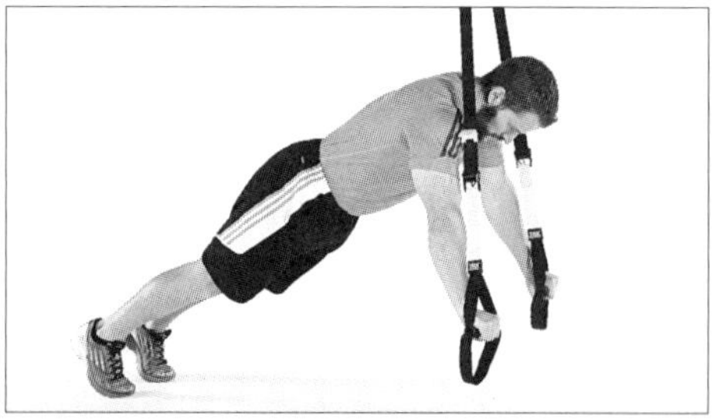

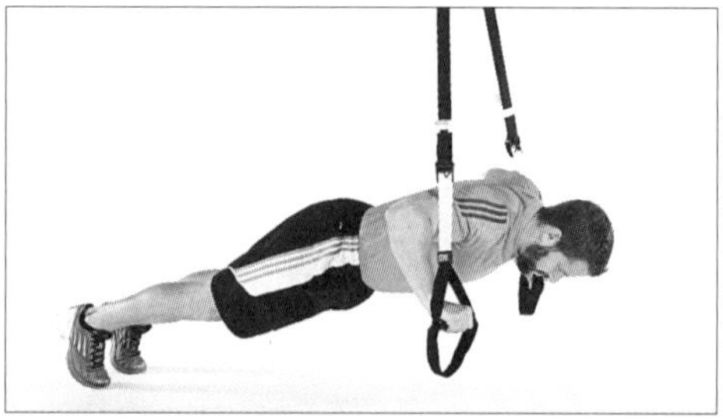

2. Halten Sie den Rumpf stabil und die Hüften gerade. Beugen Sie die Ellenbogen, um den Körper abzusenken.
3. Drücken Sie sich wieder hoch, sobald die Ellenbogen im rechten Winkel gebeugt sind.
4. Wiederholen Sie die Übung so oft wie vorgeschrieben.

TRAININGSTIPPS

Ihr Körper sollte von Kopf bis Fuß eine gerade Linie bilden. Ziehen Sie die Füße zu den Schienbeinen.

DAS SOLLTEN SIE SPÜREN

Kräftigt Brust, Arme und Rumpf.

Liegestütz mit Bank – mit Ausholen (plyometrisch)

AUSFÜHRUNG

1. Beginnen Sie in einer modifizierten Liegestützposition, bei der Sie sich mit den Händen auf einer Trainingsbank abstützen.
2. Senken Sie die Brust zur Bank ab.
3. Drücken Sie sich explosiv mit dem Körper von der Bank weg, bis die Arme gestreckt und die Hände möglichst weit von der Bank entfernt sind.
4. Federn Sie die Landung ab, indem Sie die Arme beugen, und kehren Sie so wieder in die Ausgangsposition zurück.
5. Wiederholen Sie die Übung so oft wie vorgeschrieben.

TRAININGSTIPPS

Ihr Körper sollte von Kopf bis Fuß eine gerade Linie bilden.

DAS SOLLTEN SIE SPÜREN

Kräftigt Brust, Arme und Rumpf.

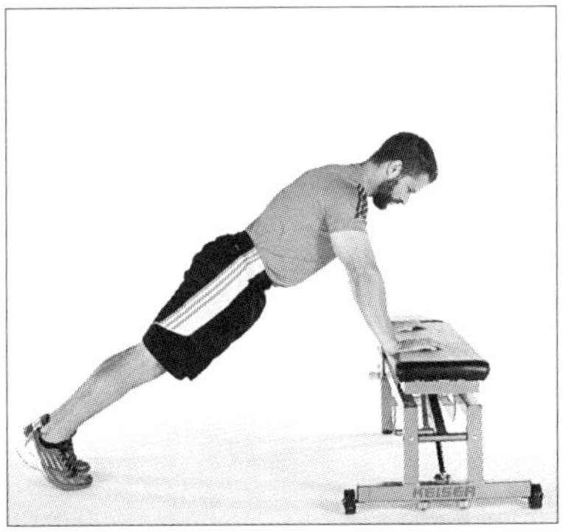

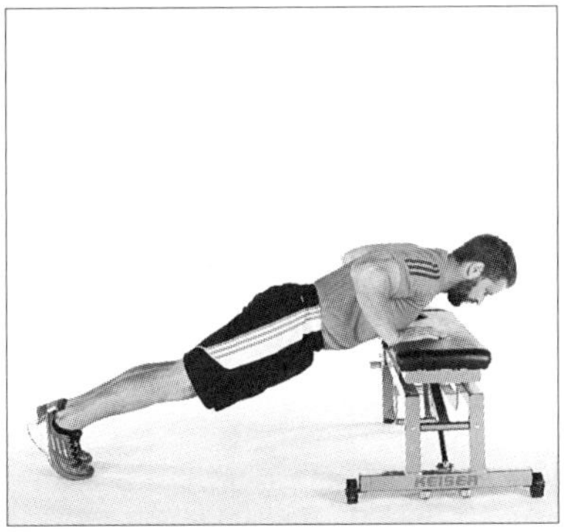

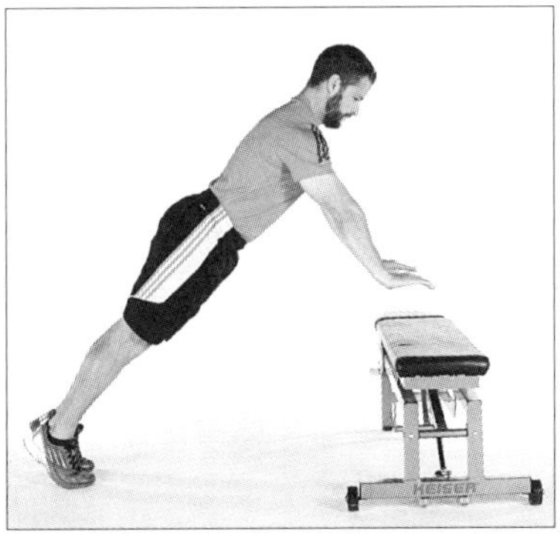

SCHNELLKRAFT: ZUGBEWEGUNGEN FÜR DEN OBERKÖRPER

Rudern vorgebeugt – einarmig (Kurzhantel)

AUSFÜHRUNG

1. Stützen Sie sich mit einer Hand auf einem Gegenstand ab, der sich auf Taillenhöhe befindet. Beugen Sie den Oberkörper aus den Hüften heraus nach vorne und nehmen Sie eine Kurzhantel in die freie Hand.
2. Schieben Sie das Schulterblatt zurück und ziehen Sie den Ellenbogen senkrecht zur Decke. Führen Sie die Hantel dabei eng am Körper entlang zum Brustkorb.
3. Senken Sie die Hantel in die Ausgangsposition zurück.
4. Wechseln Sie nach der vorgeschriebenen Anzahl von Wiederholungen die Seite.

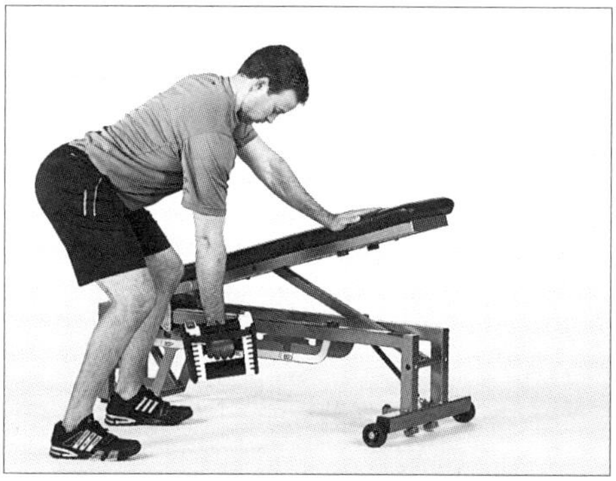

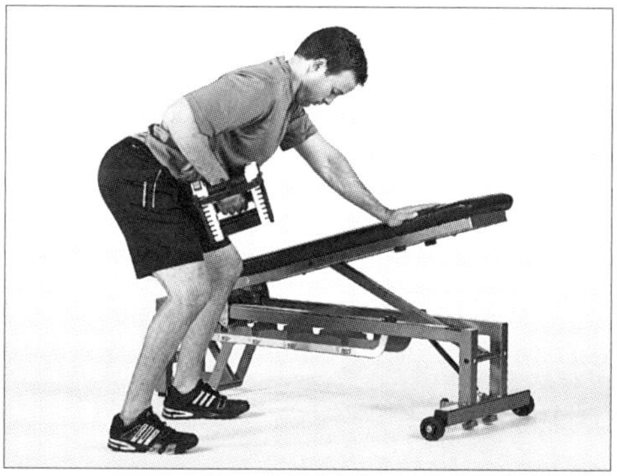

TRAININGSTIPPS

Halten Sie den Rücken gerade und leiten Sie die Bewegung mit dem Schulterblatt ein.

DAS SOLLTEN SIE SPÜREN

Kräftigt Rücken und Schultern.

Rudern vorgebeugt – einarmig, einbeinig (Kurzhantel, gegengleich)

AUSFÜHRUNG

1. Stützen Sie sich mit einer Hand auf einem Gegenstand ab, der sich auf Taillenhöhe befindet, die andere Hand hängt senkrecht nach unten und hält eine Kurzhantel. Heben Sie das Bein auf der Seite der Hantelhand leicht an.
2. Beugen Sie den Oberkörper aus den Hüften heraus nach vorne und strecken Sie das freie Bein gerade nach hinten, bis es parallel zum Boden ist.
3. Schieben Sie das Schulterblatt zurück und ziehen Sie den Ellenbogen zur Decke. Führen Sie die Hantel dabei eng am Körper entlang zum Brustkorb.
4. Senken Sie die Hantel in die Ausgangsposition zurück.
5. Wechseln Sie nach der vorgeschriebenen Anzahl von Wiederholungen die Seite.

TRAININGSTIPPS

Halten Sie Rücken, Schultern und aktives Bein parallel zum Boden.

DAS SOLLTEN SIE SPÜREN

Kräftigt oberen Rücken, Latissimus und Schultern.

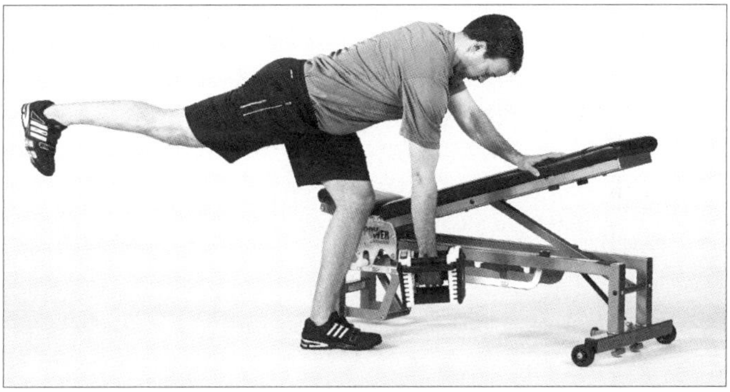

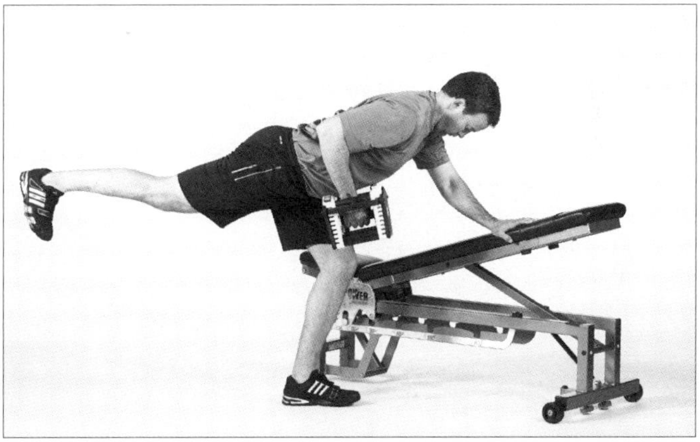

Rudern vorgebeugt – einarmig, einbeinig (Kurzhantel, gleichseitig)

AUSFÜHRUNG

1. Stützen Sie sich mit einer Hand auf einem Gegenstand ab, der sich auf Taillenhöhe befindet, und nehmen Sie eine Kurzhantel in die andere Hand. Heben Sie das Bein auf der Seite der Stützhand leicht an.
2. Beugen Sie den Oberkörper aus den Hüften heraus nach vorne und strecken Sie das freie Bein gerade nach hinten, bis es parallel zum Boden ist.
3. Schieben Sie das Schulterblatt zurück und ziehen Sie den Ellenbogen zur Decke. Führen Sie die Hantel dabei eng am Körper entlang zum Brustkorb.
4. Senken Sie die Hantel in die Ausgangsposition zurück.
5. Wechseln Sie nach der vorgeschriebenen Anzahl von Wiederholungen die Seite.

TRAININGSTIPPS

Halten Sie Rücken, Schultern und aktives Bein parallel zum Boden.

DAS SOLLTEN SIE SPÜREN

Kräftigt oberen Rücken, Latissimus und Schultern.

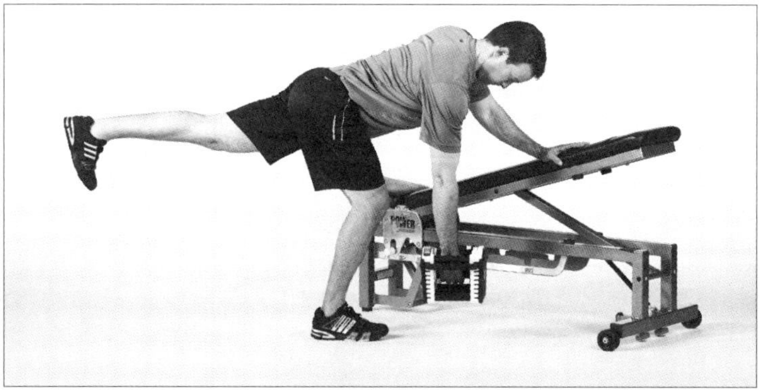

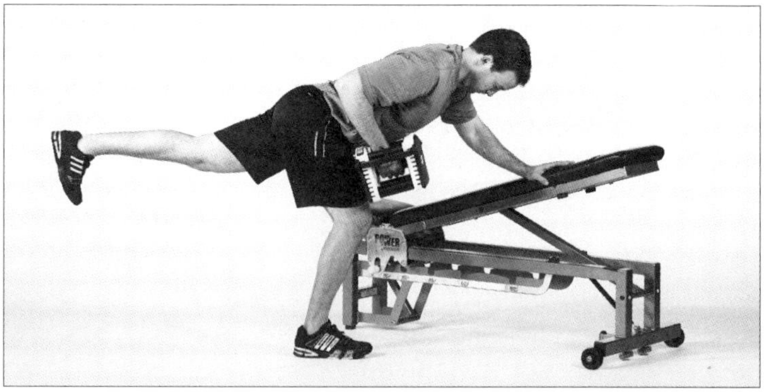

Alternierender Pulldown

AUSFÜHRUNG

1. Setzen Sie sich unter eine Latzugmaschine und halten Sie die Griffe mit gestreckten Armen über dem Kopf. Die Handflächen zeigen dabei nach vorne.
2. Halten Sie den Rumpf stabil, die Brust aufrecht und die Schulterblätter hinten-unten. Ziehen Sie die Arme so nach unten, dass die Griffe in der unteren Endposition auf Schulterhöhe sind.
3. Strecken Sie einen Arm langsam wieder in die Ausgangsposition.
4. Ziehen Sie den Griff wieder auf Schulterhöhe.
5. Führen Sie die Bewegung auf der anderen Seite aus.
6. Wiederholen Sie die Übung abwechselnd links und rechts, bis der Satz abgeschlossen ist.

TRAININGSTIPPS

Leiten Sie die Bewegung ein, indem Sie die Schulterblätter zusammenschieben, und ziehen Sie die Ellenbogen in Richtung Boden.

DAS SOLLTEN SIE SPÜREN

Kräftigt Rücken und Arme.

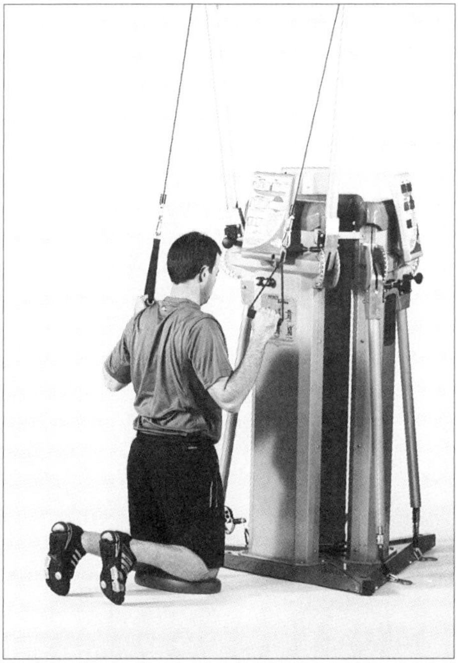

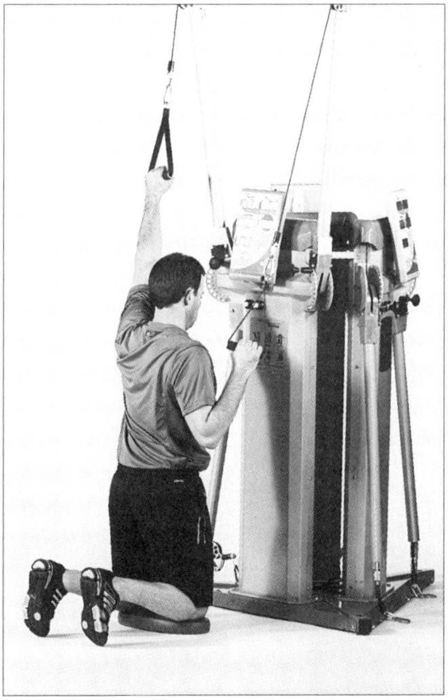

Alternierende Pullover-Extension – mit Kurzhanteln und Beinstrecken

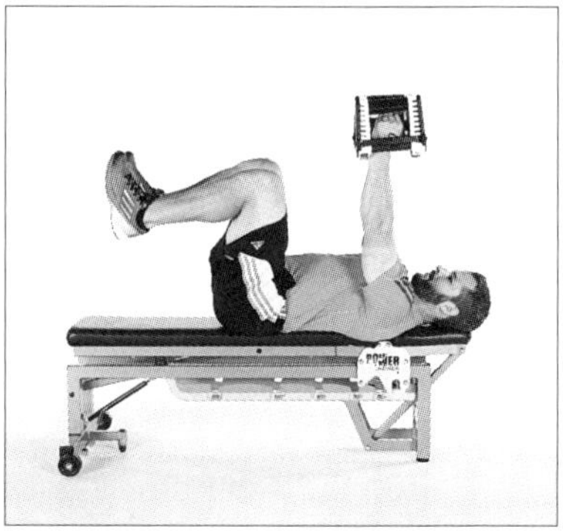

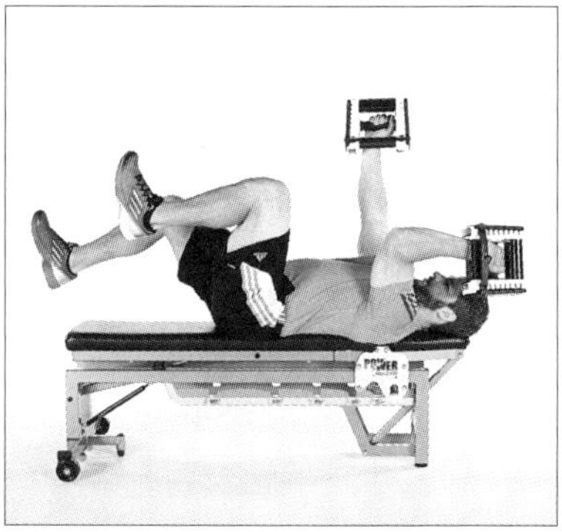

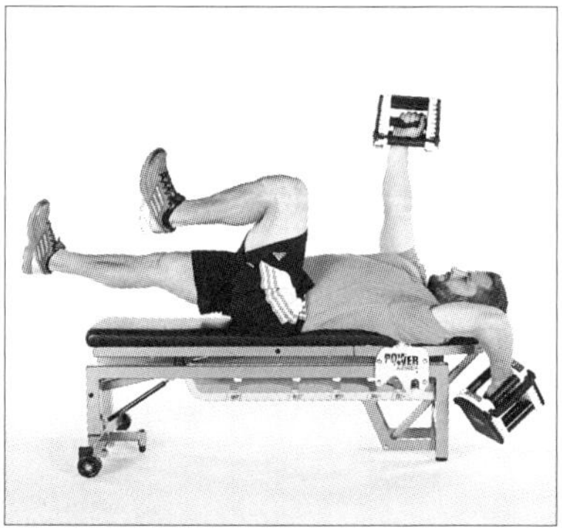

AUSFÜHRUNG

1. Legen Sie sich auf eine Trainingsbank und halten Sie zwei Kurzhanteln mit gestreckten Armen über den Schultern (im Neutralgriff, d. h. die Handflächen zeigen zueinander). Die Hüften und Knie sind im 90-Grad-Winkel gebeugt.
2. Strecken Sie das Bein auf einer Seite gerade nach vorne, während Sie die Hantel auf der Gegenseite hinter den Kopf absenken, indem Sie erst den Ellenbogen im 90-Grad-Winkel beugen und dann den Oberarm nach hinten ablegen.
3. Ziehen Sie nun das Bein in einer fließenden Bewegung zurück zum Körper, während Sie zuerst den Ellenbogen strecken und dann den Arm in die Ausgangsposition zurückbringen.
4. Führen Sie die Bewegung auf der anderen Seite aus.
5. Wiederholen Sie die Übung abwechselnd links und rechts, bis der Satz abgeschlossen ist.

TRAININGSTIPPS

Senken Sie das Gewicht in zwei Phasen ab – zuerst vom Ellenbogen ausgehend und dann von der Schulter – und schieben Sie den Arm in einer fließenden Bewegung in die Ausgangsposition zurück.

DAS SOLLTEN SIE SPÜREN

Kräftigt Arme und Rumpf.

Klimmzug

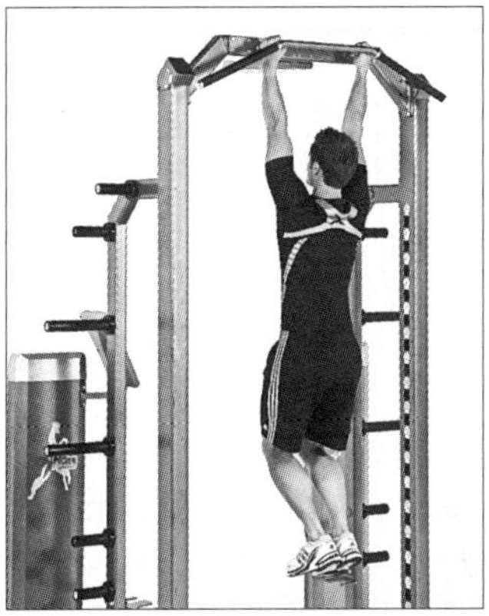

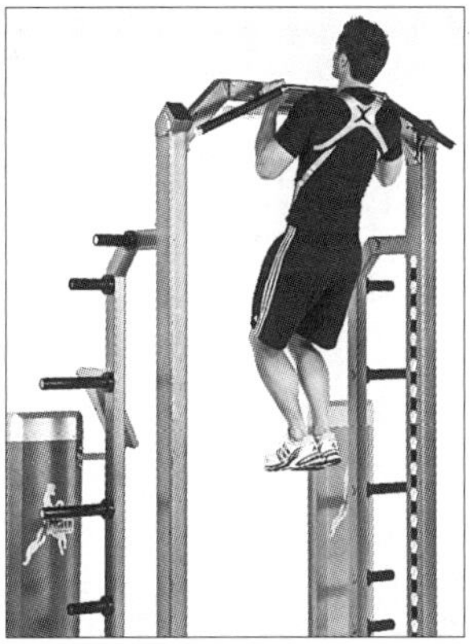

AUSFÜHRUNG

1. Hängen Sie sich an eine Klimmzugstange und fassen Sie diese in einem Neutral- (Handflächen zeigen zueinander) oder einem Obergriff (Handflächen zeigen nach vorne).
2. Vermeiden Sie jegliche Pendelbewegungen des Körpers. Leiten Sie die Bewegung mit den Schulterblättern ein und ziehen Sie so die Brust zur Stange.
3. Senken Sie sich in die Ausgangsposition ab.
4. Wiederholen Sie die Übung so oft wie vorgeschrieben.

TRAININGSTIPPS

Strecken Sie in der unteren Endposition die Arme ganz durch; ziehen Sie die Ellenbogen nach hinten-unten, um in die obere Endposition zu gelangen.

DAS SOLLTEN SIE SPÜREN

Kräftigt Rücken und Arme.

Klimmzug – dreifaches isometrisches Halten

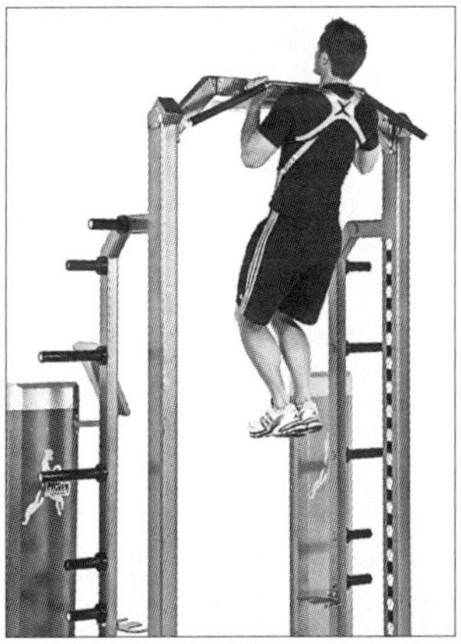

TRAININGSTIPPS

Die Übung lässt sich noch schwieriger gestalten, wenn man eine Gewichtsweste anlegt.

DAS SOLLTEN SIE SPÜREN

Kräftigt Rücken, Schultern und Arme.

AUSFÜHRUNG

1. Hängen Sie sich an eine Klimmzugstange und fassen Sie diese in einem Neutral- (Handflächen zeigen zueinander) oder einem Obergriff (Handflächen zeigen nach vorne).
2. Vermeiden Sie jegliche Pendelbewegungen des Körpers. Leiten Sie die Bewegung mit den Schulterblättern ein und ziehen Sie so die Brust zur Stange.
3. Senken Sie sich um ein Viertel der Gesamthöhe ab und halten Sie diese Position für die vorgeschriebene Dauer.
4. Senken Sie sich zur Hälfte ab und halten Sie auch diese Position für die vorgeschriebene Dauer.
5. Senken Sie sich zu Dreiviertel ab und halten Sie auch diese Position für die vorgeschriebene Dauer.

Rudern mit Rumpfrotation (TRX)

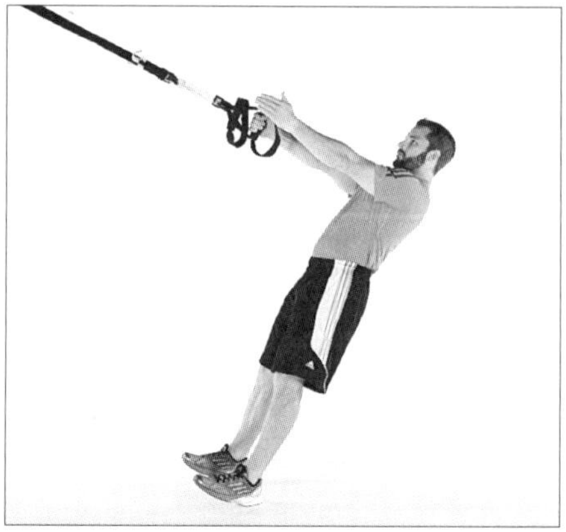

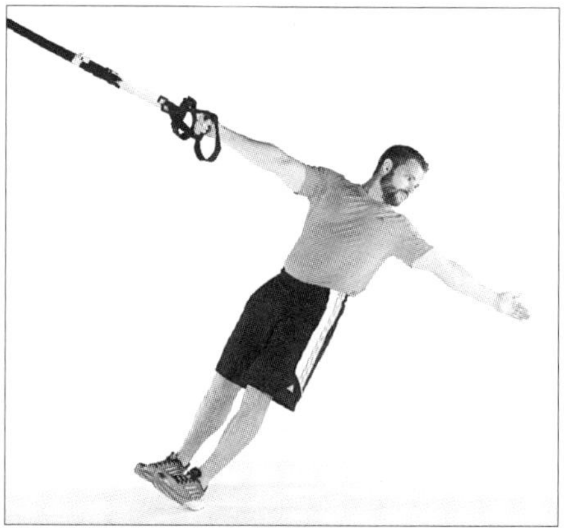

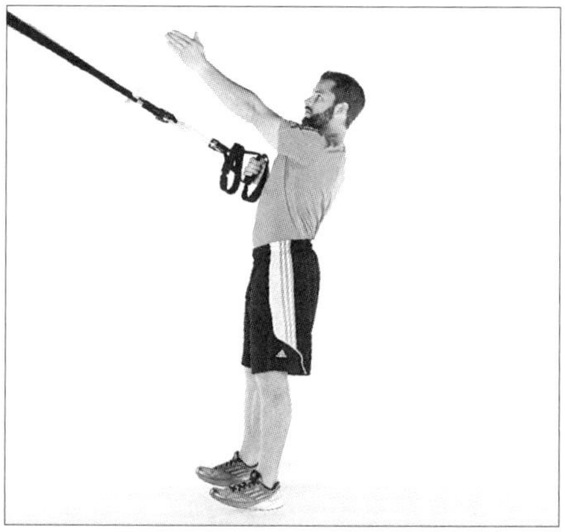

AUSFÜHRUNG

1. Halten Sie die Griffe eines über Kopfhöhe angebrachten TRX-Schlingentrainers mit einer Hand vor der Brust.
2. Halten Sie die Beine gerade und den Rumpf stabil und lehnen Sie sich nach hinten, bis die Riemen diagonal hängen.
3. Drehen Sie die Schulter des freien Arms nach hinten, so dass er mit den Riemen eine gerade Linie bildet.
4. Drehen Sie die Schulter in einer fließenden Bewegung wieder nach vorne und ziehen Sie jetzt die Riemen zu sich heran.
5. Führen Sie die Bewegung in umgekehrter Reihenfolge aus und kehren Sie in die Ausgangsposition zurück.
6. Wechseln Sie nach der vorgeschriebenen Anzahl von Wiederholungen die Seite.

TRAININGSTIPPS

Je nachdem, ob Sie die Füße näher an die TRX-Riemen stellen oder weiter weg, können Sie die Übung schwieriger bzw. leichter gestalten.

DAS SOLLTEN SIE SPÜREN

Kräftigt oberen Rücken, die Schultern und den Rumpf.

SCHNELLKRAFT: DRUCKBEWEGUNGEN FÜR DEN UNTERKÖRPER

Frontkniebeuge (Langhantel)

AUSFÜHRUNG

1. Nehmen Sie einen aufrechten Stand ein und halten Sie eine Langhantel auf den Schultern. Die Handflächen zeigen zum Körper und die Ellenbogen nach vorne.
2. Leiten Sie die Bewegung mit den Hüften ein und schieben Sie das Becken nach hinten-unten, bis die Oberschenkel möglichst parallel zum Boden sind.
3. Strecken Sie die Hüften und kehren Sie in die Ausgangsposition zurück.
4. Wiederholen Sie die Übung so oft wie vorgeschrieben.

TRAININGSTIPPS

Halten Sie die Brust aufrecht, den Rücken gerade und achten Sie darauf, dass die Knie nicht nach innen nachgeben.

DAS SOLLTEN SIE SPÜREN

Kräftigt Gesäß, Oberschenkelrückseite und Quadrizeps.

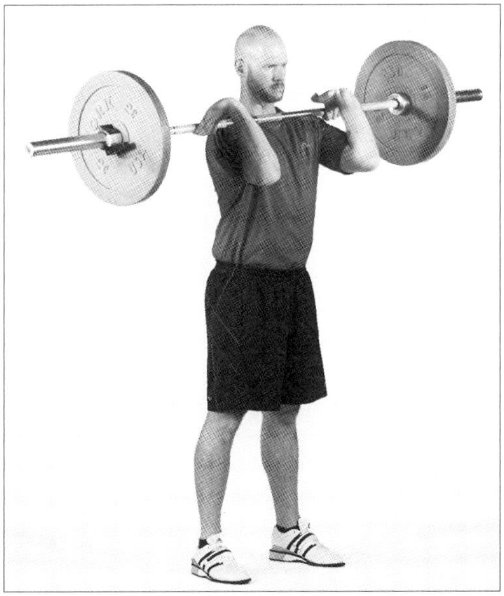

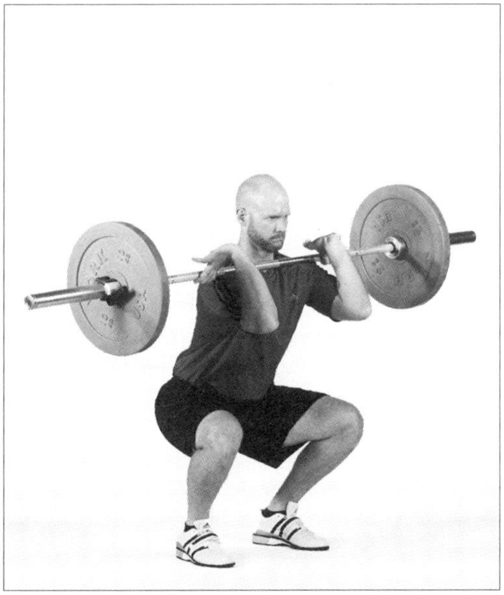

Alternierender Ausfallschritt zur Seite (Kurzhanteln)

AUSFÜHRUNG

1. Nehmen Sie einen aufrechten Stand ein und halten Sie in jeder Hand eine Kurzhantel.
2. Machen Sie mit dem Spielbein einen großen Schritt zur Seite und schieben Sie das Becken nach hinten-unten. Halten Sie das Standbein gestreckt. Die Arme sollten sich während des Ausfallschritts nicht bewegen; die Hanteln rahmen somit das Spielbein ein.
3. Kehren Sie in die Ausgangsposition zurück, indem Sie sich mit dem Spielbein vom Boden abstoßen.
4. Machen Sie den nächsten Ausfallschritt zur anderen Seite.
5. Wiederholen Sie die Übung abwechselnd links und rechts, bis der Satz abgeschlossen ist.

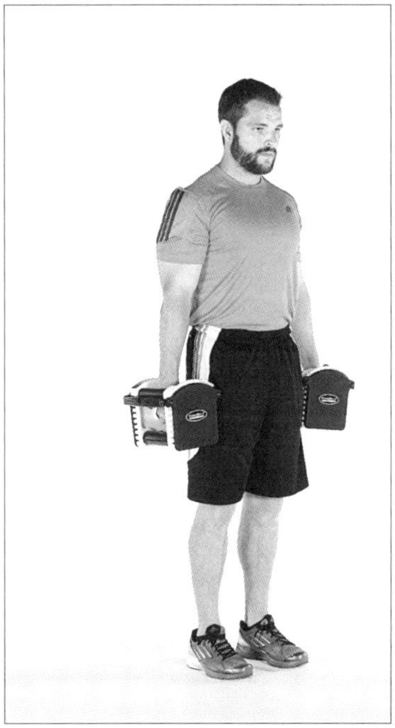

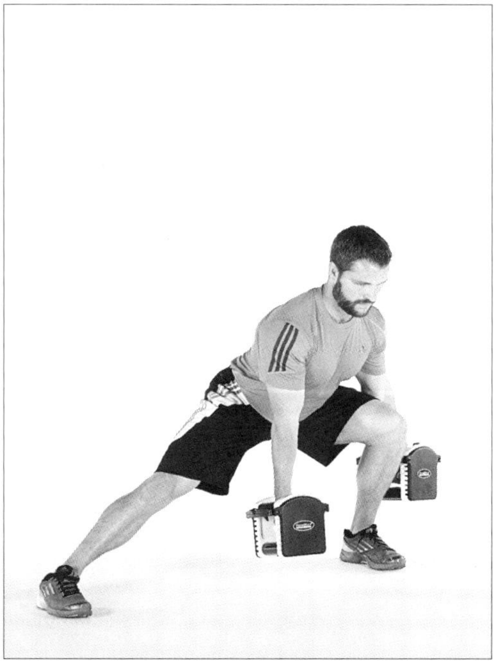

TRAININGSTIPPS

Halten Sie die Brust aufrecht und den Rücken gerade.

DAS SOLLTEN SIE SPÜREN

Kräftigt Gesäß und Oberschenkel des Spielbeins und dehnt die Adduktoren des Standbeins.

Ausfallschritt zur Seite – gegengleich mit aufgestellter Kettlebell (Slide)

AUSFÜHRUNG

1. Nehmen Sie einen aufrechten, schulterbreiten Stand ein und stellen Sie einen Fuß auf ein Slide (bzw. Handtuch oder andere rutschige Unterlage). Halten Sie auf derselben Seite eine Kettlebell so mit gebeugtem Arm auf Kopfhöhe, dass der Griff nach unten zeigt.
2. Verlagern Sie Ihr Gewicht hauptsächlich auf den stabil stehenden Fuß. Nun gleiten Sie mit dem anderen Fuß nach außen, bis das Bein seitlich abgespreizt ist, und beugen Sie dabei das Knie auf der anderen Seite, indem Sie das Becken nach hinten-unten schieben.
3. Richten Sie sich auf, indem Sie sich kraftvoll mit dem (gebeugten) Standbein in den Boden stemmen. Ziehen Sie zugleich das Spielbein wieder zum Körper.
4. Wechseln Sie nach der vorgeschriebenen Anzahl von Wiederholungen das Bein.

TRAININGSTIPPS

Betrachten Sie diese Übung als eine Art einbeinige Kniebeuge und konzentrieren Sie sich vor allem auf das Standbein.

DAS SOLLTEN SIE SPÜREN

Kräftigt Gesäß und Quadrizeps des Standbeins und dehnt die Leiste auf der Seite des gleitenden Spielbeins.

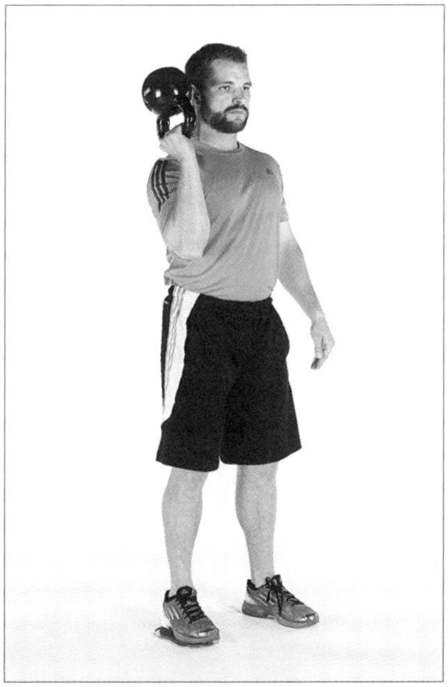

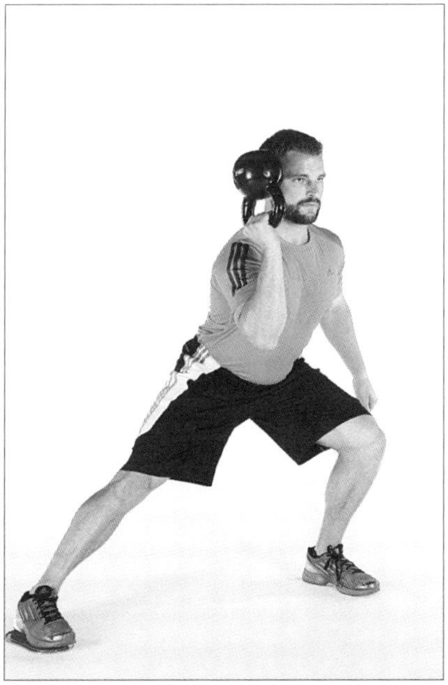

Ausfallschritt zur Seite – mit horizontalem Widerstand (Slide und Kabelzug)

AUSFÜHRUNG

1. Nehmen Sie einen aufrechten, schulterbreiten Stand ein und stellen Sie einen Fuß auf ein Slide (bzw. Handtuch oder andere rutschige Unterlage). Das Fußgelenk derselben Seite ist mit einer Manschette an der unteren Umlenkrolle eines Kabelzuggeräts befestigt. Stellen Sie sich seitlich zur Maschine auf.

TRAININGSTIPPS

Betrachten Sie diese Übung als eine Art einbeinige Kniebeuge und konzentrieren Sie sich vor allem auf das Standbein.

DAS SOLLTEN SIE SPÜREN

Kräftigt Gesäß und Quadrizeps des Standbeins und dehnt die Leiste auf der Seite des gleitenden Spielbeins.

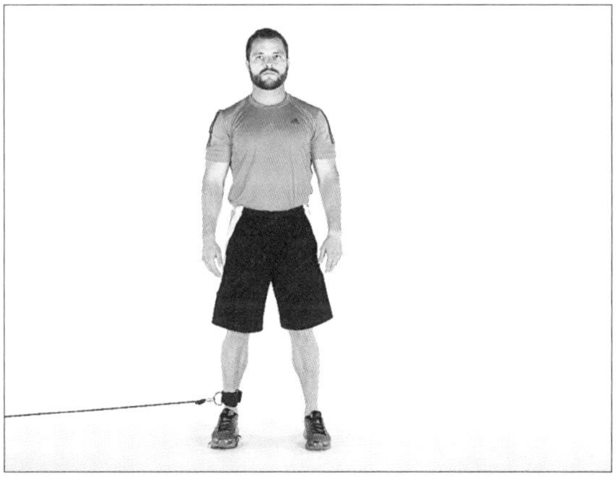

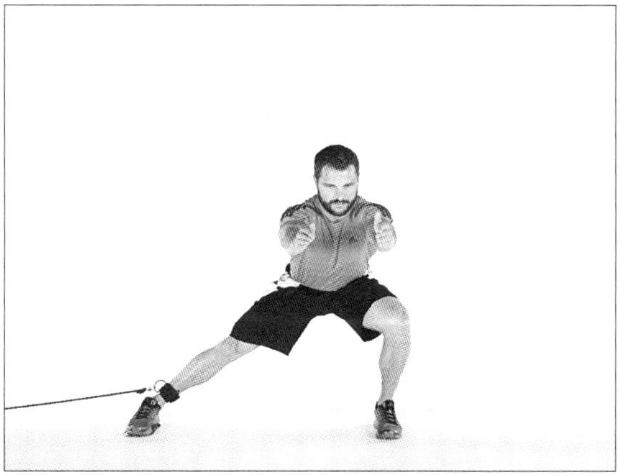

2. Verlagern Sie Ihr Gewicht hauptsächlich auf das freie Bein, schieben Sie das Becken nach hinten-unten und gleiten Sie mit dem anderen Fuß zur Seite, bis das Bein seitlich abgespreizt ist.
3. Richten Sie sich auf, indem Sie sich kraftvoll mit dem (gebeugten) Standbein in den Boden stemmen. Ziehen Sie das Spielbein wieder zu sich heran.
4. Wechseln Sie nach der vorgeschriebenen Anzahl von Wiederholungen das Bein.

Ausfallschritt rückwärts (Kurzhanteln)

AUSFÜHRUNG

1. Nehmen Sie einen aufrechten, hüftbreiten Stand ein und halten Sie in jeder Hand eine Kurzhantel.
2. Halten Sie den Oberkörper aufrecht und verlagern Sie Ihr Gewicht hauptsächlich auf einen Fuß. Machen Sie mit dem anderen einen Ausfallschritt rückwärts.
3. Sobald das Knie des hinteren Beins knapp über dem Boden ist, kehren Sie in die Ausgangsposition zurück, indem Sie das gebeugte vordere Bein aus der Hüfte heraus strecken.
4. Führen Sie die Übung auf der anderen Seite aus.
5. Wiederholen Sie die Übung abwechselnd links und rechts, bis der Satz abgeschlossen ist.

TRAININGSTIPPS

Das vordere Knie darf sich nicht einwärtsdrehen und das hintere Knie nicht den Boden berühren.

DAS SOLLTEN SIE SPÜREN

Kräftigt Gesäß, Oberschenkelrückseite und Quadrizeps.

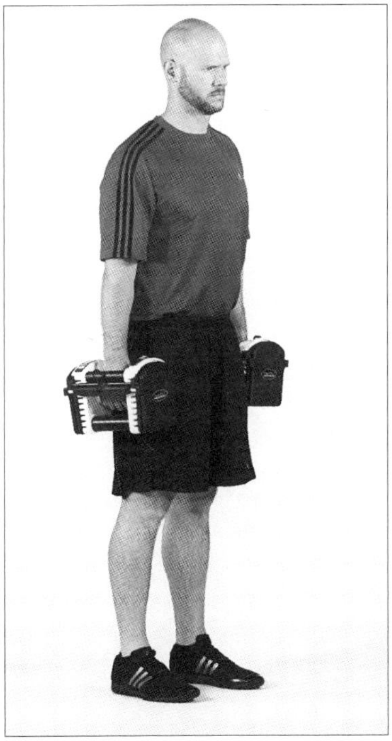

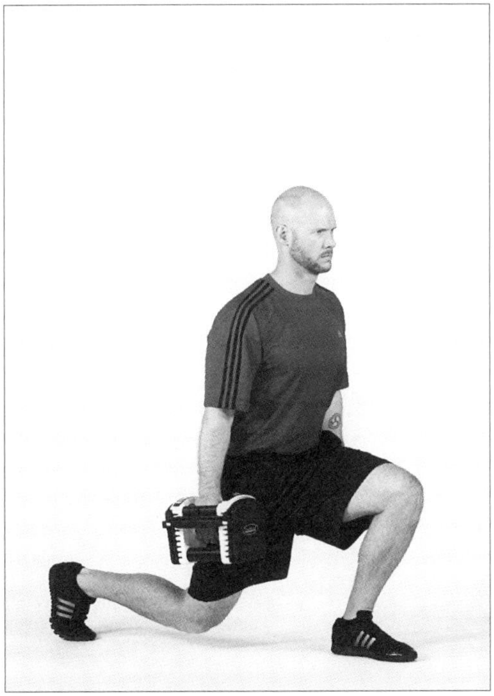

Ausfallschritt rückwärts – mit horizontalem Widerstand (Slide)

AUSFÜHRUNG

1. Nehmen Sie einen aufrechten, hüftbreiten Stand ein und stellen Sie einen Fuß auf ein Slide (bzw. Handtuch oder andere rutschige Unterlage). Auf derselben Seite ist das Fußgelenk mit einer Manschette an der unteren Umlenkrolle eines Kabelzuggeräts befestigt. Sie stehen mit dem Rücken zur Maschine.
2. Verlagern Sie Ihr Gewicht hauptsächlich auf das freie Bein und gleiten Sie mit dem anderen Fuß nach hinten. Beugen Sie die Knie und halten Sie kurz inne, sobald das hintere Knie knapp über dem Boden ist.
3. Stemmen Sie das vordere Bein kraftvoll in den Boden, um sich wieder aufzurichten und in die Ausgangsposition zurückzukehren.
4. Wechseln Sie nach der vorgeschriebenen Anzahl von Wiederholungen das Bein.

TRAININGSTIPPS

Benutzen Sie das vordere Bein, um sich wieder aufzurichten.

DAS SOLLTEN SIE SPÜREN

Kräftigt das Gesäß des vorderen Beins und dehnt die Hüftbeuger des hinteren Beins.

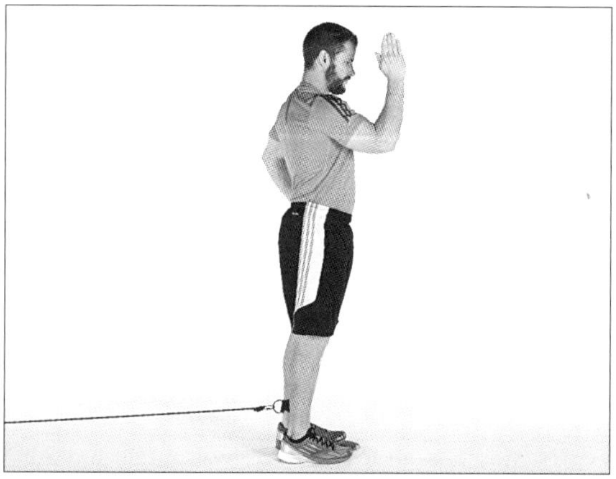

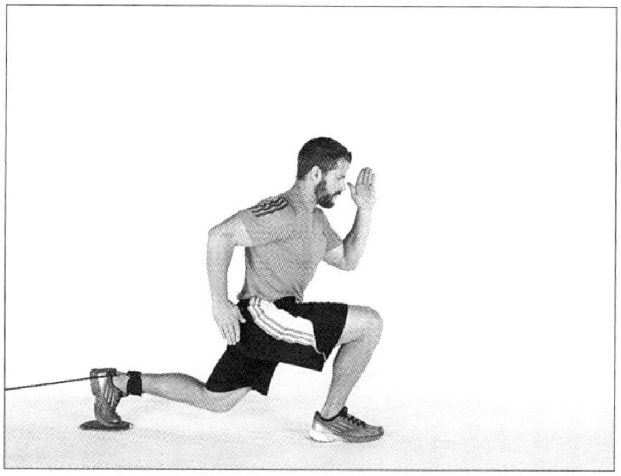

Gesprungene Kniebeuge in Schrittstellung – hinterer Fuß angehoben

AUSFÜHRUNG

1. Legen Sie einen Fuß auf einem Kasten oder einer Trainingsbank ab und machen Sie mit dem anderen Bein einen Ausfallschritt vorwärts.
2. Senken Sie das Becken zum Boden ab, indem Sie es nach hinten-unten schieben und dabei die Knie beugen.
3. Ohne mit dem Knie des hinteren Beins den Boden zu berühren, stoßen Sie sich mit dem vorderen Fuß kraftvoll ab, so dass Sie abheben.
4. Wechseln Sie nach der vorgeschriebenen Anzahl von Wiederholungen das Bein.

TRAININGSTIPPS

Achten Sie darauf, dass der hintere Fuß nicht den Kontakt zur Bank verliert, indem Sie ihn während des Sprungs herunterdrücken. Ziehen Sie die Ellenbogen beim Sprung nach vorne.

DAS SOLLTEN SIE SPÜREN

Kräftigt Gesäß, Oberschenkelrückseite und Quadrizeps.

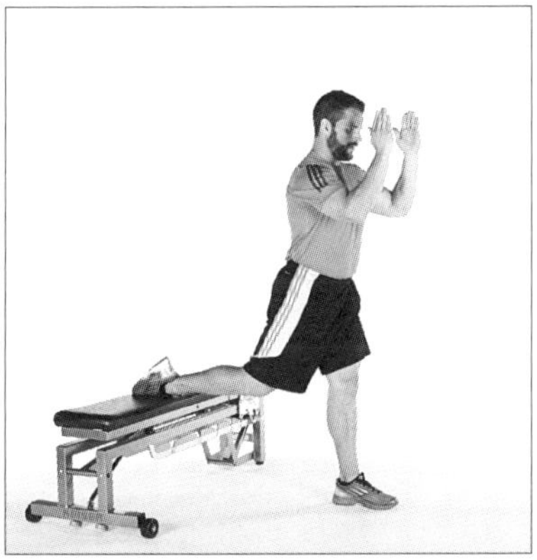
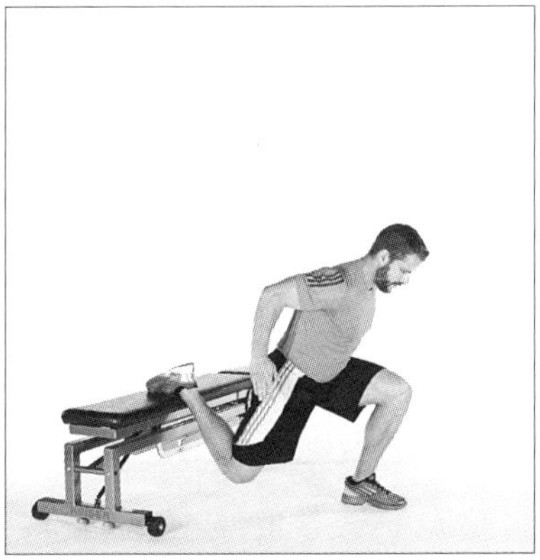
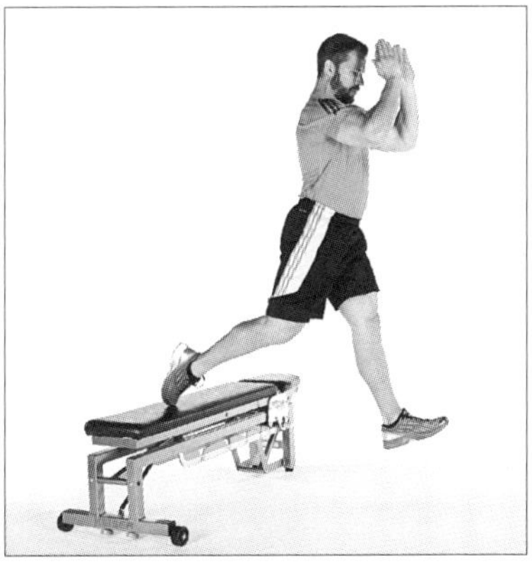

Kniebeuge in Schrittstellung – einarmig (Kurzhantel)

AUSFÜHRUNG

1. Nehmen Sie eine schulterbreite Schrittstellung ein. Das Körpergewicht ruht auf dem linken Mittelfuß. Halten Sie eine Kurzhantel in der rechten Hand.
2. Senken Sie das Becken ab und machen Sie eine Kniebeuge in Schrittstellung.
3. Ohne Schwung zu holen oder mit dem rechten Knie den Boden zu berühren, stoßen Sie sich mit dem linken Fuß kraftvoll ab, um in die Ausgangsposition zurückzukehren.
4. Wechseln Sie nach der vorgeschriebenen Anzahl von Wiederholungen die Seite.

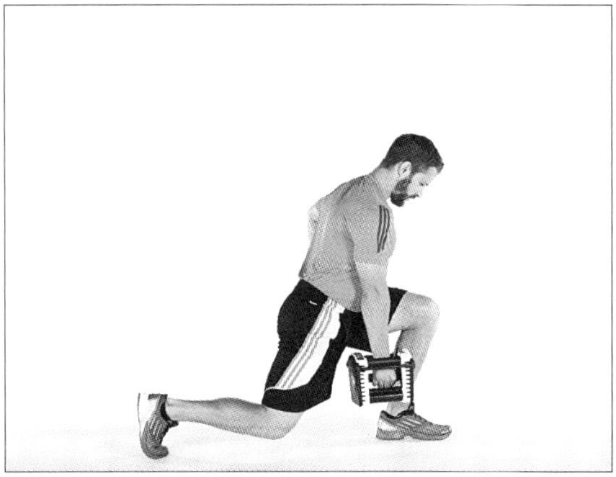

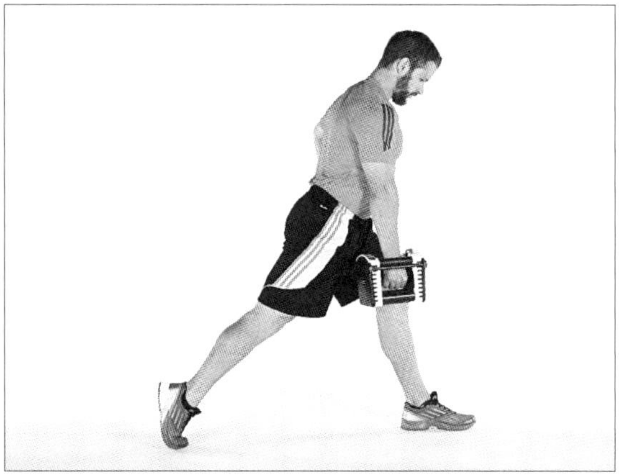

TRAININGSTIPPS

Ihr Körpergewicht lastet überwiegend auf dem vorderen Fuß und kaum auf dem hinteren.

DAS SOLLTEN SIE SPÜREN

Kräftigt Gesäß, Oberschenkelrückseite und Quadrizeps.

Kniebeuge in Schrittstellung – hinterer Fuß angehoben (Kurzhanteln)

AUSFÜHRUNG

1. Halten Sie in jeder Hand eine Kurzhantel und legen Sie einen Fuß auf einem Kasten oder einer Trainingsbank ab. Machen Sie einen Schritt nach vorne, um den Abstand zwischen den Füßen ein wenig zu vergrößern.
2. Senken Sie das Becken ab und machen Sie eine Kniebeuge in Schrittstellung.
3. Ohne Schwung zu holen oder mit dem hinteren Knie den Boden zu berühren, stoßen Sie sich mit dem vorderen Fuß kraftvoll ab, um in die Ausgangsposition zurückzukehren.
4. Wechseln Sie nach der vorgeschriebenen Anzahl von Wiederholungen das Bein.

TRAININGSTIPPS

Ihr Körpergewicht lastet überwiegend auf dem vorderen Fuß und kaum auf dem hinteren.

DAS SOLLTEN SIE SPÜREN

Kräftigt Gesäß, Oberschenkelrückseite und Quadrizeps.

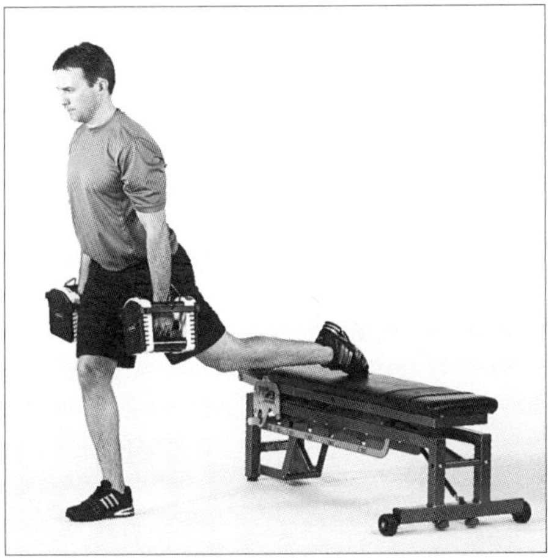

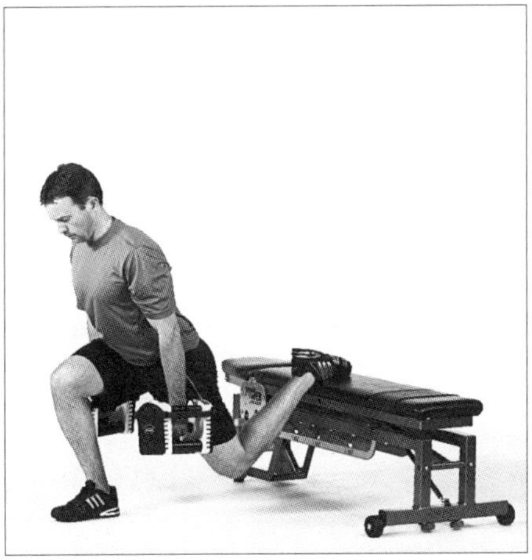

Kniebeuge – einbeinig (Kurzhanteln)

AUSFÜHRUNG

1. Stellen Sie sich auf ein Bein. Nehmen Sie in jede Hand eine Kurzhantel und legen Sie sie auf den Schultern ab. Die Ellenbogen zeigen dabei nach vorne.
2. Leiten Sie die Bewegung mit den Hüften ein und schieben Sie das Becken nach hinten-unten, bis die Oberschenkel möglichst parallel zum Boden sind.
3. Kehren Sie in die Ausgangsposition zurück, indem Sie sich mit dem Standbein hochdrücken.
4. Wechseln Sie nach der vorgeschriebenen Anzahl von Wiederholungen das Bein.

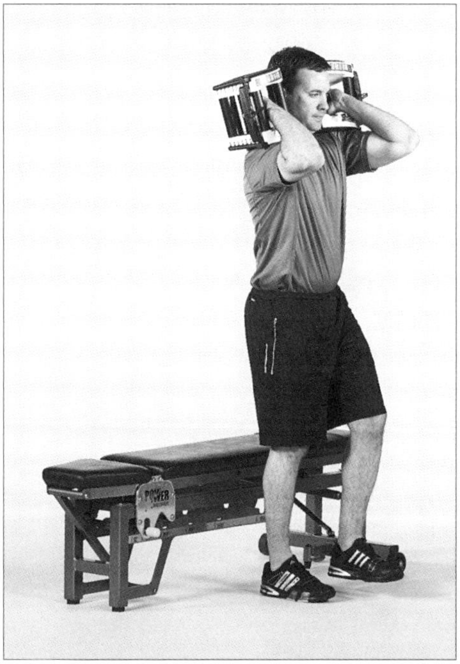

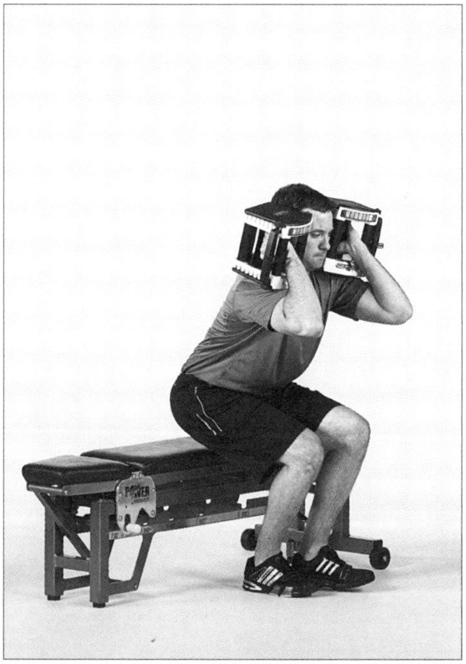

TRAININGSTIPPS

Halten Sie die Brust aufrecht und den Rücken gerade, und achten Sie darauf, dass sich die Knie nicht einwärtsdrehen.

DAS SOLLTEN SIE SPÜREN

Kräftigt Gesäß, Oberschenkelrückseite und Quadrizeps.

SCHNELLKRAFT: ZUGBEWEGUNGEN FÜR DEN UNTERKÖRPER

Beincurl (Slide)

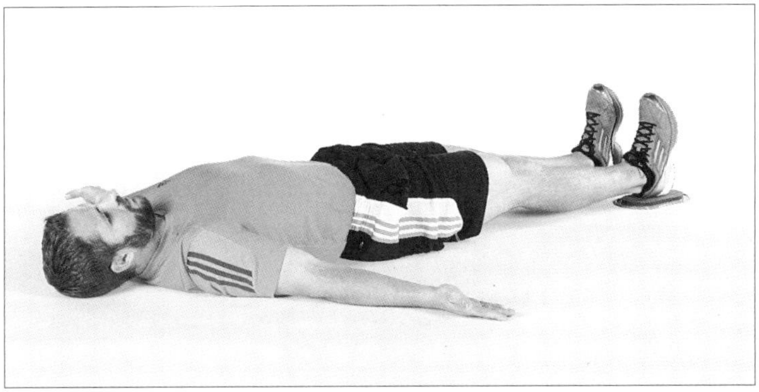

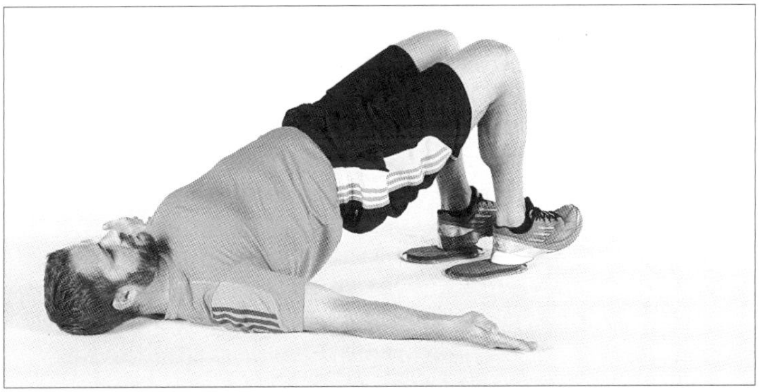

AUSFÜHRUNG

1. Legen Sie sich mit dem Rücken auf den Boden und strecken Sie die Arme seitlich aus. Die Beine sind gestreckt, die Fersen liegen auf Slides (bzw. Handtuch oder andere rutschige Unterlage).
2. Heben Sie das Becken vom Boden, halten Sie den Körper aber weiterhin von Kopf bis Fuß gestreckt.
3. Ziehen Sie jetzt die Slides durch Beugen der Beine zum Körper. In der oberen Endposition bilden Sie von den Schultern bis zu den Knien eine gerade Linie.
4. Kehren Sie in die Ausgangsposition zurück, indem Sie die Beine langsam strecken und die Slides vom Körper wegschieben.
5. Wiederholen Sie die Übung so oft wie vorgeschrieben.

TRAININGSTIPPS

Leiten Sie die Bewegung ein, indem Sie die Gesäßmuskeln aktivieren und anschließend gespannt halten. Das Becken bleibt oben, während Sie die Fersen zum Körper ziehen.

DAS SOLLTEN SIE SPÜREN

Kräftigt Gesäß, Oberschenkelrückseite und den unteren Rücken.

Beincurl – einbeinig (Slide)

AUSFÜHRUNG

1. Legen Sie sich mit dem Rücken auf den Boden und strecken Sie die Arme seitlich aus. Ein Bein ist gestreckt, die Ferse liegt auf einem Slide (bzw. Handtuch oder andere rutschige Unterlage). Das andere Bein ist angehoben, Hüfte und Knie sind jeweils im 90-Grad-Winkel gebeugt.
2. Heben Sie das Becken vom Boden und halten Sie den Körper von Kopf bis Fuß gestreckt. Ziehen Sie das Slide durch Beugen des Beins zum Körper.
3. Kehren Sie in die Ausgangsposition zurück, indem Sie das Bein langsam strecken und das Slide vom Körper wegschieben.
4. Wechseln Sie nach der vorgeschriebenen Anzahl von Wiederholungen die Seite.

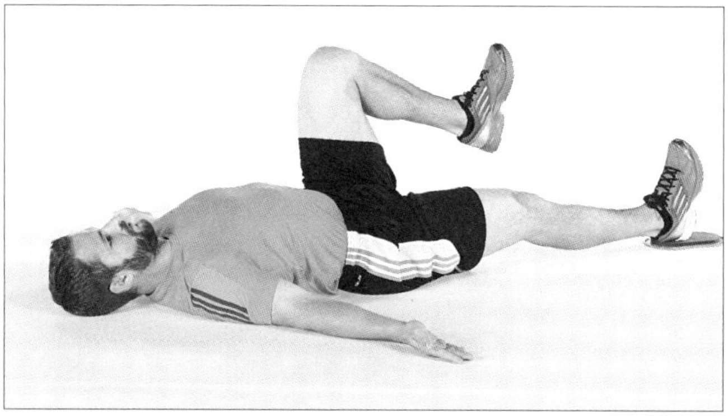

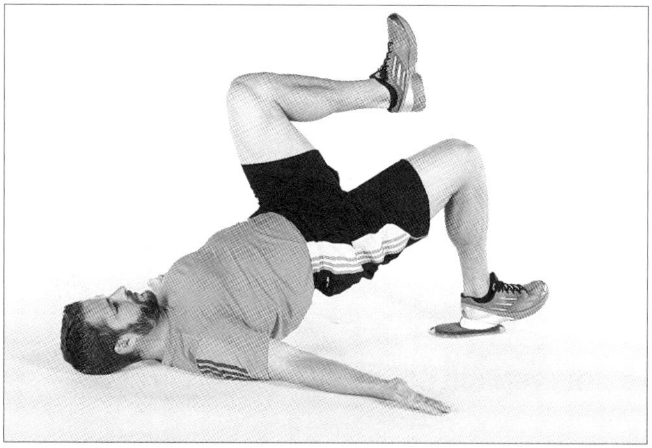

TRAININGSTIPPS

Leiten Sie die Bewegung ein, indem Sie die Gesäßmuskeln aktivieren und anschließend gespannt halten. Das Becken bleibt oben, während Sie die Fersen zum Körper ziehen.

DAS SOLLTEN SIE SPÜREN

Kräftigt Gesäß, Oberschenkelrückseite und unteren Rücken.

Beincurl – einbeinig (Physioball)

AUSFÜHRUNG

1. Legen Sie sich mit dem Rücken auf den Boden. Die Beine sind gestreckt, die Fersen liegen in schulterbreitem Abstand voneinander auf einem Physioball.
2. Heben Sie das Becken und achten Sie darauf, von den Schultern bis zu den Fußgelenken eine gerade Linie zu bilden.
3. Heben Sie ein Bein vom Ball und ziehen Sie es zur Brust, indem Sie Hüfte und Knie im 90-Grad-Winkel beugen.
4. Halten Sie das Becken oben und die Zehen zu den Schienbeinen gezogen. Ziehen Sie nun mit der Ferse des anderen Beins den Ball ans Gesäß heran.
5. Strecken Sie das Bein langsam, um den Ball wieder vom Körper wegzudrücken.
6. Wechseln Sie nach der vorgeschriebenen Anzahl von Wiederholungen die Seite.

TRAININGSTIPPS

Halten Sie die Zehen zum Schienbein gezogen und das Becken oben, während Sie die Fersen ans Gesäß heranziehen.

DAS SOLLTEN SIE SPÜREN

Kräftigt Gesäß, Oberschenkelrückseite und unteren Rücken.

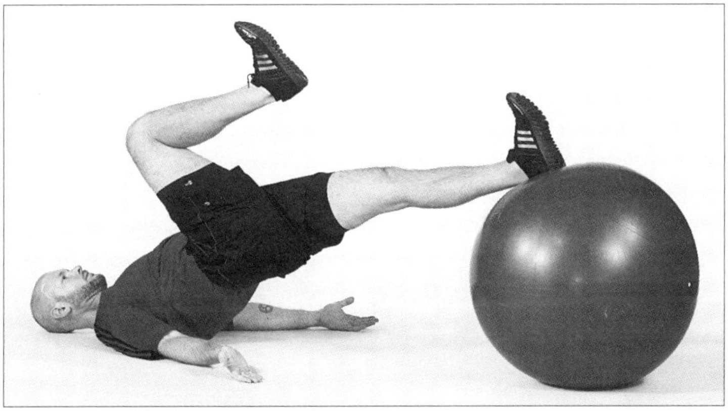

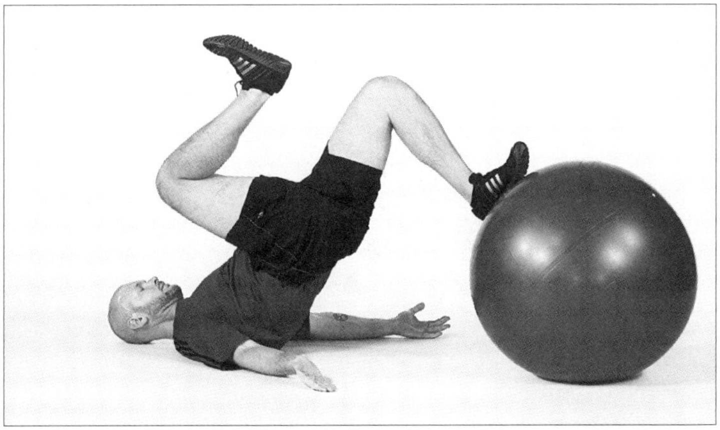

Beincurl – exzentrisch (Slide)

AUSFÜHRUNG

1. Legen Sie sich mit dem Rücken auf den Boden und strecken Sie die Arme seitlich aus. Die Beine sind gestreckt, die Fersen liegen auf Slides (bzw. Handtuch oder andere rutschige Unterlage).
2. Ziehen Sie die Slides an das Gesäß heran.
3. Spannen Sie das Gesäß an, um das Becken zu heben. In der oberen Endposition bilden Sie von den Schultern bis zu den Knien eine gerade Linie.
4. Kehren Sie in die Ausgangsposition zurück, indem Sie die Beine langsam strecken und die Slides vom Körper wegschieben.
5. Wiederholen Sie die Übung so oft wie vorgeschrieben.

TRAININGSTIPPS

Leiten Sie die Bewegung ein, indem Sie die Gesäßmuskeln anspannen.

DAS SOLLTEN SIE SPÜREN

Kräftigt Gesäß, Oberschenkelrückseite und unteren Rücken.

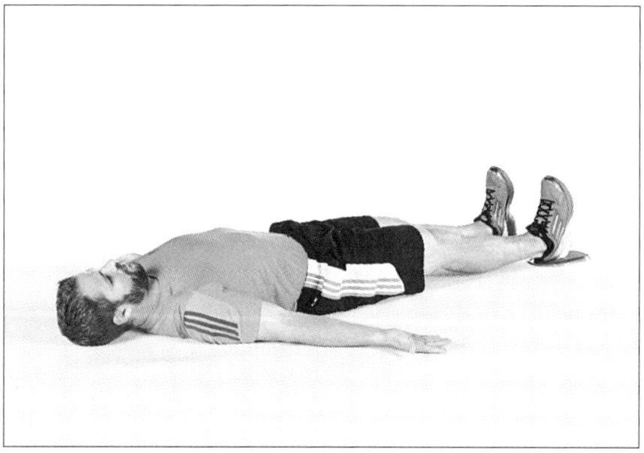

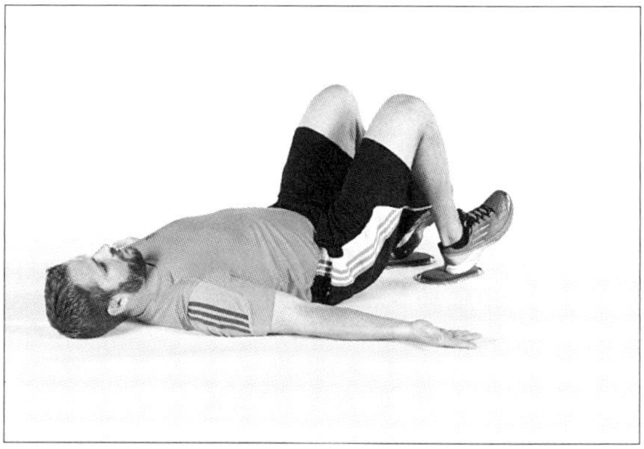

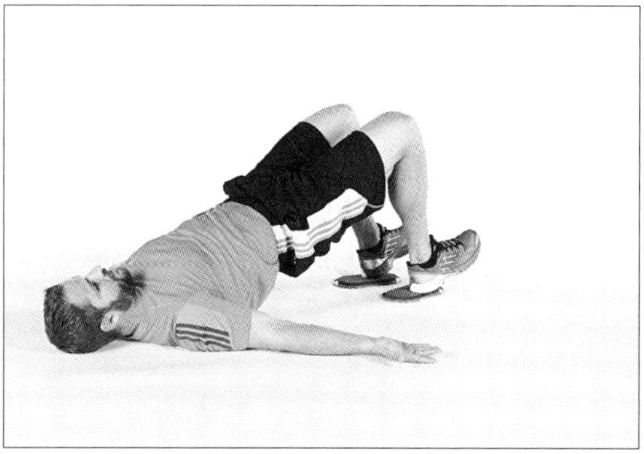

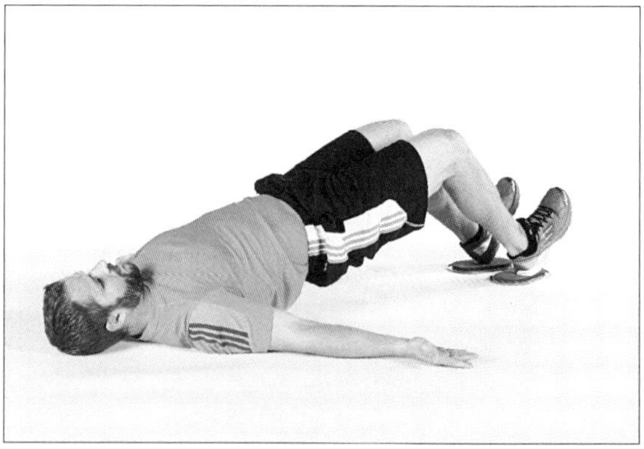

Rumänisches Kreuzheben [RKH] (Langhantel)

AUSFÜHRUNG

1. Nehmen Sie einen aufrechten Stand ein und halten Sie eine Langhantel im etwas mehr als schulterbreiten Griff vor dem Körper.
2. Halten Sie den Rücken gerade, beugen Sie den Oberkörper aus den Hüften nach vorne und senken Sie die Hantel an den Schienbeinen entlang zum Boden ab.
3. Kehren Sie in die Ausgangsposition zurück, indem Sie die Oberschenkelrückseiten und das Gesäß anspannen.
4. Wiederholen Sie die Übung so oft wie vorgeschrieben.

TRAININGSTIPPS

Halten Sie die Hantelstange während der gesamten Übung eng am Körper.

DAS SOLLTEN SIE SPÜREN

Kräftigt Gesäß, Oberschenkelrückseite und unteren Rücken.

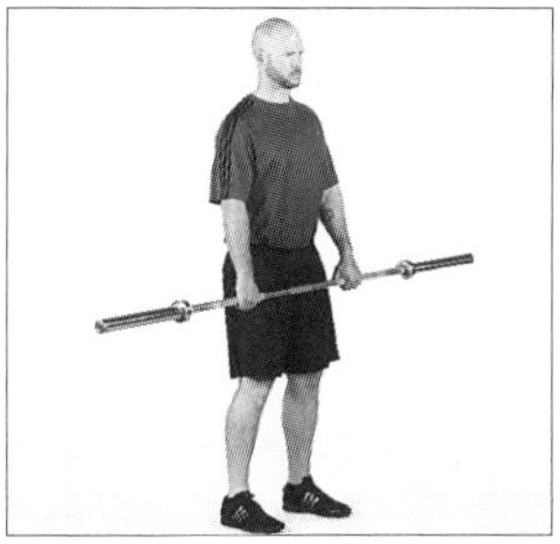

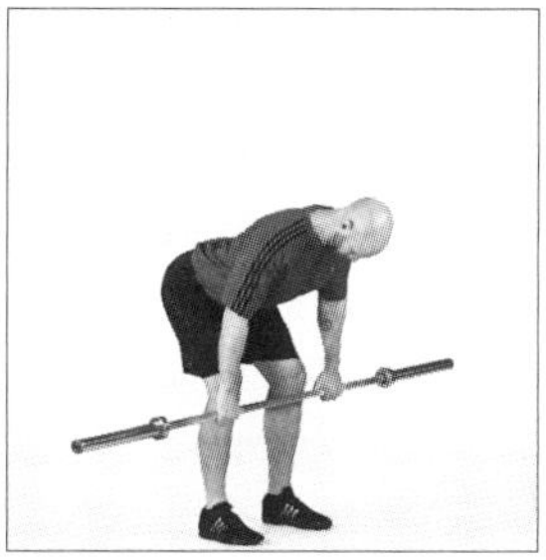

Rumänisches Kreuzheben [RKH] (Kurzhanteln)

AUSFÜHRUNG

1. Gehen Sie leicht in die Knie und halten Sie in jeder Hand eine Kurzhantel im Obergriff (d.h. die Handflächen zeigen zum Körper).
2. Beugen Sie den Oberkörper aus den Hüften nach vorne und senken Sie die Hanteln an den Schienbeinen entlang zum Boden.
3. Kehren Sie in die Ausgangsposition zurück, indem Sie die Oberschenkelrückseiten und das Gesäß anspannen.
4. Wiederholen Sie die Übung so oft wie vorgeschrieben.

TRAININGSTIPPS

Halten Sie die Kurzhanteln nah an den Beinen. Die Schulterblätter bleiben während des gesamten Bewegungsverlaufs hinten und unten.

DAS SOLLTEN SIE SPÜREN

Kräftigt Gesäß, Oberschenkelrückseite und unteren Rücken.

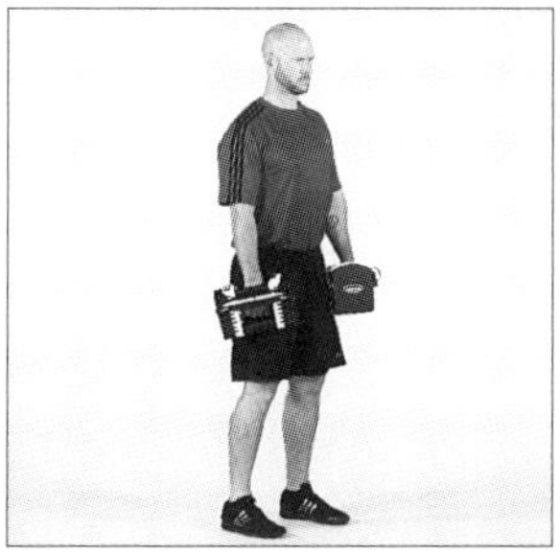

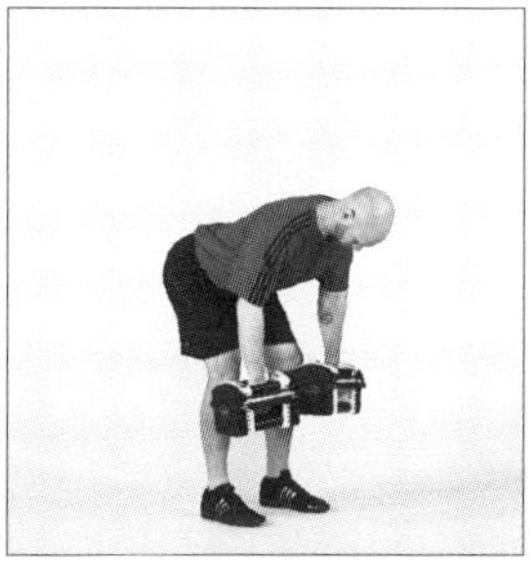

Rumänisches Kreuzheben [RKH] (Horizontales Band, Langhantel)

AUSFÜHRUNG

1. Nehmen Sie einen aufrechten Stand ein und halten Sie eine Langhantel im etwas mehr als schulterbreiten Untergriff vor dem Körper. Um Ihre Hüfte ist ein Widerstandsband geschlungen.
2. Halten Sie den Rücken gerade, beugen Sie den Oberkörper aus den Hüften nach vorne und senken Sie die Hantel an den Schienbeinen entlang zum Boden.
3. Kehren Sie in die Ausgangsposition zurück, indem Sie die Oberschenkelrückseiten und das Gesäß anspannen und Ihr Becken gegen das Widerstandsband drücken.
4. Wiederholen Sie die Übung so oft wie vorgeschrieben.

TRAININGSTIPPS

Halten Sie die Stange während der gesamten Übung eng am Körper.

DAS SOLLTEN SIE SPÜREN

Kräftigt Gesäß, Oberschenkelrückseite und unteren Rücken.

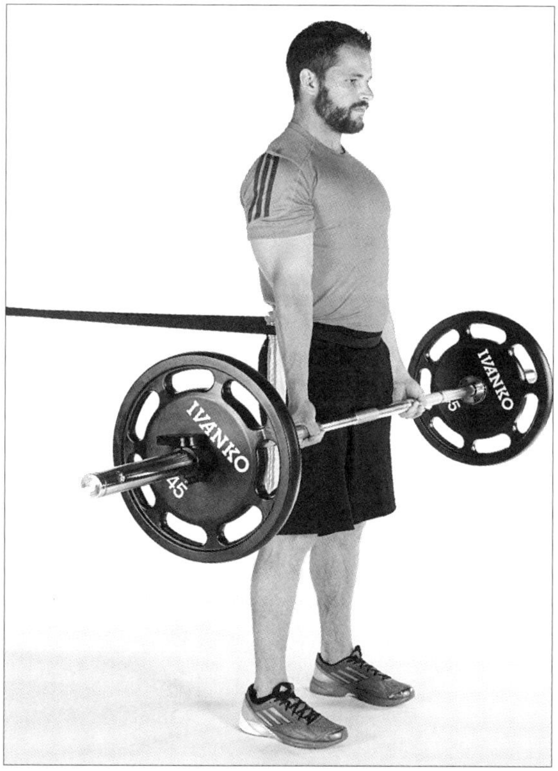

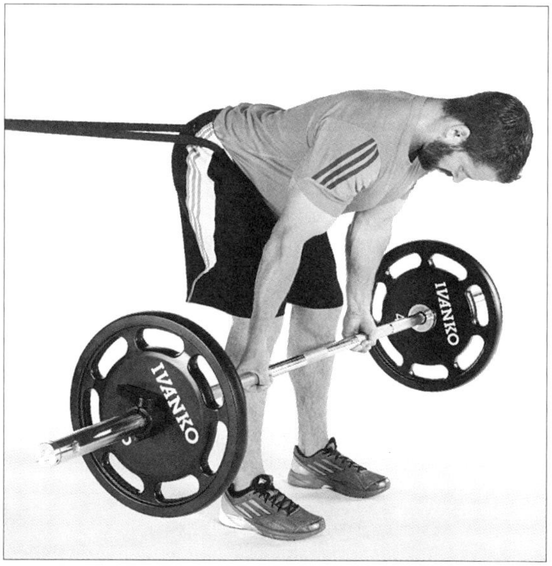

Rumänisches Kreuzheben [RKH] (Vertikales Band, Langhantel)

AUSFÜHRUNG

1. Nehmen Sie einen aufrechten Stand ein und halten Sie eine Langhantel im etwas mehr als schulterbreiten Untergriff. Stellen Sie Ihre Füße auf ein Widerstandsband, das auf beiden Seiten an der Hantelstange angebracht ist.
2. Halten Sie den Rücken gerade, beugen Sie den Oberkörper aus den Hüften nach vorne und senken Sie die Hantel an den Schienbeinen entlang zum Boden.
3. Kehren Sie in die Ausgangsposition zurück, indem Sie die Oberschenkelrückseiten und das Gesäß anspannen.
4. Wiederholen Sie die Übung so oft wie vorgeschrieben.

TRAININGSTIPPS

Halten Sie die Stange während der gesamten Übung eng am Körper.

DAS SOLLTEN SIE SPÜREN

Kräftigt Gesäß, Oberschenkelrückseite und unteren Rücken.

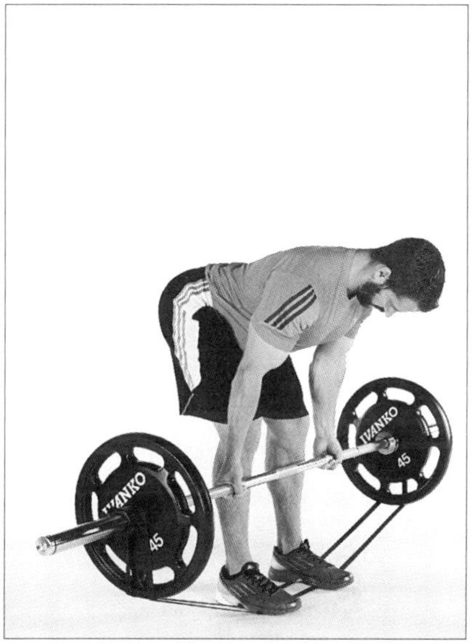

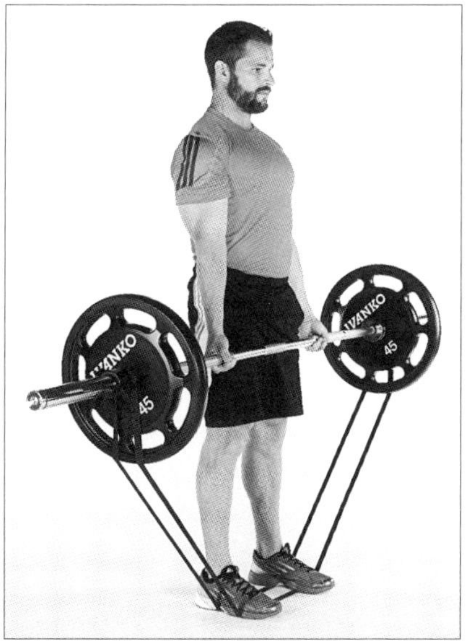

Rumänisches Kreuzheben [RKH] – einarmig, einbeinig (Kurzhantel)

AUSFÜHRUNG

1. Stellen Sie sich auf ein Bein, beugen Sie das Knie leicht, und halten Sie in der gegenüberliegenden Hand eine Kurzhantel im Obergriff (d.h. die Handfläche zeigt zum Körper).
2. Beugen Sie den Oberkörper aus den Hüften nach vorne und senken Sie die Hantel zum Boden, während sich das Spielbein gleichzeitig nach hinten streckt.
3. Kehren Sie in die Ausgangsposition zurück, indem Sie die Oberschenkelrückseiten und das Gesäß anspannen.
4. Wechseln Sie nach der vorgeschriebenen Anzahl von Wiederholungen die Seite.

TRAININGSTIPPS

Bewegen Sie Rumpf und Bein als Einheit und halten Sie die Hantel während der gesamten Übung eng am Körper.

DAS SOLLTEN SIE SPÜREN

Kräftigt Gesäß, Oberschenkelrückseite und den Rücken.

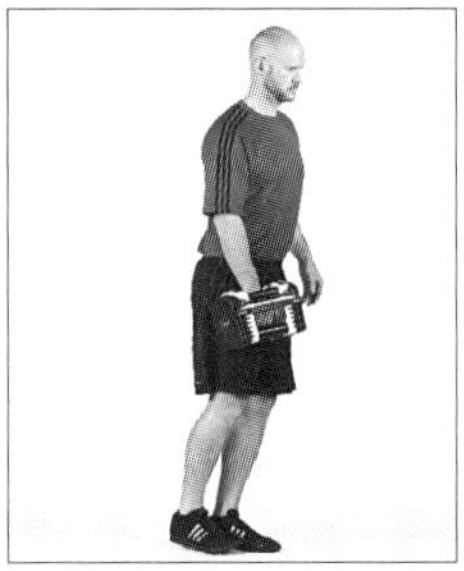

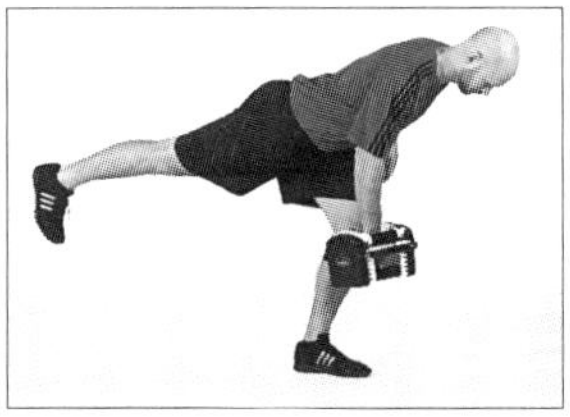

Rumänisches Kreuzheben [RKH] – beidarmig, einbeinig (Kurzhanteln)

AUSFÜHRUNG

1. Stellen Sie sich auf ein Bein, beugen Sie das Knie leicht, und halten Sie in beiden Händen jeweils eine Kurzhantel im Obergriff.
2. Beugen Sie den Oberkörper aus den Hüften nach vorne und senken Sie die Hantel zum Boden, während sich das Spielbein gleichzeitig nach hinten streckt.
3. Kehren Sie in die Ausgangsposition zurück, indem Sie die Oberschenkelrückseiten und das Gesäß anspannen.
4. Wechseln Sie nach der vorgeschriebenen Anzahl von Wiederholungen die Seite.

TRAININGSTIPPS

Bewegen Sie Rumpf und Bein als Einheit und halten Sie die Hanteln während der gesamten Übung eng am Körper.

DAS SOLLTEN SIE SPÜREN

Kräftigt Gesäß, Oberschenkelrückseite und den Rücken.

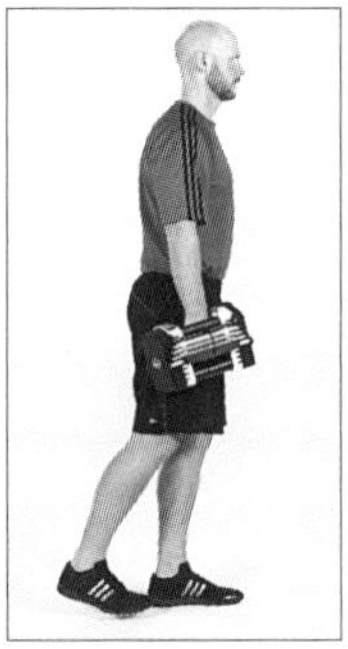

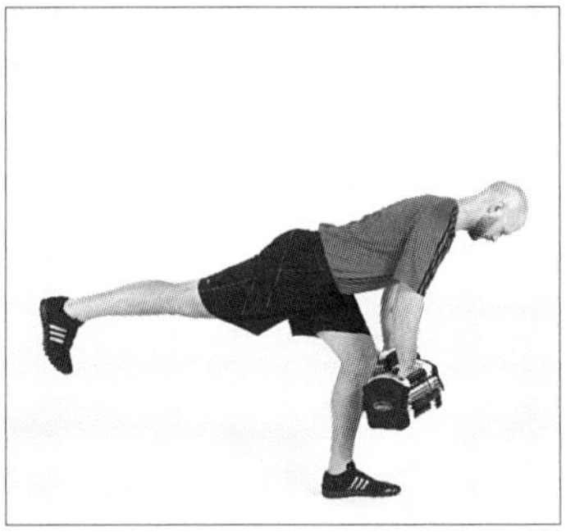

ENERGIESYSTEM-ENTWICKLUNG (ESE)

150-Meter-Pendellauf

AUSFÜHRUNG

1. Nehmen Sie eine hüftbreite Schrittstellung ein.
2. Sprinten Sie 25 Meter, wenden Sie, und sprinten Sie dieselbe Strecke zurück.
3. Wenden Sie sogleich wieder und wiederholen Sie den Pendellauf noch zweimal, so dass Sie insgesamt 150 Meter zurücklegen.
4. Erholen Sie sich für die vorgeschriebene Dauer und wiederholen Sie die Übung.

TRAININGSTIPPS

Sobald Sie sich mit einem Bein vom Boden abstoßen, sollten die Arme gegengleich mitschwingen, um die Hüftstreckung zu unterstützen und eine schnellere Beschleunigung zu ermöglichen.

DAS SOLLTEN SIE SPÜREN

Kräftigt den ganzen Körper.

300-Meter-Pendellauf

AUSFÜHRUNG

1. Nehmen Sie eine hüftbreite Schrittstellung ein.
2. Sprinten Sie 25 Meter, wenden Sie, und sprinten Sie dieselbe Strecke zurück.
3. Wenden Sie sogleich wieder und wiederholen Sie den Pendellauf noch fünfmal, so dass Sie insgesamt 300 Meter zurücklegen.
4. Erholen Sie sich für die vorgeschriebene Dauer und wiederholen Sie die Übung.

TRAININGSTIPPS

Sobald Sie sich mit einem Bein vom Boden abstoßen, sollten die Arme gegengleich mitschwingen, um die Hüftstreckung zu unterstützen und eine schnellere Beschleunigung zu ermöglichen.

DAS SOLLTEN SIE SPÜREN

Kräftigt den ganzen Körper.

Aufsteigender Pendellauf (5–10–15)

AUSFÜHRUNG

1. Nehmen Sie eine hüftbreite Schrittstellung ein.
2. Sprinten Sie 5 Meter, wenden Sie, und sprinten Sie dieselbe Strecke zurück.
3. Wenden Sie sogleich wieder und sprinten Sie diesmal 10 Meter. Wenden Sie erneut und sprinten Sie dieselbe Strecke zurück.
4. Wenden Sie sogleich wieder und sprinten Sie diesmal 15 Meter. Wenden Sie erneut und sprinten Sie dieselbe Strecke zurück.
5. Erholen Sie sich für die vorgeschriebene Dauer und wiederholen Sie die Übung.

TRAININGSTIPPS

Sobald Sie sich mit einem Bein vom Boden abstoßen, sollten die Arme gegengleich mitschwingen, um die Hüftstreckung zu unterstützen und eine schnellere Beschleunigung zu ermöglichen.

DAS SOLLTEN SIE SPÜREN

Kräftigt den ganzen Körper.

Aufsteigender Pendellauf (5–10–15–20–25)

AUSFÜHRUNG

1. Nehmen Sie eine hüftbreite Schrittstellung ein.
2. Sprinten Sie 5 Meter, wenden Sie, und sprinten Sie dieselbe Strecke zurück.
3. Wenden Sie sogleich wieder und sprinten Sie diesmal 10 Meter. Wenden Sie erneut und sprinten Sie dieselbe Strecke zurück.
4. Wiederholen Sie dasselbe Sprintmuster für 15, 20 und 25 Meter.
5. Erholen Sie sich für die vorgeschriebene Dauer und wiederholen Sie die Übung.

TRAININGSTIPPS

Sobald Sie sich mit einem Bein vom Boden abstoßen, sollten die Arme gegengleich mitschwingen, um die Hüftstreckung zu unterstützen und eine schnellere Beschleunigung zu ermöglichen.

DAS SOLLTEN SIE SPÜREN

Kräftigt den ganzen Körper.

Sprint

AUSFÜHRUNG

1. Nehmen Sie eine hüftbreite Schrittstellung ein.
2. Strecken Sie aus dem Stand die Hüften explosiv durch und sprinten Sie los. Lehnen Sie sich dabei nach vorne und halten Sie den Rücken gerade.
3. Sprinten Sie weiter, bis Sie die vorgeschriebene Strecke zurückgelegt haben.
4. Erholen Sie sich für die vorgeschriebene Dauer.
5. Wiederholen Sie die Übung so oft wie vorgeschrieben.

TRAININGSTIPPS

Sobald Sie sich mit einem Bein vom Boden abstoßen, sollten die Arme gegengleich mitschwingen, um die Hüftstreckung zu unterstützen und eine schnellere Beschleunigung zu ermöglichen.

DAS SOLLTEN SIE SPÜREN

Kräftigt den ganzen Körper.

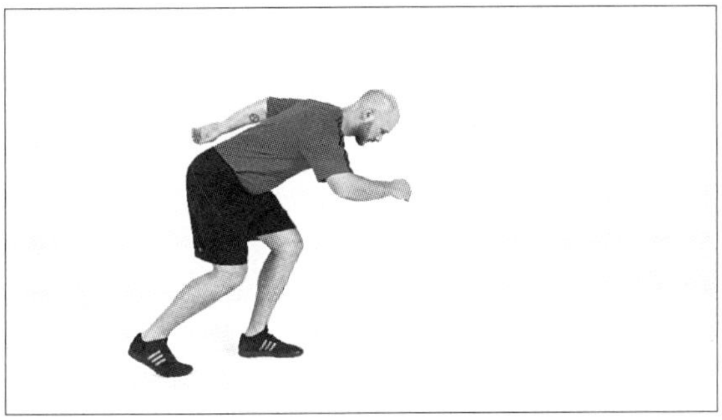

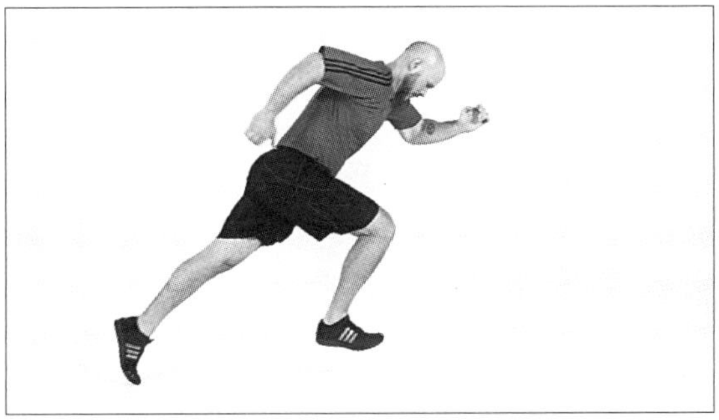

Freie Auswahl (ESE)

AUSFÜHRUNG

1. Suchen Sie sich eine Form von Ausdauersport – zum Beispiel Laufen, Schwimmen, Cross-Training oder Radfahren.
2. Führen Sie die Aktivität für die vorgeschriebene Dauer in der vorgeschriebenen Intensität aus.

TRAININGSTIPPS

Achten Sie auch bei zunehmender Erschöpfung auf eine saubere Technik.

DAS SOLLTEN SIE SPÜREN

Kräftigt den ganzen Körper.

90-90-Dehnung mit Armfegen

AUSFÜHRUNG

1. Legen Sie sich mit dem Rücken auf den Boden, stellen Sie ein Bein im 90-Grad-Winkel gebeugt auf und schlagen Sie das andere darüber.
2. Rollen Sie sich auf die Seite des aufgestellten Beins und strecken Sie die Arme zur Seite.
3. Halten Sie den unteren Arm flach am Boden. Drehen Sie die Brust aufwärts und versuchen Sie, den Rücken auf dem Boden abzulegen.
4. Heben Sie den oberen Arm in einer fegenden, bogenförmigen Bewegung zum Kopf.
5. Bringen Sie den Arm anschließend auf dieselbe Weise zum Gesäß. Sobald sich der Arm in der Abwärtsbewegung auf Schulterhöhe befindet, drehen Sie ihn so, dass die Handfläche nach unten zeigt.
6. Führen Sie die Bewegung in umgekehrter Reihenfolge aus und kehren Sie in die Ausgangsposition zurück.
7. Wechseln Sie nach der vorgeschriebenen Anzahl von Wiederholungen die Seite.

TRAININGSTIPPS

Atmen Sie bei der Dehnung aus und achten Sie darauf, dass bei der Oberkörperrotation die Knie zusammen und auf dem Boden bleiben.

DAS SOLLTEN SIE SPÜREN

Dehnt Rumpf, Schulter, Brust, oberen und mittleren Rücken.

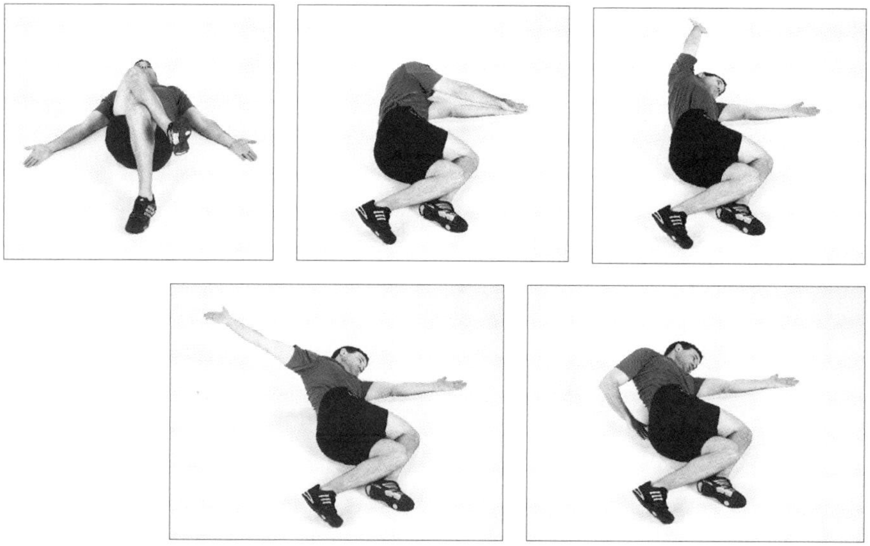

Dehnung Abduktoren (Seil)

AUSFÜHRUNG

1. Legen Sie sich auf den Rücken und schlingen Sie ein Seil um Ihren Fuß. Halten Sie beide Seilenden in der gegenüberliegenden Hand, die freie Hand ist zur Seite gestreckt.
2. Heben Sie das Bein quer vor dem Körper möglichst weit in die entgegengesetzte Richtung. Ziehen Sie behutsam am Seil, bis Sie eine Dehnung der Oberschenkelaußenseite spüren. Halten Sie die Position 2 Sekunden.
3. Lösen Sie die Dehnung und kehren Sie in die Ausgangsposition zurück.
4. Wechseln Sie nach der vorgeschriebenen Anzahl von Wiederholungen die Seite.

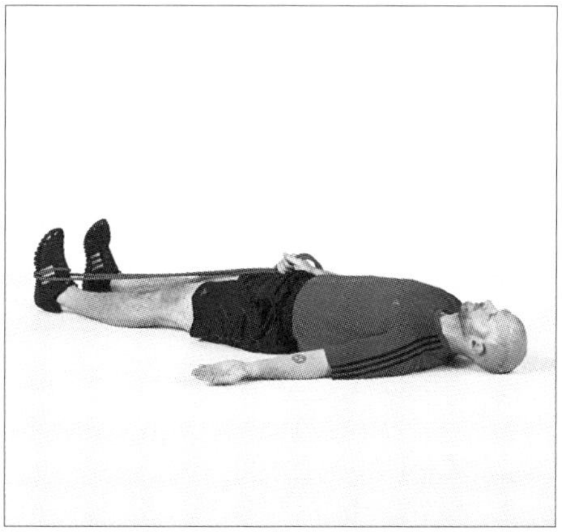

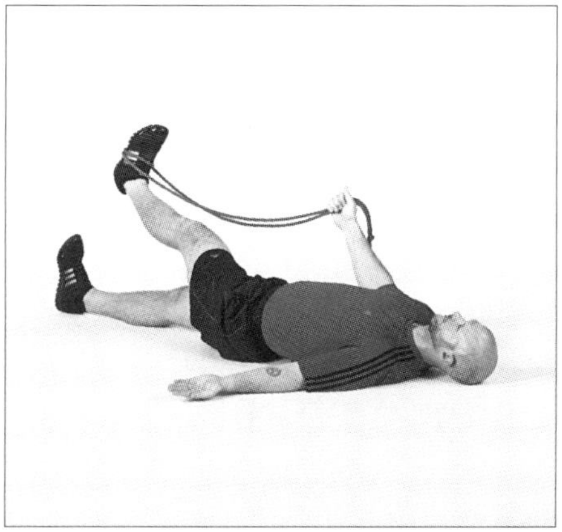

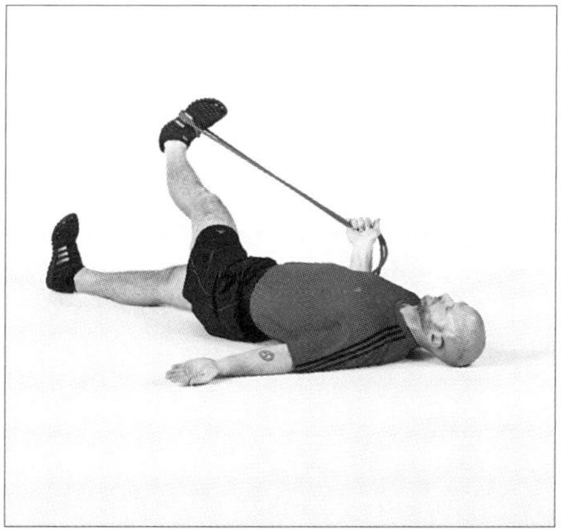

TRAININGSTIPPS

Halten Sie das freie Bein am Boden, indem Sie die Ferse aktiv nach unten drücken. Spannen Sie das Gesäß an und ziehen Sie die Zehen zum Schienbein.

DAS SOLLTEN SIE SPÜREN

Dehnt die Oberschenkelaußenseite des mit dem Seil umwickelten Beins.

Dehnung Adduktoren – Halbkniestand

AUSFÜHRUNG

1. Gehen Sie in einen halben Kniestand und legen Sie das hintere Knie auf einem Polster oder einer Matte ab. Drehen Sie das Knie nach außen, so dass der Fuß nicht nach hinten zeigt, sondern zur Seite.
2. Lehnen Sie den Rumpf leicht nach vorne, achten Sie auf eine feste Körpermitte und spannen Sie das Gesäß auf der Seite des hinteren Beins an.
3. Bleiben Sie in dieser Position und schieben Sie den gesamten Körper weiter nach vorne. Halten Sie die Position 1 bis 2 Sekunden.
4. Lösen Sie die Dehnung und kehren Sie in die Ausgangsposition zurück.
5. Wechseln Sie nach der vorgeschriebenen Anzahl von Wiederholungen die Seite.

TRAININGSTIPPS

Vermeiden Sie ein Hohlkreuz.

DAS SOLLTEN SIE SPÜREN

Dehnt die Leiste des hinteren Beins und das Gesäß des vorderen Beins.

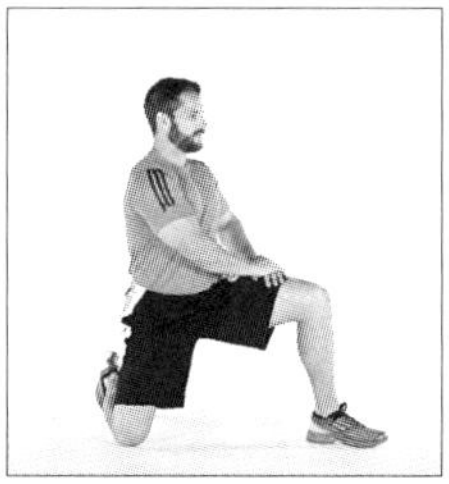

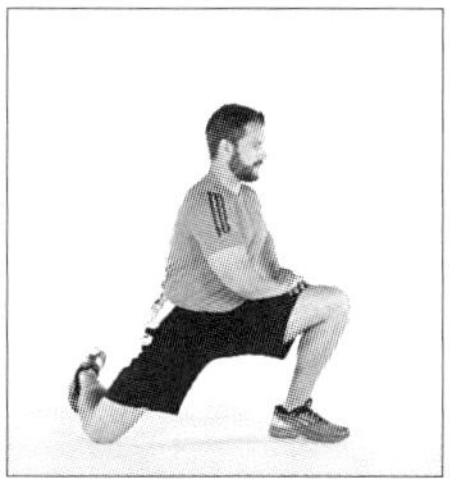

Dehnung Oberschenkelrückseite

AUSFÜHRUNG

1. Legen Sie sich mit dem Rücken auf den Boden und strecken Sie die Beine. Ziehen Sie ein Knie zur Brust und fassen Sie mit beiden Händen die Oberschenkelrückseite knapp oberhalb des Knies.
2. Strecken Sie das gebeugte Bein, so dass der Fuß in Richtung Decke zeigt. Halten Sie die Position 2 Sekunden.
3. Lösen Sie die Dehnung und kehren Sie in die Ausgangsposition zurück.
4. Wechseln Sie nach der vorgeschriebenen Anzahl von Wiederholungen die Seite.

TRAININGSTIPPS

Halten Sie das inaktive Bein am Boden, indem Sie die Ferse aktiv nach unten drücken. Spannen Sie das Gesäß an und ziehen Sie die Zehen zum Schienbein.

DAS SOLLTEN SIE SPÜREN

Dehnt die Oberschenkelrückseite des gebeugten Beins und die Oberschenkelvorderseite des gestreckten Beins.

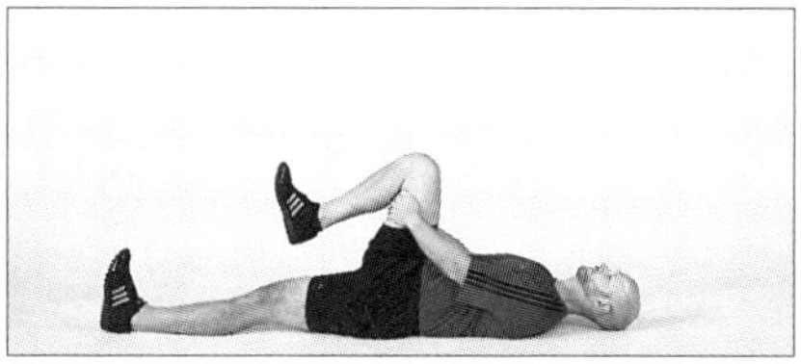

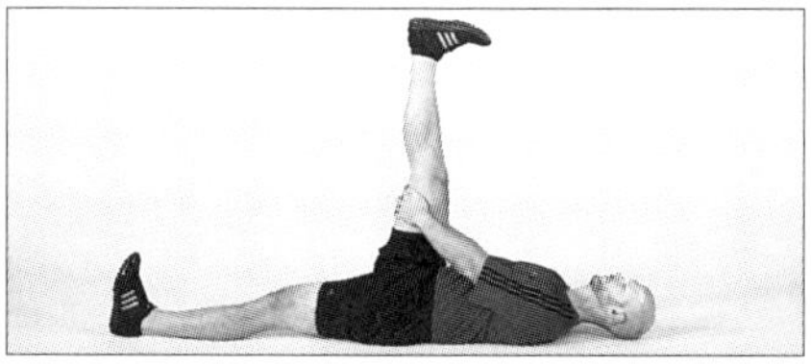

Hartschaumrolle – Adduktoren

AUSFÜHRUNG

1. Begeben Sie sich in Seitenlage und legen Sie eine Hartschaumrolle unter die Oberschenkelinnenseite des oberen Beins. Das untere Bein ist seitlich abgespreizt.
2. Lassen Sie die Oberschenkelinnenseite vom Becken bis zum Knie über die Rolle gleiten und konzentrieren Sie sich vor allem auf verspannte, schmerzende Stellen.
3. Wechseln Sie nach der vorgeschriebenen Anzahl von Wiederholungen die Seite.

TRAININGSTIPPS

Je nachdem, wie viel Körpergewicht Sie auf die Hartschaumrolle legen, können Sie mehr oder weniger Druck ausüben.

DAS SOLLTEN SIE SPÜREN

Massiert die Oberschenkelinnenseite.

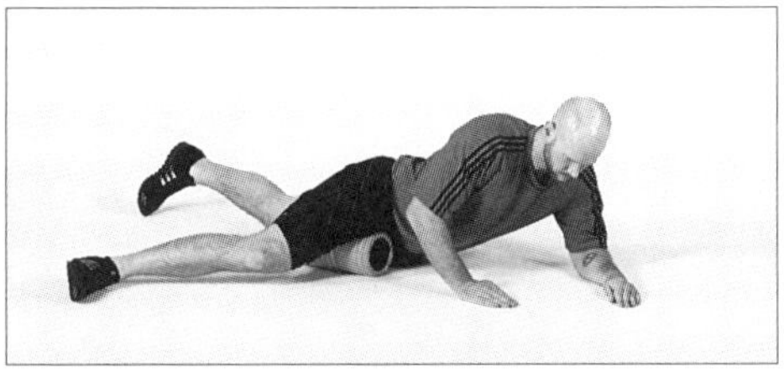

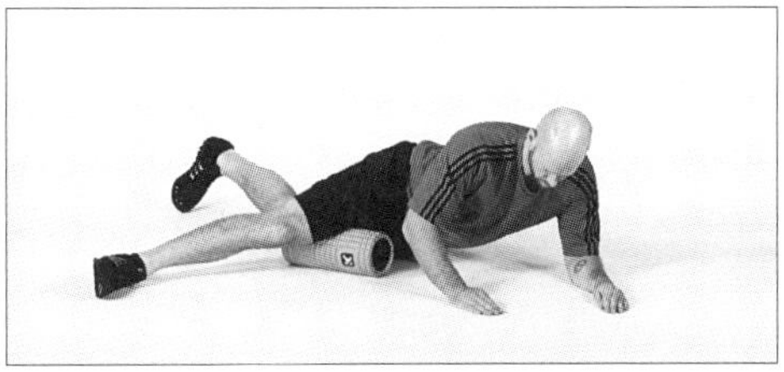

Hartschaumrolle – Wade

AUSFÜHRUNG

1. Setzen Sie sich mit gestreckten Beinen auf den Boden und schlagen Sie die Beine übereinander. Legen Sie eine Hartschaumrolle unter die Wade des unteren Beins.
2. Heben Sie das Gesäß vom Boden, so dass Ihr Gewicht auf den Händen und der Hartschaumrolle lastet.
3. Behalten Sie die Position Ihrer Hände bei und bewegen Sie Ihren Körper vor und zurück. Lassen Sie die Wade über die Rolle gleiten und konzentrieren Sie sich vor allem auf verspannte, schmerzende Stellen.
4. Wechseln Sie nach der vorgeschriebenen Anzahl von Wiederholungen die Seite.

TRAININGSTIPPS

Je nachdem, wie viel Körpergewicht Sie auf die Hartschaumrolle legen, können Sie mehr oder weniger Druck ausüben.

DAS SOLLTEN SIE SPÜREN

Massiert die Waden.

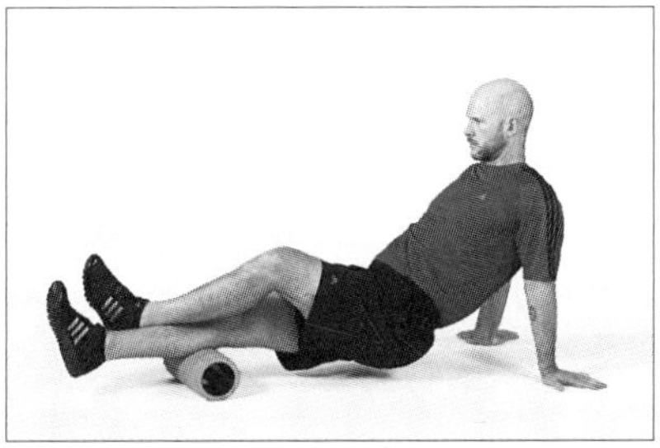

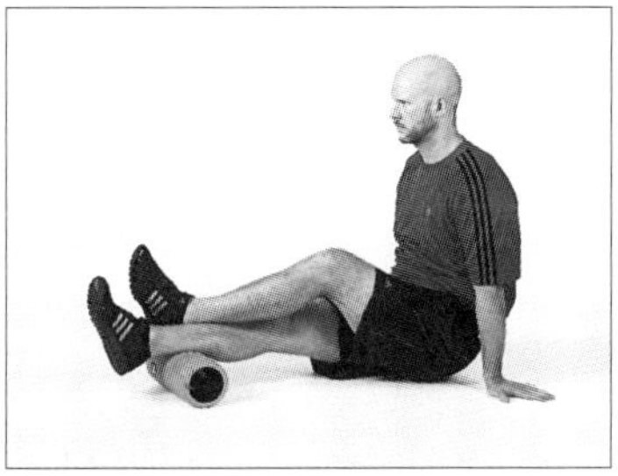

Hartschaumrolle – Brust

AUSFÜHRUNG

1. Legen Sie sich auf den Bauch und platzieren Sie eine Hartschaumrolle unter einer Seite der Brust.
2. Lassen Sie die obere Brustpartie vom Brustbein bis zur Schulter über die Rolle gleiten und konzentrieren Sie sich vor allem auf verspannte, schmerzende Stellen.
3. Wechseln Sie nach der vorgeschriebenen Anzahl von Wiederholungen die Seite.

TRAININGSTIPPS

Je nachdem, wie viel Körpergewicht Sie auf die Hartschaumrolle legen, können Sie mehr oder weniger Druck ausüben und damit das Schmerzempfinden steuern.

DAS SOLLTEN SIE SPÜREN

Massiert die Brust.

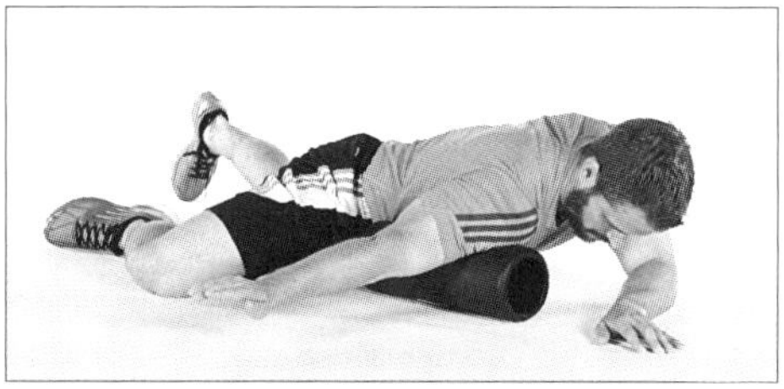

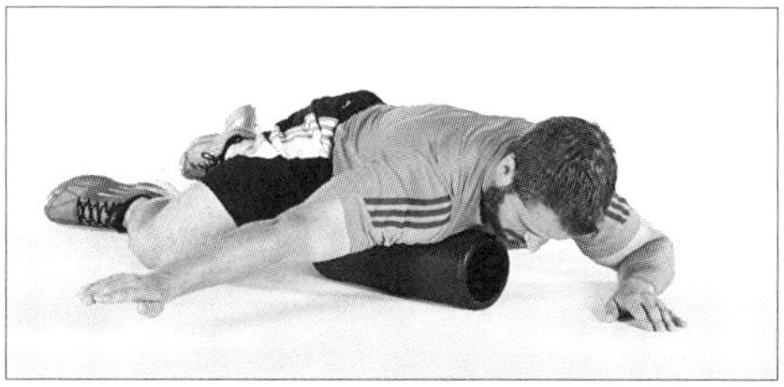

Hartschaumrolle – Gesäß

AUSFÜHRUNG

1. Setzen Sie sich auf eine Hartschaumrolle und verlagern Sie Ihr Gewicht auf eine Seite. Stützen Sie sich mit den Händen und Füßen auf dem Boden ab.
2. Lassen Sie die Gesäßpartie (vom unteren Rücken bis zum Oberschenkel) über die Rolle gleiten und konzentrieren Sie sich vor allem auf verspannte, schmerzende Stellen.
3. Wechseln Sie nach der vorgeschriebenen Anzahl von Wiederholungen die Seite.

TRAININGSTIPPS

Je nachdem, wie viel Körpergewicht Sie auf die Hartschaumrolle legen, können Sie mehr oder weniger Druck ausüben.

DAS SOLLTEN SIE SPÜREN

Massiert das Gesäß.

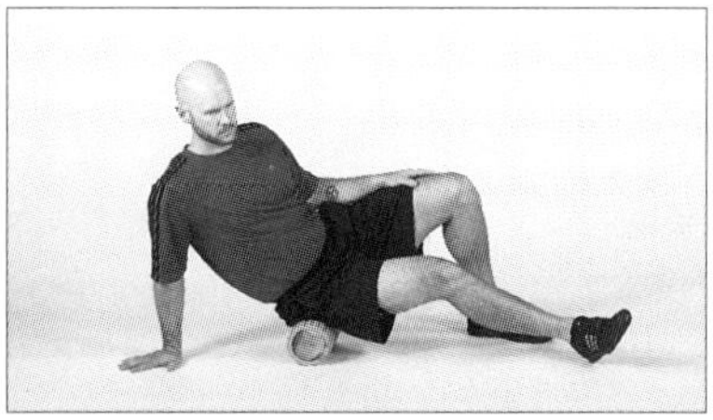

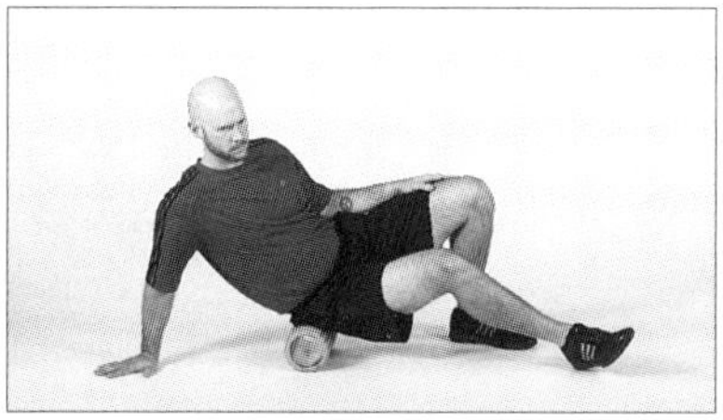

Hartschaumrolle – Latissimus dorsi

AUSFÜHRUNG

1. Legen Sie sich auf die Seite, strecken Sie den unteren Arm nach oben und platzieren Sie eine Hartschaumrolle unter Ihrer Achsel.
2. Lassen Sie den Oberkörper vom unteren Rücken bis zur Achsel über die Rolle gleiten und konzentrieren Sie sich vor allem auf verspannte, schmerzende Stellen.
3. Wechseln Sie nach der vorgeschriebenen Anzahl von Wiederholungen die Seite.

TRAININGSTIPPS

Je nachdem, wie viel Körpergewicht Sie auf die Hartschaumrolle legen, können Sie mehr oder weniger Druck ausüben.

DAS SOLLTEN SIE SPÜREN

Massiert die seitliche Rückenpartie.

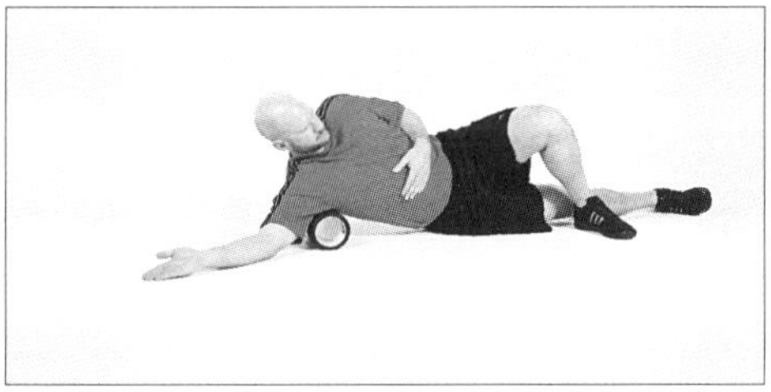

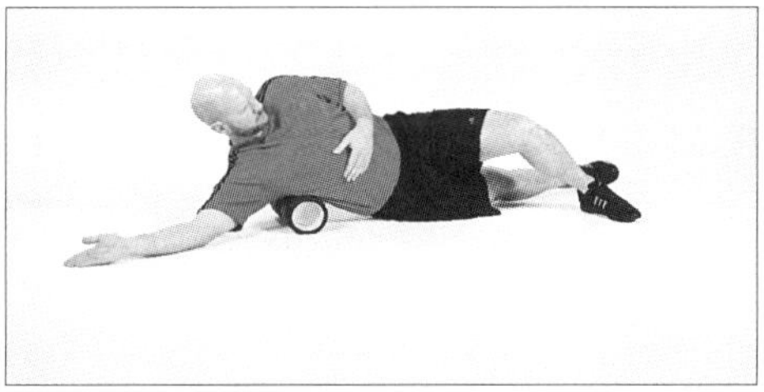

Hartschaumrolle – Unterer Rücken

AUSFÜHRUNG

1. Legen Sie sich auf die Seite, stützen Sie sich mit dem unteren Arm ab und platzieren Sie eine Hartschaumrolle auf Höhe des unteren Rückens.
2. Lassen Sie den Oberkörper von der Mitte des Rückens bis zum Kreuzbein über die Rolle gleiten und konzentrieren Sie sich vor allem auf verspannte, schmerzende Stellen.
3. Wechseln Sie nach der vorgeschriebenen Anzahl von Wiederholungen die Seite.

TRAININGSTIPPS

Je nachdem, wie viel Körpergewicht Sie auf die Hartschaumrolle legen, können Sie mehr oder weniger Druck ausüben.

DAS SOLLTEN SIE SPÜREN

Massiert den unteren Rücken.

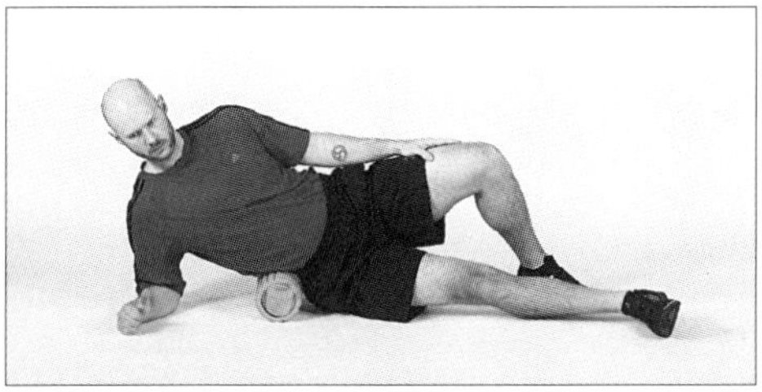

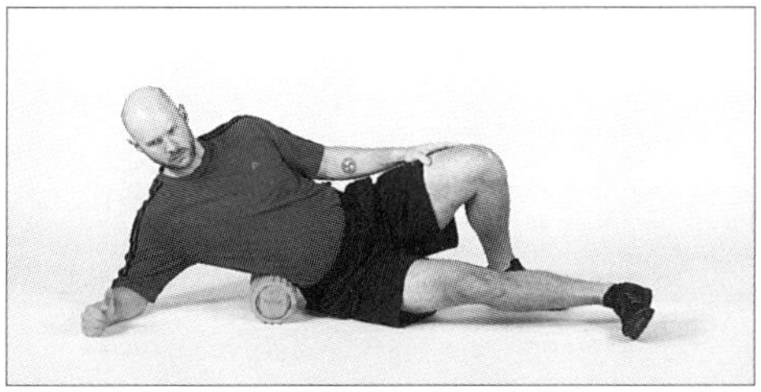

Hartschaumrolle – Quadrizeps

AUSFÜHRUNG

1. Legen Sie sich auf den Bauch, stützen Sie sich mit beiden Unterarmen ab, und platzieren Sie eine Hartschaumrolle unter einem Oberschenkel.
2. Lassen Sie den Quadrizeps von der Hüfte bis zum Knie über die Rolle gleiten und konzentrieren Sie sich vor allem auf verspannte, schmerzende Stellen.
3. Bei Bedarf können Sie auch die Innen- und Außenseite des Oberschenkels auf diese Weise bearbeiten.
4. Wechseln Sie nach der vorgeschriebenen Anzahl von Wiederholungen die Seite.

TRAININGSTIPPS

Je nachdem, wie viel Körpergewicht Sie auf die Hartschaumrolle legen, können Sie mehr oder weniger Druck ausüben.

DAS SOLLTEN SIE SPÜREN

Massiert die Muskeln an der Oberschenkelvorderseite und Hüfte.

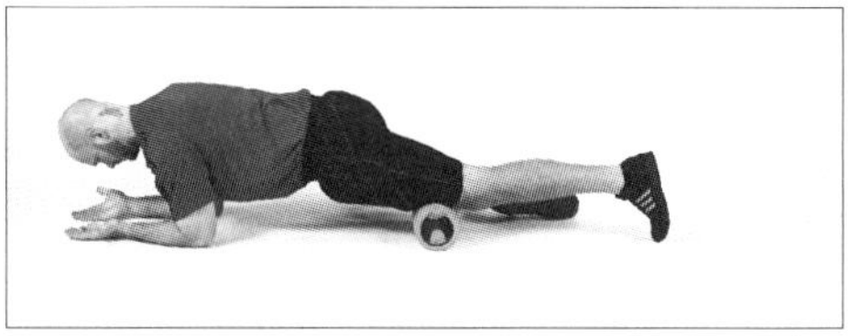

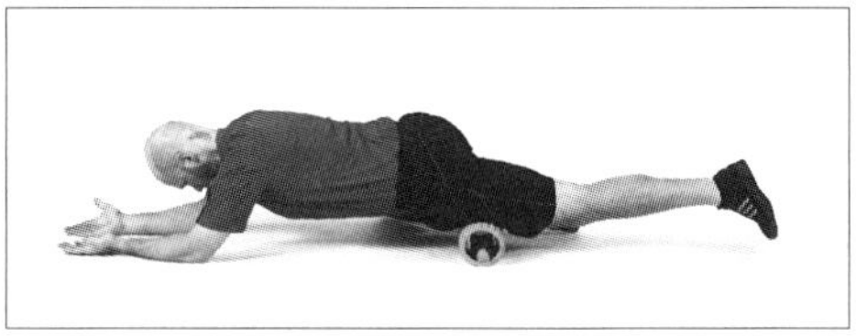

Hartschaumrolle – Brustwirbelsäule

AUSFÜHRUNG

1. Legen Sie sich auf den Rücken und platzieren Sie eine Hartschaumrolle quer unter dem oberen Rücken. Verschränken Sie die Hände hinter dem Kopf.
2. Lassen Sie die obere Rückenhälfte über die Rolle gleiten und konzentrieren Sie sich vor allem auf verspannte, schmerzende Stellen.
3. Wiederholen Sie die Übung so oft wie vorgeschrieben.

TRAININGSTIPPS

Je nachdem, wie viel Körpergewicht Sie auf die Hartschaumrolle legen, können Sie mehr oder weniger Druck ausüben.

DAS SOLLTEN SIE SPÜREN

Massiert den Rumpf, mittleren und oberen Rücken.

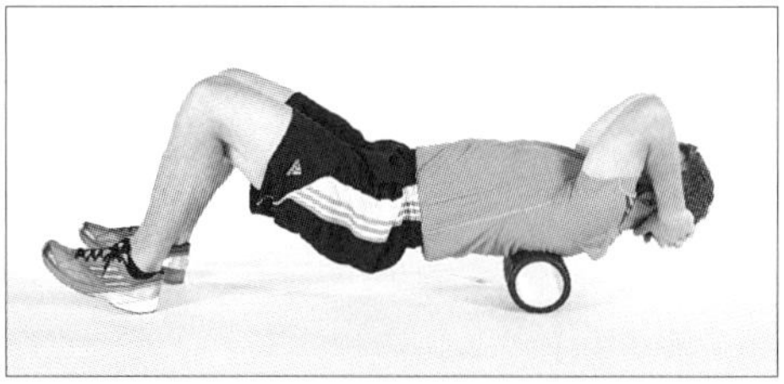

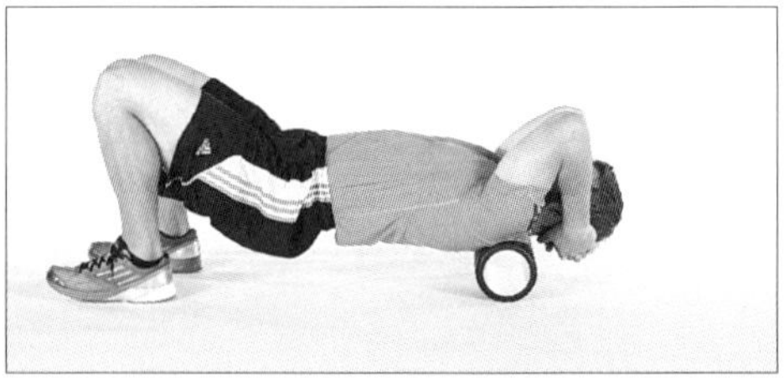

Hartschaumrolle – Vorderer Schienbeinmuskel

AUSFÜHRUNG

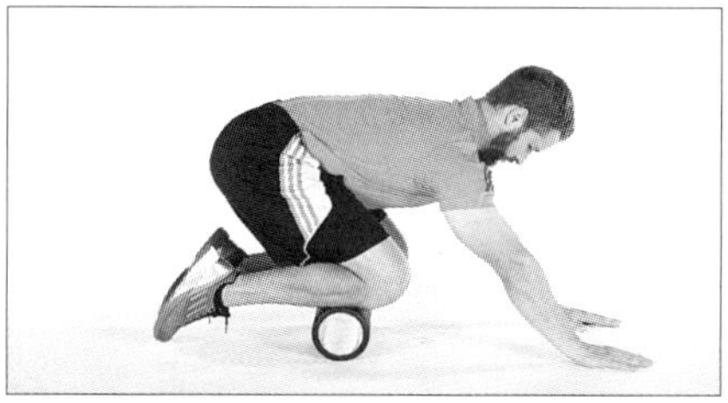

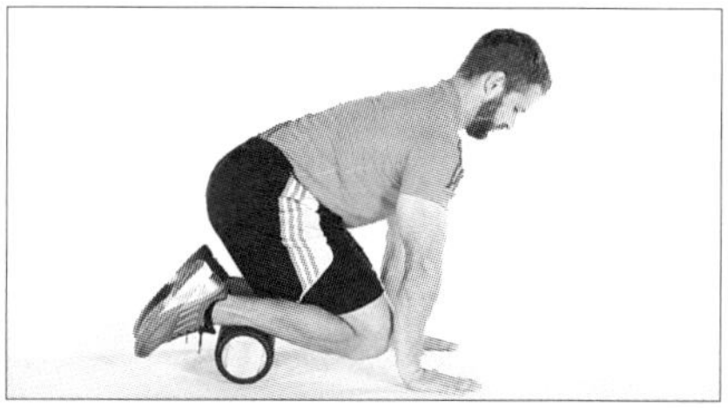

1. Gehen Sie in den Vierfüßlerstand und platzieren Sie eine Hartschaumrolle unter den Knien.
2. Behalten Sie die Position Ihrer Hände bei und bewegen Sie Ihren Körper vor und zurück. Lassen Sie die Schienbeine über die Rolle gleiten und konzentrieren Sie sich vor allem auf verspannte, schmerzende Stellen.
3. Wiederholen Sie die Übung so oft wie vorgeschrieben.

TRAININGSTIPPS

Je nachdem, wie viel Körpergewicht Sie auf die Hartschaumrolle legen, können Sie mehr oder weniger Druck ausüben.

DAS SOLLTEN SIE SPÜREN

Massiert die Schienbeine.

Hartschaumrolle – Oberschenkelrückseite

AUSFÜHRUNG

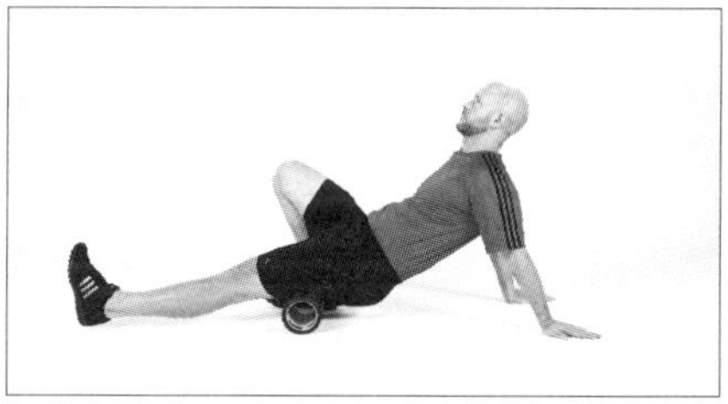

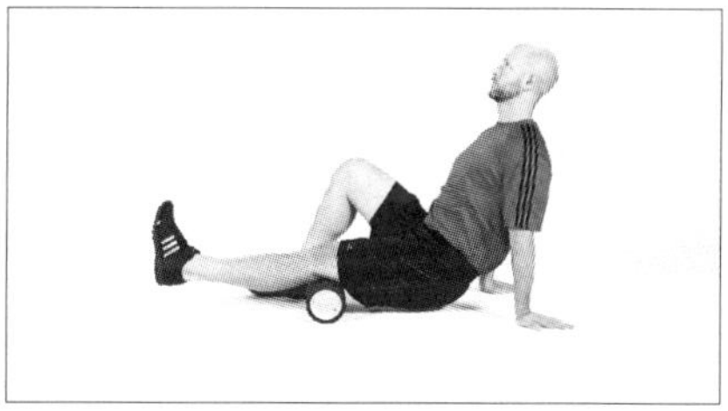

1. Setzen Sie sich mit gestreckten Beinen auf den Boden und platzieren Sie eine Hartschaumrolle unter einem Oberschenkel. Beugen Sie anschließend das andere Bein und stellen Sie es auf.
2. Stützen Sie sich mit den Händen hinter dem Körper ab und heben Sie das Becken.
3. Behalten Sie die Position Ihrer Hände bei und bewegen Sie den Körper vor und zurück. Lassen Sie die Oberschenkelrückseite vom Knie bis zum Gesäßansatz über die Rolle gleiten und konzentrieren Sie sich vor allem auf verspannte, schmerzende Stellen.
4. Wechseln Sie nach der vorgeschriebenen Anzahl von Wiederholungen die Seite.

TRAININGSTIPPS

Je nachdem, wie viel Körpergewicht Sie auf die Hartschaumrolle legen, können Sie mehr oder weniger Druck ausüben.

DAS SOLLTEN SIE SPÜREN

Massiert die Oberschenkelrückseite.

Hartschaumrolle – IT-Band

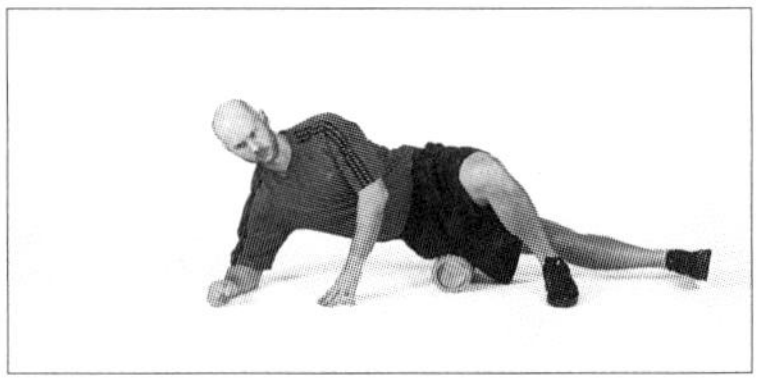

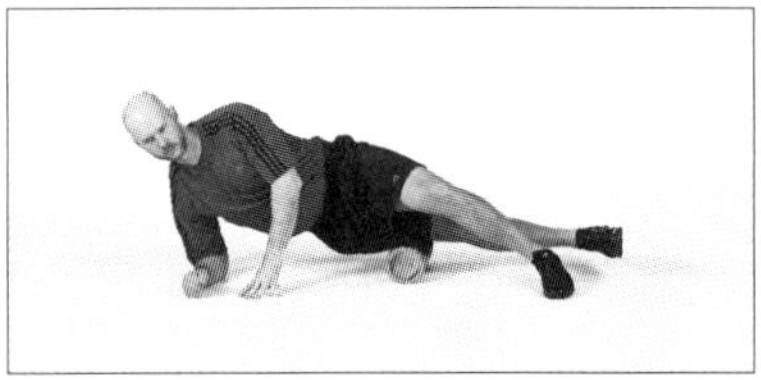

AUSFÜHRUNG

1. Legen Sie sich auf die Seite und stützen Sie sich mit dem Unterarm ab. Platzieren Sie eine Hartschaumrolle unter die Hüfte.
2. Lassen Sie die Oberschenkelaußenseite von der Hüfte bis zum Knie über die Rolle gleiten und konzentrieren Sie sich vor allem auf verspannte, schmerzende Stellen.
3. Wechseln Sie nach der vorgeschriebenen Anzahl von Wiederholungen die Seite.

TRAININGSTIPPS

Je nachdem, wie viel Körpergewicht Sie auf die Hartschaumrolle legen, können Sie mehr oder weniger Druck ausüben.

DAS SOLLTEN SIE SPÜREN

Massiert die Oberschenkelaußenseite.

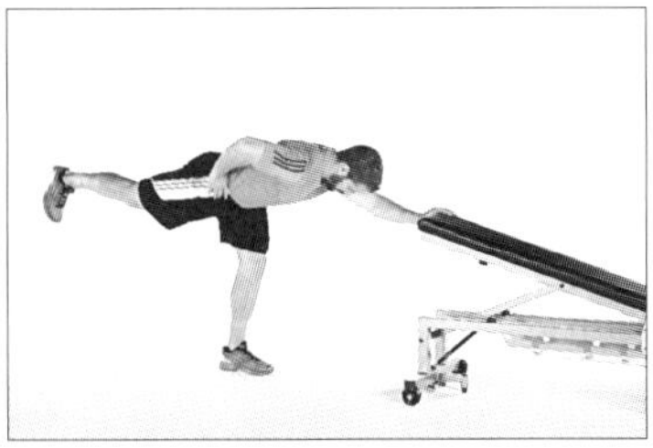

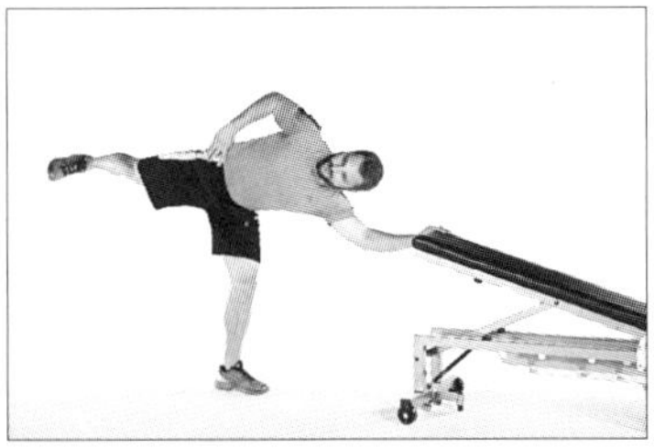

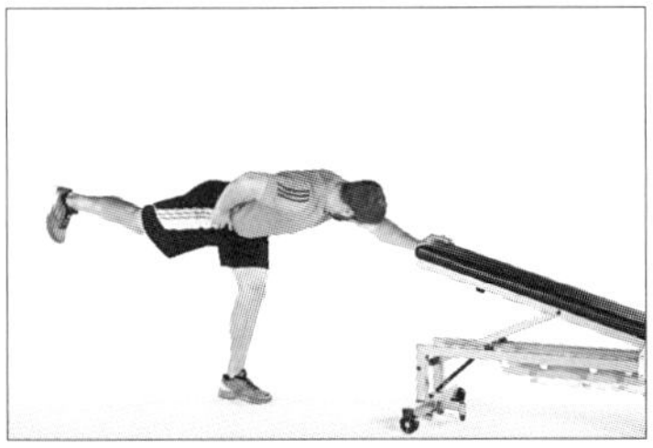

Standwaage mit Rotation

AUSFÜHRUNG

1. Stellen Sie sich auf ein Bein und halten Sie sich auf derselben Seite an einem Gegenstand auf Hüfthöhe fest.
2. Beugen Sie den Oberkörper aus den Hüften nach vorne und heben Sie das Spielbein gestreckt nach hinten, so dass Sie mit Ihrem Körper ein T bilden.
3. Drehen Sie Becken und Schultern aufwärts, bis Sie auf der Innenseite der Hüfte eine Dehnung spüren. Halten Sie die Position 1 bis 2 Sekunden.
4. Lösen Sie die Dehnung und drehen Sie das Becken in die T-Position zurück, bis Sie eine Dehnung an der Außenseite der Hüfte spüren.
5. Wechseln Sie nach der vorgeschriebenen Anzahl von Wiederholungen die Seite.

TRAININGSTIPPS

Bewegen Sie Schultern und Becken als eine Einheit und halten Sie das Standbein leicht gebeugt.

DAS SOLLTEN SIE SPÜREN

Dehnt die Innen- und Außenseite des Standbeins.

Massagestick – Oberschenkelrückseite

AUSFÜHRUNG

1. Stellen Sie einen Fuß auf eine Trainingsbank und fassen Sie einen Massagestick mit beiden Händen.
2. Fahren Sie mit dem Stick zügig über die gesamte Oberschenkelrückseite, vom Gesäß bis knapp über das Knie.
3. Wechseln Sie nach der vorgeschriebenen Anzahl von Wiederholungen die Seite.

TRAININGSTIPPS

Machen Sie kleine Rollbewegungen und streichen Sie den ganzen Muskel auf diese Weise aus. Konzentrieren Sie sich auf schmerzende Stellen.

DAS SOLLTEN SIE SPÜREN

Massiert die Oberschenkelrückseite.

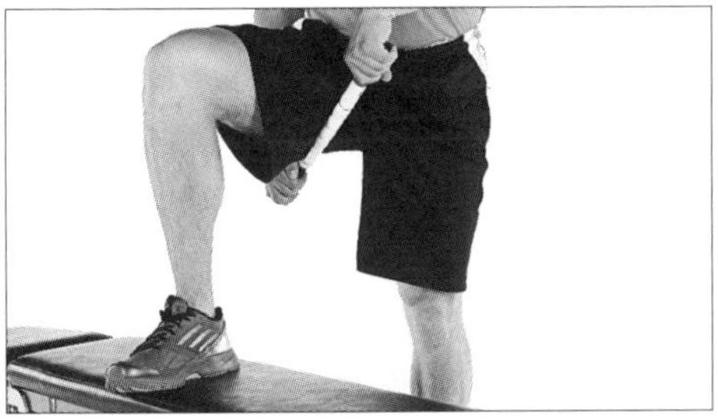

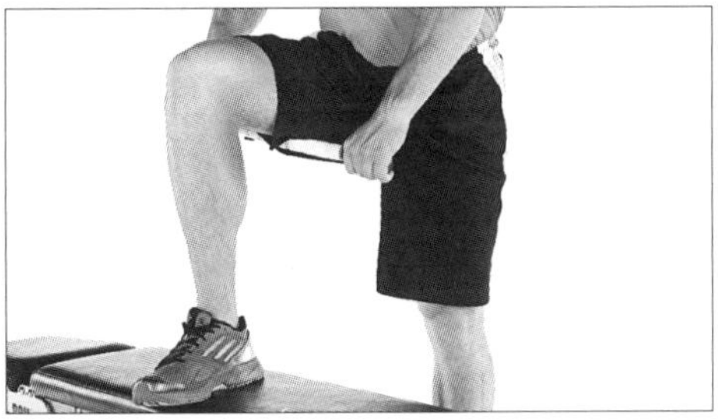

Massagestick – Unterer Rücken

AUSFÜHRUNG

1. Setzen Sie sich oder stellen Sie sich aufrecht hin und fassen Sie einen Massagestick mit beiden Händen.
2. Fahren Sie mit dem Stick zügig über die Seiten und die Mitte des unteren Rückens, vom Rippenansatz bis an den Beckenkamm.
3. Wiederholen Sie die Übung, bis der Satz abgeschlossen ist.

TRAININGSTIPPS

Machen Sie kleine Rollbewegungen und streichen Sie den ganzen Muskel auf diese Weise aus. Konzentrieren Sie sich auf schmerzende Stellen.

DAS SOLLTEN SIE SPÜREN

Massiert den unteren Rücken.

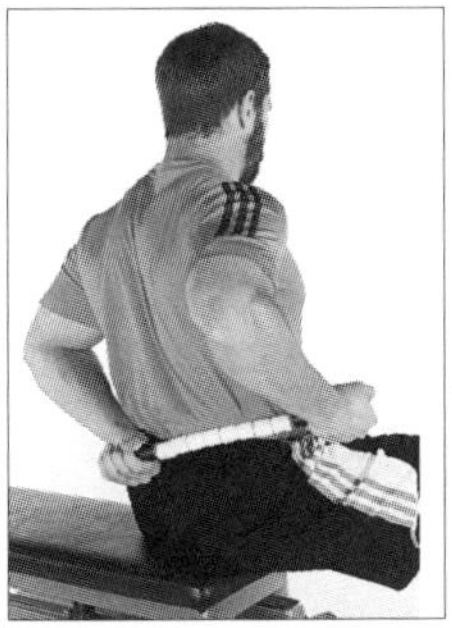

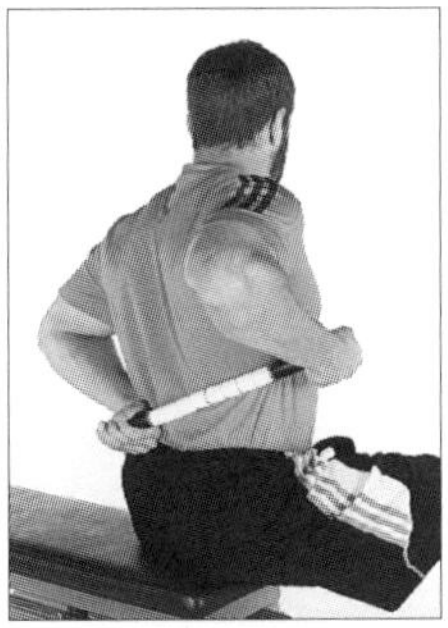

Massagestick – Nacken

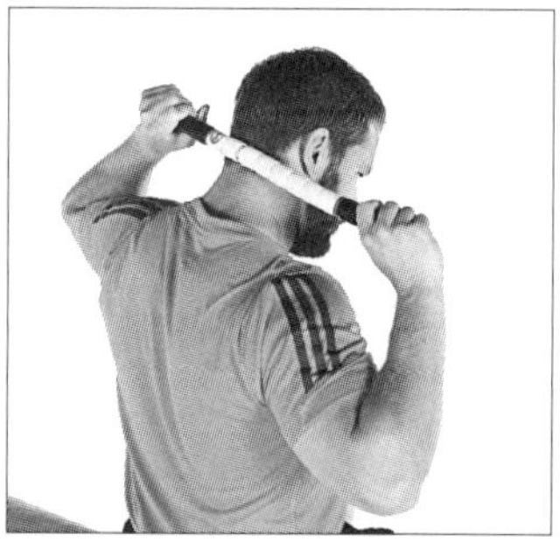

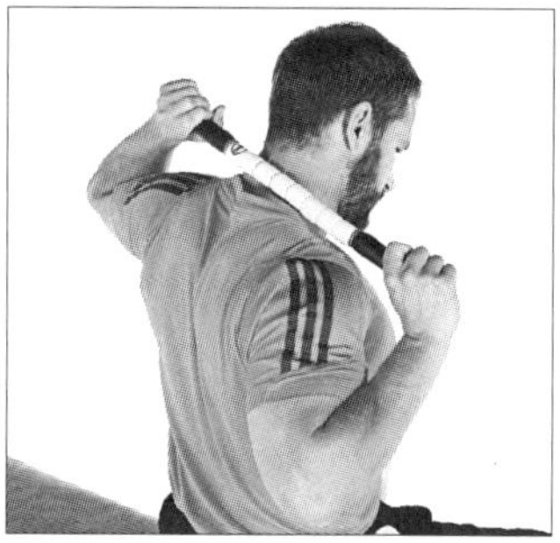

AUSFÜHRUNG

1. Setzen Sie sich oder stellen Sie sich aufrecht hin und fassen Sie einen Massagestick mit beiden Händen.
2. Fahren Sie mit dem Stick zügig über die Seiten und die Mitte des Nackens, vom Schulteransatz bis zur Schädelbasis.
3. Wiederholen Sie die Übung, bis der Satz abgeschlossen ist.

TRAININGSTIPPS

Machen Sie kleine Rollbewegungen und streichen Sie den ganzen Muskel auf diese Weise aus. Konzentrieren Sie sich auf schmerzende Stellen.

DAS SOLLTEN SIE SPÜREN

Massiert den Nacken.

Massagestick – Quadrizeps

AUSFÜHRUNG

1. Stellen Sie einen Fuß auf eine Trainingsbank und fassen Sie einen Massagestick mit beiden Händen.
2. Fahren Sie mit dem Stick zügig über den gesamten Quadrizeps, von der Hüfte bis knapp über das Knie.
3. Wechseln Sie nach dem Satz die Seite.

TRAININGSTIPPS

Machen Sie kleine Rollbewegungen und streichen Sie den ganzen Muskel auf diese Weise aus. Konzentrieren Sie sich auf schmerzende Stellen.

DAS SOLLTEN SIE SPÜREN

Massiert die Oberschenkeloberseite.

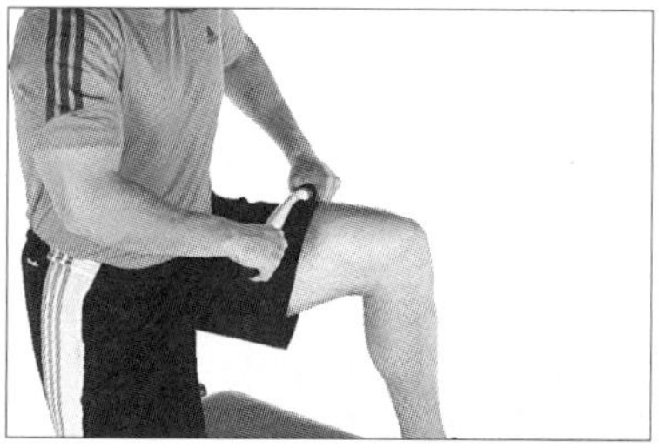

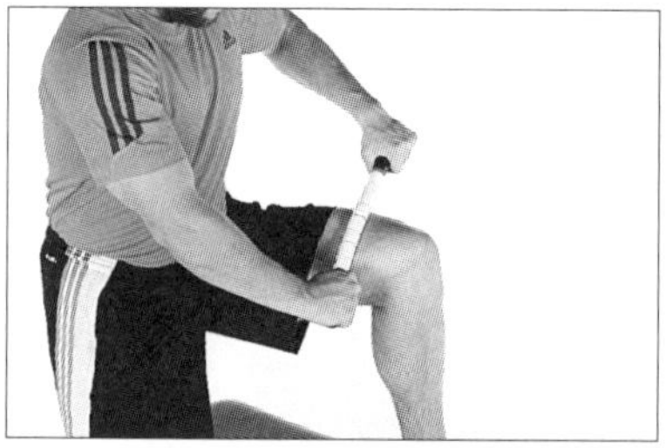

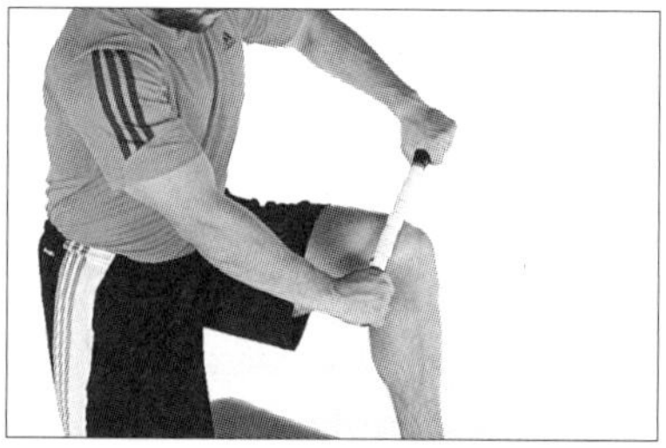

Massagestick – Schenkelbindenspanner

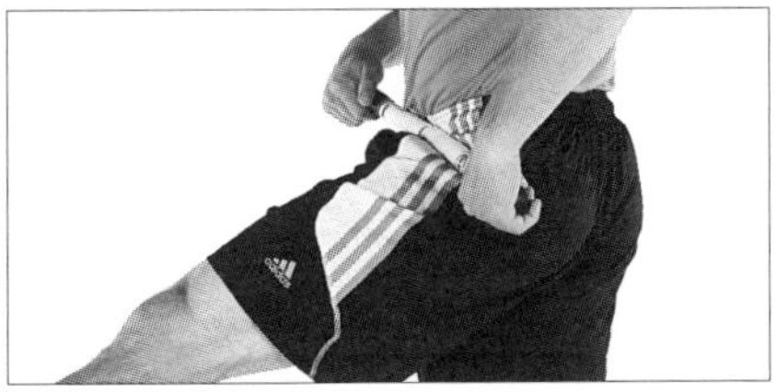

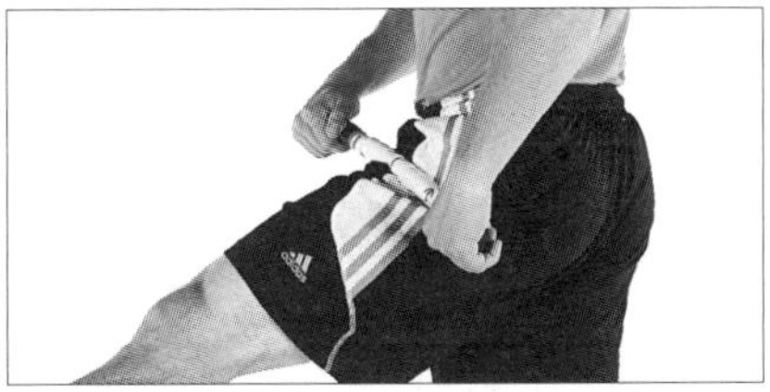

AUSFÜHRUNG

1. Stellen Sie einen Fuß auf eine Trainingsbank und fassen Sie einen Massagestick mit beiden Händen.
2. Fahren Sie mit dem Stick zügig über den gesamten Muskel an der Außenseite des Oberschenkels, knapp unter dem Becken.
3. Wechseln Sie nach dem Satz die Seite.

TRAININGSTIPPS

Machen Sie kleine Rollbewegungen und streichen Sie den ganzen Muskel auf diese Weise aus. Konzentrieren Sie sich auf schmerzende Stellen.

DAS SOLLTEN SIE SPÜREN

Massiert die Vorderseite der Hüfte.

Dehnung Quadrizeps/Hüftbeuger – Halbkniestand

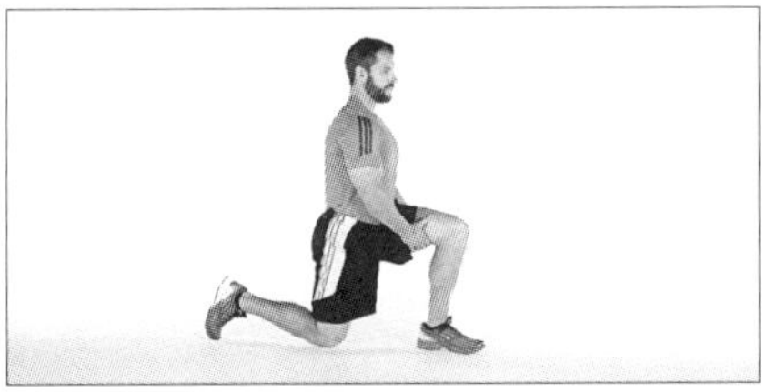

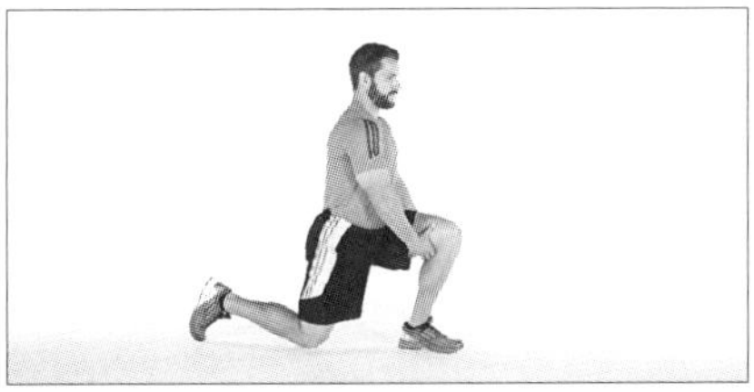

AUSFÜHRUNG

1. Gehen Sie in den Halbkniestand und legen Sie eine Matte oder ein Polster unter das abgelegte Knie. Umfassen Sie den Oberschenkel des aufgestellten Beins knapp über dem Knie.
2. Lehnen Sie den Rumpf leicht nach vorne, spannen Sie den Bauch an und aktivieren Sie das Gesäß des hinteren Beins, während Sie die Arme vorwärtsschieben.
3. Halten Sie die Position 2 Sekunden.
4. Lösen Sie die Dehnung und kehren Sie in die Ausgangsposition zurück.
5. Wechseln Sie nach der vorgeschriebenen Anzahl von Wiederholungen die Seite.

TRAININGSTIPPS

Vermeiden Sie ein Hohlkreuz.

DAS SOLLTEN SIE SPÜREN

Dehnt die Vorderseite der Hüfte und den Oberschenkel des hinteren Beins.

Dehnung Quadrizeps/Hüftbeuger – Halbkniestand mit Lateralflexion

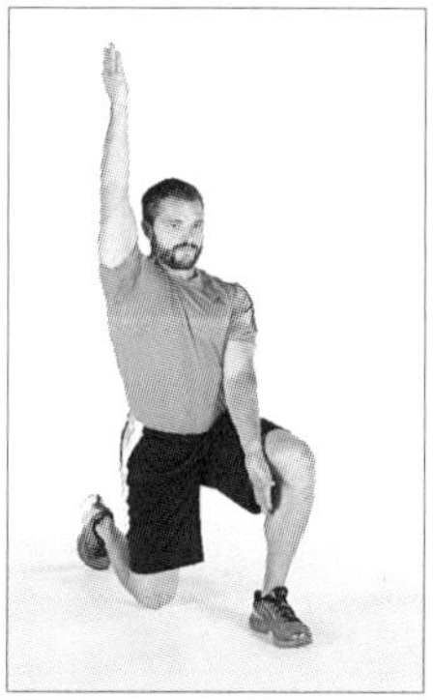

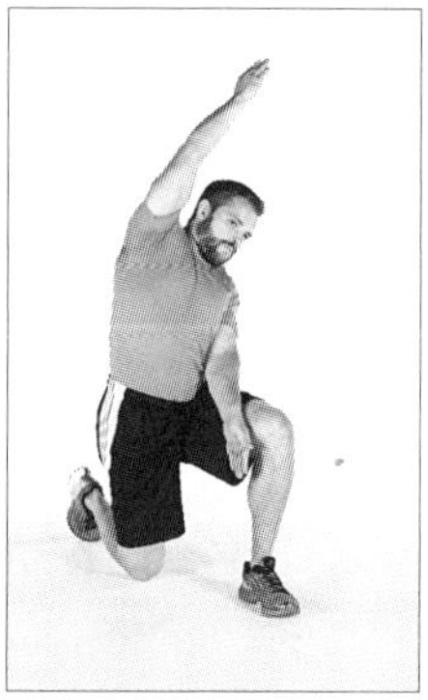

AUSFÜHRUNG

1. Gehen Sie in den Halbkniestand und legen Sie eine Matte oder ein Polster unter das abgelegte Knie. Strecken Sie die Hand auf dieser Seite gerade über den Kopf.
2. Lehnen Sie den Rumpf leicht nach vorne, spannen Sie den Bauch an und aktivieren Sie das Gesäß des hinteren Beins.
3. Halten Sie die Position und lehnen Sie den Oberkörper in Richtung des aufgestellten Fußes.
4. Richten Sie den Rumpf wieder auf und kehren Sie in die Ausgangsposition zurück.
5. Wechseln Sie nach der vorgeschriebenen Anzahl von Wiederholungen die Seite.

TRAININGSTIPPS

Vermeiden Sie ein Hohlkreuz.

DAS SOLLTEN SIE SPÜREN

Dehnt die Hüfte des vorderen Beins und den Oberschenkel des hinteren Beins.

Dehnung Quadrizeps/Hüftbeuger in Seitenlage

AUSFÜHRUNG

1. Legen Sie sich auf die Seite und ziehen Sie die Knie zur Brust. Fassen Sie das Fußgelenk des oberen Beins mit der oberen Hand.
2. Ziehen Sie das obere Bein nach hinten, bis Sie eine Dehnung am Quadrizeps und an der Hüfte spüren.
3. Halten Sie die Position 2 Sekunden und kehren Sie in die Ausgangsposition zurück.
4. Wechseln Sie nach der vorgeschriebenen Anzahl von Wiederholungen die Seite.

TRAININGSTIPPS

Halten Sie während der gesamten Übung das Gesäß des oberen Beins angespannt.

DAS SOLLTEN SIE SPÜREN

Dehnt die Vorderseite der Hüfte und den Quadrizeps.

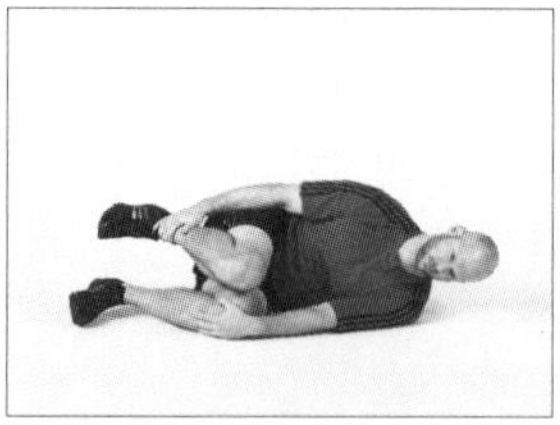

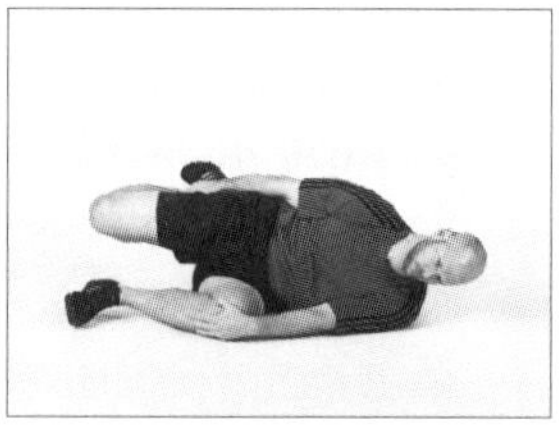

Strecken, Rollen und Heben im Fersensitz (Hartschaumrolle)

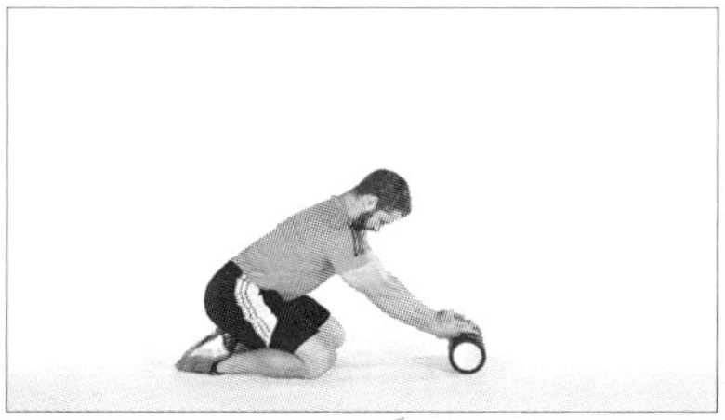

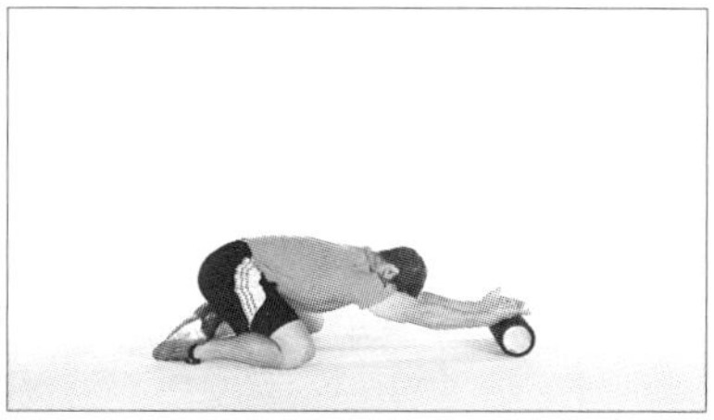

AUSFÜHRUNG

1. Gehen Sie in den Fersensitz und halten Sie die Arme gerade nach vorne gestreckt. Die Hände liegen auf einer Hartschaumrolle auf.
2. Bewegen Sie die Rolle mit den Händen vorwärts. Halten Sie das Becken hinten, während sich die Brust zum Boden senkt. Halten Sie die Position 2 Sekunden.
3. Lösen Sie die Dehnung und kehren Sie in die Ausgangsposition zurück.
4. Wiederholen Sie die Übung so oft wie vorgeschrieben.

TRAININGSTIPPS

Atmen Sie aus, während Sie die Hartschaumrolle nach vorne bewegen, und versuchen Sie, die Handflächen nach oben zu drehen.

DAS SOLLTEN SIE SPÜREN

Dehnt den oberen Rücken und die Schultern.

Schulterdehnung in Seitenlage

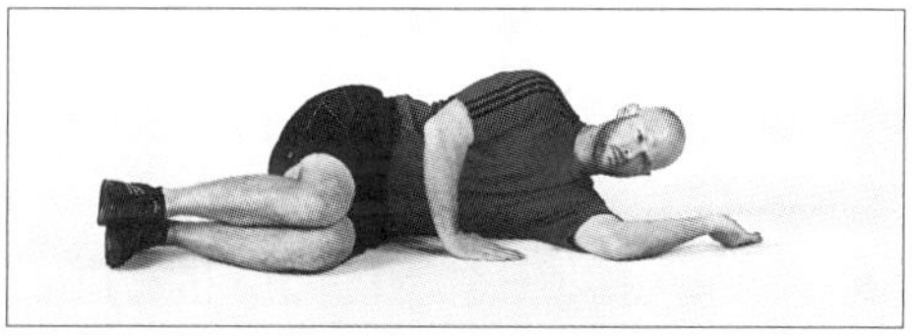

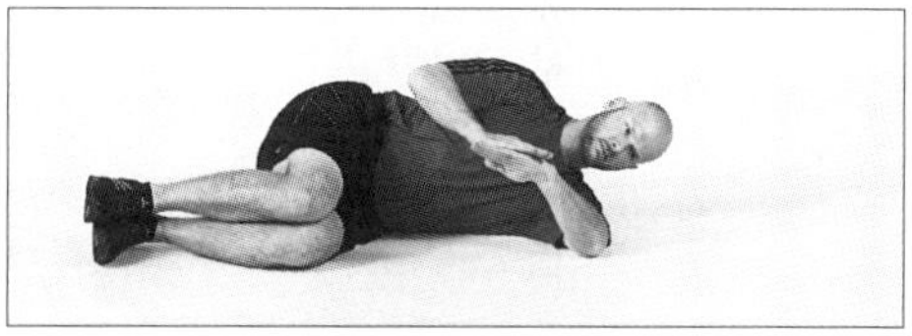

AUSFÜHRUNG

1. Legen Sie sich auf die Seite und strecken Sie den unteren Arm gerade nach vorne aus. Beugen Sie anschließend den Ellenbogen im 90-Grad-Winkel, so dass die Fingerspitzen nach oben zeigen.
2. Heben Sie den Unterarm in einer halbkreisförmigen Bewegung zunächst nach oben in Richtung Decke und neigen Sie ihn dann nach vorne, während der Oberarm am Boden bleibt. Helfen Sie mit der anderen Hand nach, um tiefer in die Dehnung zu gehen. Halten Sie die Position 2 Sekunden.
3. Lösen Sie die Dehnung und kehren Sie in die Ausgangsposition zurück.
4. Wechseln Sie nach der vorgeschriebenen Anzahl von Wiederholungen die Seite.

TRAININGSTIPPS

Versuchen Sie, während der Dehnung die Handfläche aktiv zum Boden zu drücken.

DAS SOLLTEN SIE SPÜREN

Dehnt den Rücken und die untere Schulter.

Armheben in Rückenlage

AUSFÜHRUNG

1. Legen Sie sich auf den Boden und stellen Sie die Beine auf. Strecken Sie die Arme seitlich aus und beugen Sie die Ellenbogen im 90-Grad-Winkel. Die Hände sind etwa auf Kopfhöhe, die Handflächen zeigen nach oben.
2. Strecken Sie die Ellenbogen und führen Sie die Arme gerade nach oben. Halten Sie dabei mit den gesamten Armen Bodenkontakt.
3. Kehren Sie in die Ausgangsposition zurück.
4. Wiederholen Sie die Übung so oft wie vorgeschrieben.

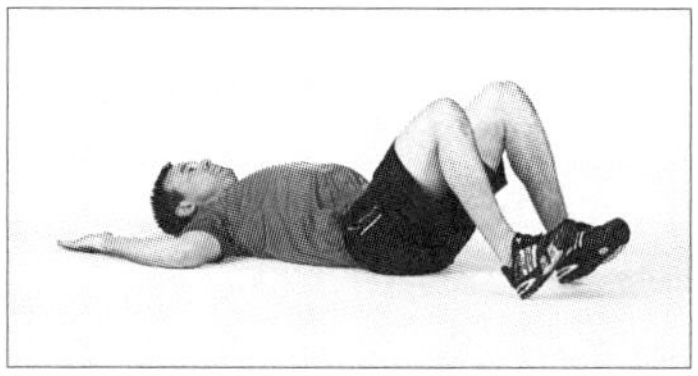

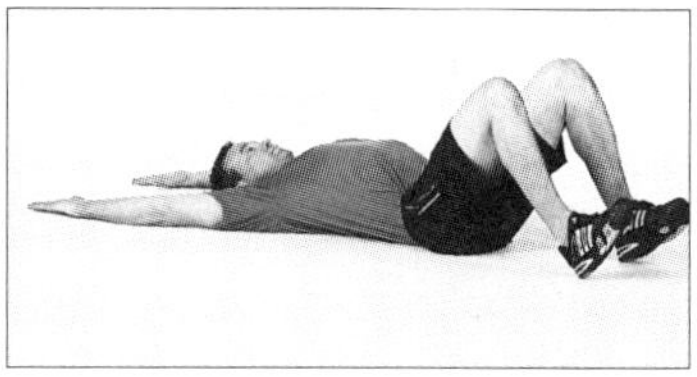

TRAININGSTIPPS

Lassen Sie beim Strecken der Arme den Brustkorb auf dem Boden und vermeiden Sie ein Hohlkreuz.

DAS SOLLTEN SIE SPÜREN

Verbessert die Schultermobilität.

Dehnung Hüftrotatoren in Rückenlage

AUSFÜHRUNG

1. Legen Sie sich auf den Boden. Die Arme sind seitlich ausgestreckt, die Knie gebeugt und die Füße mehr als schulterbreit auseinander. Die Fersen sind aufgestellt, die Zehen zeigen zur Decke.
2. Rotieren Sie die Hüften einwärts, so dass sich die Knie möglichst berühren, wobei sich die Fersen jedoch nicht bewegen dürfen. Halten Sie die Position 2 Sekunden.
3. Lösen Sie die Dehnung und kehren Sie in die Ausgangsposition zurück.
4. Wiederholen Sie die Übung so oft wie vorgeschrieben.

TRAININGSTIPPS

Die Drehung kommt aus den Hüften, nicht aus den Knien.

DAS SOLLTEN SIE SPÜREN

Dehnt die Hüften.

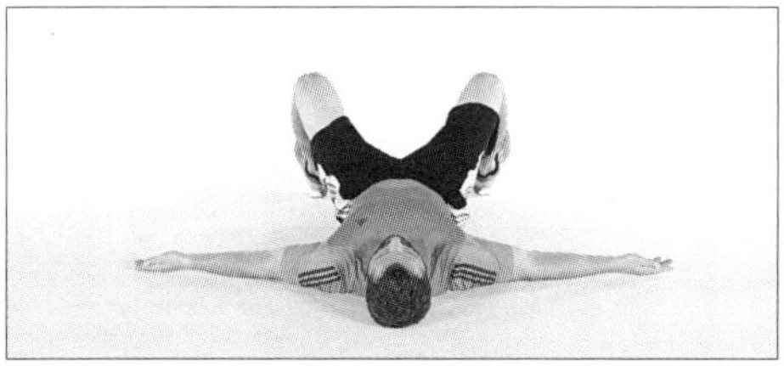

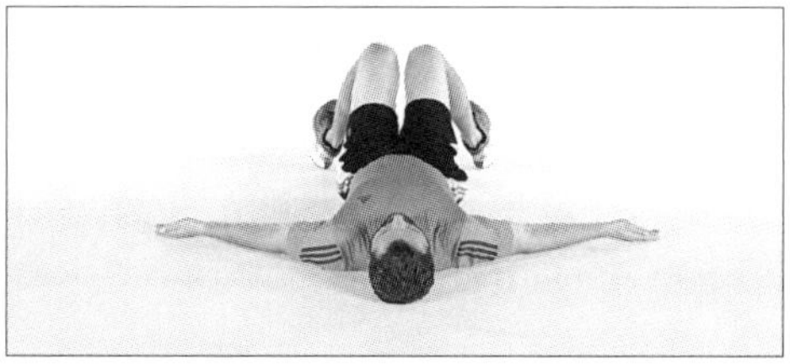

Triggerpunkt – Fußgewölbe/Plantarfaszie

AUSFÜHRUNG

1. Ziehen Sie die Schuhe aus und stellen Sie sich mit einem Fuß auf einen Triggerball (einen Tennisball, zum Beispiel).
2. Rollen Sie das Fußgewölbe über den Ball und konzentrieren Sie sich vor allem auf verspannte, schmerzende Stellen.
3. Wechseln Sie nach der vorgeschriebenen Anzahl von Wiederholungen die Seite.

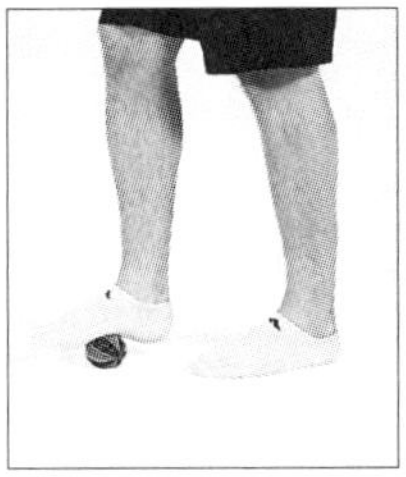

TRAININGSTIPPS

Halten Sie den Druck den ganzen Satz hindurch aufrecht.

DAS SOLLTEN SIE SPÜREN

Löst Verspannungen im Fußgewölbe.

Triggerpunkt – Gesäß

AUSFÜHRUNG

1. Setzen Sie sich auf den Boden und legen Sie einen Triggerball (zum Beispiel einen Tennisball) unter die Außenseite einer Gesäßhälfte. Halten Sie beide Knie leicht gebeugt.
2. Verändern Sie Ihre Position auf dem Ball, bis Sie eine verspannte, schmerzende Stelle finden.
3. Bewegen Sie den Oberschenkel aus der Hüfte heraus auf und ab, um mehr Druck auszuüben und die Verspannung zu lösen.
4. Verändern Sie Ihre Position auf dem Ball und wiederholen Sie die Bewegung an jeder anderen schmerzhaften Stelle, die Sie finden.
5. Wechseln Sie nach der vorgeschriebenen Anzahl von Wiederholungen die Seite.

TRAININGSTIPPS

Je nachdem, wie viel Körpergewicht Sie auf den Ball legen, können Sie mehr oder weniger Druck ausüben. Halten Sie den Druck den ganzen Satz hindurch aufrecht.

DAS SOLLTEN SIE SPÜREN

Löst Verspannungen in der Hüfte.

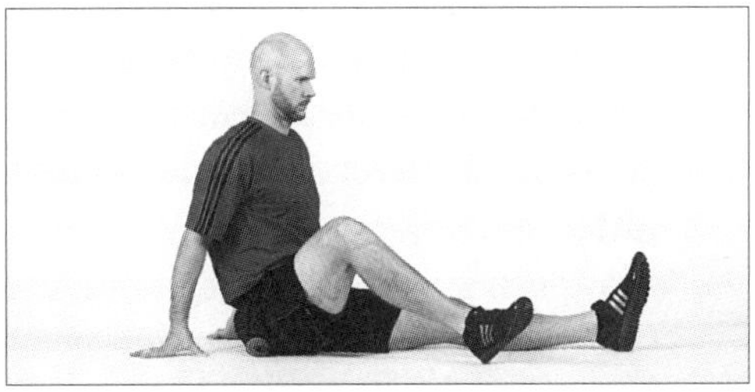

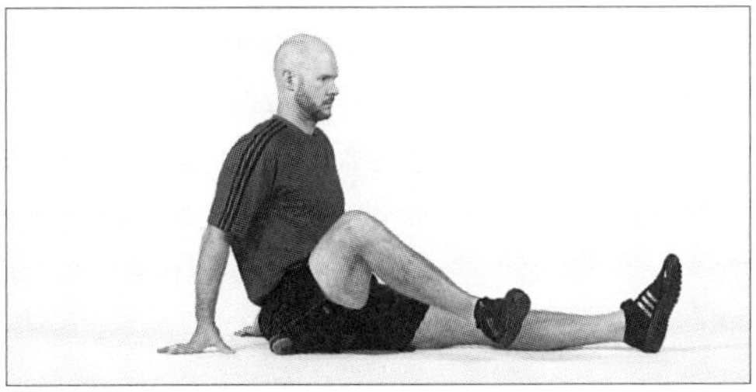

Triggerpunkt – Nacken

AUSFÜHRUNG

1. Legen Sie sich auf den Boden, stellen Sie die Beine auf und platzieren Sie einen doppelten Triggerball (zum Beispiel zwei mit Klebeband fixierte Tennisbälle) unter dem Nacken.
2. Verändern Sie Ihre Position auf dem Ball, bis Sie eine schmerzende Stelle finden.
3. Bleiben Sie an diesem Punkt und nicken Sie mit dem Kopf.
4. Wiederholen Sie die Übung so oft wie vorgeschrieben.

TRAININGSTIPPS

Das Kopfnicken sollte minimal sein.

DAS SOLLTEN SIE SPÜREN

Löst Verspannungen im Nacken.

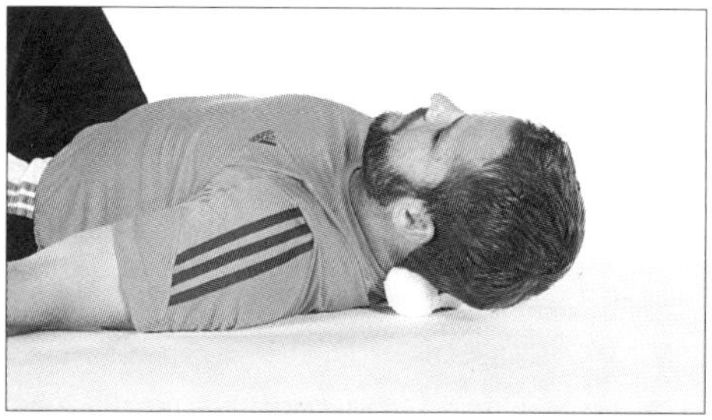

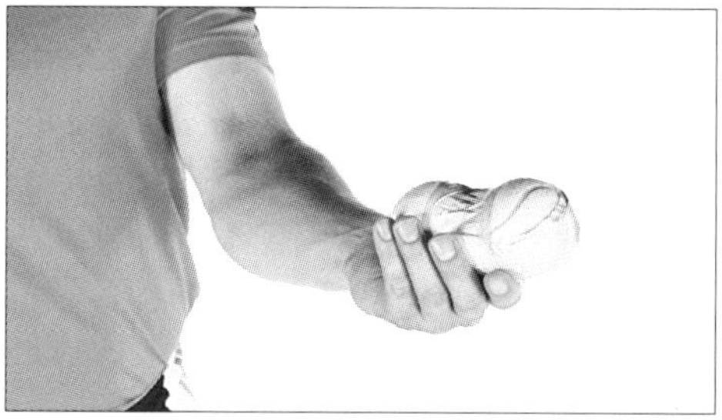

Triggerpunkt – Schenkelbindenspanner

AUSFÜHRUNG

1. Gehen Sie in den Unterarmstütz und platzieren Sie einen Triggerball (zum Beispiel einen Tennisball) unterhalb des Beckens an der Außenseite der Hüfte.
2. Verändern Sie Ihre Position auf dem Ball, bis Sie eine schmerzende Stelle finden.
3. Bleiben Sie für die vorgeschriebene Dauer an diesem Punkt und wiederholen Sie den Ablauf an jeder anderen schmerzhaften Stelle.
4. Wechseln Sie nach der vorgeschriebenen Anzahl von Wiederholungen die Seite.

TRAININGSTIPPS

Je nachdem, wie viel Körpergewicht Sie auf den Ball legen, können Sie mehr oder weniger Druck ausüben.

DAS SOLLTEN SIE SPÜREN

Löst Verspannungen im Oberschenkel.

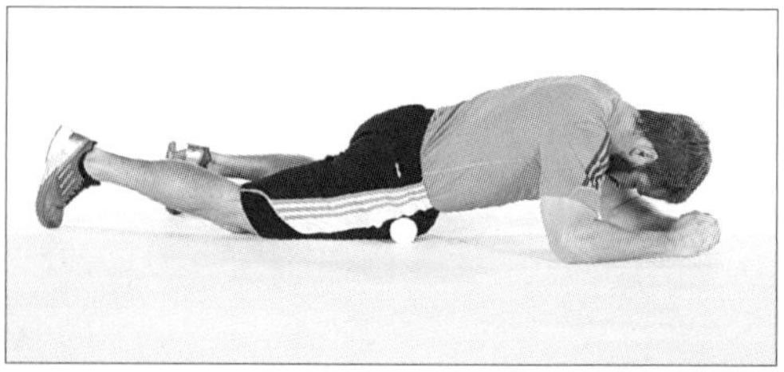

Triggerpunkt – Brustwirbelsäule

AUSFÜHRUNG

1. Legen Sie sich auf den Rücken und platzieren Sie einen doppelten Triggerball (zum Beispiel zwei mit Klebeband fixierte Tennisbälle) unter der Wirbelsäule, knapp oberhalb des unteren Rückens. Verschränken Sie die Hände hinter dem Kopf.
2. Führen Sie drei Crunches aus.
3. Strecken Sie die Arme vor der Brust aus und führen Sie dann jeweils einen Arm in einer halbkreisförmigen Bewegung gestreckt über den Kopf.
4. Kehren Sie in die Ausgangsposition zurück und wiederholen Sie die Übung auf der anderen Seite.
5. Führen Sie abwechselnd mit dem linken und rechten Arm drei Wiederholungen aus.
6. Rollen Sie den doppelten Triggerball 3 bis 5 cm aufwärts und wiederholen Sie den Bewegungsablauf (Crunches und Armheben).
7. Lassen Sie den doppelten Triggerball immer weiter nach oben wandern, bis er knapp über den Schulterblättern und unter dem Nacken ist.

TRAININGSTIPPS

Lassen Sie sich bei jeder Wiederholung Zeit und atmen Sie aus, sobald Sie den Arm über den Kopf heben.

DAS SOLLTEN SIE SPÜREN

Löst Verspannungen im mittleren und oberen Rücken.

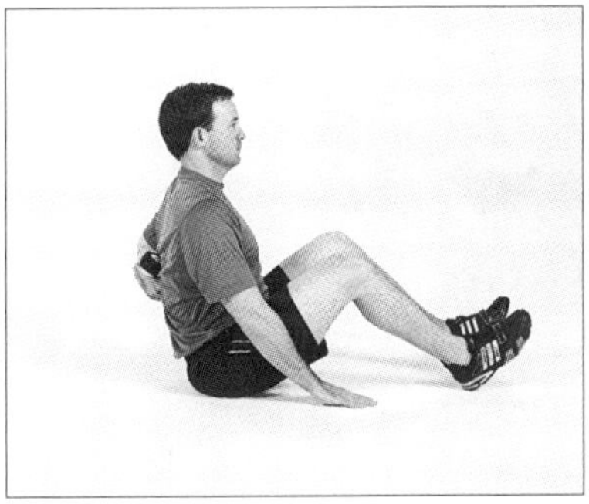

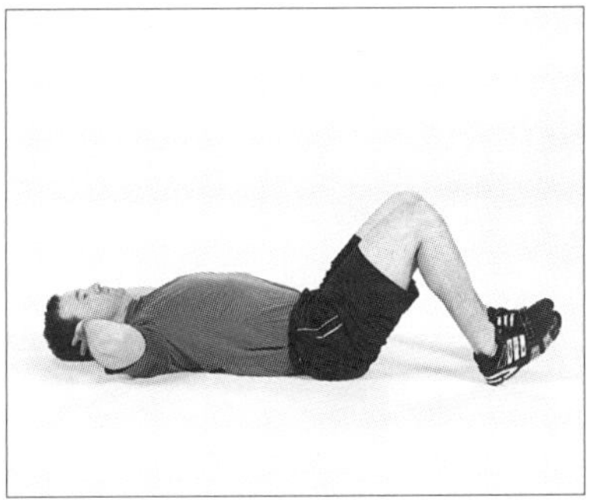

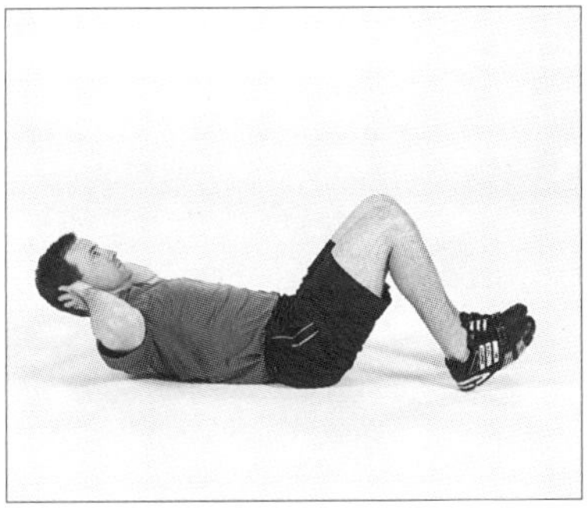

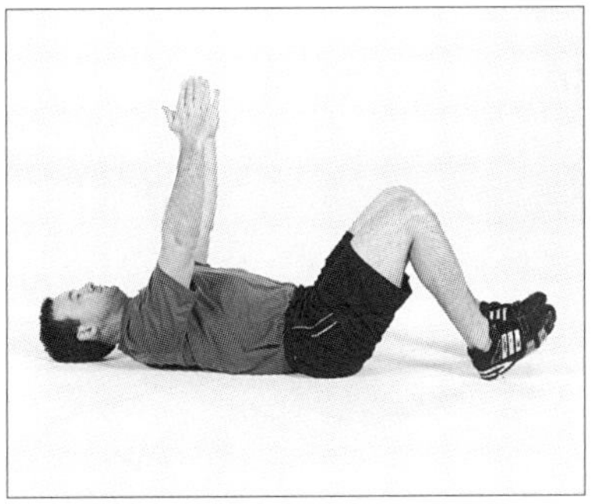

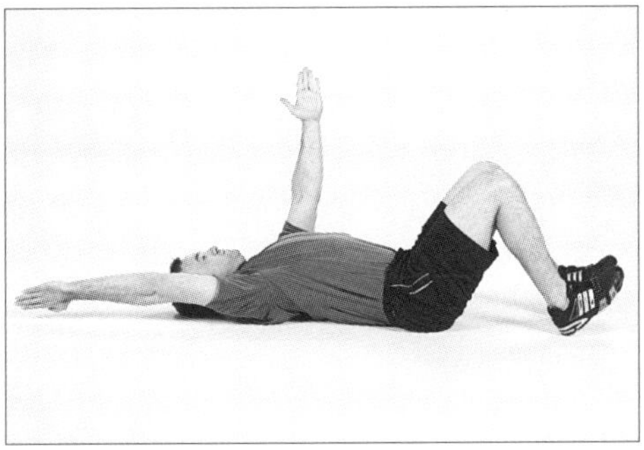

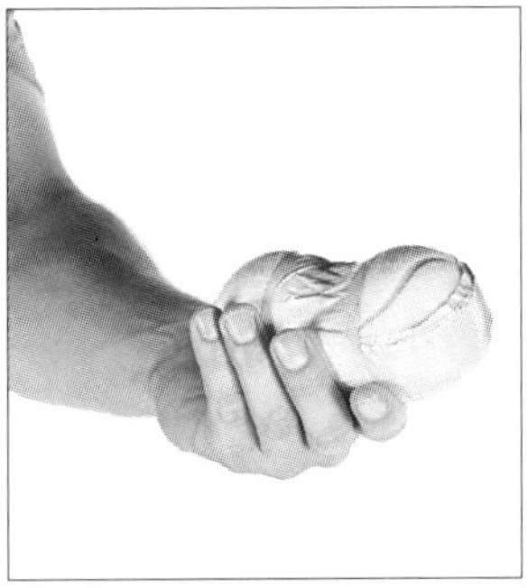

Triggerpunkt – Innerer Schenkelmuskel

AUSFÜHRUNG

1. Legen Sie sich auf den Bauch, drehen Sie sich leicht zur Seite und platzieren Sie einen Triggerball (zum Beispiel einen Tennisball) unter den inneren Schenkelmuskel des oberen Beins.
2. Verändern Sie Ihre Position auf dem Ball, bis Sie eine verspannte, schmerzende Stelle finden.
3. Beugen und strecken Sie das Knie langsam, um mehr Druck auszuüben und die Verspannung zu lösen.
4. Verändern Sie Ihre Position auf dem Ball und wiederholen Sie den Ablauf an jeder anderen schmerzhaften Stelle.
5. Wechseln Sie nach der vorgeschriebenen Anzahl von Wiederholungen die Seite.

TRAININGSTIPPS

Je nachdem, wie viel Körpergewicht Sie auf den Ball legen, können Sie mehr oder weniger Druck ausüben. Halten Sie den Druck den ganzen Satz hindurch aufrecht.

DAS SOLLTEN SIE SPÜREN

Löst Verspannungen im Quadrizeps.

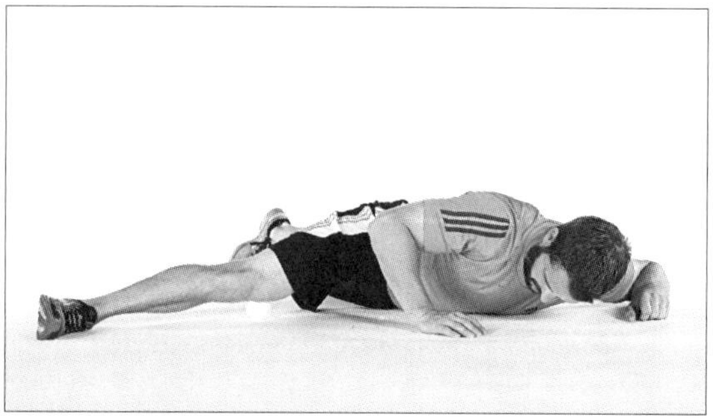

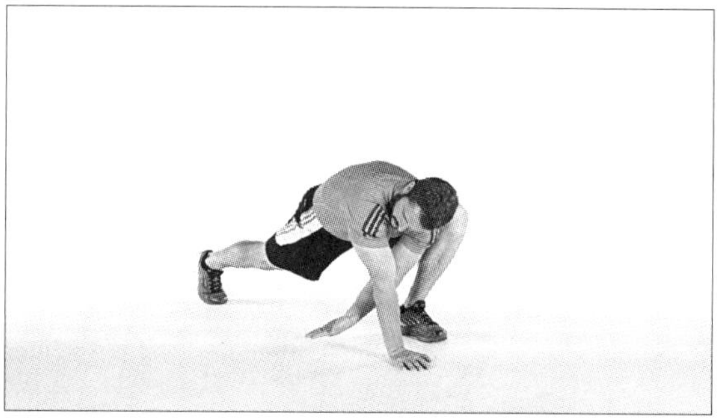

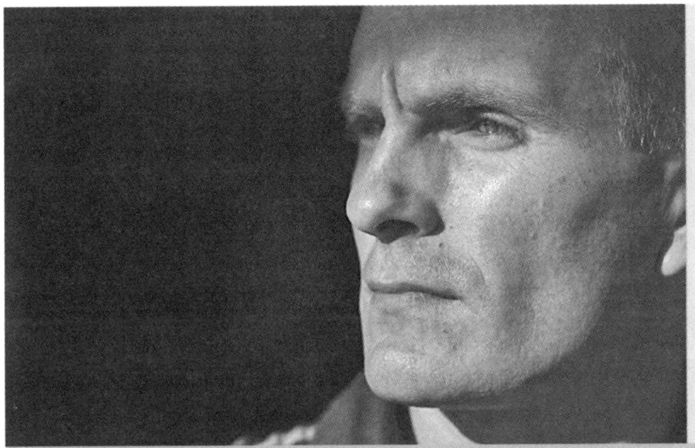

NACHWORT

Es ist immer wieder inspirierend zu sehen, wie unsere Klienten jede ethisch vertretbare Maßnahme ergreifen, um an sich zu arbeiten und ihre Ziele zu erreichen. Wir fühlen uns geehrt, dass wir einen kleinen, konstruktiven Beitrag zum Erreichen dieser Ziele leisten konnten. Wir haben wirklich den größten Respekt vor dem Engagement unserer Sportler. Ein Engagement, das – so glauben zumindest immer noch viele – mit großen Opfern verbunden sein müsse. Wir finden jedoch, dass es alles andere als ein Opfer ist, wenn man seinen Traum lebt, sein Lebensziel, sein ES – noch dazu im ständigen Austausch mit Gleichgesinnten, mit denen man sich gerne umgibt. Ganz im Gegenteil – es ist der Ausdruck eines erfüllenden und erfüllten Lebens.

Bei EXOS haben wir es zu unserer Aufgabe gemacht, auch Ihnen zu helfen, Ihr ES zu erreichen. Dabei sind wir unseren Werten treu geblieben und schreiten nach wie vor mit großer Entschlossenheit voran, um unseren Sportlern kreative Wege aufzuzeigen, wie sie sich auf jede denkbare Situation vorbereiten können.

Wir möchten Sie außerdem herzlich dazu einladen, auch einmal bei AthletesPerformance.com vorbeizuschauen, um sich über unsere neuesten Entwicklungen auf dem Laufenden zu halten. Wenn Sie in Ihrem Sport zu den Besten gehören oder gehören wollen, können Sie uns auch in einem unserer Trainingszentren besuchen, die zu den Besten der Welt gehören, und wir werden gemeinsam einen Weg finden, wie wir Ihre Leistung auf ein höheres Niveau bringen können. Falls Sie ein Trainerkollege sind, würden wir uns freuen, Sie in einem unserer Fortbildungskurse begrüßen zu dürfen, die wir in unseren Einrichtungen anbieten. Sie finden dort die besten Experten auf allen in diesem Buch behandelten Gebieten, allesamt geschätzte Mitglieder der EXOS-Familie. Von unseren Kursteilnehmern erhalten wir regelmäßig Spitzenbewertungen für unsere Veranstaltungen.

Auf CorePerformance.com finden Sie außerdem viele Beiträge über die neuesten Forschungsergebnisse und Erkenntnisse in den Bereichen Einstellung, Ernährung, Training und Erholung. Auf der Website gibt es darüber hinaus Anleitungsvideos für alle in diesem Buch besprochenen Bewegungen sowie weitere 1800 Clips und Beschreibungen. In sozialen Netzwerken sind wir ebenfalls aktiv, auch diese eignen sich also, wenn Sie einen tieferen Einblick in die Themen dieses Buchs und die damit verbundene Lebensweise erhalten möchten. Über CorePerformance.com können Sie des Weiteren viele Geräte und Hilfsmittel beziehen, die für die Übungen in diesem Buch erforderlich sind; aber Sie können natürlich auch andere Online-Anbieter bzw. Sportgeschäfte vor Ort aufsuchen oder das in Ihrem Fitnessstudio verfügbare Zubehör nutzen. Es gibt keine Ausreden, nur Ergebnisse.

Wir danken zutiefst den Mitgliedern unserer Streitkräfte, die für uns und unser Land so viele Opfer und Entbehrungen auf sich nehmen. Diese Menschen sind echte Vorbilder und sie zeigen uns jeden Tag aufs Neue, was es heißt, ein Leben zu führen, das voll und ganz auf Höchstleistungen ausgerichtet ist. Unser Dank gilt jedem Einzelnen von ihnen, die unsere Freiheit verteidigen.

Herzlichst,
Mark Verstegen

DANKSAGUNG

Athletes' Performance wurde 1999 gegründet, und dieses Buch spiegelt all die Erkenntnisse und Methoden wider, die meine Kollegen und ich im Laufe der Jahre für unsere besten zivilen und taktischen Athleten entwickeln durften. Ich schätze mich sehr glücklich und bin sehr stolz darauf, dass sich in dieser langen Zeit unsere Kernmannschaft kaum verändert hat.

Mein Dank gilt allen Kollegen des EXOS-Teams weltweit, die an der Entwicklung unserer Systeme mitgearbeitet und somit auch einen wertvollen Beitrag zu dem Erfolg unserer Klienten geleistet haben. Mein besonderer Dank gilt unseren Führungskräften im Performance Innovation Team: Vizepräsident Craig Friedman, Vizepräsidentin Amanda Carlson und Vizepräsident Kevin Elsey, die mit unseren Teamkollegen an der Entwicklung des Konzepts von Einstellung, Ernährung, Training und Erholung gearbeitet haben. Ein besonderes Dankeschön geht an Anna Hartman, Dr. Roy Sugarman, Joe Gomes, Nick Winkelman, Darcy Norman und Brett Bartholomew.

Dieses Buch wäre nicht ohne die Hilfe von Avery-Chefredakteurin Megan Newman entstanden, die uns erneut ins Boot geholt und uns zugetraut hat, ein Buch zu verfassen, das unser ursprüngliches Core-Performance-Konzept auf ein höheres Niveau bringt.

David Black ist der beste Literaturagent der Branche und ein Elite-Performer, wie er im Buche steht. Dasselbe gilt für meinen Co-Autor Pete Williams, mit dem ich bereits zusammenkam, als Athletes' Performance praktisch nur als Idee existierte. David und Pete gehörten zu den Ersten, die das Gesamtkonzept von Athletes' Performance mit Begeisterung aufnahmen, und ich bin ihnen für ihre wertvollen Tipps und ihre Unterstützung zu größtem Dank verpflichtet.

Schließlich möchte ich mich noch bei Amy Verstegen und unseren Familien bedanken, die mir stets den Mut und die Kraft gaben, Höchstleistungen zu vollbringen, die ich selbst nicht für möglich gehalten hätte.

BIBLIOGRAFIE

Das Athletes'-Performance-Trainingssystem wird von Tausenden von Fachartikeln in den Bereichen Kognition, Physiologie, Biochemie, Biomechanik und Motorik untermauert. Es würde den Umfang des vorliegenden Buchs sprengen, ein vollständiges Verzeichnis dieser Forschungsarbeiten vorzulegen. Nachfolgend also lediglich eine Liste der wichtigsten Bücher und Autoren, die das AP-Trainingssystem über die Jahre hinweg maßgeblich beeinflusst haben.

- Active Isolated Stretching, Aaron Mattes
- Advances in Functional Training, Michael Boyle
- Anatomy Trains, Thomas Myers
- Athletic Body in Balance, Gray Cook
- Attention and Motor Skill Learning, Gabriele Wulf
- Children & Sports Training, Józef Drabik

- Designing Strength Training Programs and Facilities, Michael Boyle
- Diagnosis and Treatment of Movement Impairment Syndromes, Shirley Sahrmann
- High Performance Sports Conditioning, Bill Foran (Hrsg.)
- High-Powered Plyometrics, James Radcliffe and Robert Farentinos
- Jumping into Plyometrics, Donald Chu
- Lore of Running (4. Aufl.), Timothy Noakes
- Low Back Disorders (2. Aufl.), Stuart McGill
- Mind Gym, Gary Mack mit David Casstevens
- Movement: Functional Movement Systems, Gray Cook, Lee Burton, Kyle Kiesel, Greg Rose und Milo Bryant
- Movement System Impairment Syndromes of the Extremities, Cervical and Thoracic Spine, Shirley Sahrmann
- Nancy Clark's Sports Nutrition Guidebook (5. Aufl.), Nancy Clark
- Periodization: Theory and Methodology of Training (5. Aufl.), Tudor Bompa und Gregory Haff
- Principles and Practice of Resistance Training, Michael Stone, Meg Stone und William Sands
- Running: Biomechanics and Exercise Physiology Applied in Practice, Frans Bosch und Ronald Klomp
- Starting Strength (3. Aufl.), Mark Rippetoe
- Strength and Conditioning: Biological Principles and Practical Applications, Marco Cardinale, Robert Newton und Kazunori Nosaka (Hrsg.)
- Stretch to Win, Ann Frederick und Chris Frederick
- Take a Nap! Change Your Life. Sara Mednick und Mark Ehrman
- Ultimate Back Fitness and Performance (4. Aufl.), Stuart McGill

DIE AUTOREN

Mark Verstegen gilt als Vorreiter eines integrierten Performance-Trainings und hat dieses System in den letzten fünfzehn Jahren einigen der renommiertesten Sportler, Teams und Sportverbände in aller Welt vermittelt, unter anderem den US-Streitkräften, aber auch führenden Unternehmen wie Intel, Walgreens, LinkedIn oder Sheraton Hotels and Resorts. Als Präsident von EXOS, früher bekannt als Athletes' Performance und Core Performance, beschäftigt er über fünfhundert Mitarbeiter in seinen Trainingszentren in Arizona, Kalifornien, Florida und Texas; außerdem werden auch in vielen anderen Ländern Topathleten und Sportverbände nach seinen Methoden betreut. Die von EXOS unterstützten Sportler glänzen so ziemlich in allen Disziplinen durch Höchstleistungen, und auch viele zukunftsorientierte Unternehmen auf der ganzen Welt verlassen sich auf EXOS, um ihre Mitarbeiter zu motivieren, weiterzubilden und in ihrer persönlichen Entwicklung voranzubringen. Verstegen hat bisher fünf Bücher verfasst, darunter *Core Performance*, das das Konzept des ganzheitlichen Performance-Trainings einem größeren Publikum bekannt gemacht und sich bereits über 200.000 Mal verkauft hat. Auf der Plattform CorePerformance.com ist sein gleichnamiges Trainingssystem über interaktive Programme zugänglich, die Website bietet aber auch reichlich andere hochspezialisierte, leistungsorientierte Inhalte. Verstegen und EXOS helfen Unternehmen wie Adidas, EAS, SKLZ, Keiser und Axon Sports, neue Produkte und Programme zu entwerfen, zu entwickeln, zu testen und auf den Markt zu bringen. EXOS kooperiert auch mit der Mayo Clinic, um das öffentliche Bewusstsein für Gesundheit und körperliche Fitness zu verbessern. Zudem ist Verstegen Director of Performance bei der NFL-Spielergewerkschaft und kümmert sich in dieser Funktion um die Gesundheit der Spieler. Er gibt regelmäßig Interviews für verschiedenste Publikationen, in denen er seine Trainingsphilosophie vorstellt, und er ist ein gefragter Referent, der auf Konferenzen regelmäßig Vorträge zu diesen Themen hält. Verstegen stammt ursprünglich aus dem Bundesstaat Washington und lebt heute in Phoenix, Arizona.

Pete Williams arbeitet schon seit über zehn Jahren mit Mark Verstegen zusammen, er ist Co-Autor von *Core Performance* und der vier Folgetitel, und verfasst regelmäßig Beiträge für CorePerformance.com. Als NASM-zertifizierter Personal Trainer und ehemaliger Redakteur des Sportteils von *USA Today* hat Williams eine Reihe anderer Bücher (mit)verfasst, unter anderem *Obstacle Fit*, ein Trainingsprogramm für Sportler, die sich auf einen Hindernislauf vorbereiten wollen. Der ursprünglich aus Virginia kommende Williams ist ein begeisterter Ausdauersportler und lebt zurzeit in Florida. Seine Website ist petewilliams.com.

REGISTER

Eine ausführliche Liste der Übungen, die in *Jeder Tag zählt* vorkommen, finden Sie auf den Seiten 144–145.

80/20-Regel 46, 49, 64

A

Abendessen 32, 37–39, 52, 60

Aerobes System 98

Aktive Verlängerung der Muskeln 76, 126

Aktives isoliertes Stretching 141

Alaktazides System 98–100

Alkoholkonsum 54–56

Atmung

- Einschlafen 131
- Flow 136
- Körperhaltung 133
- Musik vor dem Wettkampf/Spiel 136–137
- Rumpfstabilität 74–75
- Tabelle Atem-Rhythmen 136
- Tempi 135–137
- Upper-Cross-Syndrom 73
- vegetatives Nervensystem (VNS) 132–133
- Zwerchfellatmung 135

B

Beta-Alanin 62–63, 66

Bewegung. Siehe auch Movement Skills; Workouts
- Energiesystem-Entwicklung (ESE) 72, 96, 100
- Movement Prep 76–78, 83, 85–86
- Pillar Prep 72–76, 83, 85–86
- Plyometrie 78–80
- Relative Schnellkraft 94–96
- als eine der vier Säulen hoher Leistungsfähigkeit 16
- Selbstevaluation 77

Brustwirbelsäule 74, 76, 112, 114, 116, 119, 133, 139, 144

C

Cardio-Training 96, 100

Core-Stabilität 74–76

Creatin 63, 66

Cutting 73, 89, 91, 109

Dorsalflexion 86–88, 165

D

DVZ (Dehnungs-Verkürzungs-Zyklus) 78

Dynamisches Stretching 141

E

Einstellung
- als eine der vier Säulen hoher Leistungsfähigkeit 16
- Erholung 127, 131, 134
- Verpflegung 49

Elastizität 79–80, 82–83, 90–93, 96, 102–103, 125, 139

Elektrolyte 55, 57

Erholung
- als eine der vier Säulen hoher Leistungsfähigkeit 16
- Atmung 132–137
- Faszien 127, 138–139
- hydrotherapeutische Anwendungen 137–138
- nach dem Workout,
- Schlaf 126–132
- Selbstmassage 138–140
- Stretching 140–142
- Verpflegung 126

Erklärung der Workout-Pläne
- ESE (Energiesystem-Entwicklung) 110–111
- Movement Skills 109
- Schnellkraft 106–108

Ernährung. Siehe Verpflegung

ES
- Bilden der ES-Aussage 21
- Identifikation und Zweck 22
- Visualisierung der Vorteile 23

ESE (Energiesystem-Entwicklung) 96–99, 102–103, 106, 110, 112–119, 138, 279

F

Farbenfrohes Obst/Gemüse 33, 39, 47, 51, 64

Faszien 32, 35, 54, 78–79, 124–125, 127
- Fußroller 139
- Länge und Dehnbarkeit 125, 138
- Struktur und Funktion 138–139
- Triggerpunkt-Übungen 139
- Fette
- Bedeutung 52
- Omega-3-Fettsäuren 33, 52, 59, 61

Fischöl 33, 52, 59, 61, 66

Flow 136

Frontalebene 73

Frühstück 32–34, 37, 39, 46–47, 52–54, 60, 64

G

Getränke. Siehe auch Hydrierung
- Alkohol 54–56
- Postworkout-Shakes 34, 37, 39, 51–52, 58
- Sportgetränke 54, 57

Glykämischer Index 50–51

H

Hartschaumrolle (Selbstmassage) 139–140

Häufigkeit (Mahlzeiten) 34

HMB (Hydroxy-Methylbutyrat) 62, 66

Hormone
- Alkoholkonsum 56
- Postworkout-Phase 37
- Schlaf 126–128

Hüftstabilität 74

Hungerast 57

Hydrierung
- Elektrolyte 55, 57
- Ernährungsstrategien 64
- körperliche Aktivität 55
- Reisen 60–61
- Sportgetränke 54, 57

Hydrotherapeutische Anwendungen 124, 137

K

Kinetische Kette 84, 92

Koffein 44, 63–64, 66, 130, 134

Kohlenhydrate 16, 33–34, 37, 39, 45–46, 50–54, 56–59, 61, 64

Körperhaltung 15, 34–36, 70, 76, 93, 133, 146, 196

L

Laktazides System 98–100

Leistung
- Effizienz und kontinuierliche Verbesserung 10
- ganzheitlicher Ansatz 14
- Gewohnheiten und Lebensweise 17–18
- kleine Gelegenheiten 15
- Vermeidung von Verletzungen und Verlängerung der sportlichen Laufbahn 11

Lineare Bewegung 81, 85, 87

Liste der 50 besten Nahrungsmittel 65

M

Mahlzeiten. Siehe Verpflegung

Massage 32–33, 123, 140

Medizinball 72, 91–93, 104, 106, 115, 117, 206–219, 225, 239

Minimalschuhe 83–85

Morgen- und Abendrituale 18, 31

Motivation. Siehe ES; Einstellung

Movement Skills
- Cutting 89, 91
- Erklärung der Workout-Pläne 109
- Laufökonomie 86
- Lineare Bewegung 81, 85, 87
- multidirektionale Geschwindigkeit 87–88, 91
- Überkreuzschritte 88

Multivitamine 33, 47, 59, 62, 66

N

Nachmittagsritual 35–36

Nahrungsergänzungsmittel
- gesundheitliche Unbedenklichkeit und unabhängige Institute 62
- kurze Liste von Supplementen 66

Nahrungsmittel. Siehe Verpflegung

Nährwert 47, 49–50

O

Omega-3-Fettsäuren 33, 52, 59, 61

P

Pillar Prep 15, 72, 74–76, 83, 85–86, 97, 106, 141, 146
Plyometrie 72, 78, 80, 102, 106, 182
Postworkout-Verpflegung 59
Preworkout-Verpflegung 33, 37
Pulsleistung 98

R

Reisen (Ernährungsstrategien) 60–61
Relative Schnellkraft 94–96, 106
Reziproke Hemmung 141
Rumpfstabilität 74
Sagittalebene 74

S

Schlaf
  Dauer und Regelmäßigkeit 128–129
  Erholung 126
  Schlafritual 131–132
  Tagschlaf 129–131
  Zyklen 127
Schnelligkeit 24, 30, 69, 81, 100, 102, 110
Schnellkraft-Phasen und -Einheiten
  Erklärung der Workout-Pläne 106–109
  Mikrozyklen 105
  Workout-Pläne 114–117
Schulterstabilität 74–76
Selbstevaluation 77
Selbstmassage 110–119, 138–140
SPD-Position (Schießen, Passen, Dribbeln) 87
Sportgetränke 54, 57
Sportschuhe 139
Statisches Dehnen 38, 77, 142
Stretching
  Aktives Isoliertes Stretching (AIS) 141–142
  Dehnungs-Verkürzungs-Zyklus (DVZ) 78
  dynamisches 141
  Flexibilität und Mobilität 140
  statisches Dehnen 142
Supplemente. Siehe Nahrungsergänzungsmittel

T

Tagschlaf 124, 129–131
Tempo
  Atmung 134–135
Tiefe Bauchatmung 137
Trainingseinheiten. Siehe Workouts
Transversalebene 74
Triggerpunkt-Übungen 139

U

Überkreuzschritt 88, 91
Upper-Cross-Syndrom 73

V

Vegetatives Nervensystem (VNS) 132–133
Verletzungen
  Dysbalancen 71, 77
  Hüftstabilität 74
  schwache Säule und schlechte Seitwärtsbewegungen 89–90
  Verringerung des Risikos 93, 100
Verpflegung. Siehe auch Hydrierung
  50 beste Nahrungsmittel 65
  Anhaltspunkte 46–48
  Beispielmahlzeiten 34

Einstellung 49
Farbe auf dem Teller 45
Häufigkeit 53–54
Konzept und Grundsätze 44–46
nach dem Workout 57–59
Nährwert 47, 49–50
Reisen 60–61
schnelle Bestandsaufnahme 47–48
tägliche Strategien 46
Unterversorgung 47
vor dem Workout 56–57
Zwischenmahlzeiten 34–36, 38–39, 53, 59–60
Visualisierung der ES-Aussage 33, 35–36, 38
Vitaminpräparate 47, 59, 66
Vormittagsritual 33, 35

W

Warm-Up
Movement Prep 76–78
Pillar Prep 72–76
statisches Dehnen 142
Workout-Pläne
Movement Skills 118
Regeneration 119
Schnellkraft 114–117
Workouts
Ausrüstung 104
Bestandteile 106–111
Energiesystem-Entwicklung (ESE) 277–279
Movement Skills 196–205
Regeneration 280–298
Schnellkrafttraining und Mikrozyklen 244–276
Workout-Pläne 113–119

Mark Verstegen –
der Fitmacher der Profiathleten

Mit seinem innovativen Trainingsprogramm **Core Performance**, das Martina Hingis oder der deutschen Nationalelf zu Höchstleistungen verhalf, ist Mark Verstegen weltberühmt geworden. Sein revolutionäres Core-Programm ist auch auf verschiedene Sportarten zugeschnitten erhältlich.

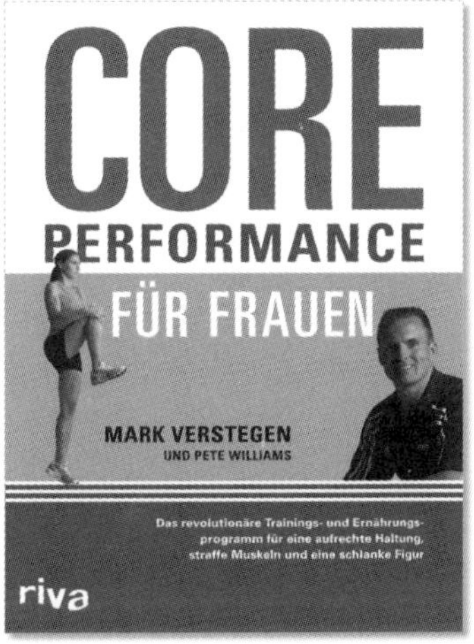

Mark Verstegen
Core Performance für Frauen
Preis: 19,90 €
ISBN 978-3-86883-056-9

Mark Verstegen
Core Performance
Preis: 19,99 €
ISBN 978-3-86883-165-8

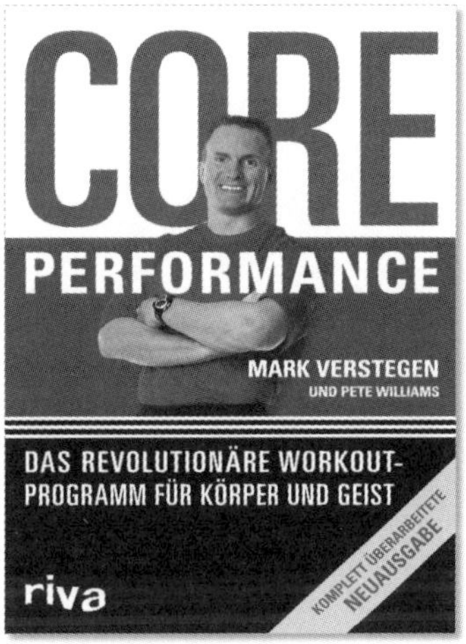

»Ein innovatives Trainingsprogramm, das nicht nur den Schwung und die Präzision jedes Golfers verbessert, sondern auch den speziellen Belastungen beim Golf entgegenwirkt.«

GolfMagazin.de

Mark Verstegen
Core Performance Golf
Preis: 19,90 €
ISBN 978-3-86883-005-7

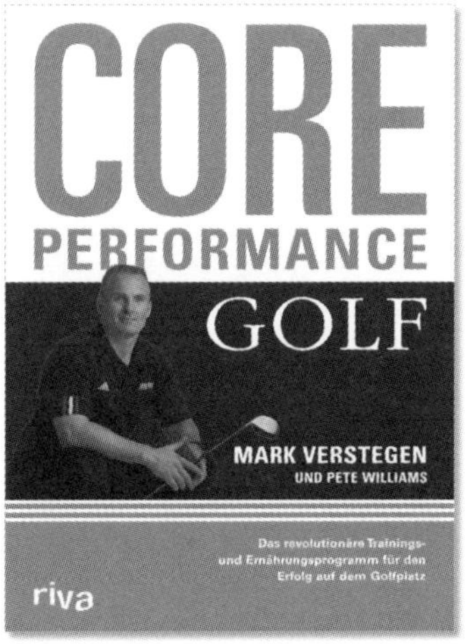